ANATOMIE

DESCRIPTIVE.

PARIS, IMPRIMERIE DE COSSON,
RUE SAINT-GERMAIN-DES-PRÉS, N° 9

ANATOMIE

DESCRIPTIVE

DE Xavier BICHAT.

NOUVELLE ÉDITION, REVUE ET CORRIGÉE.

TOME DEUXIÈME.

PARIS,

J. S. CHAUDÉ, LIBRAIRE, RUE DE LA HARPE, Nº 56.
GABON, LIBRAIRE, RUE DE L'ÉCOLE-DE-MÉDECINE, Nº 10.

A MONTPELLIER, CHEZ GABON, ET CHEZ SÉVALLE.

A BRUXELLES, AU DÉPÔT DE LIBRAIRIE MÉDICALE FRANÇAISE.

1829.

DES MUSCLES

ET

DES ORGANES QUI EN DÉPENDENT.

DIVISION DES MUSCLES.

Peu d'objets, en anatomie, ont plus varié que la classification et la description des muscles. Winslow les distribuait suivant leurs usages, Albinus suivant l'ordre où ils s'offrent en les disséquant. Cette dernière méthode a prévalu; et chacun, depuis cet anatomiste, a partagé à sa manière le corps en diverses régions où les muscles ont été classés.

Quelque marche que l'on prenne, beaucoup de difficultés se rencontrent. Si l'on a égard aux fonctions, le même muscle appartient souvent à plusieurs articles différens : en effet, la plupart remplissent des usages qui n'ont rien de commun entre eux. D'ailleurs, chacun agit par ses deux bouts lorsqu'il a une double insertion mobile, et appartient par conséquent à deux ordres de mouvemens. A-t-on uniquement égard à la position : souvent on voit le même muscle traverser plusieurs régions, et ne dépendre par conséquent d'aucune d'une manière spéciale.

Non-seulement les muscles volontaires servent à la locomotion, mais ils appartiennent encore aux mouvemens des yeux, de la peau, de l'oreille, etc.; ils concourent à la respiration, à la première et à la dernière période de la digestion; ils ont sur la circulation générale une influence marquée. Si on les range parmi les organes locomoteurs, c'est que les mouvemens généraux des membres et du tronc sont leur destination principale. Ainsi voyons-nous partout la nature secouer en se jouant les chaînes que nos méthodes tentent de lui imposer. Il faudrait des masses énormes d'organes, si chacune des fonctions nécessitait un appareil absolument indépendant et étranger aux autres. C'est pour diminuer les agens et multiplier les phénomènes, que la nature destine le même organe à plusieurs buts différens; mais c'est aussi comme cela qu'elle échappe à toutes les classifications.

Je rapporterai les muscles, comme les os, à trois chefs principaux, savoir : à la tête, au tronc et aux membres.

Dans la tête, il y a ceux du crâne et de la face.

Les muscles du tronc se divisent en ceux du cou, de la poitrine, du ventre, et ceux de la partie postérieure de l'épine.

Ceux des membres se distribuent dans les divisions naturelles de bras, avant-bras, cuisse, jambe, main, pied, etc.

Chacune de ces grandes divisions renferme un nombre plus ou moins considérable de régions, dans chacune desquelles se trouvent plus ou moins de muscles. Je ne fais point ici l'énumération de ces régions : la Table placée à la fin de ce volume en présentera la nomenclature complète, ainsi que celle des muscles que chacune d'elles contient. L'ordre suivant lequel elles se succéderont est presque-partout celui dans lequel on dissèque les parties ; et rien ne sera plus facile aux élèves que de rallier ce dernier ordre au premier quand ils s'écarteront un peu.

DES MUSCLES DE LA TÊTE.

Tous ces muscles appartiennent presque à la face, dont la plupart des organes, extrêmement mobiles, exigent beaucoup d'agens de mouvemens. Le crâne, destiné seulement à garantir le cerveau, privé de toute espèce de mobilité, en est pour ainsi dire dépourvu : ceux mêmes auxquels il donne attache ne lui sont relatifs que par leur position.

Il n'y a que deux régions au crâne : l'épicrânienne et l'auriculaire.

La face comprend les régions 1° palpébrale, 2° oculaire, 3° nasale, 4° maxillaire supérieure, 5° maxillaire inférieure, 6° inter-maxillaire, 7° ptérygo-maxillaire, 8° temporo-maxillaire, 9° linguale, 10° palatine, 11° pharyngienne.

DES MUSCLES DU CRANE.

§ Iᵉʳ. *Région épicrânienne.*

ELLE comprend le frontal, l'occipital, et leur aponévrose commune.

Muscle frontal. Mince, quadrilatère, recouvrant
le front. Ses fibres, assez longues en dehors, de
plus en plus courtes en dedans, naissent obliquement de l'aponévrose épicrânienne, descendent
parallèlement les unes aux autres, et se terminent
au-dessus de l'orbite en se continuant en dedans
avec le pyramidal, et en s'entrelaçant au milieu
avec l'orbiculaire, en dehors avec lui et le sourcilier. Il sépare les tégumens de ce dernier muscle et
de l'os coronal. Divers rameaux nerveux et vasculaires remontent dans ses fibres.

Muscle occipital. Mince, aplati, à fibres parallèles, moins large que le précédent, plus régulièrement quadrilatère, placé à l'occiput derrière l'apophyse mastoïde. Né de l'aponévrose commune, il se
dirige en bas et en arrière, et vient se fixer par de
courtes fibres aponévrotiques à la partie externe de
la ligne occipitale supérieure, et à la région voisine
du temporal, au-dessus du splénius et du sterno-
mastoïdien. La peau et quelques filets nerveux le
recouvrent; il est appliqué sur l'os occipital et un
peu sur l'os temporal.

Aponévrose épicrânienne. Elle révêt toute la
partie supérieure du crâne, bornée en devant par

les muscles frontaux entre lesquels elle se prolonge, en arrière par les muscles occipitaux, et dans leur intervalle par la protubérance occipitale et les lignes saillantes voisines, latéralement par les muscles auriculaires. Là où elle n'est pas continue à des fibres charnues, elle dégénère insensiblement en tissu cellulaire. Ses fibres, très-apparentes, blanches et parallèles au-devant du muscle occipital, sont ailleurs entrelacées, grisâtres et peu manifestes. Très-adhérente à la peau dans toute son étendue, cette aponévrose est séparée du périoste crânien par du tissu cellulaire non graisseux.

Mouvemens.

Les deux muscles précédens n'agissent point sur les os du crâne, qui sont complétement immobiles; mais par leur adhérence avec les tégumens de la tête, et par celle de leur aponévrose commune, ils impriment à ceux-ci des mouvemens en divers sens. Ils peuvent agir isolément ou simultanément.

Le muscle frontal, dans sa contraction isolée, ramène en devant une partie des tégumens du crâne, et élève ceux qui recouvrent le sourcil. Il ride transversalement le front, comme on le voit, par exemple, en ouvrant fortement les paupières, cas dans lequel il agit sur le palpébral, auquel il s'entrelace, et qu'il épanouit en le retirant en haut. Il entre essentiellement, sous ce rapport, dans l'expression mobile de la face, qu'il agrandit, et sur laquelle il concourt presque toujours à exprimer les passions gaies; il est antagoniste, sous ce point de vue, du sourcilier. A la longue, son action sillonne le front d'une manière durable. Très-marqués en bas, où ses fibres sont prononcées, ces sillons, qui les coupent à angles droits, le deviennent moins en haut, surtout vers le milieu, où un intervalle triangulaire reste entre les deux muscles.

La contraction isolée du muscle occipital opère des changemens moins sensibles : une partie de la peau du crâne se porte seulement en arrière sans beaucoup se rider, vu que cette portion charnue lui adhère moins que l'autre. Elle fournit à cette dernière un point d'appui, par l'intermède de l'aponévrose épicrânienne, lorsqu'elle élève fortement le sourcil.

Quand les muscles frontal et occipital agissent conjointement et en sens opposé, l'aponévrose intermédiaire est alors tendue et susceptible de fournir un point d'appui aux muscles auriculaires : aussi cette contraction simultanée a-t-elle toujours lieu dans les forts mouvemens de l'oreille.

D'après ce que nous venons de dire, on voit que les muscles de la région épicrânienne, dont l'usage est principalement borné aux tégumens crâniens, se rapprochent, sous ce rapport, des panniculés charnus dont sont pourvus un grand nombre d'animaux, et dont on rencontre encore quelques traces chez l'homme, par exemple, au cou, à la main, etc.

Quand l'action de ces muscles sur les tégumens n'est pas directe, ils agissent par l'aponévrose épicrânienne, qui leur adhère fortement; et comme celle-ci n'est pas seulement leur point d'attache, mais encore celui de deux des auriculaires, il s'ensuit

que tous ces muscles entrent presque toujours en
même temps en action, et que l'on voit le plus souvent l'oreille et les paupières en mouvement quand
les tégumens du crâne se meuvent. Je présume que
le privilége que ceux-ci ont, sur presque tout le
reste de la peau, de se mouvoir spontanément, tient
à l'existence des cheveux, que l'homme peut par là
agiter en divers sens et à son gré.

§ II. *Région auriculaire.*

Trois muscles lui appartiennent : ils portent tous
le même nom; leur position sert à les distinguer.

Muscle auriculaire supérieur. Très-mince, aplati,
triangulaire, situé sur la tempe, au-dessus de l'o-
reille. Ses fibres naissent de la partie externe de
l'aponévrose épicrânienne, dans l'étendue d'un
pouce à peu près, puis viennent en convergeant
gagner la partie supérieure de la conque, où elles
se fixent en formant le sommet du triangle. Ce muscle, recouvert par les tégumens, est séparé de
l'aponévrose temporale par du tissu cellulaire non
graisseux.

Muscle auriculaire antérieur. De forme analogue
à celle du précédent, placé au-devant de l'oreille. Il
naît de la partie externe de l'aponévrose épicrânienne, près le frontal, mais d'une manière variable et souvent très-difficile à bien déterminer. De là,
ses fibres, d'abord écartées, puis rapprochées et formant un faisceau aplati, très-mince et confondu en
haut avec le muscle précédent, se dirigent obliquement en arrière, et vont se fixer au-devant de l'hé-

lix. Il est subjacent à la peau, et appliqué sur l'aponévrose temporale et sur l'artère du même nom.

Muscle auriculaire postérieur. Petit faisceau d'une
forme assez irrégulière, situé derrière l'oreille,
étranger à l'aponévrose épicrânienne, souvent divisé en deux et même en trois portions très-distinctes. Il s'implante par de courtes fibres aponévrotiques sur l'apophyse mastoïde, et se porte de là
horizontalement à la partie postérieure de la conque,
où il s'insère par de semblables fibres. Les tégumens le recouvrent; il est séparé de l'os temporal par
du tissu cellulaire.

Mouvemens.

C'est des mouvemens de totalité de la conque
qu'il s'agit ici, et non de ceux qu'exercent ses parties diverses, et dont d'autres petits muscles sont les
agens. Obéissant à l'action isolée ou combinée de
chacun des trois muscles de cette région, l'oreille
peut se porter en haut par la contraction de l'auriculaire supérieur, en devant par celle de l'antérieur,
et en arrière quand c'est le postérieur qui agit. De
plus, la contraction simultanée du premier de ces
muscles avec le second d'une part et avec le troisième d'autre part, imprime à la conque des mouvemens combinés et moyens à la direction des autres.

Quand l'oreille externe se meut, c'est le plus souvent pour accommoder sa position au mouvement
des rayons sonores, se mettre dans un état de fixité
propre à leur réflexion, et redresser la portion cartilagineuse du conduit auditif, dont on connaît
la courbure naturelle. D'après cela, un muscle infé-

rieur qui, dans ses contractions, tendrait par l'a-
baissement de la conque à augmenter la courbe que
décrit le conduit auditif, nuirait à la perfection de
l'ouïe : voilà pourquoi sans doute l'oreille ne se meut
point en bas comme dans les autres sens.

Les auriculaires supérieur et antérieur peuvent,
en fixant l'aponévrose épicrânienne de chaque côté,
fournir au frontal un moyen d'y trouver un point
fixe dans ses contractions.

Développement des Muscles du Crâne.

Dans le fœtus, les muscles des deux régions précédentes paraissent largement développés à proportion de ceux de la face. Cela tient à ce que les os
du crâne, déjà très-larges à cause du cerveau, nécessitent en eux la même disposition. Mais ils n'ont
ni une épaisseur ni une saillie proportionnées à
cette largeur : à peine souvent peut-on les trouver, tant est mince leur plan charnu. L'aponévrose
épicrânienne est aussi peu sensible, point fibreuse,
excepté en arrière ; elle s'enlève toujours avec les
tégumens, tant elle leur adhère ; elle paraît être seulement une couche plus épaisse de tissu cellulaire.

Les auriculaires n'impriment alors à l'oreille que
de faibles mouvemens, comme le frontal et l'occipital ne meuvent que faiblement les tégumens crâniens. Dans la suite des âges, le développement de
ces muscles n'a rien de particulier. Quelquefois la
pression du chapeau influe sur le frontal et les auriculaires, dont elle diminue l'action, et dont elle rend
les fibres blanchâtres. Mais le plus souvent leurs variétés de mouvement tiennent à celles de leur or-

ganisation primitive : or, aucun muscle ne présente plus sensiblement ces variétés. Certaines personnes impriment un mouvement extrêmement sensible aux tégumens crâniens, que d'autres font à peine mouvoir : cela peut dépendre aussi de l'adhérence plus ou moins grande de ceux-ci avec l'aponévrose épicrânienne.

MUSCLES DE LA FACE.

§ Ier. *Région palpébrale.*

Les muscles palpébral, sourcilier et élévateur de la paupière supérieure s'y rencontrent.

Muscle palpébral. Très-mince, large, arrondi, à fibres concentriques, fendu au milieu pour l'ouverture des paupières, placé au-devant de l'orbite, et occupant presque toute la moitié supérieure des côtés de la face.

Ses fibres ont en dedans une triple origine : 1° l'une supérieure, au haut de l'apophyse nasale de l'os maxillaire supérieur et à l'apophyse orbitaire interne du coronal; 2° l'autre inférieure, au bord antérieur de la gouttière lacrymale et à la partie voisine de la base de l'orbite; 3° l'autre moyenne, aux deux bords et au-devant d'un petit tendon qui, fixé à l'apophyse nasale, se dirige transversalement en dehors, et, parvenu à la commissure interne des paupières, se bifurque et se continue avec les cartilages tarses. Dans son trajet, il passe au-devant d'une aponévrose qui bouche la gouttière lacrymale, adhère intimement à cette aponévrose, improprement nommée *tendon réfléchi*, et de laquelle naissent aussi quelques fibres charnues. Né de cette triple insertion, le palpébral se comporte de la manière suivante : ses fibres supérieures et inférieures se contournent en sens inverse au-dessus et au-dessous de l'orbite, et viennent se continuer à sa partie externe, après avoir formé au-dessous et au-dessus des paupières un plan assez large et très-prononcé, entrelacé en haut avec le pyramidal et avec le frontal, et d'où se détachent souvent en bas quelques fibres qui se perdent dans le tissu cellulaire de la joue, ou qui s'unissent au petit zygomatique. Les moyennes, moins apparentes, toujours pâles, se partagent pour l'une et l'autre paupière, suivent la même direction que les précédentes, et s'unissent au-delà de la commissure externe, par une ligne tendineuse quelquefois assez sensible.

Le palpébral est uni aux tégumens par un tissu cellulaire qui ne contient jamais de graisse, si ce n'est un peu en bas. Il recouvre, dans le contour de l'orbite, le muscle sourcilier, l'apophyse orbitaire externe, l'os malaire, un peu l'aponévrose temporale, l'origine du grand zygomatique et celle de l'élévateur de la lèvre supérieure, quelquefois celle de l'élévateur commun, auquel le plus souvent il n'est que contigu par son bord. Au niveau des paupières, ce muscle est séparé de la conjonctive par le ligament de ces voiles membraneux.

Muscle sourcilier. Court, mince, occupant la partie supérieure interne de la base de l'orbite. Il s'insère par de petites fibres aponévrotiques vers la bosse nasale, sur l'arcade sourcilière, où son origine est souvent isolée en deux ou trois portions; parcourt, en se contournant un peu, la moitié interne de l'arcade orbitaire, et se termine en confondant ses fibres avec celles du frontal et de l'orbiculaire. Ces deux muscles le cachent entièrement. Il est séparé du coronal par les nerfs et vaisseaux frontaux.

Muscle élévateur de la paupière supérieure. Grêle, long, aplati et placé en haut de l'orbite. Il se fixe postérieurement, par de courtes aponévroses, à l'apophyse d'Ingrassias, au-devant du trou optique, dont le sépare l'élévateur de l'œil. Il se porte, en s'élargissant, horizontalement en devant jusqu'à l'œil, où il dégénère en une aponévrose, et où, changeant de direction, il descend au cartilage tarse, s'y insère en partie, se continue en partie avec le ligament palpébral, à la production duquel il concourt spécialement, et vient aussi se fixer par des fibres très-distinctes à la partie externe de l'orbite.

La portion charnue de ce muscle, séparée du périoste de l'orbite par le nerf frontal et par beaucoup de tissu cellulaire, est immédiatement appliquée sur le muscle droit supérieur ; l'aponévrotique est logée entre la conjonctive et le ligament palpébral.

Mouvemens.

Parmi les muscles qui composent la région palpébrale, le sourcilier est celui qui a le moins de rapport avec les mouvemens des paupières. Comme il prend son point fixe près la racine du nez, le but de son action est de froncer la peau du sourcil qu'il ride perpendiculairement et qu'il ramasse à la partie interne de l'œil, tantôt pour protéger cet organe contre l'impression d'une trop vive lumière ou l'atteinte des corps extérieurs, cas dans lesquels il agit concurremment avec la portion extérieure du palpébral; tantôt pour servir à l'expression des passions tristes, dont le propre, comme on sait, au moins quant au caractère de la physionomie, est de concentrer tous les traits au centre de la face, de les rapprocher, surtout en haut, de la ligne médiane, tandis que ces traits s'épanouissent et s'en écartent dans les passions gaies. Aussi remarquez que les zygomatiques, par exemple, qui sont les principaux agens du rire, ont leur insertion immobile en dehors, opposée par conséquent à l'insertion immobile du sourcilier, qui est en dedans.

Le palpébral et l'élévateur de la paupière supérieure sont spécialement destinés à ouvrir ou à fermer la fente de ces voiles mobiles à travers lesquels paraît l'œil.

Quand l'œil s'ouvre après le sommeil, la paupière inférieure n'agit pas; c'est la supérieure qui, par l'action de son releveur, contribue presque seule à ce mouvement : elle se plisse alors transversalement, et se cache en partie sous l'arcade orbitaire du frontal, endroit où la nature a ménagé pour la recevoir un espace très-sensible et rempli seulement d'une grande quantité de tissu cellulaire graisseux.

Si l'ouverture de l'œil succède à son occlusion déterminée par la contraction de l'orbiculaire, celui-ci en se relâchant concourt surtout à ce phénomène. Remarquez, en effet, que l'occlusion de l'œil se fait différemment pendant la veille et le sommeil. Dans le premier cas, le rapprochement des paupières est actif, et dépend de la contraction volontaire de la portion moyenne du palpébral, dont les fibres courbes tendent à devenir droites. Dans le second cas, le rapprochement des paupières, purement passif, est dû à la chute de la supérieure, que son poids en-

traîne sur l'inférieure, à cause du relâchement de
son élévateur ; phénomène absolument analogue à
celui qui s'observe quand, par l'effet de la paralysie
de ce dernier muscle, l'œil est constamment fermé
et ne peut être ouvert qu'artificiellement. Dans la
veille, l'élévateur se relâche aussi fréquemment, et
ce sont même les alternatives continuelles de sa
contraction et de son relâchement qui constituent
ce que l'on nomme le *clignotement* ; alternatives
nécessitées par l'impossibilité dans laquelle est l'élévateur, ainsi que les autres muscles volontaires,
d'une contraction permanente : ainsi ne peut-on se
soutenir long-temps debout sur le même pied ; il
faut en changer alternativement. L'élévateur en se
relâchant prend de nouvelles forces.

Je remarque que, dans l'occlusion active de l'œil,
c'est-à-dire quand il se ferme pendant la veille, la
portion extérieure du muscle palpébral n'est pas
ordinairement en action ; mais elle s'y met lorsque,
pour protéger l'œil efficacement contre une vive
lumière, ou pour exprimer les affections tristes, elle
se contracte en même temps que le sourcilier, et ramasse sur l'œil une partie des tégumens du front et
des joues aux environs des paupières, qu'elle dirige
vers le grand angle, sens dans lequel est son insertion immobile. Les rides rayonnées qui se voient sur
les paupières sont un effet de ses contractions.

D'après ce qui vient d'être dit, il est évident que
l'élévateur de la paupière supérieure et le palpébral
sont, jusqu'à un certain point, antagonistes, l'un
ouvrant, l'autre fermant l'œil ; et que c'est principalement suivant le diamètre vertical que se fait l'ou-

verture : ce sont les degrés divers de contraction de l'élévateur qui mesurent ce diamètre. Au contraire, le diamètre transversal est constant jusqu'à un certain point : plus il est étendu, plus les yeux sont apparens. L'expression de *grands* et *petits* yeux est très-souvent inexacte, la grandeur et la petitesse n'étant qu'apparentes, et dépendant de ce que, plus ou moins ouvertes, les paupières laissent plus ou moins saillant cet organe, où cependant il y a des variétés réelles de volume : ainsi plus ou moins apparentes, suivant le degré d'ouverture de la bouche, les arcades dentaires paraissent-elles plus ou moins grandes.

§ II. *Région oculaire.*

Elle comprend les élévateur, abaisseur, adducteur, abducteur, grand et petit rotateurs de l'œil.

Muscle élévateur de l'œil.—Un peu plus court, mais de même forme que l'élévateur de la paupière supérieure, au-dessous duquel il se trouve. Il s'implante en arrière, entre cet élévateur et le trou optique, par de courtes fibres aponévrotiques; de là il gagne, dans une direction horizontale, la partie supérieure de l'œil, où il dégénère en une aponévrose mince qui confond ses fibres avec celles de la membrane sclérotique. Il recouvre en devant l'œil et le tendon du grand rotateur, en arrière le nerf optique, l'artère du même nom et le rameau nasal du nerf ophthalmique. L'élévateur de la paupière supérieure est appliqué sur lui.

Muscle abaisseur de l'œil. Analogue par sa forme

au précédent, et placé à la partie inférieure de l'orbite. Il naît en arrière d'un tendon commun à l'adducteur et à l'abducteur, tendon qui se fixe près la fosse pituitaire, à l'extrémité interne de la fente sphénoïdale, et qui se divise, après l'avoir traversée, en trois portions pour chacun de ces muscles. Celui-ci se porte de là horizontalement au globe de l'œil, et se continue à sa partie inférieure avec la sclérotique. Il correspond en bas au périoste de l'orbite, en haut au nerf optique, dont le sépare une branche de la troisième paire.

Muscle abducteur de l'œil. Il ressemble aux précédens, et occupe le côté externe de l'orbite. Ce muscle a postérieurement deux insertions, l'une au tendon commun indiqué plus haut, l'autre par de courtes aponévroses en dehors du trou optique. Le nerf de la troisième paire, celui de la sixième et le nasal de l'ophthalmique séparent ces deux origines. Le faisceau charnu qui en naît se porte, dans une direction oblique, au côté externe de l'œil, où il forme une aponévrose qui se continue avec la sclérotique. Il correspond en dehors au périoste de l'orbite et à la glande lacrymale, en dedans au nerf optique, à celui de la sixième paire et au ganglion lenticulaire.

Muscle adducteur de l'œil. De même forme que le précédent, placé à la partie interne de l'orbite. Il s'attache en arrière au tendon commun et à quelques fibres aponévrotiques nées en devant du trou optique; puis, par un trajet analogue à celui des précédens, il va gagner le côté interne de l'œil, où il se comporte comme eux. Il correspond en dedans à l'orbite, et en dehors au nerf optique.

Muscle grand rotateur de l'œil. Grêle, arrondi, plus long que les précédens, réfléchi sur lui-même, placé à la partie interne et antérieure de l'orbite. Il s'insère postérieurement, par de courtes aponévroses, à la partie interne et supérieure du trou optique, puis se porte horizontalement jusqu'à l'apophyse orbitaire interne. Là naît un tendon grêle qui se réfléchit dans un petit cartilage, lequel transformé en canal l'enfoncement qu'offre en cet endroit la région orbitaire du coronal, et dont les deux extrémités se fixent à l'os d'une manière mobile, par de très-petites fibres ligamenteuses. En le fendant, on distingue très-bien une petite synoviale qui l'embrasse et se réfléchit ensuite sur le tendon, qu'elle accompagne même le plus souvent jusque vers son insertion. Ce dernier, après s'être ainsi réfléchi à angle aigu, se dirige en bas et en dehors, passe entre l'élévateur et l'œil, et dégénère bientôt en une aponévrose qui se termine dans l'épaisseur de la sclérotique.

Ce muscle, dans sa portion charnue, correspond en dedans à l'orbite, en dehors au nerf optique, en haut à l'élévateur, en bas à l'adducteur. Son tendon est placé entre la conjonctive, l'élévateur et le globe de l'œil.

Muscle petit rotateur de l'œil. Grêle, plus court que le précédent, situé sur le devant de la paroi inférieure de l'orbite. Né par de courtes aponévroses de l'os maxillaire, au bas et en dehors de la gouttière lacrymale, ce muscle se porte obliquement en dehors et en arrière, au-dessous de l'œil, puis se

contourne entre ce dernier et l'abducteur, et dégénère en une aponévrose qui se confond avec la sclérotique.

Il se trouve placé entre le globe de l'œil, qui est
en haut, le plancher de l'orbite et l'abducteur, qui
sont en bas.

Mouvemens.

La mobilité extrême de l'œil répond à la quantité
de muscles qui environnent cet organe. 1°. Quatre
mouvemens simples, ceux d'élévation, d'abaissement, d'adduction et d'abduction, lui sont imprimés
par ses quatre muscles droits. 2°. Par l'action différemment combinée de ces muscles, il exécute tous
les mouvemens intermédiaires à ceux-là. 3°. Dans
leur succession, il y a une véritable circumduction
que l'on remarque lorsque l'œil s'agite en tournant
avec rapidité dans l'orbite, qu'il parcourt dans tous
les points de sa circonférence. 4°. Les mouvemens
de rotation, l'un en dedans, l'autre en dehors,
mouvemens dans lesquels l'œil ne se déplace point,
mais se meut seulement sur son axe, sont dus, le
premier au grand rotateur, le second au petit, muscles antagonistes l'un de l'autre sous ce rapport.

En vertu de l'excessive mobilité dont il est doué,
et que sa forme arrondie favorise autant que les
nombreuses puissances qui l'entourent, l'œil jouit
de l'avantage de se conformer à la position et à la
direction des objets dont l'image doit se peindre
dans son intérieur, de se porter avec rapidité vers
l'endroit d'où partent les impressions qui sont à recevoir.

Cette remarquable mobilité le rend ensuite susceptible d'exprimer par le geste nos besoins et nos sensations intérieures, et de suppléer pour ainsi dire à la voix. Ainsi, quoique, dans le commerce de la société et dans le langage d'action, les gestes de nos membres supérieurs servent principalement au commandement ou à quelque autre acte de la volonté, on voit presque toujours les yeux accompagner leurs mouvemens variés, souvent même les suppléer tout-à-fait, quand, par une cause quelconque, ceux-là ne peuvent s'exécuter. Ce langage muet de l'œil est sous la dépendance immédiate du cerveau; il est, comme la voix qu'il représente, l'expression de la volonté mise en jeu par le jugement.

Dans d'autres cas, l'œil est par ses mouvemens un des grands interprètes des passions. On a observé de tout temps l'étroite liaison qui existe entre les différens états de l'œil et le sentiment particulier dont l'âme est affectée, comme de fierté, de dédain, etc. : de là aussi les dénominations figurées qu'on avait données aux muscles de cet organe, telles que celles de *sublime*, de *dédaigneur*, de *pathétique*, etc. On connaît les agitations de l'œil dans la colère, la fureur, etc. Comme tous ses mouvemens sont volontaires, il peut à notre gré mentir ces diverses passions : mais il est un autre mode d'expression qu'il ne peut simuler ; c'est celui qui, dans les passions, détermine un trouble quelconque dans la circulation. On ne peut méconnaître l'exactitude de ces épithètes d'yeux *scintillans* dans la colère, d'yeux *languissans* dans la tristesse, etc. Ainsi,

dans la face, l'expression dont les muscles sont char-
gés peut se simuler, et non celle qui a lieu dans le
système capillaire des joues, parce que l'une appartient à la vie animale, et l'autre à la vie organique.
Enfin, la circulation des larmes n'est pas moins
influencée, et ne reçoit pas une moindre activité des
mouvemens de l'œil : aussi, quand il est immobile ,
comme dans le sommeil, elles marchent avec beaucoup plus de lenteur, et on ne peut douter qu'elles
ne concourent à cause de cela, avec l'humeur des
glandes de Méibomius, à la production de la chassie
qui agglutine les paupières le matin.

§ III. *Région nasale.*

Quatre muscles la composent : le pyramidal, l'é-
lévateur commun, l'abaisseur des ailes du nez et
leur dilatateur.

Muscle pyramidal. Grêle, triangulaire, occupant
le haut et le devant du nez. Il naît du frontal, dont
il est la continuation, descend en convergeant sur
le dos du nez, séparé d'abord de son semblable, puis
confondu avec lui et uni en dehors au palpébral. Il
se termine en pointe à un tissu membraneux, plutôt
cellulaire que fibreux, qui recouvre le nez ; et qui
reçoit aussi les fibres du dilatateur. Il se continue
quelquefois en dehors avec quelques fibres de ce
dernier muscle ; il en a aussi de profondes fixées à
l'os du nez.

Ses rapports sont, en devant avec les tégumens,
en arrière avec le sourcilier, l'os coronal, les os du
nez et leur suture.

Muscle élévateur commun. Mince, triangulaire, à double insertion en bas, situé sur les côtés du nez. Né au haut de l'apophyse nasale de l'os maxillaire supérieur, au-dessous du tendon du palpébral, par de courtes aponévroses, il descend obliquement en dehors en s'élargissant, et vient se fixer d'abord à l'aile du nez, puis à la lèvre supérieure, où il se perd.

Recouvert un peu en haut par le palpébral et la veine labiale, il l'est partout ailleurs par la peau, qui lui est unie en bas d'une manière très-serrée. Il recouvre l'apophyse nasale, le dilatateur de l'aile du nez, le labial, etc.

Muscle dilatateur du nez (triangulaire du nez). Mince, aplati, triangulaire, placé transversalement sur les côtés du nez.

Implantées en dedans de la fosse canine par une insertion aponévrotique assez étroite, ses fibres se portent en s'élargissant, les supérieures, assez longues, obliquement en haut, les inférieures, plus courtes, transversalement en devant. Elles dégénèrent en un tissu dense, cellulaire plutôt qu'aponévrotique, qui recouvre le nez, lui adhère et se continue avec le muscle opposé et le pyramidal.

Ce muscle est recouvert par la peau en devant, en arrière par l'élévateur commun; il est appliqué sur le cartilage latéral et continu en bas avec l'abaisseur.

Muscle abaisseur du nez. Petit faisceau assez irrégulier, se continuant, avec le précédent dont il semble faire partie, placé au-dessous du nez derrière la lèvre supérieure, implanté par de courtes aponévroses près l'épine nasale antérieure, dirigé de là en s'élargissant presque verticalement en haut, où ses fibres se fixent principalement à la partie postérieure de l'aile du nez, mais dont quelques-unes se confondent avec le labial. Il est recouvert par la membrane palatine et l'élévateur commun, et appliqué sur l'os maxillaire.

Mouvemens.

Des quatre muscles qui composent la région nasale, on doit excepter, pour les mouvemens du nez, le pyramidal, qui, entièrement appliqué sur sa portion osseuse, leur est à peu près étranger. Mais comme il se continue en haut avec le frontal, dont il n'est qu'une dépendance, son action se réunit à celle de ce dernier, qui, lorsqu'il se contracte pour ramener en devant les tégumens crâniens, trouve sur le nez, par l'intermède du pyramidal, un point d'appui solide.

Pour analyser les mouvemens du nez, il faut les observer à deux époques distinctes : quand il se dilate et lorsqu'il se rétrécit.

L'ouverture antérieure des cavités nasales est toujours libre naturellement, disposition due aux cartilages qui la composent presque exclusivement. Les muscles ne contribuent en rien à cet état d'ouverture permanente, qui, au reste, offre de nombreuses variétés de grandeur, d'abord chez les différens individus, et puis relativement à quelques dispositions particulières des cavités nasales. Ainsi, quand, par une cause quelconque, l'une d'elles se trouve rétrécie, l'ouverture qui lui correspond est beaucoup plus petite que l'autre. La direction de

cette ouverture n'est pas moins variable : quelquefois parfaitement horizontale, elle affecte chez d'autres sujets une direction plus ou moins oblique. Ses
degrés d'inclinaison influent beaucoup sur la beauté
ou la laideur des formes nasales.

Ce n'est donc que dans les inspirations forcées,
comme à l'instant de la mort, ou bien dans les cas
de gêne profonde de la respiration, ou enfin lorsque
nous voulons recevoir une grande quantité de particules odorantes, que l'ouverture du nez se dilate
d'une manière active. Alors les cartilages latéraux
s'élèvent par la contraction de la portion de l'élévateur commun qui s'y fixe ; ils sont de plus portés en
dehors par chaque dilatateur, qu'on avait cru autre-
fois agir en sens opposé, c'est-à-dire, en comprimant le cartilage nasal pour rétrécir le nez. C'est le
degré d'action de ces muscles qui détermine le degré
de la dilatation de l'ouverture nasale.

Son resserrement se fait par le retour des parties
à leur état naturel, retour dû à leur élasticité : en effet, il n'existe autour des cartilages aucun muscle
propre à resserrer. Cette disposition, commune au
nez et au conduit auditif, isole bien évidemment
les sens de l'odorat et de l'ouïe, au moins sous ce
rapport, de ceux de la vue et du goût, dont les passages ouverts aux corps qui sont les causes de la
sensation, peuvent éprouver des degrés infiniment
variés de constriction, se resserrer même complètement et s'opposer à la sensation, suivant la volonté de l'animal ; ce qu'ils doivent à un mode d'organisation tout différent de celui des ouvertures
nasales et auditives.

Les divers mouvemens du nez, dont nous avons suffisamment indiqué plus haut le but, n'influent en rien dans l'expression des passions. Étranger au tableau rapide qui réfléchit au dehors les sentimens que nous éprouvons au dedans, tableau qui se dessine spécialement sur l'œil et les environs de la bouche, le nez, outre ses usages relatifs à l'odorat, a plutôt rapport à la régularité des traits de la physionomie. On sait que l'idée de la beauté ou de la laideur ne se sépare point des images que nous nous formons du nez ; tandis que cet organe est étranger à l'idée d'une figure spirituelle, vive, enjouée, etc., idée que nous rallions surtout à l'œil. Au reste, ici comme dans une foule d'autres choses, tout est relatif à la manière de concevoir le beau ou le laid. Le prix que certains peuples mettent à ce que nous nommons les *nez aquilins* n'est qu'une sorte de convention dans le goût, qui est loin d'être la même chez tous les peuples. On sait qu'aux yeux de certaines nations, la forme qui nous déplaît le plus, c'est-à-dire la forme épatée, est la plus parfaite et la plus recherchée.

§ IV. *Région maxillaire supérieure.*

On trouve dans cette région l'élévateur de la lèvre supérieure, le canin, le grand et le petit zygomatiques.

Muscle élévateur de la lèvre supérieure. Mince, court, aplati, quadrilatère, il est placé au-dessous de la circonférence orbitaire, à la partie inférieure et interne de laquelle il s'insère, par de courtes fibres aponévrotiques, dans l'espace d'un pouce à peu près. De là, il se dirige obliquement en bas et en dedans, en se rétrécissant un peu, s'unit bientôt avec l'élévateur commun, et même quelquefois avec le petit zygomatique lorsqu'il existe, et se termine au labial, avec lequel il s'entrelace.

Le palpébral et les tégumens le recouvrent; il est appliqué sur les vaisseaux et nerfs sous-orbitaires, sur l'abaisseur des ailes du nez, et sur le canin.

Muscle canin. Allongé, aplati, occupant la fosse canine. Ses fibres, nées au milieu de cette fosse, descendent en convergeant à la commissure des lèvres, dans une direction oblique de dedans en dehors. Parvenues à cette commissure, elles s'y entrelacent en partie avec le labial; mais le plus grand nombre se continuent avec celles du triangulaire.

Le canin correspond en devant à l'élévateur de la lèvre supérieure, aux vaisseaux et nerfs sous-orbitaires et aux tégumens; en arrière, à la fosse canine, à la membrane buccale et au buccinateur.

Muscle grand zygomatique. Allongé, grêle, arrondi, placé au-devant et sur les côtés de la face. Il s'insère, par de petites fibres aponévrotiques, au milieu de l'os malaire, descend ensuite obliquement en dedans et en avant, et vient gagner la commissure pour concourir à la formation du labial.

Le grand zygomatique est subjacent à la peau et un peu au muscle palpébral; il recouvre l'os malaire, la veine labiale et le buccinateur, dont le sépare en haut une grande quantité de tissu graisseux.

Muscle petit zygomatique. Aplati, de forme allongée, situé en dedans du précédent, n'existant pas toujours. Sa disposition n'a rien de constant ni de régulier. Il naît communément de l'os malaire, quelquefois du muscle palpébral ; de là il se dirige plus ou moins obliquement en bas et en dedans, et vient se terminer tantôt à l'élévateur de la lèvre supérieure, tantôt dans le labial.

La peau et le labial le recouvrent; il correspond en arrière à l'os malaire, au canin et à la veine labiale.

Mouvemens.

Tous les mouvemens se rapportent surtout à la lèvre supérieure, à laquelle se rendent les muscles qui viennent d'être exposés, et de plus la portion labiale de l'élévateur commun: or, cette lèvre est susceptible de s'élever, de s'abaisser et de s'élargir transversalement.

Quand la lèvre supérieure s'élève directement sans s'élargir, c'est par les contractions combinées de l'élévateur propre, de l'élévateur commun et du canin, dont les actions opposées se détruisent, laissant l'action commune, le mouvement en haut. Alors l'espace diminuant entre cette lèvre et l'orbite, la peau se ride en cet endroit, et fait saillie en devant. Si en s'élevant la lèvre se porte en dedans, ce sont les canins qui agissent surtout. Les élévateurs sont spécialement en action quand, en se portant en haut, elle se dirige aussi un peu en dehors des deux côtés, et s'élargit conséquemment.

Le seul relâchement des muscles précédens suffit pour l'abaissement de la lèvre et son retour à sa position naturelle.

Quant à son allongement transversal, c'est le grand zygomatique qui l'opère, en même temps qu'il concourt aussi un peu à l'élévation ; et comme ses fibres se continuent aussi avec la portion inférieure du labial, il communique inévitablement ses mouvemens à la lèvre inférieure, en sorte qu'il agit sur toute la bouche. Au reste, dans son action principale, il se trouve quelquefois secondé par des fibres du peaucier, qui s'étendent jusqu'au-dessus de la commissure dans certains sujets.

Aucune région du visage, après l'oculaire, ne concourt autant à l'expression des passions que la lèvre supérieure ; et par conséquent la bouche, dont l'élévation et l'allongement réunis sont un des mouvemens les plus remarquables dans le rire ; qui exprime la joie, la gaieté, en un mot toutes les passions agréables. Celles-ci semblent résider presque exclusivement dans cette région, au moins quant à ce qui regarde la face ; car une remarque bien digne d'intérêt, c'est que la lèvre supérieure et la bouche, dont l'état particulier dans le rire nous frappe le plus, ne sont cependant pas les seules parties affectées : il est probable même que les mouvemens, dans cette circonstance, ne sont que l'effet d'une connexion sympathique qui existe entre elles et le diaphragme, qui paraît recevoir alors la première et la principale impression.

En effet, on ne peut, je crois, nier le rôle important que le diaphragme remplit dans le rire, puisque celui-ci s'accompagne toujours d'inspirations et d'expirations courtes et précipitées, qui ne peuvent être dues qu'à un état particulier de ce muscle,

principal agent de la respiration. On sait d'ailleurs
très-bien que les intercostaux sont étrangers à cette
rapide succession de mouvemens, dont la conco-
mittance avec ceux de la lèvre est toujours indubi-
table. Mais de plus il est évident que souvent, dans
le rire, ces mouvemens de la lèvre dépendent du
diaphragme, comme on le voit surtout dans le rire
qu'on nomme *sardonique*, qui est un des effets de
l'inflammation de la plèvre dont le diaphragme est
revêtu, ou plutôt du diaphragme lui-même. Quoique je n'aie pas eu occasion de vérifier le fait, ce
même rire, indiqué déjà par Hippocrate comme un
des résultats de la blessure de ce muscle, a été observé par un trop grand nombre de chirurgiens pour
qu'on puisse élever des doutes sur sa réalité.

§ V. *Région maxillaire inférieure.*

On trouve dans cette région l'abaisseur de l'angle
des lèvres, l'abaisseur de la lèvre supérieure, et le
releveur du menton.

Muscle abaisseur de l'angle des lèvres (triangulaire des lèvres). Mince, aplati, triangulaire, placé
sur les côtés de la mâchoire inférieure, sous l'angle
des lèvres. Il prend naissance inférieurement à la
ligne maxillaire externe, par de courtes aponévroses, d'où naissent les fibres charnues, dont quelques-unes sont souvent en arrière la continuation
de celles du peaucier. Toutes se portent en haut,
les moyennes verticalement, les autres obliquement, d'avant en arrière pour les antérieures, d'arrière en avant pour les postérieures. Parvenues à la

commissure; elles se perdent en partie dans le labial; mais le plus grand nombre se continue avec celles du canin, et semble ne former avec lui qu'un seul muscle très-étroit vers la commissure, élargi à ses deux extrémités, et pouvant élever l'os maxillaire inférieur sur le supérieur.

Ce muscle, subjacent à la peau, à laquelle il adhère et à quelques fibres du peaucier, recouvre l'abaisseur de la lèvre inférieure, et un peu le buccinateur.

Muscle abaisseur de la lèvre inférieure. Mince, aplati, quadrilatère, situé dans la lèvre inférieure, en dedans et un peu au-dessous du précédent. Ses fibres confondent en partie leur insertion avec la sienne sur la ligne maxillaire externe, et sont en partie la continuation de celles du peaucier, qui passent dans les intervalles de celles du précédent. Toutes sont parallèles, et forment un faisceau assez large, qui, se dirigeant obliquement en haut et en dedans, s'unit bientôt à celui du côté opposé, dont le sépare en bas le releveur du menton, et se confond ainsi que lui avec le labial.

Recouvert par le triangulaire et les tégumens, auxquels il adhère fortement, ce muscle est appliqué sur la mâchoire inférieure, dont le séparent le nerf et les vaisseaux mentonniers, et sur le labial.

Muscle releveur du menton. Petit, court, épais, de forme conique, placé dans l'intervalle triangulaire qui sépare le précédent de son semblable. Il s'implante par un petit tendon à côté de la symphyse du menton : ses fibres, d'abord unies, s'écartent bientôt en divergeant, traversent presque toutes

l'espace triangulaire qui sépare les abaisseurs de la
lèvre, et viennent, en s'épanouissant, se fixer à la
peau du menton.

Ce muscle correspond en arrière à la mâchoire
inférieure, en haut à la membrane buccale, en dehors à l'abaisseur, en dedans à celui du côté opposé, et dans le reste de son étendue aux tégumens.

Mouvemens.

Les muscles qui composent cette région sont,
comme dans la précédente, presque toujours étrangers aux mouvemens des parties solides; leur action
est bornée à la lèvre inférieure, qui est susceptible
de s'élever, de s'abaisser et de s'allonger transversalement.

Son élévation s'opère par la contraction du releveur du menton, qui, par son adhérence à la peau
de cette partie, la soulève, et communique par là
même un mouvement de soulèvement à la lèvre inférieure; car, excepté un peu le canin, il n'y a pas
de muscle qui agisse directement sur elle dans ce
mouvement, lequel s'accompagne quelquefois d'un
autre, produit aussi par l'action de quelques fibres
supérieures du même muscle, je veux dire le renversement de cette lèvre, dans lequel une partie de
la surface interne se montre à l'extérieur en s'avançant en devant.

L'abaissement peut d'abord se faire par le relâchement du releveur du menton, quand sa contraction a été antécédente; mais, dans les cas ordinaires,
il s'opère d'un seul côté, par l'action combinée des
abaisseurs de l'angle et de la lèvre, ou bien directe-

ment des deux côtés par la contraction simultanée de ces muscles.

Quant à l'élargissement ou à l'allongement transversal, dernier mouvement dont est susceptible la lèvre inférieure, elle le doit au buccinateur, au grand zygomatique, et enfin à quelques fibres du peaucier qui viennent, ainsi que ces muscles, se distribuer à la lèvre supérieure comme à elle, en sorte que l'une ne peut guère s'élargir sans l'autre.

Dans le mobile tableau de la physionomie, la lèvre inférieure remplit un rôle principal dans l'expression des passions sombres, la tristesse, le chagrin, etc., qui toutes, comme nous l'avons déjà dit, sont marquées par l'allongement des traits du visage, auquel elle participe beaucoup par son abaissement et par celui de l'angle : voilà pourquoi, quand ces sortes d'affections sont portées au point de faire couler les larmes, souvent il y a aussi, chez les enfans surtout, écoulement involontaire de la salive.

Le geste est étranger aux deux régions maxillaires. Ce langage muet de l'entendement, que la raison dirige toujours, bien différent sous ce rapport de celui des passions, semble, dans la face, n'appartenir presque qu'à l'œil.

§ VI. *Région inter-maxillaire.*

Le buccinateur et le labial la composent seuls.

Muscle buccinateur. Mince, large, aplati, quadrilatère, placé entre les deux mâchoires. Ses attaches, qui sont postérieures, se font, en haut, au

bord alvéolaire supérieur, depuis la dernière grosse
molaire jusqu'à la seconde petite ; au milieu, à un
ligament qui, du sommet de l'aile interne de l'apophyse ptérygoïde, descend à l'extrémité du rebord
alvéolaire inférieur, et reçoit de l'autre côté l'attache
du constricteur supérieur ; en bas, à la partie postérieure et externe du rebord alvéolaire inférieur. De
cette triple insertion, les fibres charnues se portent
dans des directions différentes, les moyennes horizontalement, les supérieures un peu obliquement
en bas, les inférieures un peu obliquement en haut ;
toutes se rendent à la commissure, et y concourent
à former le labial, en se partageant aux deux portions de ce muscle, dont la supérieure reçoit quelques-unes de ses fibres inférieures, et l'inférieure
quelques-unes des supérieures, par une sorte d'entrecroisement.

Le buccinateur est séparé de l'apophyse coronoïde et du masseter en arrière, du grand zygomatique, de l'artère et de la veine labiales, du peaucier
et des tégumens en devant, par une grande quantité
de tissu cellulaire graisseux, lequel remplit le vide
considérable qui sans lui existerait sur la joue, et
contribue sous ce rapport à l'uniformité des traits et
aux grâces de la physionomie. D'un autre côté, ce
tissu cellulaire abondant favorise la grande dilatation dont le buccinateur est susceptible pour les
diverses fonctions de la bouche. Ce muscle est revêtu en dedans par la membrane de la bouche,
dont le séparent plusieurs glandes muqueuses ; il
est traversé, vis-à-vis la troisième dent molaire, par
le conduit excréteur de la parotide.

Muscle labial. Ovalaire, aplati, transversal, à fibres concentriques, fendu pour l'entrée de la bouche, placé autour de l'ouverture de cette cavité, composé de fibres communes et de fibres propres. 1°. Les fibres communes forment un plan extérieur, étendu, qui résulte de la confusion des divers muscles qui viennent se rendre aux lèvres, c'est-à-dire, en haut, de l'élévateur commun, de l'élévateur propre de la lèvre supérieure, du petit zygomatique, et de quelques fibres nées de l'épine nasale antérieure, que quelques anatomistes ont désignées sous le nom de *muscle nasal-labial*; en bas, de l'abaisseur de la lèvre inférieure et de quelques fibres de l'élévateur du menton; à la commissure, du grand zygomatique, du canin, du buccinateur et de l'abaisseur de l'angle. Tous ces muscles s'entrelacent au point qu'on ne peut assigner aucune direction aux fibres du plan charnu qui résulte de leur ensemble. 2°. Outre cela, le labial a des fibres propres qui forment un plan absolument continu avec le précédent, dont il n'est pas distinct, et qui correspond au bord libre des lèvres. Ce plan est divisé, ainsi que le précédent, en deux portions dont la supérieure est la plus large, et qui se réunissent à chaque commissure. Ses fibres sont concentriques et décrivent une courbure dont la concavité est en sens opposé pour chaque portion.

Le labial est très-adhérent à la peau qui le recouvre; il est plus lâchement uni à la membrane muqueuse et aux glandes buccales, auxquelles il correspond en dedans.

Mouvemens.

Quoique deux muscles seulement composent cette région, c'est une de celles de la face qui exécutent le plus de mouvemens, et qui sont susceptibles de prendre les formes les plus variées. Ses mouvemens appartiennent à la bouche ou aux joues.

L'entrée de la bouche, qui résulte de l'écartement des lèvres, est susceptible de s'ouvrir et de se fermer, pour les usages nombreux auxquels cette cavité est destinée. Cette ouverture, considérée indépendamment de tout écartement des mâchoires, est due à l'élévation de la lèvre supérieure et à l'abaissement de l'inférieure, d'après le mécanisme que nous avons indiqué plus haut (pag. 28 et 32). En même temps qu'elle s'agrandit ainsi de haut en bas, elle peut le faire d'un côté à l'autre par l'action du buccinateur, cas dans lequel les lèvres sont tirées en dehors et en arrière; ou par celle du zygomatique, et alors elles sont plus spécialement portées en dehors. Dans les cas les plus ordinaires, les mâchoires s'écartent, l'inférieure surtout, pour ouvrir la bouche; et alors les lèvres leur obéissent passivement, en s'écartant aussi, et laissant entr'elles un intervalle plus ou moins grand, nécessaire à l'introduction des alimens, à la prononciation des sons, etc.

Le plus grand degré d'ouverture de la bouche varie beaucoup : il est en raison composée, 1° de l'étendue d'abaissement de la mâchoire, étendue qui dépend de l'organisation articulaire; 2° des diamètres naturels de la bouche, du transversal surtout, qui permet aux deux lèvres de s'écarter d'autant plus qu'il est plus long.

Le simple rapprochement des lèvres, par le relâchement des muscles qui en opéraient l'écartement, suffit pour fermer la bouche quand les mâchoires n'ont pas été écartées, et alors cette ouverture reprend sa forme naturelle et sa grandeur, laquelle est infiniment variable chez les différens individus. Remarquez que c'est précisément cette variabilité qui, ici ainsi que dans beaucoup d'autres circonstances, nous a conduits à affecter à la beauté, comme un de ses caractères, un état de la bouche plutôt qu'un autre : sa petitesse nous plaît et entre pour beaucoup dans la décision que nous portons touchant telle ou telle physionomie. Au contraire, nous attachons plus de prix à l'étendue de l'ouverture des paupières, et nous regardons comme un apanage de la beauté la saillie des yeux qui en résulte : car, comme je l'ai fait observer plus haut, l'idée du beau est moins liée au volume considérable de l'œil qu'à l'agrandissement des paupières, qui rend cet organe très-apparent en le laissant plus à découvert.

Si, lorsque la bouche est dans sa disposition naturelle, nous voulons en rétrécir encore l'ouverture, comme dans le jeu de quelques instrumens à vent, dans la succion, etc. ; c'est qu'alors le muscle labial entre en action ; les lèvres se rapprochent fortement ; leurs bords libres se portent en avant, et elles forment ainsi une sorte de bourrelet circulaire à rides rayonnées, qui est susceptible de configurations variées, suivant le but pour lequel les lèvres se sont ainsi rapprochées.

D'après tout ce que nous venons de dire, le labial est vraiment, dans les mouvemens divers de la bouche, l'antagoniste de tous les petits muscles qui viennent s'y terminer, comme le palpébral est l'antagoniste du frontal, etc....

Quant aux mouvemens des joues, ils se bornent à la dilatation et au resserrement. La dilatation est tout-à-fait passive, et a lieu mécaniquement par la présence de l'air ou des alimens dans la bouche, etc.: aucun muscle n'y concourt. Mais une fois distendu de cette manière, le buccinateur, dont les fibres naturellement droites sont devenues courbes, se contracté, presse le corps renfermé dans la bouche, et tantôt l'expulse de cette cavité, ainsi que cela a lieu pour l'air dans le jeu des instrumens à vent; dans l'action de siffler, etc.; tantôt, au contraire, si les molécules de ce corps sont solides et dispersées, comme dans la mastication, les rassemble et les repousse, soit sous les dents quand cette fonction n'est pas achevée, soit au centre de la bouche et sur la langue, pour la formation du bol alimentaire. Aussi, quand ce muscle est paralysé, le passage des alimens solides par la bouche éprouve-t-il de grands obstacles.

§ VII. *Region ptérygo-maxillaire.*

Deux muscles la composent: ils portent le nom de *ptérygoïdiens;* leur position les distingue.

Muscle ptérygoïdien interne. Epais, un peu allongé, quadrilatère, obliquement placé à la partie interne et postérieure de la branche du maxillaire

inférieur. Il s'implante dans toute la fosse ptérygoïde, surtout à son aile externe, et à la tubérosité
de l'os palatin, par des fibres aponévrotiques, dont
les unes descendent dans l'épaisseur des charnues,
qu'elles séparent en divers faisceaux et où elles sont
très-distinctes, et dont les autres forment un plan
continu sur la face interne du muscle. De là, il se
dirige en bas, en arrière et en dehors, et vient se
fixer à la partie interne et au-dessus de l'angle
maxillaire, par d'autres fibres aponévrotiques aussi
distinctes que les premières, et interposées comme
elles entre les charnues, en sorte que ces deux espèces de fibres sont presque en égale proportion.

Ce muscle répond, en dedans, au péristaphylin
externe, puis à l'espace triangulaire qui le sépare
du constricteur du pharynx, et où sont logés divers
nerfs, vaisseaux et muscles, enfin à la glande sous-
maxillaire. En dehors, il est séparé de la mâchoire
par les nerfs dentaire et lingual, par l'artère dentaire
inférieure et le ligament latéral interne de l'articulation temporo-maxillaire.

Muscle ptérygoïdien externe. Epais, aplati, triangulaire, obliquement placé entre la mâchoire inférieure et l'apophyse ptérygoïde. Il s'insère, 1° à la
face externe de cette apophyse et en dehors de la tubérosité de l'os palatin; 2° à la face zygomato-tem-
porale du sphénoïde. De ces deux insertions, entre
lesquelles passe souvent l'artère maxillaire interne,
et qui se font par des fibres aponévrotiques interposées assez loin dans les charnues, le muscle se
dirige en convergeant en arrière et en dehors, et
vient s'attacher au-devant du col du condyle maxil-

laire et au fibro-cartilage inter-articulaire, par d'autres fibres aponévrotiques également interposées
dans les charnues.

En dehors, le muscle temporal et ordinairement
l'artère maxillaire interne; en dedans, le muscle
précédent, le nerf maxillaire inférieur, le ligament
interne de l'articulation, l'artère méningée moyenne; en haut, le dessus de la fosse zygomatique : voilà
les rapports du ptérygoïdien externe.

Mouvemens.

Des deux ptérygoïdiens qui composent seuls
cette région, l'interne concourt à l'élévation de la
mâchoire; en combinant presque toujours alors
son action avec celle des muscles de la région suivante; et de plus qu'eux, il la porte un peu en devant.
Mais c'est surtout par la contraction de l'externe
que s'exécute ce mouvement en devant, qui est alors
horizontal, et qui tantôt est obliquement dirigé
quand le ptérygoïdien d'un seul côté est en action,
cas où le menton se porte du côté opposé au muscle contracté; tantôt, au contraire, est direct, ce
qui a lieu quand, par l'action simultanée des deux
ptérygoïdiens externes, la mâchoire se meut horizontalement sans éprouver aucune déviation. Il est
à observer que, dans ces mouvemens, le ptérygoïdien entraîne aussi dans le même sens le fibro-cartilage de l'articulation, sur lequel il prend quelques
insertions, en sorte que celui-ci ne quitte point le
condyle.

Quoique, dans le tétanos qui affecte les muscles

moteurs de la mâchoire inférieure, l'élévation et le rapprochement fixe de celle-ci contre la supérieure soient presque constamment directs, ce qu'explique l'infériorité des ptérygoïdiens externes, il n'est pas sans exemple de voir ces muscles entraîner alors en devant l'os maxillaire, et surmonter eux seuls l'action des autres qui tendent à le diriger seulement en haut. Je l'ai observé deux fois: les dents inférieures dépassaient de beaucoup les supérieures.

Si, dans quelques cas de fixité absolue de la mâchoire inférieure, la bouche se trouve ouverte, les ptérygoïdiens peuvent contribuer à l'abaissement de la supérieure. Mais ces circonstances sont infiniment rares: quand elles arrivent, c'est dans l'articulation de la tête avec la colonne vertébrale que se passe le mouvement.

Le ptérygoïdien externe est un agent essentiel de déplacement dans les fractures du col du condyle maxillaire. L'interne retient en haut le fragment supérieur, dans celles du corps.

§ VIII. *Région temporo-maxillaire.*

Elle comprend le masséter et le temporal.

Muscle masséter. Court, très-épais, quadrilatère, un peu allongé, situé sur les branches de la mâchoire inférieure. Il s'insère, 1° aux deux tiers antérieurs et externes du bord inférieur de l'arcade zygomatique, par une aponévrose très-forte, qui, après avoir recouvert une partie du muscle, se divise en plusieurs languettes pénétrant dans l'épaisseur des fibres charnues, auxquelles sa face interne donne attache dans toute son étendue; 2° à la partie postérieure du même bord, par de petits faisceaux aponévrotiques interposés dans les charnus; 3° enfin à la surface interne de l'arcade, par de courtes aponévroses.

Nées de ces trois insertions, les fibres du masseter suivent trois directions différentes. Les premières, formant par leur réunion la portion principale du muscle, se portent obliquement en bas et en arrière, et vont s'implanter à la partie postérieure de la région faciale de la mâchoire inférieure, par de petites lames aponévrotiques qui se prolongent dans leur intérieur. Les secondes descendent verticalement, ce qui les distingue des précédentes, avec lesquelles elles confondent leur insertion, qui se fait de la même manière et au même endroit. Les troisièmes se portent obliquement en bas et en devant jusqu'à l'apophyse coronoïde, en dehors de laquelle elles se terminent par des fibres aponévrotiques assez sensibles.

Le masseter est recouvert par la peau, le peaucier, la glande parotide et son conduit excréteur, le nerf facial, l'artère faciale transverse, le grand zygomatique et le palpébral. Il est appliqué sur la mâchoire inférieure, sur le tendon du muscle temporal, et séparé du buccinateur par beaucoup de tissu cellulaire graisseux.

Muscle temporal. Large, mince en haut, épais en bas, triangulaire, rayonné, occupant la fosse dont il emprunte son nom. Il prend naissance, 1° en dehors sur la surface interne d'une aponévrose très-forte fixée au bord supérieur de l'arcade zygomatique et à toute la ligne courbe temporale, aponévrose qui, libre extérieurement, l'enchâsse, pour ainsi dire, dans une cavité osseuse du côté du crâne, fibreuse du côté opposé; 2°. en dedans, du périoste de toute la fosse temporale, et de quelques fibres aponévrotiques nées de la petite crête transversale qui la termine en bas. De cette double origine, les fibres charnues viennent obliquement se rendre, les premières sur la surface externe, les secondes sur la surface interne d'une autre aponévrose très-épaisse et assez large. Celle-ci, d'abord logée dans l'épaisseur du muscle, en sort bientôt, se rétrécit, et dégénère en un tendon qui descend dans une direction verticale, passe sous l'arcade zygomatique, et vient embrasser toute l'apophyse coronoïde, excepté à sa surface externe qu'occupe le masséter.

Le temporal est recouvert par l'aponévrose épicrânienne, les muscles auriculaires supérieur et antérieur, les vaisseaux et nerfs temporaux superficiels, l'arcade zygomatique et le masseter. Il est appliqué d'abord sur toute la fosse temporale, puis sur l'artère maxillaire interne, le ptérygoïdien externe et le buccinateur.

Mouvemens.

Le principal usage des muscles de cette région est d'élever la mâchoire, et ils le font avec une force proportionnée au nombre de leurs fibres. C'est surtout dans les animaux carnassiers que cette force est considérable; elle est proportionnée à l'effort qu'exercent les dents; et, en général, elle se trouve,

dans la série des animaux, en raison inverse de la
force des fibres charnues de l'estomac. Plus ce
viscère est susceptible d'agir mécaniquement sur les
alimens, moins la trituration dentaire est énergique.
Quand le masseter et le temporal agissent simultanément, l'élévation est directe. Quand le plan externe des fibres du premier et le ptérygoïdien interne
combinent leur action, à l'élévation se joint le mouvement en devant, qui alors est peu marqué, mais
qui devient prédominant si le ptérygoïdien interne
agit aussi. La mâchoire étant portée en devant, les
fibres postérieures du temporal et le plan interne de
celles du masseter la ramènent en arrière. Nous
avons suffisamment exposé ailleurs le mécanisme de
ces mouvemens par rapport aux os.

Les deux muscles de cette région sont complètement étrangers à l'expression de la face. Séparés de
la peau, l'un par une aponévrose, l'autre par un tissu
lâche, ils ne peuvent lui imprimer aucun mouvement, ni entrer par conséquent parmi les mobiles
agens de la physionomie. Ils sont, ainsi que tous
ceux qui élèvent la mâchoire, les plus exposés à ce
tremblement spasmodique qui naît du froid appliqué sur la peau. Le tétanos les influence aussi spécialement. La paralysie, au contraire, les atteint moins
facilement; et j'ai remarqué souvent que la mâchoire
se meut aussi bien d'un côté que de l'autre, tandis
que toute la face est déviée dans un sens par l'effet d'une hémiplégie. Dans la fracture de la mâchoire, ils retiennent en haut le fragment supérieur.
Le masseter peut-il quelquefois agir pour produire
la luxation?

§ IX. *Région linguale.*

Deux espèces de muscles la composent. Il en est qui sont communs à la langue et à d'autres parties : ce sont les hyo-glosse, génio-glosse et stylo-glosse. De plus, une foule de fibres en composent le tissu, et forment de la langue elle-même un des muscles les plus compliqués de l'économie.

Muscle hyo-glosse. Mince, large, aplati, quadrilatère, situé sur les côtés de la partie supérieure du cou. Il s'attache par de courtes fibres aponévrotiques au-devant du corps, puis à toute la grande corne de l'os hyoïde, double insertion que sépare ordinairement l'artère linguale. Ses fibres remontent ensuite de manière que le plan des antérieures, qui est plus épais, recouvre un peu celui des postérieures, qui est mince. Arrivées à la langue, le plus grand nombre se perd dans cet organe ; quelques-unes se continuent visiblement avec le stylo-glosse.

Les rapports externes de ce muscle sont, de bas en haut, avec le digastrique, le stylo-hyoïdien, le mylo-hyoïdien, le nerf grand hypoglosse et la glande sous-maxillaire ; en dedans, il recouvre le constricteur moyen, l'artère linguale, le nerf glosso-pharyngien, le muscle génio-glosse.

Muscle génio-glosse. Large, aplati, triangulaire, rayonné, situé entre la langue et l'os maxillaire inférieur. Un petit tendon fixé à l'apophyse géni donne naissance à ses fibres charnues, et les accompagne plus ou moins loin, surtout en dehors. Celles-ci en

partent en divergeant, et viennent se rendre à tout
le bas de la langue, où se trouve la base du triangle,
en suivant des sens différens selon qu'elles gagnent
la pointe, le milieu ou la base. Elles se confondent
entièrement avec le lingual. Quelques-unes des
plus postérieures se fixent aux petites cornes de
l'hyoïde.

Ce muscle répond, en dehors, à la glande sublinguale, à l'hyo-glosse, au stylo-glosse et au mylo-
hyoïdien; en dedans, à son semblable, dont le sépare un peu de tissu graisseux, excepté supérieurement et inférieurement où il se confond avec lui;
en devant, à la membrane palatine; en bas, au génio-hyoïdien.

Muscle stylo-glosse. Grêle et arrondi en haut,
large en bas, placé sur les côtés de la partie supérieure du cou. Fixé à la moitié inférieure de l'apophyse styloïde et au ligament stylo-maxillaire, il se
dirige en bas, en avant et en dedans, s'élargit vers
la langue, se perd en partie sur ses côtés, où il se
prolonge sensiblement, et se continue en partie avec
l'hyo-glosse. Le digastrique, la glande sous-maxillaire, le nerf lingual, la membrane palatine en dehors, le constricteur supérieur et le lingual en dedans, forment ses rapports.

Muscle lingual. On désigne communément sous
ce nom un petit faisceau allongé, placé au-dessous
et sur les côtés de la langue, entre l'hyo-glosse et le
stylo-glosse qui sont en dehors, et le génio-glosse
qui est en dedans, ayant son origine charnue à la
base, et sa terminaison aussi charnue à la pointe;
mais ce n'est là qu'une petite partie des fibres de la

langue, qui est toute musculaire. Il est presque impossible de bien distinguer la disposition du plan des fibres subjacentes à sa surface muqueuse supérieure : plusieurs paraissent transversales, d'autres sont obliques, peu sont longitudinales. Leur entrelacement est inextricable. En bas, on peut mieux suivre leur direction : en effet, on y voit d'abord sur les côtés un plan longitudinal, formé tant par le petit faisceau précédent que par l'extrémité du stylo-glosse ; au milieu, les deux génioglosses, jusque là contigus, s'écartent, et leurs fibres, dirigées en dehors, forment au-dessus du plan précédent un autre plan à direction opposée, et qui vient se rendre sur les bords de la langue ; en sorte que, sur les côtés de cet organe, il y a manifestement trois plans, un inférieur à fibres longitudinales, un moyen à fibres transversales, un supérieur à fibres entrecroisées en tous sens. Au milieu, il y a d'abord l'adossement des deux génio-glosses, et au-dessus de leur écartement une foule de fibres à mille directions différentes.

Mouvemens.

On peut rapporter à deux classes les mouvemens infiniment variés qu'exécute la langue. Les uns lui appartiennent en propre : ce sont les divers changemens de forme qu'elle peut éprouver par les contractions de son tissu, et indépendamment des muscles extrinsèques ; les autres sont des mouvemens communiqués par ces derniers muscles.

Aux premiers se rapportent, 1° l'allongement modéré de cet organe. En effet, jusqu'à ce que la pointe dépasse le bord des lèvres, le génio-glosse n'y concourt que peu ; ce n'est souvent qu'un relâchement des fibres du lingual : aussi la langue se rétrécit-elle alors en même temps qu'elle s'allonge. 2°. Après s'être allongée, elle se retire dans la bouche, et est encore susceptible de s'y raccourcir par un mécanisme opposé au précédent, c'est-à-dire, par la contraction des fibres longitudinales du lingual. 3°. Outre ces deux mouvemens, elle peut se courber transversalement, de manière à ce que la pointe vienne toucher la surface interne des joues, par l'action des fibres longitudinales du côté où la pointe est dirigée. 4°. Elle se dirige, par l'action isolée des fibres longitudinales inférieures ou supérieures, en bas, de manière à ce que sa pointe se recourbe vers le filet; en haut, de manière à ce qu'on voie librement sa surface inférieure quand la bouche est ouverte, et à ce que la pointe s'approche plus ou moins de l'isthme du gosier. On demande même si, dans ce mouvement, elle peut s'y engager au point de produire la suffocation. Qu'une conformation particulière, qu'une très-grande laxité du filet le permettent chez certains individus, le fait serait difficile à concevoir; mais il paraît impossible, quand on l'annonce comme généralement susceptible d'être produit à volonté.

Tels sont les divers mouvemens propres qu'exécute la langue : j'observe qu'ils se passent plus particulièrement dans la pointe, qui est libre et pourvue d'une excessive mobilité.

Voici maintenant ceux qui lui sont communiqués. 1°. Elle se porte en avant par la contraction des fibres postérieures des génio-glosses. L'os hyoïde l'accompagne un peu dans ce mouvement; il s'élève d'abord, puis il se porte comme elle en devant. Réciproquement, quand, par une cause violente, cet os est forcé d'exécuter ce double mouvement, la langue sort aussi de la bouche, poussée mécaniquement par lui: c'est ce qui avait lieu dans le supplice de la corde. 2°. Ce sont les fibres antérieures des génio-glosses qui ramènent la langue à sa position naturelle, quand elle a été entraînée dans celle que nous venons de décrire. 3°. Son mouvement en bas, ou plutôt sa fixation à la paroi inférieure de la bouche, dépend de la totalité de ces derniers muscles, auxquels se joint alors, d'une manière spéciale, l'action des hyo-glosses. 4°. Quant au mouvement d'élévation dont la langue est susceptible, la pointe et la base l'exécutent différemment : la première s'approche d'elle-même de la voûte palatine, et, comme je l'ai dit, le lingual concourt seul à ce mouvement; la seconde y est portée par les styloglosses réunis alors avec les glosso-staphylins.

La langue n'est pas bornée à ces seuls mouvemens simples ; ceux-ci se combinent d'une foule de manières qu'il serait difficile d'indiquer avec précision, et dont on doit d'ailleurs se former une idée d'après les détails dans lesquels nous venons d'entrer.

La grande mobilité de cet organe fait assez sentir qu'il est destiné à se prêter à beaucoup d'usages sur lesquels je vais jeter un coup d'œil rapide.

La langue agit particulièrement dans la *préhension* des liquides, que nous saisissons de trois façons

différentes, par succion, avec un vase, et par infu-
sion. 1°. Dans le premier mode, qui est surtout particulier à l'enfant, le mamelon est saisi avec les
lèvres, qui se froncent par le labial ; le voile du palais est soulevé pour boucher l'orifice postérieur des
fosses nasales ; la langue forme, par la contraction
des fibres moyennes des génio-glosses qui dépriment son milieu, une gouttière longitudinale qui
reçoit le mamelon et transmet le lait au pharynx
pendant que le vide se fait dans la bouche. 2°. Lorsque nous buvons avec un vase, la langue offre bien
une semblable gouttière, mais les fluides s'y portent par leur propre poids. 3°. Enfin la langue est
tout-à-fait étrangère au troisième mode de préhension des liquides, qui a lieu quand, la tête étant
renversée et la bouche grandement ouverte, on les
précipite dans le gosier.

Pendant la *mastication* des alimens solides, la
langue, en se dirigeant latéralement, rassemble et
ramène sans cesse entre les arcades dentaires les
diverses parcelles dispersées dans toutes les parties
de la bouche. Quand celles-ci sont suffisamment
imprégnées de sucs salivaires, elle les rassemble sur
elle-même en une seule masse, qui est ensuite soumise aux efforts de la *déglutition*. Voici le mécanisme de cette dernière fonction, au moins quant
à ce qui regarde la langue. Après la formation du
bol alimentaire, le sommet s'applique contre la
voûte palatine, la base s'abaisse, et alors la face
supérieure de la langue forme un plan incliné, le
long duquel le bol est forcé de descendre, par l'élévation successive des diverses parties de cet organe,

contre la voûte palatine, élévation qui le presse en arrière et lui ferme en devant toute espèce d'issue.

La langue sert aussi beaucoup dans la *prononciation* des sons. Outre qu'elle peut avoir quelque usage pour l'expression des voyelles, elle agit plus particulièrement pour celle des consonnes : il en est même que l'on désigne sous le nom de *linguales*, parce que la langue concourt presque seule à les former. Néanmoins, la langue n'est pas indispensable pour la parole, puisqu'on a vu des sujets qui, après en avoir en partie perdu l'usage par l'amputation de cet organe, l'ont recouvrée au bout d'un certain temps.

Le *sifflement*, qui a lieu à l'instant de la sortie de l'air ou lors de son entrée dans l'ouverture formée par les lèvres, qui se froncent par le labial, est aidé en même temps par la langue. Celle-ci fait un canal immobile et simple conducteur de l'air à l'orifice de la bouche, dans le sifflement continu ; ce canal est agité de trémoussemens sensibles, dans quelques espèces de sifflemens, et surtout dans le jeu de certains instrumens à vent.

Enfin la langue n'agit pas moins dans l'*expuitation*, dont voici le mécanisme : les lèvres se resserrent pour laisser entre elles une petite ouverture, surtout lorsqu'on veut pousser la salive au loin : la pointe de la langue, chargée de salive, s'approche de leur ouverture, se retire aussitôt, et laisse le fluide derrière cette ouverture, à travers laquelle l'air poussé avec force le chasse au dehors.

§. X. *Région palatine.*

Les muscles qui s'y trouvent appartiennent tous aux mouvemens du voile du palais : ce sont les péristaphylins interne et externe, le palato-staphylin, le pharyngo-staphylin, et le glosso-staphylin.

Muscle péristaphylin interne. Grêle, allongé, arrondi en haut, aplati, en bas, situé sur les côtés de l'ouverture postérieure des fosses nasales. Il naît, par de courtes aponévroses, en partie de la face inférieure du rocher, au-devant du trou carotidien, et en partie du cartilage de la trompe d'Eustache. De là, il descend obliquement en dedans, et gagne le voile du palais, dans l'épaisseur duquel il se termine, en se confondant avec celui du côté opposé et avec le palato-staphylin. Il correspond en dehors au péristaphylin externe qu'il côtoie, et au constricteur supérieur ; en dedans, à la membrane pharyngienne.

Muscle péristaphylin externe. Allongé, aplati, réfléchi sur lui-même, placé dans le voile du palais et le long de la fosse ptérygoïde. Il s'implante à la partie supérieure de cette dernière et à la partie voisine du cartilage de la trompe, par des fibres aponévrotiques très-sensibles ; il côtoie, dans une direction verticale, le côté interne de cette fosse jusqu'au crochet qui la termine, et dégénère avant d'y arriver en une aponévrose qui se fronce sur elle-même pour se réfléchir sur le crochet, où elle est maintenue par un petit ligament. Cette aponévrose change ensuite de direction, se porte horizontalement en dedans, s'épanouit dans l'épaisseur du voile du palais ; passe au-devant du péristaphylin interne, vient, en s'unissant à celle du côté opposé, s'atta-cher à la crête inférieure de la portion horizontale de l'os palatin, et forme avec elle un tissu dense et serré, qui assure en haut la résistance du voile du palais.

Ce muscle, dans sa portion perpendiculaire, se trouve placé entre le ptérygoïdien interne, qui est en dehors, la lame interne de l'apophyse ptérygoïde et le constricteur supérieur, qui sont en dedans ; sa portion horizontale occupe l'épaisseur du voile.

Muscle palato-staphylin. Petit faisceau charnu, allongé, placé dans l'épaisseur du voile et de la luette. Implanté au-dessous de l'épine nasale posté-rieure, à l'aponévrose résultant du concours des deux péristaphylins externes, il descend verticale-ment à côté de son semblable vers la luette, à la-quelle il se termine. En arrière la membrane pitui-taire, en devant le péristaphylin interne, lui cor-respondent.

Muscle pharyngo-staphylin. Mince, aplati d'avant en arrière en haut, et de dedans en dehors en bas, plus large à ses extrémités qu'à son milieu, placé sur les côtés du pharynx, dans l'épaisseur du pilier pos-térieur du voile du palais. Il prend inférieurement naissance, par quelques fibres, du cartilage thyroïde, et par le plus grand nombre, d'un entrelacement charnu qui lui est commun avec le stylo-pharyngien et le constricteur moyen, et où il est difficile de dis-tinguer ce qui appartient à chacun. Il monte de là, en convergeant, dans le pilier postérieur du voile, puis s'élargit de nouveau en pénétrant dans l'épaisseur de ce dernier, où il s'aplatit en sens opposé, et où il va se fixer à l'aponévrose du péristaphylin externe et à la partie postérieure de la voûte palatine. La partie de ce muscle qui occupe le pharynx et le pilier est entre leur membrane muqueuse et les constricteurs; celle qui se trouve dans le voile est au-devant du péristaphylin interne.

Muscle glosso-staphylin. Très-mince, aplati, assez irrégulier, occupant le pilier antérieur du voile. Nées des parties latérales de la base de la langue, ses fibres se rapprochent en montant dans l'épaisseur du pilier antérieur, et parviennent au voile du palais, où elles se confondent avec les pharyngo-staphylin et péristaphylin externe. Ce muscle est logé entre la membrane palatine et le constricteur supérieur.

Mouvemens.

Nous avons laissé plus haut le bol alimentaire franchissant l'isthme du gosier : voyons maintenant comment se comporte le voile du palais dans ce trajet. Les deux péristaphylins se contractent; l'interne pour soulever, l'externe, dont l'action ne doit s'exprimer que de l'endroit de sa réflexion, pour élargir en même temps le voile, qui s'applique alors sur l'ouverture postérieure des cavités nasales et sur l'orifice de la trompe d'Eustache, afin de prévenir le passage des alimens dans l'une ou l'autre. C'est lorsque ce mouvement ne s'est pas effectué convenablement, qu'on voit une partie du bol alimentaire passer dans les fosses nasales, ou bien revenir par la bouche, ou enfin des fluides s'engager dans la trompe d'Eustache. J'observe, au reste, que le soulèvement du voile du palais au moment de la déglutition est singulièrement favorisé par l'élévation de la base de la langue et du pharynx, d'où résulte le relâchement des piliers, et par conséquent des glosso et pharyngo-staphylins.

Les parties conservent le même rapport jusqu'à ce que le bol alimentaire ait déjà parcouru un certain trajet dans le pharynx par le mécanisme que nous indiquerons. Alors plusieurs circonstances concourent à l'abaissement du voile du palais : d'abord son propre poids, par suite du relâchement des muscles qui l'avaient élevé, puis la contraction des glosso et pharyngo-staphylins, jointe au tiraillement des piliers occasioné par l'abaissement de la base de la langue et du pharynx.

Des phénomènes à peu près analogues à ceux que nous venons d'exposer se passent dans le vomissement, avec cette différence qu'au moment où le voile du palais se soulève pour boucher l'ouverture des fosses nasales et la trompe, et empêcher le passage par cette voie des matières rejetées, la base de la langue est abaissée et l'isthme agrandi pour favoriser leur retour par la bouche. Aussi les muscles des piliers tendant ainsi à abaisser le voile, que les péristaphylins relèvent, il est plus fréquent, dans ce cas que dans la déglutition, de voir une partie de ces matières sortir par les cavités nasales. D'ailleurs le trouble qui existe alors, et d'où naît une certaine irrégularité dans les contractions musculaires, est une cause nouvelle qui fait que le voile du pa-

lais ne remplit pas, dans cette circonstance, ses
fonctions avec autant d'exactitude que dans l'état
naturel.

La luette est étrangère à ces divers mouvemens,
qu'elle accompagne seulement; mais elle a une action isolée très-réelle, comme on le voit en ouvrant
la bouche : son releveur, qui est bien certainement
l'agent de cette action, a même cela de particulier,
qu'il est extrêmement susceptible de se paralyser.
On ne peut guère douter que la mobilité de la
luette n'ait quelque liaison avec l'usage qu'elle remplit manifestement d'interdire le passage, si on peut
s'exprimer ainsi, aux substances qui n'ont pas été
suffisamment imprégnées des sucs salivaires, en dé-
terminant, par l'irritation qu'elle en éprouve, le soulèvement du pharynx, de l'œsophage et de l'estomac, irritation qui est due à l'extrême sensibilité
dont elle jouit.

Il est difficile d'assigner avec exactitude jusqu'à
quel point et de quelle manière le voile du palais
peut modifier les sons : seulement on sait que sa destruction imprime à la voix un caractère tout particulier, la rend moins sonore, etc.

Il est un autre phénomène à la production duquel
le voile du palais concourt, et qu'aucun auteur n'a
expliqué : c'est l'*expectoration*, notamment dans le
cas où des crachats épais et tenaces traversent difficilement l'isthme du gosier, et où il faut, comme
l'on dit, les arracher. Voici alors ce qui arrive : le
mucus chassé par les efforts de la toux traverse les
bronches, franchit la glotte et parvient dans le pharynx; alors les glosso et pharyngo-staphylins se con-

tractent, rapprochent la base de la langue du voile du palais, et forment ainsi une ouverture étroite derrière laquelle est poussé le crachat, et qu'il traverse ensuite par une nouvelle impulsion de l'air venu des bronches, lequel franchissant avec rapidité cette étroite ouverture, entraîne avec lui le crachat dans la bouche. Quand il y est arrivé, le labial se resserre ; une petite ouverture reste entre les lèvres, l'air poussé par une nouvelle expiration y passe avec rapidité, et entraîne de nouveau le crachat. Dans les cas ordinaires, ce dernier mécanisme est le seul qui préside à la sortie des crachats, qui sont tout de suite portés d'abord dans la bouche, puis par la pointe de la langue devant les lèvres, par l'ouverture rétrécie desquelles l'air les chasse : c'est aussi le mécanisme de l'exputation, comme je l'ai dit plus haut.

§ XI. *Région pharyngienne.*

Quatre muscles la composent : trois, nommés *constricteurs*, sont distingués par leur position ; un autre s'appelle *stylo-pharyngien*. Tous occupent les parties postérieures du pharynx, l'antérieure étant formée par la base de la langue, le larynx, etc.

Muscle constricteur inférieur. Large, mince, aplati, très-irrégulièrement quadrilatère ; situé à la partie postérieure et inférieure du pharynx. Ses fibres naissent en dehors, quelquefois du premier anneau de la trachée-artère, où elles sont alors peu nombreuses, toujours de la partie externe du cartilage cricoïde, de la petite corne du cartilage thy-

roïde et de sa ligne oblique, près le sterno-thyroïdien, endroit d'où elles partent en grand nombre.
Toutes se dirigent ensuite en arrière, en dedans et
en haut; les inférieures un peu obliquement; en
formant avec les opposées un angle rentrant sous
lequel passe le nerf récurrent, les suivantes de plus
en plus obliquement; de sorte qu'elles se réunissent
avec celles du côté opposé, à angle d'autant plus
aigu qu'on les examine plus supérieurement. Un raphé peu sensible indique la réunion générale des
deux muscles.

Le constricteur inférieur est appliqué en arrière
sur la colonne vertébrale, où un tissu cellulaire lâche, non graisseux, l'unit aux muscles et aux ligamens qui s'y rencontrent. Sur les côtés, la glande
thyroïde et l'artère carotide l'avoisinent. En devant,
il recouvre le constricteur moyen, le pharyngo-staphylin et le stylo-pharyngien, la membrane pharyngienne et les deux cartilages auxquels il s'insère.

Muscle constricteur moyen. Mince, aplati, à peu
près triangulaire, situé à la partie moyenne et postérieure du pharynx. Il prend naissance en dehors
de la petite corne, le plus souvent aussi de la grande
corne de l'os hyoïde, et un peu du ligament stylo-
hyoïdien. De cette triple origine, les fibres se portent à la partie postérieure du pharynx, dans des
directions différentes, les inférieures de haut en bas,
les moyennes transversalement, et les supérieures
de bas en haut. Toutes se réunissent par un raphé
moyen à celles du muscle opposé, forment en bas
un angle très-aigu caché par celui du constricteur
inférieur, et en haut un angle semblable qui va se

fixer à l'apophyse basilaire par un tissu serré, et même par une espèce d'aponévrose à laquelle le précédent se fixe aussi.

Le constricteur moyen correspond extérieurement et vers son origine à l'artère linguale et à l'hyoglosse, puis au constricteur inférieur et à la colonne vertébrale. Intérieurement il est uni au constricteur supérieur, au stylo-pharyngien, au pharyngo-staphylin, et à la membrane pharyngienne.

Muscle constricteur supérieur. Mince, aplati, différent des précédens par sa forme irrégulièrement quadrilatère, occupant le haut du pharynx. Il a en dehors quatre insertions; savoir, de haut en bas, 1° à la moitié inférieure du bord de l'aile interne de l'apophyse ptérygoïde; 2° en arrière d'une aponévrose étendue entre cette apophyse et la partie postérieure du rebord alvéolaire inférieur, aponévrose commune aussi au buccinateur; 3° à l'extrémité de la ligne maxillaire interne; 4° enfin sur les côtés de la base de la langue. De ces diverses origines, les fibres charnues vont gagner le milieu de la paroi postérieure du pharynx, dans une direction à peu près transversale, et s'unir à celles du côté opposé; si ce n'est les supérieures, qui, décrivant une courbure dont la concavité est en haut, vont se fixer à l'apophyse basilaire, en sorte qu'une portion de la membrane pharyngienne est immédiatement appliquée en haut sur la colonne vertébrale.

Ce muscle correspond en arrière et en dedans au précédent. Sur les côtés, il forme avec le ptérygoïdien interne un espace triangulaire rempli de tissu cellulaire, et dans lequel se trouvent le stylo-glosse, le stylo-pharyngien, l'artère carotide, la veine jugulaire interne, le nerf qu'on nomme *grand sympathique*, ceux de la huitième et de la neuvième paire, et le spinal. En devant, il est appliqué sur le péristaphylin interne, le pharyngo-staphylin et la membrane muqueuse du pharynx.

Muscle stylo-pharyngien. Allongé, mince, arrondi en haut, aplati en bas, placé à la partie latérale et postérieure du pharynx. Il s'attache par de courtes fibres aponévrotiques à l'apophyse styloïde près sa base, descend en dedans et en arrière, s'engage en s'élargissant sous le constricteur moyen, s'épanouit dans le pharynx; s'y perd en partie en s'y confondant avec les constricteurs et le pharyngo-staphylin, et va en partie fixer ses fibres au cartilage thyroïde et à l'os hyoïde. Ce muscle, placé en haut, avec les carotides, la jugulaire interne, le stylo-hyoïdien, etc., dans l'espace triangulaire qui reste entre le ptérygoïdien interne et le constricteur supérieur, se trouve en bas entièrement caché dans les parois du pharynx.

Mouvemens.

Le pharynx exécute quatre mouvemens principaux: il s'élève, il s'abaisse, il se dilate et il se resserre. En général, l'élévation coïncide avec la dilatation, et l'abaissement avec le resserrement.

A l'instant de la *déglutition*, cette cavité est dilatée et élevée, parce que, d'un côté, l'os hyoïde et le larynx, portés en haut et en devant pour soulever la base de la langue, entraînent dans ces sens l'extrémité des constricteurs moyen et inférieur qui s'y attachent, par conséquent la paroi antérieure du pharynx; et parce que, d'un autre côté, les angles supérieurs de ces muscles, qui se fixent à l'apophyse basilaire directement ou par l'intermède d'un tissu dense, et le stylo-pharyngien qui vient s'épanouir dans la paroi postérieure, retiennent cette paroi en arrière en la portant aussi en haut; en sorte que les deux parois du pharynx sont élevées, tandis que l'antérieure est portée en devant, la postérieure restant en arrière, ce qui occasione l'élargissement. Le haut de cette cavité, dont les fibres se fixent aux apophyses ptérygoïdes, est presque étranger à ce mouvement, qui y est inutile, puisque cette partie ne correspond point au bol alimentaire.

Celui-ci ayant été reçu par le pharynx, cette cavité redescend, parce que ses fibres attachées à l'apophyse basilaire et le stylo-pharyngien se relâchent, ainsi que les muscles qui ont élevé l'os hyoïde, le cartilage thyroïde et la base de la langue; en sorte que, par ce relâchement, le bol alimentaire qui, à son entrée dans le pharynx, correspondait à l'isthme du gosier, se trouve tout à coup bien au-dessous sans aucun effort musculaire. De cet abaissement naîtrait le rapprochement des deux parois du pharynx, si cette cavité était vide; mais sa plénitude nécessite une cause plus active de resserrement: alors les fibres des trois constricteurs, celles surtout qui sont transversales, se contractent successivement de haut en bas, en sorte que le bol alimentaire est forcé de descendre dans l'œsophage.

Dans le *vomissement*, le pharynx est d'abord élargi par les matières qu'y pousse l'œsophage, puis soulevé en devant par les muscles qui agissent sur l'hyoïde et le cartilage thyroïde, en arrière par les fibres qui vont à l'apophyse basilaire, et par le stylo-pharyngien.

D'où l'on voit que, dans le premier sens, le pharynx n'a point de mouvemens qui lui soient propres, qu'il obéit à ceux des parties auxquelles se fixent ses constricteurs, que ce n'est que dans le second sens qu'il se meut par lui-même. On conçoit aussi comment l'action musculaire est essentielle à la déglutition : la pesanteur n'est pour rien dans ce phénomène, qui est empêché dans les paralysies des constricteurs et des stylo-pharyngiens. Quand ces muscles agissent, la membrane muqueuse se ride, parce qu'elle n'est pas susceptible de contraction comme eux : ainsi le front est ridé par l'action du frontal, les paupières par celle du palpébral.

Remarques sur les Mouvemens généraux de la Face.

Il est peu de divisions, dans le système musculaire, dont la mobilité soit plus marquée, plus souvent en exercice et en même temps plus variée, que celle de la face. Cette mobilité, relative en partie à la digestion, l'est principalement à nos rapports avec nos semblables ; et comme l'homme est essentiellement par sa nature destiné à la société, il a, dans cette division du système musculaire, un moyen d'exprimer ce qui se passe en lui, qu'aucun autre animal ne possède à un si haut degré. On a dit depuis long-temps que l'œil est le miroir de l'âme;

en appliquant ce mot à toute la face, on n'eût pas été moins vrai. Or, l'âme a deux choses à exprimer : 1° les volitions qu'elle prend consécutivement aux jugemens qu'elle a portés, volitions que la raison approuve, et qu'elle est toujours la maîtresse de supprimer ou de modifier à son gré; 2° les agitations intérieures qu'elle éprouve dans les passions, agitations que la raison réprouve souvent, auxquelles le jugement est étranger, et qu'elle ne peut souvent maîtriser. Ces deux états intérieurs, dont le premier est uniquement lié à l'état d'intégrité du cerveau, et dont le second porte son influence spéciale sur les organes de la vie intérieure, ces deux états que plusieurs philosophes ont exprimés en admettant deux principes en nous, l'un rationnel, que la volonté dirige, l'autre irrationnel, échappant à son empire, et qui ont donné lieu à plusieurs de considérer l'homme comme double, *homo duplex*, ces deux états de l'âme ont chacun à la face leur moyen d'expression. J'ai fait observer plus haut que c'est par le geste, qui, dans la face, a son siége spécial dans l'œil; que cette partie indique les volitions de l'âme qui succèdent à l'exercice des fonctions intellectuelles, du jugement en particulier. J'ai montré, d'un autre côté, dans l'*Anatomie générale*; comment les agitations intérieures des passions, qui échappent à la volonté, ont pour indices extérieurs, sur la face, 1° le système capillaire, qui, plus prononcé là qu'ailleurs, se pénètre ou se vide de sang avec une extrême promptitude, suivant telle ou telle passion, et qui est soustrait à l'empire de la volonté parce qu'il appartient à la vie organique, en sorte

qu'on ne peut simuler par lui les passions ; 2° le
système musculaire, qui, se contractant en divers
sens, suivant les passions qui agitent l'âme, forme
presque à chacune une physionomie particulière,
physionomie qui se développe involontairement
dans les orages de l'âme, mais qui peut être simulée
dans son état de calme. Je ne traiterai pas ici des
formes mille fois variées que les passions donnent à
la face : nous avons vu la part isolée que chaque région prend aux mouvemens qui s'y passent alors. Je
vais seulement m'occuper d'une autre espèce de
mouvemens, qui n'est le plus communément que
l'extrême de ceux-ci : je veux parler des *grimaces*.

Cet état particulier de la face n'a, je crois, fixé
jusqu'à ce jour l'attention d'aucun physiologiste. Il
consiste dans l'exagération en plus ou en moins des
mouvemens naturels. C'est la bouche surtout qui est
le siége des grimaces, à cause de sa grande mobilité
dans tous les sens : tantôt elle est énormément ouverte ; tantôt, les lèvres étant rapprochées, la fente
qu'elles laissent entr'elles s'agrandit outre mesure
par l'action des zygomatiques ; tantôt les angles se
dépriment fortement. L'ouverture des paupières
concourt moins souvent aux grimaces, auxquelles
celle du nez n'a rapport que par la partie postérieure
de ses ailes. Pour peu qu'on se rappelle le système
musculaire facial, rien ne sera plus facile que de
concevoir le mécanisme des formes mille fois variables que la face peut prendre alors. Je n'indiquerai
point ce mécanisme ; je remarquerai seulement que
la plupart des grimaces, comme la plupart des passions, se rapportent à deux grands types généraux :

les unes épanouissent les traits, les tirent en dehors, ayant spécialement pour agens les muscles zygomatiques ; les autres les resserrent, en les tirant surtout en bas par la contraction spéciale des abaisseurs de l'angle de la lèvre et des peauciers. Il résulte de là que la plupart des grimaces dessinent en plus, sur la face, ce que les passions y dessinent en moins. Sous ce rapport, les premiers ne sont que l'extrême de l'expression des secondes. Comment se fait-il donc qu'une face où la tristesse vraie ou simulée abaisse un peu les traits nous affecte péniblement ; tandis qu'une autre où les traits sont abaissés seulement d'un degré de plus détermine un rire presque involontaire ? car on sait que le ridicule est attaché à toutes les grimaces, et que le rire est l'effet inévitable du ridicule. Je n'en rechercherai point la cause ; je remarquerai seulement que ce phénomène se rallie à une foule d'autres analogues. L'acteur nous attendrit par un geste de douleur ; s'il dépasse un peu les limites de ce geste, il devient ridicule. Qui n'a remarqué, dans la déclamation, que telle intonation, tel accent portent dans l'âme un sentiment pénible ; tandis que tel autre, qui ne diffère de celui-ci que par un degré de plus, devient ridicule ? Cette observation peut se faire au barreau comme au théâtre. La déclamation parodiée d'une tragédie ne consiste qu'en une augmentation souvent légère dans l'intonation, les gestes et l'expression de la figure. Les grimaces sont véritablement la parodie de l'expression naturelle que les passions donnent à la face : or, de cette expression à sa parodie il n'est qu'une nuance, tant sont étroites

les bornes dans lesquelles la nature a circonscrit le
vrai. Voyez, en peinture, combien, dans les têtes
qu'animent les passions, ce qui nous attache et ce
qui nous intéresse est voisin de ce qui nous fait rire.
Un coup de pinceau de plus a détruit l'illusion que
le peintre voulait produire, parce que où finit la
vérité de l'expression, là commencent les grimaces.
L'idée de grimace ne s'attache communément qu'à
la face ; mais tout geste, tout mouvement outré, et
contre nature par conséquent, des membres supérieurs ou inférieurs, produit sur nous le même effet,
et souvent l'acteur qui est vrai par sa physionomie,
n'est pas naturel par les gestes de ses membres;
parce que la vérité de l'expression est comme la
beauté, c'est dans l'ensemble du corps, et non dans
une partie isolée, qu'elle réside. Voilà pourquoi les
contre-sens sont si communs dans l'expression simulée des passions ; tandis que jamais nous n'en com-
mettons quand elles agitent réellement notre âme.

Développement des Muscles de la Face.

Les muscles faciaux partagent le caractère de
tous les autres. Dans le premier âge, ils sont peu
saillans, à formes peu prononcées ; la plupart même
se trouvent comme confondus : tels sont surtout
ceux qui viennent se rendre aux lèvres. L'élévateur
de la supérieure, l'élévateur commun, une partie
du palpébral, le dilatateur du nez en haut, en bas
l'abaisseur de l'angle, l'abaisseur de la lèvre, le releveur du menton, sont tellement unis qu'on ne
peut tirer entr'eux aucune ligne de démarcation :

on dirait qu'ils forment un muscle unique avec le
labial. Ce n'est qu'à mesure que les besoins ou les
passions de l'enfant le déterminent à des mouvemens, que, chacun agissant en un sens qui lui est
propre, commence à devenir distinct de ses voisins,
et à présenter des limites au scalpel. Plus les mouvemens de la face se multiplient, plus ces limites deviennent tranchées : de là l'expression des muscles
faciaux dans les personnes à passions vives, dont
l'état y nécessite des mouvemens habituels. Le fœtus
dans le sein de sa mère ne paraît point mouvoir les
parties diverses de sa face, comme il le fait souvent
pour celles du tronc et de ses membres.

Les régions orbitaires et palpébrales sont celles
dont la portion osseuse est le plus développée dans
la face ; ce sont elles aussi qui présentent les muscles les plus prononcés chez l'enfant nouveau-né.

Quant aux muscles des régions qui avoisinent la
bouche, comme ceux des régions maxillaires supérieure et inférieure, de l'inter-maxillaire, de la
temporo-maxillaire même, etc., ils présentent une
disposition particulière. En effet, la partie inférieure
de la face étant très-courte, par le non-développe-
ment des dents, l'intervalle de leur double insertion est trop court pour eux ; ce n'est qu'après la
dentition qu'une juste proportion s'établit. Lorsque
les muscles sont exactement disséqués chez le fœtus,
et qu'on rapproche l'une et l'autre mâchoire, on
voit manifestement le grand zygomatique, le masseter ; les élévateurs de la lèvre supérieure, les
abaisseurs de l'inférieure, le canin, et surtout le
buccinateur ; on voit, dis-je, ces muscles, par les

plis et les rides qu'ils forment, offrir un excès de
longueur sur l'espace qu'ils remplissent. Cependant
sur le vivant ils ne se rident point ainsi, 1° à cause
de la grande contractilité dont ils jouissent alors ;
2° parce que les lèvres sont plus grandes à proportion que les gencives ; 3° parce que la plupart ont
une cause de distension dans la boule graisseuse
beaucoup plus considérable à cet âge qu'à tout autre
qui occupe l'intervalle du buccinateur et du masseter, et que j'ai indiquée dans l'*Anatomie générale*.
C'est cette boule qui rend si saillante la joue des
enfans ; elle diminue à proportion que les dents
poussent : elle est constante.

J'ai déjà observé que la longueur proportionnelle
des lèvres chez le fœtus, longueur beaucoup plus
que suffisante pour qu'elles se touchent quand les
mâchoires sont rapprochées, favorise beaucoup la
gouttière saillante en devant qu'elles sont obligées
de faire dans la succion du lait.

En général, on sait que la face de l'enfant porte
une expression toute différente de celle de l'adulte.
Sans doute la structure osseuse y est pour beaucoup ;
mais les muscles n'y concourent pas moins. En général, on ne peut jamais juger de ce que sera la face
de l'adulte, d'après ce qu'est celle du fœtus ou de
l'enfant : la beauté, la laideur peuvent se succéder
sur le même visage par le mécanisme seul de l'accroissement. Rarement la figure est désagréable dans
le premier âge. Le haut de la face plus prononcé
proportionnellement que le bas, à cause des orbites
et du coronal, fait différencier totalement son aspect
général ; en sorte que le plus souvent le même in-

dividu ne se ressemble point dans la première année, et dans celles qui suivent l'adolescence : c'est du développement des sinus, de la poussée des dents, de la diminution de la boule graisseuse qui occupe la joue, etc., que date surtout le caractère que doit conserver toujours la physionomie.

D'ailleurs, à cette époque, la répétition successive des mouvemens faciaux commence à sillonner les traits. Or, ce sont les traits qui rendent la face expressive : elle ne peut donc l'être chez l'enfant. L'adhérence des muscles faciaux à la peau, surtout autour des yeux, des lèvres, etc., adhérence qui fait qu'ils ne peuvent agir sans lui communiquer leurs mouvemens, est la cause principale des traits qu'ils y sillonnent; ceux des membres, subjacens à une aponévrose, ceux du tronc, séparés de la peau par une couche celluleuse épaisse, ne peuvent y laisser aucune trace. La physionomie est donc un résultat de la disposition du système musculaire facial : supposez une aponévrose le recouvrant partout, le caractère, les passions, le geste, etc., deviennent aussitôt étrangers à la face; elle cesse de les exprimer : elle n'est, pour peindre l'état de l'âme, pas plus que les bras, ou les cuisses; l'œil seul alors sert à cet usage.

Le développement considérable de la langue chez le fœtus détermine dans les muscles qui la meuvent un développement correspondant : tous sont très-prononcés, très-distincts; sous ce rapport aucun n'est avant eux à la face. La succion, que la langue exécute principalement alors, paraît être la cause de cette disposition, qui est très-remarquable; car c'est par cette fonction que l'enfant se nourrit d'abord.

Les agens de la mastication, le masseter, le temporal et les ptérygoïdiens sont peu marqués chez lui. Le défaut de saillie dans les apophyses ptérygoïdes, et de profondeur dans leur fosse, en est la cause principale dans ces derniers. Le peu d'étendue du muscle temporal paraît plus sensible encore quand il est disséqué, par le grand développement du crâne qui contraste avec le sien. Les muscles du voile du palais et du pharynx sont à peu près dans la même proportion de volume qu'ils doivent l'être par la suite.

Dans l'âge adulte, la face ne change pas beaucoup dans son système musculaire : seulement les muscles qui y sont le plus habituellement exercés conservent une espèce de prédominance sur les autres; en sorte que, dans l'état de repos, ils surmontent souvent un peu leurs antagonistes. Voilà pourquoi ceux que des passions colériques agitent fréquemment ont souvent les sourcils habituellement froncés, par la prédominance qu'ont acquise leurs sourciliers, etc.; pourquoi la face est constamment épanouie par la prédominance des zygomatiques, etc., chez ceux pour qui des émotions gaies sont très-fréquentes; pourquoi de longs chagrins, augmentant l'action de l'abaisseur de l'angle des lèvres, etc., font que cet angle est toujours un peu plus déprimé. En général, les passions qui ont pour mode d'expression le système musculaire, et qui se répètent souvent, laissent sur la face une espèce d'empreinte caractéristique qui tient à la prédominance qu'acquièrent les muscles qui les exercent. Les passions qui ont surtout le système capillaire pour moyen d'expression présentent moins ce phénomène, qui n'est qu'une conséquence des lois du système musculaire : ainsi voit-on les divers arts qui exercent fréquemment tels ou tels muscles, leur donner sur leurs antagonistes une supériorité telle, que dans l'état de repos, où la contractilité de tissu tend partout à les mettre en équilibre, ils l'emportent toujours un peu. Voilà comment certaines espèces d'aliénations, qui, changeant pour ainsi dire le caractère moral, font des passions gaies ou tristes une habitude contre nature, impriment à la longue un caractère particulier à la face, considérée même dans l'état de repos.

Chez le vieillard, le système musculaire facial éprouve des changemens de rapports. La chute des dents fait que les lèvres et les joues deviennent trop longues à proportion des parties dures. Mais comme les muscles n'ont plus le ressort dont ils jouissaient dans le premier âge, comme la boule graisseuse qui occupait alors la joue ne s'y trouve plus, les parties molles, au lieu d'être tendues, comme chez l'enfant, où il y a aussi une disproportion entre elles et les os, disproportion qui est même plus marquée à cause du défaut de sinus qui existent chez le vieillard, deviennent flasques, pendantes, et présentent plus qu'en aucune autre région du corps, l'indice ineffaçable du terme de la carrière humaine. Remarquez, à ce sujet, que si la face est de toutes les parties du corps celle où se peignent le mieux les révolutions morales, les orages des passions, etc., elle est aussi une de celles où se tracent le plus sensiblement les révolutions physiques des âges.

DES MUSCLES DU TRONC.

CES muscles sont extrêmement nombreux. Ils con courent non-seulement à la locomotion, mais en-core à toutes les grandes fonctions organiques. Parois mobiles des cavités, ils garantissent leurs organes, en même temps qu'en agissant sur eux ils favorisent leurs fonctions.

On peut les distribuer en quatre grandes sections, savoir, en celles du cou, de la poitrine, de l'abdo-men et de la partie postérieure du tronc.

Au cou, on trouve les régions 1° cervicale su-perficielle, 2° hyoïdienne supérieure, 3° hyoïdienne inférieure, 4° cervicale profonde, 5° cervicale la-térale.

La poitrine renferme les régions 1° thoracique antérieure, 2° thoracique latérale, 3° intercostale, 4° diaphragmatique.

A l'abdomen se rapportent les régions, 1° ab-dominale proprement dite, 2° lombaire, 3° anale, 4° génitale.

Dans la partie postérieure du tronc, il y a les ré-gions 1° lombo-dorsale, 2° dorso-cervicale, 3° ver-tébro-costale, 4° cervico-occipitale superficielle, 5° cervico-occipitale profonde, 6° vertébrale.

C'est dans l'ordre que je viens d'exposer que les muscles du tronc vont être successivement exa-minés.

MUSCLES DU COU.

---

§ Ier. *Région cervicale superficielle.*

On ne voit dans cette région que le peaucier et le sterno-mastoïdien.

Muscle peaucier. Très-mince, aplati, quadrilatère, plus large en haut et en bas qu'au milieu, occupant spécialement le devant et les côtés du cou. Ses fibres, nées insensiblement dans le tissu cellulaire sous-cutané qui recouvre la partie supérieure du deltoïde et du grand pectoral, et d'abord irrégulièrement disséminées, se rapprochent en montant sur les parties latérales du cou dans une direction oblique de dehors en dedans; en sorte que ce muscle, très-écarté en bas de celui du côté opposé, s'en rapproche en haut, et que même les fibres les plus antérieures de l'un et de l'autre se joignent à angle aigu près de la symphyse du menton. Parvenu à la base de la mâchoire, ce muscle s'élargit sensiblement, et se termine de là manière suivante. Les fibres antérieures se perdent à la peau au niveau du releveur du menton, les moyennes se fixent à la base du maxillaire inférieur, à sa ligne oblique externe, percent le triangulaire des lèvres pour se continuer avec les fibres de l'abaisseur de la lèvre inférieure; les postérieures concourent à former le triangulaire, montent avec lui à l'angle, et s'épanouissent en partie sur la joue; quelquefois celles-ci

se prolongent jusqu'au-dessus du milieu de la face,
et se continuent même avec l'orbiculaire. Souvent
des fibres nées du tissu cellulaire extérieur à la parotide, ou de celui des environs, se dirigent vers
l'angle et s'y terminent en formant un faisceau très-
distinct du peaucier.

Ce dernier est, dans toute son étendue, uni à la
peau par un tissu cellulaire peu graisseux. Il recouvre à la poitrine le grand pectoral, le deltoïde et la
clavicule; au cou, le sterno-mastoïdien, l'omoplat-
hyoïdien, le sterno-hyoïdien, le digastrique, le
mylo-hyoïdien, la jugulaire externe, la carotide, la
thyroïdienne supérieure, une partie de la glande
parotide et de la maxillaire; à la face, le masseter, le
buccinateur, l'artère labiale, le releveur du menton,
les abaisseurs de l'angle et de la lèvre inférieure, etc.

Muscle sterno-mastoïdien. Allongé, assez épais,
plus étroit au milieu qu'à ses extrémités, obliquement situé sur les côtés du cou. Il a en bas deux insertions séparées par un intervalle cellulaire; l'une
interne, par un tendon montant assez haut sur les
fibres charnues, au-devant de l'extrémité supérieure
du sternum; l'autre externe, née par des fibres aponévrotiques très-sensibles et quelquefois séparées
par de petits intervalles, à la partie interne et supérieure de la clavicule. De là résultent deux faisceaux:
le premier, plus épais, mais moins large, monte
obliquement en arrière et en dehors en s'écartant
du muscle opposé; le second se porte presque verticalement, et rencontre bientôt le précédent, derrière
lequel il passe de manière à en être couvert. Tous
deux, quoique réunis alors, restent encore quelque

temps distincts, mais finissent par se confondre, et arrivent ainsi à l'apophyse mastoïde, où ce muscle, s'élargissant sensiblement, s'insère en partie, et se fixe en partie à la ligne courbe occipitale supérieure; double terminaison pour laquelle il y a une aponévrose commune, moins étendue en arrière qu'en devant et en dedans où elle se prolonge assez loin sur les fibres charnues.

Ce muscle, subjacent en haut à la peau et à la parotide, l'est presque partout ailleurs au peaucier, dont le sépare la veine jugulaire externe et quelques filets nerveux. Il est appliqué sur l'articulation sterno-claviculaire, sur les muscles sterno-thyroïdien et sterno-hyoïdien, sur l'omoplat-hyoïdien, la veine jugulaire interne, l'artère carotide, le nerf vague, le nerf grand sympathique, les nerfs cervicaux et le spinal, qui le traverse en haut, enfin sur les muscles angulaire, splénius et digastrique.

Mouvemens.

Les deux muscles de cette région ont une action toute différente. Le peaucier, prenant en bas son point fixe, tire dans ce sens toute la peau des parties latérales et inférieure de la face. Il concourt aussi à abaisser la mâchoire inférieure, à laquelle se fixe une portion de ses fibres. En déprimant les traits de la face, il concourt avec l'abaisseur de l'angle et de la lèvre inférieure, à l'expression des passions sombres et tristes; tandis que quelques-unes de ses fibres, celles surtout qui lui sont accessoires, et qui viennent du niveau de la parotide, ont pour usage spécial d'épanouir la face et de peindre la

gaieté. Lorsque ses mouvemens sont forcés, il entre,
comme la plupart des muscles faciaux, dans l'expression des grimaces. Il prend rarement son point
fixe en haut : quand il le fait, il agit un peu sur les
tégumens pectoraux. Dans toute espèce de contraction, il ride transversalement ceux du cou, qui
offrent alors isolément ce que présentent généralement ceux des animaux à panicule charnu.
Comme ces contractions arrivent beaucoup plus
rarement que celles des muscles de la face, et que
d'ailleurs elles n'ont lieu que dans un sens, les premières étant prodigieusement variées, le cou est
moins sillonné que la face; il n'a point de physionomie ; il est nul dans l'expression des passions,
dans le geste, etc., sous le rapport de sa portion
cutanée.

L'action du sterno-mastoïdien abaisse la tête en
tournant la face du côté opposé au sien. En combinant son action avec son semblable, il la fléchit directement. C'est spécialement lorsqu'on est couché
à la renverse, et qu'il faut soulever tout le poids de
la tête, qu'ils agissent ensemble. Dans ce cas, les
muscles abdominaux tirant en bas la poitrine, la
fixent solidement pour qu'ils y trouvent un point
d'appui. En agissant avec le splénius de son côté,
le sterno-mastoïdien abaisse latéralement la tête; il
est le congénère du complexus de son côté, et l'antagoniste de celui du côté opposé, sous le rapport
de la rotation de la face. Quand il prend son point
fixe en haut, il tend à tirer dans ce sens la poitrine
et la clavicule, dont il retient, dans le cas de fracture, le fragment interne, que du reste rien ne tend

à déprimer; tandis que la pesanteur du bras entraîne l'externe en bas. Il agit sur la poitrine dans les fortes inspirations.

§ II. *Région hyoïdienne supérieure.*

Tous les muscles de cette région se trouvent au-dessus de l'os hyoïde : ce sont le digastrique, le stylo-hyoïdien, le mylo-hyoïdien et le génio-hyoï-dien.

Muscle digastrique. Allongé, réfléchi sur lui-même, à double faisceau charnu et à tendon moyen, situé à la partie latérale et supérieure du cou. Plusieurs fibres aponévrotiques, qui se propagent parmi les charnues, le fixent dans la rainure mastoï-dienne; d'où il se porte obliquement en bas en dedans et en avant. Dans ce trajet, il se rétrécit sensiblement, et dégénère bientôt en un tendon grêle, d'abord caché dans son épaisseur, qui, avant de parvenir à l'os hyoïde, traverse les fibres du stylo-hyoïdien ou quelquefois passe derrière lui, et ensuite envoie à l'os un prolongement aponévrotique qui se fixe à son bord supérieur, et qui, plus ou moins long, fait que le muscle en reste plus ou moins séparé. L'angle qu'il forme en cet endroit est, dans plusieurs sujets, mais non dans tous, précédé d'une petite anse fibreuse dans laquelle passe le muscle, et qui se fixe aussi à l'os hyoïde. Après avoir fourni cette aponévrose, le tendon se réfléchit à an-gle obtus, et donne tout de suite naissance à un nouveau faisceau charnu qui se rapproche de celui du côté opposé, en montant obliquement vers la

base de la mâchoire, où il s'implante dans une fos-
sette près la symphyse et à côté de son semblable,
par plusieurs aponévroses quelque temps intermédiaires aux fibres charnues, et qui quelquefois s'entre-croisent avec celles du côté opposé.

Les muscles petit complexus, splénius et sterno-
mastoïdien, sont appliqués sur le faisceau charnu
postérieur, qui recouvre les muscles nés de l'apophyse styloïde, la jugulaire et la carotide internes,
quelques branches de la carotide externe et le grand
hypoglosse. Le faisceau antérieur est placé entre
les muscles mylo-hyoïdien et peaucier. La glande
sous-maxillaire est embrassée par ces deux portions
et bornée en bas par leur tendon moyen.

Muscle stylo-hyoïdien. Grêle, allongé, placé en
haut et sur les côtés du cou. Il s'implante en dehors de l'apophyse styloïde par une aponévrose prolongée assez loin ; puis il suit, en s'élargissant un
peu, la direction de la portion postérieure du digastrique. Parvenu au tendon de ce dernier, il s'ouvre pour le laisser passer, ou, ce qui est plus rare,
il passe devant lui sans s'ouvrir, et va, dans les
deux cas, s'insérer sur les côtés de l'os hyoïde par
de courtes fibres aponévrotiques.

Le stylo-hyoïdien est immédiatement placé en
dehors sous le digastrique, et a profondément à peu
près les mêmes rapports que lui.

Muscle mylo-hyoïdien. Large, mince, aplati, irrégulièrement quadrilatère, placé en haut et au-
devant du cou. Il naît par de courtes aponévroses
de la ligne maxillaire interne, d'où ses fibres se portent, les antérieures, très-courtes, obliquement en

bas et en dedans, les suivantes, qui vont toujours en augmentant de longueur, de plus en plus obliquement, au point que les postérieures tombent presque perpendiculairement sur le bord supérieur du corps de l'os hyoïde, auquel elles s'implantent par de courtes fibres aponévrotiques; tandis que les moyennes et les antérieures se réunissent sur la ligne médiane avec celles du côté opposé, par un raphé plus ou moins remarquable, et souvent tel que les deux muscles paraissent n'en faire qu'un.

Le mylo-hyoïdien correspond en devant au digastrique, au peaucier et à la glande sous-maxillaire; en arrière, aux génio-hyoïdien, génio-glosse, hyo-glosse, à la glande sublinguale, au conduit de Warthon, et au nerf lingual.

Muscle génio-hyoïdien. Mince, court, étroit, aplati, placé derrière le précédent. Il se fixe par de petites fibres aponévrotiques très-distinctes au tubercule inférieur de l'apophyse géni, puis se dirige en bas et en arrière, et vient s'insérer au-devant du corps de l'os hyoïde, confondant là son insertion aponévrotique avec celle du génio-glosse. Il est séparé de celui du côté opposé par une ligne celluleuse, recouvert en devant par le mylo-hyoïdien, contigu en arrière au génio-glosse.

Mouvemens.

Les mouvemens de cette région ont spécialement rapport à l'os hyoïde qu'ils élèvent, et à la mâchoire inférieure qu'ils abaissent.

En s'élevant, l'os hyoïde peut se diriger 1° en

haut et en avant, 2° directement en haut, 3° en haut et en arrière.

Il se porte dans le premier sens par l'action des mylo et génio-hyoïdiens, et de la portion antérieure du digastrique. Comme la base de la langue appuie sur lui, il la soulève et l'entraîne en devant, mouvement que favorisent d'ailleurs les fibres postérieures du génio-glosse, qui élargit nécessairement le pharynx, comme je l'ai dit ailleurs, et qui a lieu à l'instant où le bol alimentaire va passer par l'isthme du gosier. Pour qu'il s'exécute, il faut que la mâchoire inférieure, fixée en haut par les masseter, temporal et ptérygoïdien, fournissent un appui aux muscles de cette région. Or, alors elle est toujours fixée en effet; ce qui a d'ailleurs l'avantage d'offrir un obstacle, en avant, au bol alimentaire, qui, pressé par les puissances de la bouche, tendrait à s'échapper dans ce sens.

L'hyoïde s'élève directement à l'instant du passage du bol alimentaire par l'isthme du gosier, pour le précipiter dans le pharynx. Ce mouvement est toujours combiné, et dépend de la contraction des mylo et génio-hyoïdiens, et de la portion antérieure du digastrique d'une part, de sa portion postérieure et du stylo-hyoïdien d'autre part: les actions opposées de ces muscles pour porter l'os en avant et en arrière, se détruisent: le mouvement commun reste seul; c'est l'élévation directe.

Quand le bol alimentaire est dans le pharynx, le stylo-hyoïdien et la portion postérieure du digastrique se contractent, l'os hyoïde se porte en arrière et en haut contre la paroi postérieure du pha-

rynx, y pousse la base de la langue, qu'y amène
d'ailleurs le stylo-glosse : or, ce mouvement concourt beaucoup à précipiter le bol dans le pharynx,
et à empêcher son retour dans la bouche. On voit,
d'après cela, comment les muscles de la région qui
nous occupe peuvent agir simultanément ou isolément; comment le digastrique agit en totalité ou d'une
manière partielle; comment ils peuvent mouvoir
l'os hyoïde d'un côté seulement ou des deux. On
conçoit aussi comment, le larynx tenant en bas à
l'os hyoïde par une membrane, ces muscles sont indirectement les élévateurs de cette cavité.

Quand ils prennent leur point fixe sur l'os hyoïde,
ils agissent les uns sur la mâchoire, les autres sur la
totalité de la tête. Quelle que soit leur action, il
faut que l'os hyoïde soit fixé en bas; comme dans le
mouvement précédent, il faut que la mâchoire le
soit en haut. Or, ce sont les muscles de la région
suivante qui assurent, comme nous le verrons, son
immobilité. Quand il est fixé par eux, si les mylo et
génio-hyoïdien et la portion antérieure du digastrique se contractent, ils abaissent la mâchoire, en
portant un peu en arrière le menton, à cause de
leur direction oblique; ce qui fait que l'ouverture
de la bouche peut s'agrandir beaucoup plus que
s'ils étaient perpendiculaires. Dans ce mouvement,
ils sont les antagonistes du masseter, du temporal et
des ptérygoïdiens : or, une remarque importante sur
ces muscles, c'est que ceux qui élèvent la mâchoire
sont incomparablement plus forts que ceux qui
l'abaissent. De là vient qu'en général la bouche est
fermée dans le sommeil, où les muscles sont aban-

donnés à leur équilibre naturel. Dans la veille, cette disposition a rapport aux grands efforts que la mâchoire a à faire pour la mastication, au désavantage de la position de ses élévateurs, situés à côté du centre du mouvement; tandis que, d'une part, les abaisseurs sont très-loin de ce centre, et qu'ils ont d'autre part peu d'efforts à faire pour entraîner en bas la mâchoire, que son poids y porte déjà. Ils sont aux premiers ce que, dans le tronc et les membres, les extenseurs sont aux fléchisseurs, qui l'emportent constamment, vu que c'est dans le sens de la flexion que s'exercent tous les grands mouvemens. Lorsqu'une fracture de la mâchoire inférieure occupe les côtés du corps, souvent il y a déplacement occasioné par l'action en sens opposé des élévateurs et des abaisseurs; si la fracture est sur la symphyse, l'équilibre reste entre eux comme à l'ordinaire.

Les muscles de cette région qui, prenant leur point fixe sur l'os hyoïde, agissent sur la totalité de la tête, sont la portion postérieure du digastrique et le stylo-hyoïdien. Leur action est très-faible. Ils élèvent un peu la mâchoire supérieure par une espèce de bascule.

§ III. *Région hyoïdienne inférieure.*

Elle comprend les muscles omoplat-hyoïdien, sterno-hyoïdien, sterno-thyroïdien, et thyro-hyoïdien.

Muscle omoplat-hyoïdien. Grêle, fort allongé, aplati, placé obliquement sur les côtés du cou. Il s'implante sur le bord coracoïdien de l'omoplate, derrière l'échancrure qu'on y voit, par de courtes fibres aponévrotiques, se dirige de là obliquement en haut, en dedans et en avant, passe derrière la clavicule, traverse l'espace triangulaire et celluleux compris entre le trapèze et le sterno-mastoïdien, puis croise la direction de ce dernier, au-dessous duquel il se glisse. Là, il dégénère en un tendon variable en longueur, qui le plus souvent n'est sensible qu'en devant, et qui donne naissance à un nouveau faisceau charnu moins long et moins large que l'autre, lequel suit la direction primitive du muscle, côtoie le sterno-hyoïdien, et va se terminer par des fibres aponévrotiques au bord inférieur du corps de l'os hyoïde.

Ce muscle, recouvert par le peaucier, le sterno-mastoïdien, la clavicule et le trapèze, correspond profondément aux scalènes, aux nerfs cervicaux, à la carotide, à la jugulaire interne, aux vaisseaux thyroïdiens supérieurs, aux muscles sterno-hyoïdien et thyro-hyoïdien.

Muscle sterno-hyoïdien. Mince, aplati, allongé, placé au-devant du cou. Il s'insère au sternum, en haut de la région médiastine, derrière l'articulation claviculaire, et quelquefois sur le cartilage de la première côte. De là il monte obliquement en dedans, en diminuant un peu de largeur, se rapproche de celui du côté opposé, présente à une hauteur plus ou moins grande une intersection aponévrotique plus apparente en devant qu'en arrière, n'occupant souvent que sa moitié interne, et un peu tortueuse; puis, continuant son trajet, il va se fixer au bord

inférieur de l'os hyoïde, en dedans de l'omoplat-
hyoïdien. Le sterno-mastoïdien, le peaucier et les
tégumens recouvrent ce muscle, qui est appliqué
sur le sterno-thyroïdien, la glande thyroïde, les
vaisseaux thyroïdiens supérieurs, les musles crico-
thyroïdien, et thyro-hyoïdien, et la membrane thyro-
hyoïdienne.

Muscle sterno-thyroïdien. De même forme à peu
près que le précédent, plus court et un peu plus
large, placé au-devant du cou. Né comme lui de la
région médiastiné du sternum, mais plus bas et dans
une plus grande étendue, quelquefois aussi du cartilage de la deuxième côte, ce muscle, d'abord assez
large, se rétrécit un peu, et monte verticalement
jusqu'au cartilage thyroïde, à la ligne oblique duquel il se termine par de courtes fibres aponévrotiques, et avec lequel il se continue souvent en partie.
Le sterno-hyoïdien est appliqué sur lui dans toute son
étendue; il recouvre la veine sous-clavière, la jugulaire interne, la carotide, la trachée-artère, la glande
thyroïde et ses vaisseaux, le mylo-hyoïdien.

Muscle thyro-hyoïdien. Court, mince, assez
large, quadrilatère, situé à la partie antérieure du
larynx. Ses fibres se fixent par de courtes aponévroses à la ligne oblique du cartilage thyroïde, au-
dessous du précédent, avec lequel quelques-unes se
continuent; montant ensuite parallèlement et verticalement, elles viennent s'attacher au-dessous du
corps d'une partie de la grande corne de l'os hyoïde.
Les sterno et omoplat-hyoïdiens, le peaucier en-
devant, le cartilage thyroïde et la membrane thyro-
hyoïdienne en arrière, forment ses rapports.

Mouvemens.

Les muscles de cette région prennent presque toujours en bas leur point fixe, et en haut leur point mobile. Ils agissent surtout quand la mâchoire s'abaisse : alors le sterno-thyroïdien fixe en bas le cartilage thyroïde, le thyro-hyoïdien abaisse l'hyoïde sur le cartilage thyroïde fixé, les sterno-hyoïdien et omoplat-hyoïdien l'abaissent directement; en sorte que, dans ce cas, la fixation de cet os est le but de tous les mouvemens de cette région, et que, depuis la mâchoire qui s'abaisse, jusqu'au sternum et à l'omoplate, il y a une suite non-interrompue de mouvemens. L'abaissement du cartilage thyroïde et de l'os hyoïde est ordinairement perpendiculaire, vu la direction des muscles. Quand l'omoplat-hyoïdien agit seul, l'os hyoïde s'abaisse en s'inclinant de l'un ou de l'autre côté; presque toujours il y a contraction simultanée des deux muscles, et alors le mouvement est direct.

De tous ces muscles, c'est le thyro-hyoïdien qui agit le plus fréquemment de bas en haut; il entraîne dans ce dernier sens le cartilage thyroïde à l'instant de la déglutition, et dans la production des sons très-aigus, où il faut qu'il monte sensiblement, comme on le sent en plaçant le doigt dessus, etc. L'immobilité du sternum et la pesanteur de la poitrine rendent presque nulle l'action des sterno-hyoïdien et sterno-thyroïdien sur elle. Le volume de l'omoplate et la force des autres muscles qui s'y attachent font que l'action de l'omoplat-hyoïdien sur cet os n'est guère plus sensible.

§ IV. *Région cervicale profonde.*

Trois muscles s'y rencontrent, les grand et petit droits antérieurs de la tête, et le long du cou.

Muscle grand droit antérieur. Allongé, aplati, plus épais et plus large en haut qu'en bas, couché au-devant des vertèbres cervicales. Il prend inférieurement naissance par quatre petits tendons nés du tubercule antérieur des apophyses transverses des troisième, quatrième, cinquième et sixième vertèbres cervicales. De ces tendons, qui sont d'autant plus gros qu'ils sont plus supérieurs, qui remontent plus ou moins haut derrière le muscle qui les cache, et auxquels s'en joint souvent en bas un autre venant du long du cou, partent les fibres charnues, lesquelles forment des faisceaux, d'abord distincts, qui se réunissent ensuite et montent dans une direction un peu oblique, pour venir se rendre, celui du premier tendon immédiatement à la surface basilaire près le grand trou occipital, les suivans, successivement et selon leur origine, à la face postérieure d'une aponévrose assez forte qui, régnant au-devant des trois quarts supérieurs du muscle, vient s'implanter aussi à la surface basilaire devant les premières fibres charnues.

Ce muscle correspond en devant à la jugulaire interne, à la carotide, aux nerfs vague et grand sympathique; en arrière au petit droit antérieur, aux apophyses transverses, un peu au long du cou, aux articulations atloïdo-occipitale et axoïdo-atloïdienne.

Muscle petit droit antérieur. Étroit, court, aplati,

placé sous le précédent. Né inférieurement, par des aponévroses intermédiaires aux fibres charnues, sur le devant de la masse latérale et de l'apophyse transverse de l'atlas, il monte, en s'élargissant, jusqu'au-devant du trou occipital, où il se termine ainsi qu'au cartilage qui unit le rocher à l'apophyse basilaire, par des aponévroses placées aussi entre les fibres charnues. Ce muscle, caché par le précédent, recouvre l'articulation atloïdo-occipitale.

Muscle long du cou. Allongé, étroit, plus large en haut qu'en bas, occupant le devant et les côtés des vertèbres cervicales et des premières dorsales, d'une structure très-compliquée, composé de deux faisceaux principaux, l'un supérieur et oblique, l'autre inférieur et longitudinal. Le premier naît par des fibres aponévrotiques prolongées sur la partie interne des charnues, du tubercule antérieur de l'atlas, descend obliquement en dehors, en s'élargissant, et vient se fixer surtout au-devant des apophyses transverses des troisième, quatrième et cinquième vertèbres cervicales, par de petites aponévroses assez distinctes. Le second, qui fait suite à celui-ci, naît principalement, 1° en dedans, d'une aponévrose prolongée assez loin sur sa face antérieure, et fixée au corps de l'axis, ainsi qu'un peu à celui de la troisième vertèbre; 2° en dehors, d'une ou de deux petites aponévroses fixées au tubercule antérieur de la quatrième ou cinquième vertèbre cervicale, et souvent d'un petit tendon commun au grand droit antérieur. De ces insertions, il descend perpendiculairement sur les côtés et au-devant du corps des quatrième, cinquième, sixième et septième vertèbres cervicales, et des trois premières dorsales, où il se fixe, ainsi qu'aux fibro-cartilages et à la base des apophyses transverses, par des fibres aponévrotiques plus ou moins sensibles.

Peu d'auteurs ont bien conçu ce muscle, qui est recouvert par le grand droit de la tête, le pharynx, l'œsophage, la carotide, les nerfs vague et grand sympathique, et qui recouvre les vertèbres auxquelles il se fixe.

Mouvemens.

Les deux droits antérieurs fléchissent la tête sur le cou, et la ramènent surtout à sa position naturelle, lorsque, par l'action des muscles de la partie postérieure du cou, elle a été portée dans ce sens. Cette action est faible, vu leur voisinage du centre du mouvement. Ils agissent rarement sur la colonne vertébrale. Cela arrive d'une manière peu sensible, mais réelle, dans cette position contre nature de certains bateleurs qui tiennent le tronc en équilibre sur la tête. Le long du cou fléchit les vertèbres cervicales les unes sur les autres et sur les vertèbres dorsales; mouvement qui est faible à cause de sa position près des apophyses articulaires, et de son action presque parallèle aux vertèbres. Ce sont surtout les fibres inférieures qui, à cause de leur direction longitudinale, opèrent cette flexion. Les fibres supérieures, quand elles agissent seulement d'un côté, peuvent déterminer une espèce de rotation assez marquée de l'atlas sur l'axis, rotation que favorise le mode articulaire de ces deux vertèbres, le seul de toute la colonne vertébrale où le glissement des deux apophyses articulaires contiguës soit très-considérable ; et comme ces mouvemens de rotation de l'atlas entraînent inévitablement ceux de la tête entière, le long du cou, par son faisceau supérieur, doit être considéré comme rotateur de cette dernière : les auteurs ont négligé cet usage. Si les deux faisceaux agissent ensemble, il est évident que la rotation est nulle, et que l'abaissement seul a lieu : ils sont alors congénères des droits antérieurs.

§ V. *Région cervicale latérale.*

Elle comprend les deux scalènes, les inter-transversaires cervicaux et le droit latéral de la tête.

Muscle scalène antérieur. Allongé, large en bas, plus étroit en haut, placé sur les parties latérale et inférieure du cou. Il se fixe inférieurement à la face externe et au bord supérieur de la première côte, par un tendon qui s'épanouit assez loin sur les fibres charnues, en leur donnant naissance. Celles-ci forment un faisceau qui se dirige obliquement en haut, en dedans et en avant, et duquel partent bientôt quatre petits tendons long-temps cachés dans l'épaisseur du muscle, d'autant plus marqués qu'ils sont plus supérieurs, et qui s'insèrent au tubercule antérieur des troisième, quatrième, cinquième et sixième apophyses transverses cervicales.

Ce muscle, recouvert par la veine sous-clavière, les artères cervicales, le nerf diaphragmatique, et les muscles omoplat-hyoïdien et sterno-mastoïdien, forme en arrière, avec le scalène postérieur, un

espace triangulaire où passent l'artère sous-clavière
et les branches antérieures des nerfs cervicaux, dont
quelques-unes traversent son épaisseur, en séparant
ses tendons. En dedans et en bas, il reste entre lui
et le long du cou un espace qu'occupent la veine et
l'artère vertébrales.

Muscle scalène postérieur. Analogue au précédent, mais plus long et plus épais, placé derrière
lui, sur les parties latérales du cou. Il a en bas deux
insertions, l'une antérieure, à la face externe de la
première côte, derrière le passage de l'artère sous-
clavière, par des fibres aponévrotiques qui accompagnent peu loin les charnues; l'autre, qui manque
quelquefois, et qui est en général moins considérable, au bord supérieur de la seconde côte. De là
résultent deux faisceaux d'abord isolés, mais bientôt
réunis en un seul, lequel se dirige en dedans et en
haut vers la colonne vertébrale, et se termine par
six petits tendons, d'autant plus longs qu'ils sont plus
supérieurs, et qui s'insèrent au tubercule postérieur des six dernières apophyses transverses cervicales. Quelquefois de la portion fixée à l'axis se
détache un petit faisceau qui se porte à l'apophyse
transverse de l'atlas.

Ce muscle correspond en dehors au grand dentelé, aux tégumens, dont le sépare une grande quantité de tissu cellulaire, et au sterno-mastoïdien;
en dedans, à la colonne vertébrale, aux inter-transversaires et au premier intercostal; en arrière, aux
sacro-lombaire, transversaire, splénius et angulaire;
en devant, au précédent, et ensuite à l'espace triangulaire dont nous avons parlé, et qui l'en sépare.

Muscles inter-transversaires. Petits faisceaux quadrilatères occupant l'intervalle des apophyses transverses cervicales. Il n'y en a qu'un entre la première
et la seconde : mais entre les suivantes on en trouve
deux, l'un antérieur, l'autre postérieur. Les deux
muscles de chaque intervalle, fixés par une insertion
isolée, l'un au bord antérieur, l'autre au postérieur
de la gouttière que présente l'apophyse transverse
inférieure, montent dans une direction verticale,
et viennent tous deux s'attacher, par des fibres
aponévrotiques, au-dessous de l'apophyse transverse
supérieure, en sorte qu'il reste entr'eux un petit
espace que traversent les branches antérieures des
nerfs cervicaux. Outre cela les muscles postérieurs
sont recouverts en arrière par le splénius, le transversaire et le sacro-lombaire ; les antérieurs correspondent en devant au droit antérieur de la tête. Le
premier inter-transversaire, qui est seul, est plus
long et plus marqué à cause des grands mouvemens
de l'atlas sur l'axis.

Muscle droit latéral de la tête. Analogue aux inter-
transversaires, dont il semble même former le premier, mince, aplati, situé sur les parties latérale
et supérieure du cou. Inséré inférieurement par un
petit tendon à l'apophyse transverse de l'atlas, il se
porte verticalement à l'occipital, où il se fixe immédiatement derrière la fosse jugulaire. Il correspond en devant à la veine jugulaire, en arrière à
l'artère vertébrale.

Mouvemens.

Les mouvemens de cette région ont principalement rapport à l'inclinaison latérale du cou et de la
tête : or, cette inclinaison est ou partielle ou générale. La première est un mouvement isolément exécuté par la tête sur l'atlas, et ensuite par chaque
vertèbre sur la vertèbre inférieure. Or, ce mouvement partiel a évidemment pour agens le droit latéral et les inter-transversaires, lesquels ont pour antagonistes ceux du côté opposé, en sorte que leur
action est nulle quand ils tendent à se mouvoir simultanément. La seconde inclinaison, ou celle de
totalité, a pour agens les deux scalènes. Si l'antérieur agit seul, le cou est en même temps un peu
porté en devant; si c'est le postérieur qui se contracte, le cou est dirigé en arrière. L'inclinaison est
directe quand ils agissent ensemble; elle est nulle,
et le cou est maintenu dans sa rectitude, quand
ceux des deux côtés se contractent en même temps.

Outre cette action des scalènes, ils agissent puissamment dans les grandes inspirations, en fixant en
haut les deux premières côtes, qui deviennent ainsi
un point immobile sur lequel les autres s'élèvent
successivement.

Remarques générales sur les Mouvemens du cou.

D'après ce que nous avons dit sur les muscles du
cou, il est évident que leurs actions diverses s'exercent principalement sur la tête en totalité, sur le
cou, sur la mâchoire inférieure, sur le larynx et sur
la poitrine.

La flexion de la tête a lieu ou sur le cou immobile, ou par l'inclinaison de celui-ci. Dans le premier cas, le sterno-mastoïdien et les grand et petit droits antérieurs, agissent directement sur la base du crâne; de plus, la mâchoire inférieure étant élevée et fixée par les masseter, temporal et ptérygoïdiens, les muscles qui l'abaissent ordinairement peuvent devenir fléchisseurs de la tête en se contractant alors. Malgré cela, remarquez que la somme des muscles fléchisseurs est en général moindre ici que celle des extenseurs; ce qui est l'inverse de la plupart des autres régions. Dans les cas d'inclinaison du cou, la tête qu'il supporte accompagne ses mouvemens, que les scalènes, le long du cou, etc., produisent surtout.

Les mouvemens du cou et de la tête servent beaucoup au geste. Ce mode de langage, interprète muet de ce qui se passe en nous, consiste, comme la parole, en certains signes convenus de tous. Par exemple, la flexion de la tête en avant est chez nous un signe d'approbation; la rotation latérale indique la négation. Nous avons ainsi attaché telle ou telle expression à tel ou tel mouvement, comme telle ou telle signification est attachée à tel ou tel mot. Sous ce rapport, le geste, comme les langues, peut varier chez chaque nation, et le mouvement qui signifie une chose chez l'une peut en exprimer une différente chez l'autre. Cependant il est une espèce de geste qui ne consiste point ainsi en une convention: c'est celui par lequel on désigne l'objet dont on est occupé. On montre la bouche et les alimens quand on veut indiquer la faim; on repousse l'objet qui

nous est odieux, pour indiquer notre aversion pour
lui; on simule le vomissement, pour indiquer qu'un
mets nous dégoûte, etc. Ce mode de geste est indépendant de toute convention. Il diffère essentiellement, sous ce rapport, de celui par lequel nous flé-
chissons ou nous tournons la tête pour dire *oui* ou
non : aussi est-il de tous les peuples; tous l'enten-
dent, parce qu'il est fondé sur la nature même de
choses qui sont communes à tous. Transporté au
milieu d'une nation inconnue, l'homme s'exprime
par ce geste-là; celui de convention devient, comme
la parole, nul pour lui. Remarquez que ce dernier
est, en général, peu étendu chez les hommes, parce
que nous avons pour nous entendre un moyen plus
parfait, la parole. Si celle-ci nous manquait, et que
l'intelligence fût en aussi grande activité, nous nous
créerions sans doute un langage muet infiniment
plus étendu : les sourds et muets ont pour le geste
de convention une aptitude qui en est la preuve manifeste. Si les animaux, qui ne parlent pas, n'y suppléent point par ce geste, c'est que l'intelligence
leur manque, et que c'est le premier mobile qui le
met en jeu.

J'observe, à l'égard du geste qu'exécute la tête,
qu'il est, ainsi que celui que nous faisons avec les
membres supérieurs, plutôt le langage de l'entendement que celui des passions, et qu'il diffère en
cela du geste exécuté par la face, et par l'œil spécialement, lequel indique plus souvent ces états de
l'âme que les volitions libres qu'elle prend en vertu
du jugement. Chez les animaux, au contraire, où
la face est le plus communément peu expressive,

les passions se rendent par les gestes des diverses parties du corps. On sait qu'en caressant son maître, le chien agite doucement sa queue en divers sens, qu'il la baisse et la serre contre ses membres postérieurs dans la crainte; que le chat recourbe son dos et le rend saillant lorsqu'il veut exprimer l'attachement; que dans la joie le serin agite ses ailes, etc., etc. Qui n'a observé cent fois les gestes particuliers à chaque espèce, qui établissent entre le mâle et la femelle les rapports qui précèdent l'accouplement? La voix, qui chez plusieurs ne se manifeste qu'à cette époque, leur sert à s'appeler à des distances considérables. Sont-ils près l'un de l'autre, le geste est le langage unique par lequel ils se peignent leur état réciproque, et comme ce geste n'est point de convention, chaque espèce a le sien. C'est un mode de communication que l'instinct seul dirige, et où les fonctions cérébrales ne sont pour rien.

Quant aux mouvemens étrangers au cou et à la tête dans les muscles de la région précédente, ils appartiennent surtout à la mâchoire, à l'os hyoïde, au larynx et même à la poitrine. Or, tous ces mouvemens offrent d'une manière bien remarquable une succession nécessaire d'actions, en sorte que l'abaissement de la mâchoire, surtout s'il s'exécute avec force, met non-seulement en jeu les muscles abaisseurs de cet os, mais encore ceux de l'hyoïde, du cartilage thyroïde, etc., de manière qu'il y a une suite de points d'appui qui finissent au sternum, et qu'une contraction en nécessite une autre. Ainsi le redressement de la tête, lorsqu'on est horizontalement couché, nécessite, comme je l'ai dit, la con-

traction des muscles abdominaux pour fixer la poitrine, sur laquelle agissent les sterno-mastoïdiens,
en sorte que le dernier point d'appui est réellement
sur le bassin.

Développement des Muscles du cou.

Ces muscles présentent peu de particularités dans
leur développement. Comme la plupart de leurs insertions osseuses sont à peu près dans le même rapport que par la suite, ils sont à peu près dans la
même proportion. Le larynx offre bien des différences réelles dans son développement, qui est plus tar-
dif; mais cela n'influe guère que sur ses muscles
propres, et non sur ceux qui, implantés à lui et
à d'autres parties, appartiennent à la région qui
vient de nous occuper, dans laquelle seulement
le corps des vertèbres cervicales, un peu plus prononcé alors que par la suite, comme je l'ai montré
ailleurs, donne un léger excès de développement
aux longs du cou, grands droits antérieurs, etc. Dans
les âges qui suivent celui du fœtus et de l'enfant,
les muscles du cou croissent d'une manière uniforme, et ne présentent par la suite aucun phénomène important dans leur nutrition.

MUSCLES DE LA POITRINE.

§ Ier., *Région thoracique antérieure.*

ELLE comprend les deux pectoraux et le sous-clavier.

Muscle grand pectoral. Aplati, de forme triangulaire, large et mince en dedans, étroit et plus épais
en dehors, placé superficiellement en devant et sur
les côtés de la poitrine. Ses insertions, qui sont internes et qui décrivent une espèce de ligne courbe
très-étendue, ont lieu dans trois points différens,
savoir : 1° en haut, à la moitié interne de la clavicule, par de courtes fibres aponévrotiques; 2° au
milieu, d'abord sur la région cutanée du sternum,
par des fibres plus longues qui s'entre-croisent avec
celles du muscle opposé, puis au cartilage des quatre côtes qui suivent la première, dans une étendue
d'autant plus grande qu'on les observe plus inférieurement; 3° en bas, à tout le cartilage de la sixième
côte, quelquefois à celui de la septième, et à une aponévrose qui se continue avec celle de l'abdomen. De
cette triple insertion naissent les fibres charnues,
qui se comportent de la manière suivante : 1° les claviculaires, plus courtes, constituent un faisceau qui
se dirige en dehors et un peu en bas. Séparé des fibres suivantes par une ligne celluleuse, et du deltoïde par un petit intervalle qui reçoit la veine cé-
phalique, ce faisceau vient se rendre au-devant du

tendon commun. 2°. Les sternales et celles du cartilage des deuxième, troisième, quatrième et cinquième côtes, affectent une direction transversale,
et se rendent à la partie moyenne de ce tendon.
3°. Enfin les dernières, d'autant plus longues et dirigées plus obliquement en dehors et en haut qu'elles
sont plus inférieures, se portent derrière le même
tendon, en croisant la direction des premières. A la
réunion de ces trois ordres de fibres, le muscle est
très-étroit, mais fort épais, et donne bientôt naissance au tendon commun. Celui-ci, beaucoup plus
large qu'il ne le paraît au premier abord, se replie
sur lui-même, et se trouve ainsi composé de deux
feuillets écartés en haut, et dont le postérieur est le
plus large, qui se réunissent intimement vers l'humérus, viennent s'insérer au bord antérieur de
la gouttière bicipitale, dans laquelle quelques fibres se prolongent, et envoient quelquefois en haut
un prolongement qui s'unit au tendon du sous-
épineux, et toujours, en bas, un autre qui s'épanouit dans l'aponévrose brachiale qu'il concourt à
former.

Le grand pectoral, subjacent aux mamelles et à
la peau, dont le séparent en haut quelques fibres
du peaucier, est appliqué, 1° en dedans, sur le sternum, les cartilages des côtes sternales, ces côtes elles-
mêmes, les muscles droit abdominal, grand oblique,
intercostaux, grand dentelé, sous-clavier et petit
pectoral; 2° au milieu, sur le creux de l'aisselle,
dont il forme surtout la paroi antérieure, et où se
trouvent une grande quantité de tissu cellulaire
graisseux, des glandes lymphatiques, les vaisseaux

axillaires et le plexus brachial ; 3° en dehors , sur
l'humérus, le coraco-brachial et le biceps.

Muscle petit pectoral. Mince, aplati, triangulaire,
beaucoup moins large que le précédent derrière
lequel il est situé. Il s'insère au-dessus et au-devant
des troisième, quatrième et cinquième côtes, par
trois languettes aponévrotiques minces et larges,
appliquées sur les espaces intercostaux, et d'où
partent les fibres charnues ; lesquelles se portent,
en convergeant, en dehors, en haut et en arrière,
et fournissent bientôt un tendon aplati, sensible
surtout en devant et en bas, qui gagne l'apophyse
coracoïde, à laquelle il se termine près le biceps.

Le grand pectoral est appliqué sur le petit, dont
il est séparé en certains endroits par des vaisseaux
thoraciques. Celui-ci correspond aux côtes, aux intercostaux, au grand dentelé et au creux de l'aisselle.

Muscle sous-clavier. Allongé, arrondi ; épais au
milieu, plus grêle à ses extrémités, placé obliquement entre la clavicule et la première côte. Il s'implante par un tendon aplati, assez long-temps prolongé, d'abord derrière, puis dans ses fibres, au
cartilage, et quelquefois un peu à la portion osseuse
de celle-ci, se porte ensuite obliquement en dehors
et un peu en arrière, gagne la partie inférieure de la
clavicule, se loge dans la gouttière qui s'y rencontre, et se fixe à sa partie externe par des fibres
aponévrotiques plus ou moins prolongées dans les
charnues, allant jusqu'au ligament costo-coracoï-
dien, et envoyant même, en certains sujets, une
appendice fibreuse à l'apophyse coracoïde.

Ce muscle correspond en haut à la clavicule, en bas à la première côte, dont le séparent les vaisseaux axillaires et le plexus brachial; en devant, au grand pectoral, et à une espèce d'aponévrose qui descend de la clavicule; en arrière, à l'espace triangulaire celluleux compris entre le sterno-mastoïdien et le trapèze.

Mouvemens.

Les trois muscles de cette région ont deux modes d'action bien distincts, l'un sur la poitrine, l'autre sur l'épaule et le bras. Le premier est le moins fréquent; car, dans le plus grand nombre de cas, les parois pectorales sont le point fixe de ces muscles. Ils agissent sur elles quand, les membres supérieurs embrassant un corps élevé, une branche d'arbre, par exemple, nous soulevons le tronc sur ces membres : alors leur effort est considérable, puisqu'avec le grand dorsal et quelques autres, ils supportent tout le poids du corps. Lorsqu'on fait effort pour appuyer sur un cachet, pour se soutenir sur une béquille, etc., c'est principalement la portion inférieure du grand pectoral qui transporte le poids du corps sur le membre qui agit. Quand nous nous levons de dessus un siége, c'est ordinairement les psoas, iliaque, etc., qui, en se contractant, soulèvent le tronc; mais si leur action est affaiblie, les membres supérieurs, étendus et fixés par les mains sur les côtés du siége, deviennent un point fixe qui sert à l'élévation du tronc, par la contraction de cette même portion inférieure du grand pectoral. Ce cas et celui des béquilles peuvent s'ajouter à beaucoup d'autres où les membres supérieurs suppléent visiblement aux inférieurs pour les mouvemens. Lorsque la respiration, très-pénible, nécessite une action ajoutée à celle des intercostaux, la portion du grand pectoral qui se fixe aux côtes, tout le petit pectoral, le sous-clavier même, agissent puissamment pour écarter les côtes et agrandir la poitrine : aussi voit-on souvent les individus dont la respiration est très-gênée, saisir un corps pour fixer les membres supérieurs et l'épaule, qui eux-mêmes deviennent point d'appui pour les mouvemens thoraciques.

Quand le grand pectoral prend son point fixe sur la poitrine, si le bras est élevé, il l'abaisse en le portant en devant; s'il est pendant le long du tronc, il l'entraîne en devant et en haut par sa portion supérieure, en devant et en bas par l'inférieure; en devant seulement par la moyenne ainsi que par la totalité de ses fibres, dont les actions opposées se détruisent. Si la rotation en dehors a eu lieu par le sous-épineux, le grand pectoral devient rotateur en dedans. En combinant son action avec celle du grand rond et du grand dorsal, il applique le bras contre la poitrine.

Le petit pectoral porte en devant et en bas le moignon de l'épaule, et par là même la clavicule, qui est abaissée par le sous-clavier.

Dans la fracture de cet os, les deux pectoraux et le sous-clavier concourent à porter en dedans le fragment externe, que le poids de l'épaule tend à déprimer.

§ II. *Région thoracique latérale.*

Un seul muscle s'y rencontre : c'est le grand dentelé.

Muscle grand dentelé. Très-large, mince et aplati, irrégulièrement quadrilatère, plus large en bas et en devant qu'en haut et en arrière, appliqué sur les côtés de la poitrine. Il naît, en devant, de la face externe des huit ou neuf premières côtes, par autant de digitations d'abord tendineuses, puis charnues, qui s'attachent ainsi qu'il suit : la première, large, très-épaisse, courte et très-distincte de toutes les autres, au bas de la face externe de la première côte, à la deuxième et à une aponévrose intermédiaire à elles deux ; les deuxième, troisième et quatrième, larges et minces, à la face externe des deuxième, troisième et quatrième côtes, sur des lignes obliques de haut en bas et d'arrière en avant ; les quatre ou cinq dernières, étroites et d'autant plus longues qu'elles sont plus inférieures, à la face externe et aux bords supérieurs des côtes correspondantes, où elles s'entre-croisent avec des digitations du grand oblique.

De ces diverses insertions partent les fibres charnues. Elles sont partagées, surtout en bas, en faisceaux qui correspondent à chaque digitation, que séparent des lignes celluleuses, et qui constituent bientôt trois portions distinctes. La première portion, supérieure, très-épaisse et courte, naît de la première digitation, se dirige en arrière en montant un peu, et va se terminer à l'angle postérieur de l'omoplate. La seconde, qui est moyenne, large et mince, vient des deuxième, troisième et quatrième digitations, se porte à peu près horizontalement en arrière, et vient s'insérer par de courtes aponévroses à presque tout le bord spinal de l'omoplate, entre le rhomboïde et le sous-scapulaire. La troisième, née des quatre ou cinq dernières digitations, très-large en bas, véritablement rayonnée, se dirige en arrière et en haut, converge de plus en plus, et vient, en augmentant par là même toujours d'épaisseur à mesure qu'elle s'approche de l'angle inférieur de l'omoplate, s'y implanter, ainsi qu'à la portion voisine du bord spinal.

Le grand dentelé est recouvert en bas par le grand dorsal et la peau ; en haut par les deux pectoraux, les vaisseaux axillaires et le plexus brachial ; en arrière par le sous-scapulaire. Il est appliqué sur les côtes, sur les intercostaux, et un peu sur le petit dentelé supérieur.

Mouvemens.

Le grand dentelé a deux actions différentes, suivant qu'il prend son point fixe sur l'omoplate ou sur les côtes. Dans le premier cas, l'omoplate étant fixée par les muscles trapèze, rhomboïde et angulaire, il porte les côtes en dehors, en élevant celles où s'attachent ses digitations inférieures : il est, sous ce rapport, fortement inspirateur, et agit simultanément avec les muscles de la région précédente. Dans le second cas, il porte d'abord l'omoplate en devant, alors antagoniste des rhomboïde, trapèze, etc. ; mais de plus, il fait exécuter à son angle infé-

rieur un mouvement de bascule qui le porte en devant; et qui dirige par là même en haut l'angle supérieur et antérieur, et avec lui le moignon de l'épaule.
Aussi le grand dentelé est-il puissamment en action
dans l'élévation des fardeaux. Alors voici ce qui arrive: le diaphragme se contracte pour porter les
côtes inférieures en dedans, et empêcher qu'elles
n'obéissent à l'action du grand dentelé, auquel elles
doivent seulement fournir un appui: or, cette contraction déprime inévitablement les viscères gastriques. D'un autre côté, les muscles des parois abdominales qui s'attachent aux côtes, se contractent
aussi pour les retenir en bas et les fixer plus solidement: en sorte que, partout pressés, ces viscères
font souvent hernie si l'effort est considérable. La
contraction du diaphragme et des muscles abdomi-
náux est donc préparatoire de celle du grand dentelé.
Il y a donc ici, comme dans les mouvemens du cou,
une suite d'actions qui concourent toutes à un but
commun. Le dernier point d'appui, dans l'élévation
de l'épaule, est réellement au bassin; et si l'on conçoit
difficilement, au premier coup d'œil, quel rapport
il y a entre l'élévation de l'épaule et la production
d'une hernie crurale, on en trouve la raison dans
les autres efforts musculaires.

§ III. *Région intercostale.*

Elle comprend les deux plans des muscles intercostaux, les surcostaux et le triangulaire sternal.

Muscles intercostaux externes. Minces, étroits,
allongés, situés dans les espaces intercostaux, ils

en empruntent leur nombre, leur forme, leur largeur, mais non leur longueur, car ils ne s'étendent que depuis la colonne vertébrale jusqu'à l'union de la portion osseuse des côtes avec la portion cartilagineuse. Leurs fibres s'insèrent en haut à la lèvre externe du bord inférieur de la côte qui est au-dessus, les unes immédiatement au périoste, les autres par des fibres aponévrotiques qu'on voit ensuite se prolonger entre les charnues. Celles-ci descendent obliquement en dedans et en avant, et viennent se terminer au bord supérieur de la côte inférieure, à peu près comme elles ont pris naissance en haut, c'est-à-dire en partie au périoste, en partie à de petites aponévroses placées d'abord dans l'épaisseur des muscles. Divers passages vasculaires et nerveux se trouvent entre ces fibres.

Les intercostaux externes sont recouverts en dehors par la plupart des muscles larges du tronc, par les deux pectoraux, le grand oblique, le grand dentelé, les deux petits dentelés, et un peu en arrière par les sacro-lombaire et long dorsal. Ils correspondent en dedans aux intercostaux internes, dont les séparent en haut les vaisseaux et nerfs de même nom. Près de la colonne vertébrale, ils sont immédiatement revêtus par la plèvre.

Muscles surcostaux. Petits faisceaux aplatis, minces, rayonnés, situés derrière les intercostaux externes, dont ils sont très-distincts. Il y en a douze, un pour chaque côte ; ils naissent chacun, par des aponévroses très-marquées, du sommet des apophyses transverses dorsales, se dirigent de là beaucoup plus obliquement que les intercostaux, en bas et en devant, et viennent, en s'épanouissant, s'attacher par des aponévroses non moins distinctes que les premières, et entremêlées comme elles dans les fibres charnues, au bord supérieur de la côte qui est au-dessous et quelquefois à la côte suivante, par une appendice très-sensible qui passe sur le ligament costo-transversaire postérieur, lequel au-trement reste à découvert, en sorte qu'en bas leur terminaison est alors double. Leur volume, leur largeur et leur force augmentent toujours de la première à la dernière côte. Ils sont placés entre les sacro-lombaire et long dorsal, et les intercostaux.

Muscles intercostaux internes. De même forme et de même nombre que les premiers, à la partie interne desquels ils se trouvent situés. Ils ne sont étendus en arrière que jusqu'à l'angle des côtes; mais en devant ils se prolongent jusqu'au sternum. Leur insertion en haut et leur terminaison en bas ont lieu de la même manière que pour les externes, dont ils ne diffèrent qu'en ce que 1° ils s'implantent supérieurement à la lèvre interne du bord inférieur des côtes et de leurs cartilages, et en bas au-dedans du bord supérieur des mêmes parties; 2° leurs fibres, sensiblement moins obliques que les leurs, se dirigent en sens opposé, c'est-à-dire de haut en bas et d'avant en arrière.

Les intercostaux internes sont recouverts par les externes, dont les séparent les vaisseaux et nerfs de même nom. En devant, où ces derniers manquent, une lame aponévrotique mince est appliquée sur eux. Ils sont tapissés par la plèvre, dont les sépare ordinairement une couche extrêmement mince, mais dense, attachée en bas et en haut de l'espace intercostal, cellulaire vers la partie supérieure de la poitrine, distinctement fibreuse vers l'inférieure.

On remarque en différens endroits de la face interne de la poitrine, de petits plans musculeux, dont le nombre, la situation et la grandeur varient beaucoup. Ils descendent obliquement d'une côte à celle qui est au-dessous ; ou même à la suivante, sont très-variables, distincts des intercostaux ; et ont été désignés sous le nom de muscles *sous-costaux*, quoiqu'ils ne méritent pas une description isolée.

Muscle triangulaire sternal. Très-mince, aplati, triangulaire ; situé derrière le cartilage des côtes sternales. Il s'attache à la partie postérieure des bords de l'appendice xiphoïde et de la seconde pièce du sternum, jusqu'au cartilage de la quatrième côte, par des fibres aponévrotiques assez long-temps prolongées entre et sur les charnues. Celles-ci se dirigent en dehors, et d'autant plus obliquement en haut qu'elles sont plus supérieures, forment un faisceau d'abord continu, puis se divisent en languettes distinctes et isolées les unes des autres, qui s'attachent, par d'autres aponévroses plus ou moins prolongées, aux sixième, cinquième, quatrième, troisième côtes, quelquefois même à la deuxième, tant à leurs bords qu'à leur face interne.

Ce muscle, continu en bas avec le transverse, correspond en devant aux cartilages des quatre dernières côtes sternales, aux intercostaux internes et aux vaisseaux mammaires ; en arrière, à la plèvre et un peu au diaphragme.

Mouvemens.

L'action des muscles de cette région a uniquement rapport à l'élévation et à l'abaissement des côtes, double mouvement qui coïncide avec l'inspiration et l'expiration.

L'élévation a pour agens les surcostaux, les intercostaux et autres muscles accessoires. Les surcostaux, fixés aux apophyses transverses qui sont immobiles, ne peuvent évidemment exercer leur action que sur les côtes, qu'ils élèvent et portent en même temps en dehors, mouvement qui contribue à augmenter le diamètre pectoral transverse, surtout en bas, où les surcostaux sont, d'une part, beaucoup plus prononcés, et de l'autre part, ont moins de résistance à vaincre, vu la mobilité plus grande des côtes inférieures. L'action des intercostaux dans l'élévation est favorisée par le mode articulaire de la première et de la seconde côtes, qui ne leur permet que peu de mouvemens, et qui les rend propres par là même à servir de point d'appui aux autres. D'ailleurs, elles sont puissamment fixées, surtout dans les grandes inspirations, par les scalènes, qui peuvent même les porter un peu en haut. Dans ce cas, le plan interne est élévateur comme l'externe, quoique leur direction soit différente. En effet, le haut de la poitrine ne pouvant céder, il faut bien que le bas obéisse à leur contraction. Dans les très-grandes inspirations, les muscles qui de la poitrine vont aux autres parties, comme les pectoraux, le grand dentelé, etc., se joignent aux surcostaux et aux intercostaux pour élever les côtes, et surtout pour les porter en dehors.

L'abaissement ordinaire des côtes est un mouvement presque passif. Il dépend d'abord du relâchement des surcostaux et des intercostaux, puis du retour sur eux-mêmes des cartilages des côtes sternales, qui, comme je l'ai dit ailleurs, ont éprouvé une espèce de torsion dans l'élévation. Si l'abaissement est plus considérable, comme dans la toux, dans les expectorations difficiles, dans l'éternument, etc.; cas où il faut une forte expiration pour chasser beaucoup d'air de la poitrine, alors l'abaissement des côtes devient actif : le triangulaire, qui prend son point fixe au sternum, déprime les cartilages des côtes sternales; de plus, les muscles abdominaux fixent en bas le bord libre des côtes abdominales; celles-ci deviennent alors un point d'appui sur lequel les autres s'abaissent par l'action des intercostaux, dont les deux plans peuvent ainsi être élévateurs ou abaisseurs, suivant que le point d'appui est en haut ou en bas. Le carré des lombes assujettit surtout puissamment la dernière côte. Il est pour elle, dans les grandes expirations, ce que les scalènes sont pour les deux premières dans les grandes inspirations. Le petit dentelé inférieur se joint aussi aux muscles abdominaux dans ces sortes de cas.

Les intercostaux et le diaphragme semblent faire exception à une loi générale du système musculaire animal, en vertu de laquelle, par là même qu'un muscle s'est long-temps exercé, il tombe dans une lassitude qui nécessite une intermittence d'action

nécessaire pour réparer ses forces, intermittence
remarquable surtout dans le sommeil. Or, on sait
que les mouvemens pectoraux, commencés avec la
vie et terminés avec elle, ne sont jamais interrompus
pendant son cours. Mais cette exception n'est qu'apparente : en effet, 1° à chaque contraction succède
un relâchement proportionné, en sorte que la
somme du temps d'inactivité des muscles pectoraux égale celle de leur temps d'activité. 2°. Le diaphragme et les intercostaux se suppléent mutuellement ; ils sont bien toujours en mouvement dans
l'inspiration, mais tantôt c'est l'un, tantôt ce sont
les autres qui y coopèrent plus particulièrement ;
en sorte que jamais les deux actions ne sont égales,
et qu'on peut considérer ces muscles comme se re-
posant en partie, et agissant alternativement. Dans
le sommeil, l'action des intercostaux est plus prononcée ; celle du diaphragme est plus réelle dans la
veille. Une grande contraction de ce dernier s'oppose
même jusqu'à un certain point à celle des intercostaux inférieurs, puisqu'elle tend à rétrécir la circonférence inférieure de la poitrine que ceux-ci élargissent. 3°. Les deux plans des intercostaux peuvent
isolément se contracter, l'un se reposer, par conséquent, tandis que l'autre agit. 4°. Enfin les surcostaux
peuvent alterner aussi avec les intercostaux internes ou externes. D'où l'on voit que, quoique les
mouvemens pectoraux soient continus, cependant
leurs agens peuvent être, comme tous les autres
muscles de la vie animale, soumis à l'intermittence
d'action.

Ce que je dis ici est si vrai, que, si la respiration

se précipite beaucoup pendant un certain temps ; et que tous les muscles inspirateurs entrent en action, il survient une lassitude réelle dans ces muscles, qui enfin ne peuvent se contracter qu'avec peine. Dans les courses rapides, où le sang se porte en abondance au cœur, et où il faut qu'il traverse la poitrine avec rapidité, on finit par perdre haleine ; comme on dit : or, perdre haleine, c'est ne pouvoir presque plus contracter les inspirateurs trop fatigués. La respiration se ralentit alors, comme la locomotion par la lassitude des muscles des membres inférieurs ; cela peut même aller jusqu'à déterminer une immobilité réelle dans les muscles inspirateurs, immobilité qui, nullement dangereuse pour les autres (pour ceux de la locomotion, par exemple), devient mortelle pour ceux-ci, par la cessation de la respiration. Les exemples d'animaux, d'hommes même tombés morts après une course rapide, ne sont point rares. On meurt alors comme quand on coupe le nerf diaphragmatique et la moelle épinière au-dessus de l'origine des nerfs intercostaux. Les diverses affections de la poitrine où la respiration se précipite pendant un certain temps finissent par occasioner une lassitude réelle dans les muscles pectoraux ; et souvent la gêne de la respiration qui résulte de cette lassitude, succédant à celle née de la maladie elle-même, prolonge le sentiment pénible de l'étouffement. Il faut bien distinguer, dans ce phénomène, ce qui appartient au poumon d'avec ce qui dépend des muscles. A la suite de certains accès hystériques où le diaphragme et même les intercostaux ont été violemment agités, on éprouve une lassitude

réelle dans la poitrine, qui ne peut se mouvoir
que difficilement et pas assez pour produire des
sons, surtout un peu forts, phénomène remarquable aussi après une course rapide : il faut que
les muscles pectoraux se reposent avant de chasser
assez d'air pour rendre des sons forts et même distincts.

§ IV. *Région diaphragmatique.*

Un seul muscle la compose, le diaphragme.

Muscle diaphragme. Mince, aplati, très-large,
inégalement recourbé dans ses diverses parties, de
forme arrondie, servant de cloison à la poitrine et
à l'abdomen. Il est irrégulier, quoique placé sur la
ligne médiane; disposition unique dans le système
musculaire de la vie animale, et qui est due à ce que
ce muscle, qui appartient, il est vrai, à cette vie par
ses mouvemens, qui sont sous l'influence du cerveau, dépend de la vie organique par les fonctions
auxquelles il est destiné.

Les fibres nombreuses qui constituent le diaphragme prennent naissance d'une aponévrose commune qui occupe sa partie moyenne et postérieure,
et que l'on connaît sous le nom de *centre phrénique.* Cette aponévrose a une largeur assez grande,
est sensiblement échancrée en arrière, vis-à-vis la
colonne vertébrale, et se trouve antérieurement
divisée en trois portions, dont la moyenne a plus
d'étendue, la gauche est la plus petite, et la droite
tient le milieu. Entre cette dernière portion et la
première est une ouverture irrégulièrement qua-

drilatère sur le cadavre, arrondie sur le vivant, toute aponévrotique dans sa circonférence, qui donne passage à la veine cave inférieure, et qui est formée par quatre plans distincts de fibres, ce qui détermine la forme quadrilatère indiquée. Le centre phrénique est composé de fibres à direction extrêmement variée, réunies en divers faisceaux très-sensibles qui s'entre-croisent en tous sens.

De toute la circonférence du centre phrénique partent les fibres charnues, qu'on peut distinguer en trois ordres, les unes antérieures, d'autres postérieures, et les autres latérales.

1º. Les premières, qui sont en très-petit nombre et très-courtes, naissent de la partie antérieure du centre phrénique, se portent de là en bas et en avant, derrière l'appendice xiphoïde, où elles se terminent par de courtes fibres aponévrotiques, et laissent souvent entre elles une communication celluleuse et de forme triangulaire, par laquelle le tissu cellulaire de l'écartement antérieur du médiastin se continue avec celui de la cavité abdominale.

2º. Les fibres charnues postérieures, infiniment plus nombreuses que les précédentes, naissent en arrière de l'aponévrose, et se réunissent pour la plupart en deux gros faisceaux qu'on nomme les *piliers du diaphragme*, l'un droit plus long, l'autre gauche plus court. Ces deux piliers laissent d'abord entre eux un écartement assez considérable, d'où résulte l'*ouverture œsophagienne*, ovalaire, un peu plus large en devant, et que traversent l'œsophage et les nerfs vagues; après quoi ils descendent dans une direction verticale, le droit presque

au-devant de la colonne vertébrale, le gauche un
peu sur le côté. Mais bientôt il se détache de chacun
un faisceau charnu qui se croise avec celui du côté
opposé. L'antérieur de ces faisceaux, qui descend
du pilier gauche au droit, est le plus considérable.
Cet entre-croisement complète en bas l'ouverture
œsophagienne. Ainsi fortifié, chaque pilier continue
à se porter en bas, en s'écartant de son semblable,
et formant avec lui un intervalle presque parabolique destiné au passage de l'artère aorte, de la veine
azygos et du canal thoracique. Cette *ouverture aor-
tique*, entourée d'une arcade aponévrotique, ne
peut à cause de cela comprimer, comme la précédente, qui est toute charnue dans son contour, les
parties qui la traversent. En descendant sur ses côtés, les piliers diminuent d'épaisseur, et se terminent enfin chacun par un tendon aplati qui se fixe
au-devant du corps des vertèbres lombaires, jusqu'à
la troisième inclusivement pour le droit, jusqu'à la
deuxième seulement pour le gauche. En se réunissant en haut, ces deux tendons forment l'arcade
aponévrotique indiquée. Ils sont plus apparens en
arrière, en sorte que pour les voir, surtout le droit,
qui est beaucoup plus marqué, il faut détacher les
piliers de la colonne vertébrale. Sur les côtés et en
arrière de chaque pilier, il y a un plan assez large
de fibres charnues, continues avec les siennes, mais
beaucoup plus courtes, et qui, étrangères à son tendon, viennent se rendre à une arcade aponévrotique étendue entre la base de l'apophyse transverse
de la première vertèbre lombaire, et le corps de la
seconde, où elle est continue avec le tendon du

pilier ; sous elle passe la partie supérieure du psoas.

3°. Les fibres latérales sont les plus nombreuses; elles naissent de chacun des côtés du centre phrénique, puis vont, en divergeant, et par une courbure plus considérable du côté droit que du gauche, gagner toute la circonférence de la base de la poitrine. Les plus postérieures, qui sont assez courtes et continues avec le faisceau charnu dont nous venons de parler et qui est placé derrière les piliers, se terminent à un faisceau aponévrotique étendu entre l'extrémité de la cinquième côte abdominale et la base de l'apophyse transverse de la première vertèbre lombaire, faisceau improprement nommé *ligament cintré du diaphragme*, car il n'est autre chose que le bord supérieur replié sur lui-même, et par là plus épais, du feuillet antérieur de l'aponévrose postérieure du transverse abdominal. Les autres fibres latérales, beaucoup plus longues, se terminent aux cartilages des six dernières côtes, et dans quelques-unes à la partie osseuse voisine, par des languettes d'abord charnues, puis tendineuses, qui s'entre-croisent avec celles du transverse, et dont les deux supérieures sont bien plus larges que les inférieures. Dans l'intervalle des troisième et quatrième, et dans celui des quatrième et cinquième côtes abdominales, le diaphragme se continue avec le transverse par des fibres aponévrotiques communes.

Le diaphragme offre en bas une concavité plus ou moins profonde, toujours plus grande à droite qu'à gauche, et peu marquée dans le milieu, qui est plus déprimé. Il est, dans ce sens, revêtu par le péritoine, correspond au foie, à la rate, à l'estomac; et tout-à-fait en arrière, sans l'intermède du péritoine, aux reins et aux capsules atrabilaires. Convexe en haut, il y a son centre phrénique adhérent au péricarde, ses parties antérieure et postérieure correspondant à l'écartement des médiastins; ses parties latérales, tapissées par la plèvre, supportent la base des poumons. Ce muscle a aussi, dans ce sens, quelque rapport avec la face interne des fausses côtes et avec les muscles intercostaux.

Mouvemens.

Peu de muscles méritent plus que le diaphragme d'être étudiés dans leurs mouvemens, dont voici les phénomènes.

Dans la contraction ordinaire, les lignes courbes que décrivent ses fibres latérales s'effacent; celles-ci deviennent droites, et ce qui est augmenté par là dans la cavité pectorale est diminué dans l'abdominale. D'un autre côté, les piliers, se contractant, tirent en bas la partie postérieure du centre phrénique, dont la partie antérieure descend peu, et se trouve même fixée par les fibres antérieures, en sorte que cette aponévrose devient très-oblique de haut en bas et d'avant en arrière. Or, ce mouvement tend à pousser en devant les viscères abdominaux, que les fibres latérales dépriment en les dirigeant aussi un peu antérieurement, en sorte que le mouvement ordinaire du diaphragme ne se ressent que très-peu vers la partie inférieure du ventre, et que les parois antérieures de cette cavité sont surtout poussées en devant par l'impulsion communiquée aux viscères. Mais si les contractions de ce muscle deviennent très-violentes, et surtout si, au lieu de céder aux viscères gastriques, les parois abdominales se resserrent sur eux en même temps que le diaphragme se contracte, c'est sur la région pelvienne que se porte tout l'effort, comme on le voit dans l'excrétion des urines ou des excrémens, dans l'accouchement, etc.

La poitrine est surtout dilatée sur les côtés et en arrière par l'action de ce muscle. Or, c'est précisément le double sens auquel correspondent les poumons. Cela est évident pour les côtés, où repose la base de ces organes. De plus, il y a derrière le péricarde, sur les côtés du médiastin postérieur, un espace où se logent en partie ces viscères quand le centre phrénique abaissé en arrière dilate cet espace. Comme ce centre n'est point extensible ainsi que les autres organes fibreux, si la contraction est très-forte, les côtes abdominales sont rapprochées, et dans ce cas le diaphragme agit à peu près comme le transverse; en sorte qu'en dilatant de haut en bas la poitrine, il peut dans certains cas la resserrer transversalement.

Dans le relâchement, le diaphragme est passif comme la plupart des autres muscles. Distendus par les viscères gastriques, les muscles abdominaux se resserrent alors, les refoulent, et rendent au muscle la concavité qu'il avait perdue. Cependant, sans cette réaction, il pourrait redevenir concave, comme on le voit très-bien sur un animal dont le ventre est ouvert, et où ce muscle descend et remonte alternativement sans influence étrangère. J'ai été sou-

vent frappé dans cette expérience, déjà faite par
plusieurs physiologistes, de la force prodigieuse
avec laquelle le diaphragme presse en bas les viscères gastriques, et les force à sortir par l'ouverture
des muscles abdominaux, quoiqu'elle soit encore
très-petite.

D'après ce que nous venons de dire, on voit que
le diaphragme, cloison intermédiaire aux deux cavités abdominale et thoracique, a sur elles une influence marquée, outre l'usage de les séparer. Agent
essentiel de la respiration, il favorise toutes les
fonctions abdominales, et même y est, jusqu'à un
certain point, indispensablement nécessaire. Il assujettit la poitrine et la rend immobile en tirant les
côtes en dedans, tandis que les muscles abdominaux les tirent en bas, pendant la sustension des
fardeaux, circonstance dans laquelle certains muscles ont besoin de trouver un point fixé sur cette
cavité.

Remarques sur les Mouvemens de la Poitrine.

Il résulte de ce que nous avons dit isolément des
muscles de chaque région de la poitrine, qu'ils ont
deux buts principaux dans leur action, savoir, 1° les
mouvemens généraux des membres supérieurs et
du tronc; 2° les mouvemens de la poitrine elle-
même. Je ne parlerai point ici des premiers, sur
lesquels je reviendrai, et auxquels cette cavité ne
concourt que comme point d'appui : les seconds
vont particulièrement m'occuper.

Les mouvemens des parois pectorales se réduisent à l'inspiration et à l'expiration. Nous avons déjà

parlé de ces deux mouvemens ; nous récapitulerons seulement ici les puissances qui les mettent en jeu.

I. L'inspiration a trois degrés. Dans le premier où dans l'inspiration ordinaire, le diaphragme agit presque seul, les intercostaux ne le secondent que faiblement. Dans les cas d'affection rhumatisante de ces muscles, de phlegmasie de la portion de la plèvre qui les revêt, d'ossification complète des cartilages costaux, il est l'agent unique de la dilatation, comme encore dans une expérience que j'ai faite plusieurs fois, et qui consiste à couper la moelle épinière au-dessous des nerfs phréniques. Dans le second degré d'inspiration, l'action des intercostaux est aussi marquée que celle du diaphragme, et le vide tend à se faire dans la partie supérieure comme dans la partie inférieure de la poitrine : il est même des cas où les intercostaux agissent presque seuls, comme quand le diaphragme est enflammé, ou dans les grossesses, dans les hydropisies, dans les tumeurs du foie, de l'épiploon, etc., qui, le refoulant en haut, l'empêchent d'agir, ou bien encore lors de la section des nerfs diaphragmatiques. On sait que chez les femmes les côtes sont plus mobiles. On peut à volonté faire isolément servir le diaphragme ou les intercostaux à la respiration, par une expérience simple, qui consiste à appliquer sur le ventre une ceinture serrée, qui, refoulant les viscères gastriques, presse le diaphragme, ou à entourer la poitrine d'un bandage compressif, qui, empêchant le mouvement des côtes, met en jeu ce dernier. Ce double moyen m'a servi plusieurs fois à étudier d'une manière isolée les phénomènes mécaniques de la res-

piration. Dans le troisième degré d'inspiration, les
deux pectoraux, le grand dentelé, le petit dentelé supérieur, le sous-clavier, les scalènes, etc., etc., joignent
leur action à celle des intercostaux et du diaphragme.

De combien la plus grande dilatation de la poitrine agrandit-elle les diamètres de cette cavité? Je
crois qu'il est impossible d'avoir sur ce point des
données bien précises. Cela varie suivant la conformation pectorale, suivant la force musculaire propre à l'individu, suivant la mobilité des côtes, et
suivant d'autres circonstances : mais à en juger par
la différence des quantités d'air qu'on peut absorber
il peut y avoir une grande disproportion. En effet, si
vous aspirez l'air d'une vessie à robinet, moyen que
j'emploie comme le plus commode, une inspiration
ordinaire n'en enlèvera que très-peu; tandis qu'une
grande inspiration la videra presque totalement.

II. L'expiration a, comme l'inspiration, trois degrés. Dans le premier, il y a simple relâchement du
diaphragme et refoulement des viscères par les muscles abdominaux. Dans le second, il y a d'abord ce
phénomène, et de plus, par le relâchement des intercostaux, il y a abaissement de la poitrine, qui
avait été précédemment élevée. Dans le troisième,
il y a, outre les deux phénomènes précédens, qui
sont presque passifs, une contraction active des
muscles expirateurs, du carré des lombes, des abdominaux, du petit dentelé inférieur, etc.

Jusqu'à quel point la poitrine peut-elle se resserrer? Cela varie, comme l'extrême de la dilatation, suivant diverses circonstances. Mais si on en
juge par une expérience analogue à la précédente,

on verra qu'il y a aussi une grande disproportion entre l'expiration ordinaire et la plus grande expiration possible : car on remplit presque une vessie vide dans le second cas; tandis qu'on n'y pousse, dans le premier, qu'une quantité peu sensible de fluide. Il résulte de là qu'il y a, dans la poitrine, une différence considérable de capacité entre le maximum de dilatation et le maximum de resserrement, et par conséquent entre les deux quantités d'air que contient le poumon dans ces deux états. Je fais observer cependant qu'il ne faudrait pas, pour en avoir une idée, extraire les poumons de la poitrine, les souffler le plus possible, et les vider ensuite complètement, par le moyen d'une seringue, comme j'ai voulu le faire une fois. En effet, d'un côté, le poumon ainsi isolé est susceptible d'une dilatation à laquelle la poitrine ne pourrait se prêter en aucune circonstance; d'un autre côté, le mécanisme de cette cavité ne lui permet jamais de se resserrer assez pour priver complétement ce viscère de l'air qu'il contient : il reste toujours, même après les plus fortes expirations, une certaine quantité de ce fluide. Ce n'est que dans les collections aqueuses ou purulentes de la poitrine que le poumon est complétement évacué.

Mouvemens particuliers de la Poitrine.

Après avoir indiqué les phénomènes mécaniques ordinaires de la respiration, je vais parler de certains qui en dépendent, mais qui ont lieu plus rarement, c'est-à-dire du soupir, du bâillement, du hoquet, des sanglots, etc. Or, ces divers mouvemens se rapportent, ou à l'inspiration, ou à l'expiration, ou à toutes deux en même temps.

a. Mouvemens particuliers de la Poitrine relatifs à l'Inspiration.

Ces mouvemens sont le soupir, le bâillement, la succion et l'effort.

Le soupir est une inspiration lente, large, long-temps continuée, qui dilate la poitrine d'une manière uniforme, et y introduit une quantité d'air plus grande que les inspirations précédentes. On soupire dans presque tous les cas où le sang, accumulé instantanément dans les cavités droites du cœur, doit traverser les poumons en plus grande quantité que de coutume. Alors il faut une dose d'air proportionnée à celle du sang, pour altérer ce fluide et le changer en rouge, de noir qu'il était. En effet, si, pendant que beaucoup de sang noir traverse le poumon, peu d'air y pénètre, l'altération sera imparfaite, et on éprouvera un malaise qui sera, si je puis m'exprimer ainsi, l'élément des accidens de l'asphyxie. Mettre en rapport la quantité d'air inspirée avec celle du sang noir venant du cœur, est donc le but du soupir; qui n'a point, comme le croient tous les physiologistes, l'usage exclusif de faciliter la circulation, en diminuant les plis des vaisseaux pulmonaires, lesquels ne peuvent être qu'un obstacle peu réel au cours du sang.

Les passions tristes, qui portent sur l'épigastre leur influence spéciale, qui affectent incontestablement les organes circulatoires, quoique nous ignorions comment, accumulent le sang dans les cavités droites; et nous font surtout soupirer. L'amour produit souvent le même phénomène. On fait de longs soupirs en sortant d'une syncope, et quelquefois pendant la digestion. Lorsqu'un animal a été momentanément asphyxié, que le sang noir a distendu par conséquent le côté droit du cœur, il soupire en revenant à la vie. On soupire en sortant de l'eau, etc. Or, dans tous ces cas, le soupir est à peu près le même : c'est toujours une grande et large inspiration qu'exécutent simultanément les intercostaux et le diaphragme, et qui est nécessitée par un trouble antécédent de la circulation ; il est destiné à en rétablir l'harmonie. L'homme qui a du chagrin éprouve à l'épigastre un poids auquel la congestion sanguine dans les cavités droites contribue beaucoup. Les soupirs lui ôtent ce poids : ils sont un remède, sinon à la cause de son chagrin, au moins à ses effets physiologiques. Ils ne sont point un effet primitif des passions tristes ; ils ne supposent point d'influence directe exercée par elles sur les poumons ou les muscles pectoraux, quoique dans notre manière de voir nous les considérions comme l'expression caractéristique de ces passions. Le soupir de la douleur est le même que ceux de la syncope, d'une digestion pénible, etc. : seulement il est allié à une expression différente de la physionomie.

Les soupirs se succèdent rarement et avec lenteur. Quand ils se précipitent, leur succession forme l'*anhélation*, qui reconnaît des causes différentes des précédentes, comme nous le verrons.

Le bâillement a beaucoup d'analogie avec le soupir dans ses phénomènes, et surtout dans ses causes. En général, toutes celles qui le mettent en jeu sup-

posent aussi un trouble dans la circulation. Dans le
sommeil, la circulation prend, comme on sait, un
type un peu différent de celui qu'elle a durant la
veille. Quoique tous deux soient très-réguliers,
dans le passage de l'un à l'autre, il y a un trouble
momentané dans la circulation, qui accumule
d'abord le sang du côté droit, et le fait passer ensuite en plus grande quantité par le poumon : de
là le bâillement avant et après le sommeil. La faim
fait bâiller : or, la faim change la circulation. L'ennui
porte incontestablement son influence sur les organes circulatoires ; il pèse sur l'épigastre, et on peut
se soulager, sinon de sa cause, du moins de ses
effets physiologiques, en bâillant. Les animaux bâillent dans le vide pour absorber plus d'air ; ils bâillent
en sortant de l'asphyxie, de la syncope, etc., comme
ils soupirent. L'accès de fièvre intermittente, où la
circulation est d'abord embarrassée, est accompagné
de bâillemens : même phénomène dans les accès
hystériques. Faciliter la circulation pulmonaire, et
proportionner la quantité d'air entrant dans le poumon pour colorer le sang, à la quantité de ce fluide
qui arrive noir à cet organe : voilà donc quel paraît
être le but principal du bâillement, analogue sous
ce rapport au soupir, dont il diffère dans son mécanisme. En effet, le soupir n'est qu'une inspiration
plus grande que de coutume ; le bâillement, au
contraire, est un mode particulier d'inspirer et
d'expirer. Voici ce mode :

La mâchoire inférieure s'abaisse fortement, la
langue se porte en arrière, le larynx et l'os hyoïde
descendent pendant l'inspiration qu'on fait alors, et

qui est prolongée pendant un temps plus ou moins
considérable. Souvent on reste durant quelques secondes la bouche béante, sans pomper de nouveau
de l'air, et la glotte semblant être fermée. On sent
qu'il se fait un effort intérieur dans le poumon pour
y faire circuler l'air, et qu'on a un obstacle à surmonter. Dès que cet obstacle est vaincu, une grande expiration succède ; la mâchoire se ferme, le larynx
remonte rapidement, et la trachée-artère s'allonge.
Si l'obstacle n'a pas été vaincu, et que cependant
l'expiration se fasse, on sent encore, après avoir
bâillé, une espèce d'embarras dans le poumon : on
s'en délivre par un bâillement complet. Ce phénomène, qui n'a frappé aucun auteur, me fait croire
que, dans le bâillement, l'air parcourt le poumon
d'une manière différente de la respiration ordinaire.
Dans cette respiration, l'air qui sort n'est pas celui
qui vient d'entrer : il y a eu séjour plus ou moins
considérable dans le poumon; sans cela il y aurait
une masse d'air qui ne sortirait jamais de ces organes, puisqu'il en reste toujours après les plus
fortes expirations. L'air d'une inspiration séjourne
donc pendant quelque temps dans les cellules pour
colorer le sang, et ressort ensuite à une expiration
plus ou moins éloignée. Il paraît, au contraire, dans
le bâillement, ou que l'air traverse les bronches,
les vésicules, et qu'il revient tout de suite; ou qu'il
chasse en grande partie celui qui y stagnait, pour
rester à sa place. En un mot, il surmonte un obstacle, souvent avec peine, ce qui n'a point lieu dans
le soupir : c'est là sa grande différence. On dirait
qu'il balaye le poumon, qu'il en désobstrue les vais-

seaux aériens, les soupirs ne faisant qu'y amener plus d'air. Au reste, on conçoit que nos données sur son action dans le poumon sont nécessairement incertaines; mais il mérite, je crois, un examen attentif, tous les auteurs n'ayant dit sur ce point que des choses vagues.

La succion a été exposée dans les mouvemens de la langue. J'ai particulièrement fait voir ailleurs combien la bouche de l'enfant est favorablement organisée pour le mode de préhension des alimens fluides; je ne reviendrai pas sur ce point.

L'effort nous a déjà aussi occupés relativement à son mécanisme pour soulever des fardeaux sur l'épaule, par l'action du grand dentelé, qui prend alors son point fixe sur cette cavité rendue immobile. Mais ce n'est pas seulement dans ce cas que la poitrine devient le point fixe auquel se rapportent tous les efforts du tronc et même des membres. Lorsque nous soutenons une charge sur le dos, les tendons d'origine du sacro-lombaire ont besoin de trouver les côtes fixes et immobiles. Dans la prépulsion, où les deux pectoraux et le grand dorsal agissent surtout, même nécessité de la fixation de la poitrine, qui du reste est indispensable toutes les fois que les muscles qui y sont attachés et qui vont à d'autres parties se contractent fortement pour le mouvement de ces parties. Or, pour fixer ainsi la poitrine solidement, 1° nous faisons une grande inspiration qui remplit cette cavité d'air, lequel y est retenu par l'occlusion exacte de la glotte pendant tout le temps de l'effort. Cet air, qui distend le poumon, empêche les côtes de se porter en dedans,

D'un autre côté, le diaphragme et les muscles abdominaux contractés retiennent fortement en bas le rebord cartilagineux des côtes, en sorte que la poitrine devient ainsi un tout immobile, capable de fournir un appui solide.

Si l'inspiration nécessaire à l'effort continue pendant long-temps, alors les cavités droites du cœur se remplissent de sang noir, parce que ce fluide est exprimé des muscles nombreux qui sont en contraction. Ce fluide plus abondant nécessite, d'une part, l'agitation du poumon pour pouvoir y circuler; d'une autre part, l'air qui remplit les dernières vésicules est bientôt épuisé de sa portion respirable par le sang qui devient rouge; et comme l'immobilité du poumon empêche cet air épuisé de sortir des vésicules, et celui qui se trouve dans les gros vaisseaux aériens de lui succéder, le sang commence à passer noir dans les veines pulmonaires, la face devient violette, et l'asphyxie surviendrait si l'inspiration était plus long-temps prolongée. Il est probable aussi que la plénitude des cavités droites du cœur oppose un obstacle au sang venant des jugulaires, et détermine une stase sanguine, et peut-être même un reflux dans les veines cérébrales et faciales, d'où naissent, ainsi que de la cause précédente, la tuméfaction et la lividité de la face, etc.

L'effort expose aux hernies; j'ai déjà dit comment. De plus, il détermine souvent des crachemens sanguinolens, parce que, fortement distendues par l'air, les vésicules pulmonaires peuvent se rompre. Il est même des exemples d'hommes morts subitement dans un violent effort. Une expérience, que j'ai indiquée dans mon *Traité de la vie et de la mort* explique ce phénomène. En effet, si, par le moyen d'un robinet adapté à la trachée-artère, on pousse chez un animal vivant une grande quantité d'air dans le poumon, et qu'on ferme ensuite le robinet pour retenir long-temps cet air, aussitôt l'animal s'agite, se débat, fait de grands efforts avec les muscles pectoraux. Ouvrez alors une artère, même parmi celles qui sont les plus éloignées du cœur, le sang jaillit aussitôt écumeux; il présente une grande quantité de bulles d'air. Si c'est du gaz hydrogène que vous avez employé, vous vous assurez qu'il a passé en nature dans le sang, en approchant de ces bulles une lumière qui les enflammera. Quand le sang a coulé écumeux pendant trente secondes et même moins, l'animal périt avec les mêmes symptômes que si de l'air avait été injecté dans le système vasculaire à sang noir, parce que l'air est allé influencer l'organe cérébral, dont il a détruit l'action. Il paraît donc que, dans les grandes inspirations long-temps soutenues, l'air peut passer quelquefois, de quelque manière que ce soit, dans le sang, et produire la mort.

b. Mouvemens particuliers de la Poitrine relatifs à l'Expiration.

Ces mouvemens sont la toux et l'éternument. Les diverses modifications de la voix se rapportent aussi à l'expiration; mais il ne peut être de mon objet d'en traiter ici.

La toux consiste en une expiration forte et brusque, dans laquelle non-seulement la poitrine descend par le relâchement des intercostaux, mais se rétrécit encore par la contraction subite des muscles abdominaux, qui poussent contre le diaphragme les viscères gastriques, par l'action du triangulaire sternal, et par celle du petit dentelé postérieur. Poussé avec force en dehors par ce mouvement, l'air passe par la glotte, qui se trouve alors rétrécie pour donner plus de rapidité à ce fluide, et qui par là lui imprime une vibration d'où naît un bruit sensible. Ce rétrécissement de la glotte établit une différence entre la toux et les fortes expirations ordinaires, expirations dans lesquelles cette ouverture, élargie comme de coutume, ne communique à l'air ni vitesse plus grande ni vibration plus marquée.

La vitesse de la sortie de l'air, dans la toux, est nécessaire pour entraîner au dehors diverses substances que nous rejetons par ce mouvement brusque d'expiration. En effet, dans l'état ordinaire, les sucs muqueux déposés sans cesse par sécrétion sur la surface des bronches se dissolvent dans l'air, qui suffit pour les enlever ; mais dès que ces sucs augmentent, comme le dissolvant n'augmente point en proportion, ils s'amassent sur la membrane muqueuse, l'irritent et nécessitent la toux, pour entraîner ce qui n'a pu être dissous. La toux supplée donc alors au défaut de dissolution de ces sucs ; elle est aux poumons ce qu'est le vomissement à l'estomac, dans sa plénitude muqueuse, bilieuse, etc., avec la différence qu'elle est toujours volontaire, parce que les muscles qui l'exécutent reçoivent tous des nerfs cérébraux.

Tout corps étranger tombé dans la trachée-artère, les concrétions diverses qui s'y forment, le

sang qu'y versent les exhalans dans la péripneumonie et autres affections pulmonaires, les sucs
infiniment variés qui s'échappent de la surface muqueuse dans les catarrhes divers, le pus qui tombe
dans les bronches chez les phthisiques, etc.; sont
autant de causes qui y font naître une sensation incommode dont la toux nous débarrasse en enlevant
la cause qui la produit. Toute excitation un peu
vive des bronches par une cause matérielle est donc
calmée par la toux. Or, l'habitude d'être soulagés par
elle, fait que nous toussons lors même que le poumon, excité sympathiquement, n'offre aucun corps
à expulser. Souvent on tousse à l'instant où le froid
est appliqué à la plante des pieds, à la nuque, etc.;
on tousse quand la plèvre enflammée porte son influence sur le poumon sans y augmenter la sécrétion muqueuse; on tousse dans les affections gastriques, etc., etc. La plupart de ces toux sympathiques
sont sèches. Dans certaines affections directes du poumon où cet organe est irrité sans que plus de fluide
se répande dans les bronches, comme dans les tubercules commençans, il y a aussi toux sèche. Je
crois que les toux sympathiques diffèrent du vomissement de même nature, en ce que, dans celui-ci,
c'est presque toujours la membrane musculeuse qui
reçoit l'influence, tandis que presque jamais les
puissances respiratrices ne sont influencées sympathiquement: c'est presque toujours le poumon qui
est affecté, et où naît un sentiment pénible qui détermine ces puissances à se contracter comme s'il y
avait quelque chose à expulser.

J'observe que le rétrécissement de la glotte pour

communiquer plus de vitesse à l'air lorsque des matières sont à rejeter par la toux, offre un phénomène analogue au rétrécissement de l'ouverture de l'isthme du gosier, dans l'expectoration des crachats muqueux et difficiles à pousser dans la bouche ; et au rétrécissement de l'ouverture des lèvres, qui se froncent quand nous voulons rejeter avec force au dehors la salive ou les crachats.

L'éternument, qui se rapporte comme la toux à l'expiration, en diffère cependant en ce que la cause qui le détermine réside spécialement dans les fosses nasales. Toute cause matérielle qui irrite vivement la pituitaire met en jeu les puissances de l'expiration : tels sont les divers médicamens qu'on nomme communément sternutatoires, et qui sont presque toujours sous-forme de poudre ; l'action du soleil, laquelle, exercée sur la membrane conjonctive seule, influence souvent la pituitaire par la continuité qu'établissent entr'elles les points lacrymaux ; l'amas de matières muqueuses à la surface de cette dernière membrane ; son excitation par un corps solide, par une petite brosse, par quelques poils promenés sur sa surface, etc. A cet égard, je ferai observer qu'il faut pour l'éternument un mode d'excitation particulier : car un instrument tranchant qui déchire la pituitaire ne fait pas éternuer, tandis qu'un poil qui la frotte légèrement détermine ce phénomène. Ainsi le chatouillement de la peau donne-t-il quelquefois des convulsions, et tend-il toujours à faire contracter tous les muscles volontaires ; tandis que la section des tégumens, qui occasione une douleur bien plus vive, ne met point

aussi efficacement en jeu l'action musculaire. En
général, la sensation qui détermine l'éternument
a beaucoup d'analogie avec celle que produit le
chatouillement cutané.

Il y a des éternumens, comme des toux, qui ne
reconnaissent point de causes directes, mais uniquement des affections sympathiques. Affectée sympathiquement dans diverses maladies, la pituitaire
est le siège d'un sentiment incommode, dont on cherche à se délivrer par l'éternument; c'est comme quand
on souffre au bout du gland par la présence d'une
pierre dans la vessie, et que le malade cherche, en
se frottant l'extrémité de la verge, à apaiser le
sentiment sympathique qu'il éprouve.

Quelle que soit la cause directe ou sympathique
de l'éternument, son mécanisme est le même : il
consiste en une expiration grande et subite, qui
pousse beaucoup d'air à travers la glotte; mais au
lieu de passer, comme dans la toux, par la bouche,
cet air sort par les fosses nasales, parce qu'à l'instant où il entre dans le pharynx, la base de la langue s'élève et la voûte du palais s'abaisse; en sorte
que d'une part l'isthme du gosier est fermé, et que
de l'autre, l'ouverture postérieure des fosses nasales
est libre. En passant ainsi par les fosses nasales, l'air
entraîne ce qui s'y trouve, et le son que ses vibrations ont déterminé à la glotte y éprouve une résonnance particulière qui le fait essentiellement différer de celui de la toux.

L'éternument est presque involontaire. En effet,
lorsque l'irritation est vive sur la pituitaire, on dirait que les puissances expiratrices, sympathique-

ment affectées, agissent comme les autres muscles dans les convulsions sympathiques. Sous ce rapport, l'éternument diffère essentiellement de l'action de se moucher, qui est purement volontaire, et où, comme dans ce mouvement, tout l'air de l'expiration passe par le nez pour entraîner au dehors les matières muqueuses. Peu d'hommes éternuent à volonté, et se retiennent volontairement quand ils ont envie d'éternuer; au contraire, la toux est presque toujours volontaire.

L'éternument détermine dans tous les organes une secoussse générale qui active souvent les fonctions qui languissent. La circulation en particulier est favorisée par ce mouvement, qui est salutaire en diverses circonstances.

L'éternument est plus rare que la toux, d'abord parce que moins de causes excitent la pituitaire que la membrane pulmonaire; ensuite parce que, quand des fluides s'accumulent sur la première, ils ont en avant et en arrière des issues qu'ils ne trouvent point sur la seconde. On a exagéré le danger de l'éternument comme celui de la toux, pour les ruptures vasculaires, etc.

c. *Mouvemens particuliers de la Poitrine relatifs à l'Inspiration et à l'Expiration.*

Les mouvemens qu'il nous reste à examiner se rapportent presque également à l'inspiration et à l'expiration : ce sont l'anhélation, le rire, les pleurs, le sanglot et le hoquet.

L'anhélation consiste en une suite rapidement enchaînée d'inspirations et d'expirations. Elle a pour but d'augmenter la quantité d'air qui, dans un temps donné, pénètre les poumons, et de proportionner la dose de ce fluide à la quantité de sang qui passe par le poumon, quantité qui est toujours accrue dans le temps de l'anhélation. Celle-ci a donc le même but que le soupir, dont elle ne diffère qu'en ce que, dans ce dernier, le sang s'amasse peu à peu dans le côté droit, vu qu'il est poussé avec peu de force au poumon, où il n'arrive en quantité plus grande que par intervalles. Par exemple, dans le chagrin, ce fluide s'accumule d'abord, puis, en raison de sa masse accumulée, fait une fois contracter fortement le ventricule. Beaucoup de sang arrive donc au poumon par cette contraction isolée, et nécessite le soupir. Le ventricule se remplit ensuite peu à peu, parce qu'à chacune des contractions suivantes, il y reste plus de sang que de coutume, attendu que ses forces ont été affaiblies par la passion, comme il arrive souvent pour les muscles de la vie animale, quand, par exemple, les bras tombent par l'effet de la crainte. Au bout de quatre à cinq contractions, le côté droit est donc plein de nouveau : il faut donc une contraction nouvelle plus forte pour le vider, un soupir nouveau se manifeste, et ainsi de suite. Dans l'anhélation, au contraire, le sang arrivant continuellement et avec rapidité aux cavités droites, qui ne sont point affaiblies, est poussé aussi continuellement et avec rapidité au poumon : c'est ce qui arrive dans une course violente, dans ce qu'on nomme un accès d'asthme, dans certains accès de fièvre, quoique cependant la respiration ne soit pas toujours proportionnée dans les maladies fébriles à l'état du pouls, ce qui mérite même des recherches ultérieures. On conçoit que si, beaucoup de sang traversant le poumon, la respiration n'y introduit pas plus d'air qu'à l'ordinaire, la coloration en rouge ne peut avoir lieu que pour une partie du sang, et l'asphyxie doit en être la suite.

Il est une autre cause d'anhélation très-différente de celle-ci : ce sont les divers embarras du poumon. Lorsqu'à chaque inspiration ce viscère ne peut recevoir qu'une petite quantité d'air, comme dans la péripneumonie, où le sang qui le surcharge affaisse en partie les cellules aériennes; dans les plaies de poitrine, où l'air qui pénètre par la plaie à chaque inspiration s'oppose en partie à celui qui entre dans les bronches; dans les collections purulentes ou aqueuses qui se font dans la plèvre, surtout lorsque, par certaines positions, elles pèsent sur les poumons; dans les compressions extérieures exercées en même temps et sur la poitrine et sur l'abdomen; dans les diverses affections de poitrine où le poumon s'embarrasse, etc., etc.; dans tous ces cas, si la respiration ne se précipitait pas, moins d'air que de coutume entrerait visiblement dans la poitrine. Or, comme la quantité de sang qui traverse le poumon reste à peu près la même, l'altération de ce fluide par l'air serait encore troublée, accident que l'on prévient en suppléant par la fréquence des inspirations à leur peu d'efficacité.

Enfin il est une autre cause d'anhélation : c'est lorsque l'air contient peu de principe respirable, lorsque la respiration a été interrompue pendant quelque temps, et qu'il faut renouveler tout l'air contenu dans le poumon, etc. Alors, des inspirations et expirations fréquemment répétées introduisant une grande quantité de fluide aérien dans un temps donné, la respiration se soutient et se répare. L'anhélation a lieu ordinairement dans les premiers instans où un animal est dans le vide.

Le rire est l'expression de la joie, comme on le sait. J'ai montré plus haut son influence sur les muscles de la face; j'ai aussi observé que le diaphragme paraissait principalement affecté par lui. Considéré par rapport à la respiration, il consiste en une succession rapide d'élévations et d'abaissemens du diaphragme; mouvemens dans lesquels peu d'air entre dans la poitrine; car, remarquez que les inspirations et expirations rapides qui en résultent ne sont point nécessitées, comme dans le soupir, le bâillement, l'anhélation, etc., par un état particulier de la circulation, état auquel il faut que la respiration s'accommode. Le rire dépend d'une influence immédiate exercée par les passions gaies sur le diaphragme et sur les muscles labiaux; si la circulation et la respiration sont influencées par lui, ce n'est que secondairement, et à cause de la position du premier. Les mouvemens qui ont lieu alors sont jusqu'à un certain point involontaires, comme tous ceux que les passions déterminent. Nous pouvons bien les simuler, épanouir à volonté les traits de la face, comme dans le sourire, auquel le diaphragme est toujours étranger, agiter même ce dernier en même temps que nous contractons les muscles faciaux, de manière à tromper sur l'état réel de notre âme ceux qui nous entourent; mais alors nous n'éprouvons jamais ce sentiment intérieur qui accompagne le mouvement réel du rire. Il en est de même de toutes les passions qui mettent en jeu les muscles volontaires : ceux-ci deviennent alors, pour ainsi dire, involontaires, comme je l'ai observé ailleurs.

On sait que la joie seule n'occasione pas le rire, que le ridicule le provoque, que le chatouillement dans les diverses parties sensibles de l'organe cutané en est souvent une cause inévitable, qu'il est parfois un phénomène de l'hystérie, qu'il est quelquefois subitement produit par une idée bizarre qui naît dans l'esprit, etc. Or, pour peu que vous réfléchissiez à ces causes, et à plusieurs autres que je pourrais y joindre, vous verrez qu'il est presque toujours une affection nerveuse, qu'il a beaucoup d'analogie avec les affections spasmodiques que les passions diverses excitent dans le système musculaire, et que, comme je l'ai dit, les phénomènes respiratoires et circulatoires qui l'accompagnent en sont toujours les effets, sans cependant en être le but, mais n'en sont jamais la cause.

Les pleurs, considérés uniquement par rapport à l'œil, ne sont qu'une sécrétion plus grande des larmes, occasionée tantôt par un irritant, tantôt par une cause morale, etc. Ils sont étrangers aux puissances respiratrices; ils sont au chagrin ce que le sourire est à la joie, sous le rapport de leur siége, qui est exclusivement à la face. Mais si l'affection est très-vive, le *sanglot* se joint à eux, et le mouvement expressif de nos peines s'étend alors au diaphragme et aux muscles abdominaux. Le rire et le sanglot ont donc cela de commun, qu'ils ont en même temps leur siége à la poitrine et à la face. Ils portent même, à la poitrine, leur influence spéciale sur le même muscle, sur le diaphragme. Mais ils diffèrent, à la face, en ce que l'un a son siége particulier dans la région de l'œil, l'autre dans celle de la bouche; en ce que l'un y met spécialement en jeu l'action glanduleuse, et l'autre l'action musculaire.

Dans le sanglot, il y a élévation et abaissement du diaphragme, comme dans le rire; mais, d'une part, ces élévations et abaissemens sont plus sensibles; de l'autre part, ils ne se succèdent point avec autant de rapidité. Le mouvement du diaphragme dans le sanglot est pour ainsi dire intermédiaire à celui qu'il exerce dans le rire, et à celui dont il est le siége dans le hoquet. Ce mouvement est véritablement spasmodique : il est brusque, instantané, et diffère par là essentiellement du soupir, avec lequel le sanglot est si souvent entremêlé dans la douleur. Par lui, peu d'air entre efficacement dans la poitrine, parce que aussitôt que le diaphragme s'est contracté, il se relève et chasse le fluide qui s'était introduit, avant que celui-ci ait pu agir sur le sang. Aussi c'est moins lui que le soupir qui nous débarrasse de ce poids incommode que nous sentons sur la poitrine dans les chagrins profonds, et auquel l'embarras de la circulation, déterminé par l'influence que le cœur a reçue et qui a troublé ses fonctions, contribue beaucoup. Il est, comme le rire, un effet immédiat de l'état de l'âme. Les puissances qui le produisent ont été directement affectées; leurs contractions deviennent presque involontaires. Au contraire, le soupir n'est qu'un effet secondaire, comme je l'ai observé : il consiste en une contraction volontaire et lente du diaphragme et des intercostaux, pour établir une proportion entre la circulation et la respiration. Mais comme les mêmes puissances exécutent le soupir et le sanglot, il est évident que, quand on sanglote beaucoup, on ne peut soupirer, parce que la volonté n'est plus maîtresse de dilater à son gré la poitrine : aussi on est presque toujours menacé de suffocation quand les sanglots se succèdent rapidement. L'étouffement qui survient alors est remarquable, surtout chez les enfans, chez lesquels le mouvement spasmodique du diaphragme qui détermine le sanglot est plus commun que chez l'adulte.

Aucun auteur ne me paraît avoir bien fait apprécier la différence du sanglot et du soupir. Dans l'un, le mouvement est spasmodique ; dans l'autre, il est volontaire. Quand on soupire en sanglotant, on est soulagé ; alors la volonté profite des instans d'intervalle où le diaphragme n'est point agité spasmodiquement, pour le faire contracter. Ce phénomène est le même que celui des expériences où le cerveau est à découvert chez un animal : les mouvemens sont spasmodiques, indépendans de la volonté par conséquent pendant qu'on irrite l'organe, tandis qu'elle les dirige dans les intervalles. C'est comme dans le hoquet, où la voix et la respiration se font comme à l'ordinaire dans l'intervalle de la contraction spasmodique du diaphragme.

Le sanglot ne soulage point, dans le chagrin, sous le rapport de la circulation. Cependant on se sent mieux quand on verse des pleurs. Mais est-ce la sécrétion des larmes qui soulage ? Cette sécrétion n'indique-t-elle pas plutôt' qu'on est soulagé ? Je compare ce qui arrive alors dans les passions tristes à ce qu'on observe dans certaines fièvres qui suppriment d'abord toutes les sécrétions : cette suppression indique la violence du mal ; quand les fluides sécrétés recommencent à couler, c'est un indice qu'il est moins intense. De même, les violens chagrins suppriment la sécrétion des larmes : quand ils sont moindres, les sources de ce fluide se rouvrent. Or, cette variété dans l'écoulement des larmes est plutôt un indice qu'une cause de la vivacité plus ou moins grande de la douleur.

Quel lien inconnu lie le diaphragme aux organes faciaux, dans le rire et le sanglot ? Je l'ignore : seulement j'observe que ce phénomène est plus marqué chez l'homme que chez tous les animaux, dont la face ne se prête point, par sa conformation, aux expressions diverses dont la sienne est le siége dans les différentes passions.

Le *hoquet* a beaucoup d'analogie avec le sanglot. Il consiste en une contraction du diaphragme brusque, rapide, et tout de suite suivie de relâchement. Cette contraction est essentiellement spasmodique et indépendante de la volonté. On peut bien, comme dans celle du rire et du sanglot, simuler son mouvement ; mais l'impression que le hoquet véritable fait en nous, et qui détermine ce mouvement, ne s'éprouve point alors.

Les hoquets ne se succèdent point aussi rapidement que les sanglots : quelquefois trente, quarante secondes, une minute et plus, séparent chaque

contraction. Mais le mode du mouvement est absolument le même ; il est, comme dans le sanglot,
presque étranger aux muscles abdominaux ; qui,
seulement poussés brusquement en devant par la
contraction, reviennent ensuite sur eux-mêmes à
l'instant du relâchement.

Le hoquet succède quelquefois au sanglot, et
alors il reconnaît les mêmes causes ; mais le plus
souvent il dépend d'un état particulier de l'estomac.
Une déglutition trop brusque, un amas de matières
non digestibles dans l'estomac, une plaie de ce
viscère, une compression subite, etc., le déterminent. Il se manifeste rarement dans les affections
gastriques. Quand il survient, il faut bien le distinguer des efforts pour vomir, efforts dans lesquels
l'estomac agit principalement, tandis que, comme
siége du mouvement, il est étranger au hoquet, et
dans lesquels le diaphragme se contracte d'une manière plus lente et plus uniforme. Quand le hoquet
tient à un état particulier de l'estomac, on peut le
guérir en agissant sur ce viscère: un verre d'eau froide,
trois ou quatre déglutitions un peu copieuses excitent le vomissement et vous en débarrassent parfois.

Quelquefois le hoquet survient sans aucune cause
apparente. Dans les hydropisies ascites et dans plusieurs autres affections chroniques, il est souvent
l'avant-coureur de la mort. Dans les expériences sur
les animaux vivans, où on leur ouvre le ventre en
laissant la poitrine intacte, j'ai observé souvent
que, quelque temps avant la mort, il y avait par
intervalles des contractions brusques et courtes du
diaphragme exactement analogues à celles du hoquet.

Quelle que soit la cause de celui-ci, il est toujours
évidemment un état spasmodique ; c'est un mode de
convulsion propre au diaphragme. Peu de muscles
en présentent d'exactement semblable, ce qui n'est
pas étonnant vu la disposition particulière de ce
muscle. Chaque surface séreuse a son mode d'accroissement d'exhalation ; chaque glande a son
accroissement particulier de sécrétion ; chaque surface muqueuse a un mode propre de catarrhe ; pourquoi certains muscles n'auraient-ils pas leur mode
spécial de convulsion, surtout quand ils diffèrent
des autres par leurs fonctions, leurs nerfs, etc. ?
Le hoquet, quoique exécuté par les muscles respi-
rateurs, a peu d'action sur la respiration, à cause de
son mouvement brusque et subit, qui chasse tout
de suite l'air qui était entré. Il s'accompagne d'un
certain bruit, qui paraît tenir à la rapidité avec laquelle l'air est tout à coup introduit par la glotte, car
ce bruit se fait pendant l'inspiration.

D'après ce que j'ai dit jusqu'à présent sur les
mouvemens particuliers relatifs à l'inspiration et à
l'expiration isolées, ou à toutes deux en même temps,
il est évident que la nature et le but de ces mouvemens sont très-différens. 1°. Le soupir, le bâillement,
l'anhélation, sont principalement déterminés par
un trouble dans la circulation ; ils ont pour but spécial de proportionner l'air inspiré au sang qui passe
par le poumon. 2°. La toux et l'éternument ont pour
but principal de débarrasser, de balayer, pour ainsi
dire, soit la surface muqueuse des bronches, soit
celle du nez. 3°. Enfin le rire, le sanglot, le hoquet,
sont des mouvemens purement spasmodiques, qui

influencent la respiration sans avoir un but réellement relatif à l'inspiration ou à l'expiration. Les
nerfs paraissent jouer ici un rôle principal; et comme
le système nerveux est prédominant chez l'enfant,
il n'est pas étonnant que ces mouvemens divers
soient beaucoup plus fréquens et même plus marqués chez lui que chez l'adulte. On sait quelle est la
susceptibilité des enfans pour rire, pour pleurer en
sanglotant. Le moindre dérangement dans la digestion leur donne le hoquet.

Développement des Muscles de la Poitrine.

Quoique en partie affaissées sur elles-mêmes et
rapprochées les unes des autres, chez le fœtus qui
n'a point respiré, les côtes sont très-développées,
comme je l'ai fait observer. Leurs espaces sont aussi
très-marqués, et les muscles intercostaux très-prononcés, par conséquent : seulement, comme le foie
refoule en haut ces os, et qu'il rétrécit les espaces,
ces muscles se plissent un peu pour s'accommoder à
cette disposition, qui est augmentée encore par l'inclinaison constante de la poitrine sur l'abdomen. La
grande étendue de la circonférence inférieure de la
poitrine, étendue nécessitée par le volume des viscères gastriques qu'elle embrasse, semble donner
plus de largeur proportionnelle au diaphragme que
par la suite; mais j'ai remarqué que cet excès d'é-
tendue n'est qu'apparent. En effet, plus la circonférence pectorale est grande, moins le diaphragme
est concave; il s'élargit aux dépens de sa concavité,
qui devient moindre. C'est en partie cette raison et
en partie le volume du foie qui font que ce viscère

descend plus bas chez le fœtus que chez l'adulte ;
qu'il dépasse sensiblement le rebord cartilagineux
des côtes. Ce rapport inverse de la largeur de la circonférence pectorale et de la concavité diaphragmatique est remarquable non-seulement dans le fœtus comparé à l'adulte, mais même chez celui-ci
examiné en diverses circonstances. L'effet des corps
de baleine et des autres habillemens qui resserrent
cette circonférence, mis en parallèle avec la grossesse, l'hydropisie, les diverses tumeurs abdominales, qui l'agrandissent, prouve ce fait. On est
étonné quelquefois, dans les hydropisies, que le
foie ne soit pas plus refoulé en haut : cela dépend
de ce que le diaphragme a été élargi. En général, le
foie remonte plus ou moins dans les maladies de
l'abdomen; sa disposition est alors très-variable,
dans les cas où la pression de bas en haut a été uniforme. Or, remarquez que, quand il est refoulé
très-haut, la circonférence de la poitrine n'a point
été agrandie par la pression, qu'elle l'est constamment, au contraire, dans les cas où il n'y a point eu
de refoulement.

Cette remarque suppose que le volume de ce viscère n'a été ni augmenté ni diminué dans les hydropisies; cas qui arrive fréquemment, et dans lequel
il faut bien distinguer ce qui appartient au volume
d'avec ce qui dépend de la position du foie; position
sur laquelle influe l'état du diaphragme, état dépendant lui-même de celui de la circonférence pectorale inférieure.

Les autres muscles de la poitrine ne m'ont paru
offrir rien de particulier dans leur développement.

MUSCLES DE L'ABDOMEN.

§ Ier. *Région abdominale.*

ELLE se compose des grand et petit obliques, du transverse, du droit et du pyramidal.

Muscle grand oblique abdominal. Mince, très large, superficiel, irrégulièrement quadrilatère, recourbé en arrière, occupant le côté et le devant de l'abdomen. Ses fibres charnues ont deux origines : 1°. en arrière, aux deux tiers antérieurs à peu près de la lèvre externe de la crête iliaque, par de courtes fibres aponévrotiques qui se continuent en bas avec celles du fascia-lata ; 2° en devant, à une grande aponévrose occupant presque toute la partie antérieure de l'abdomen, mince, allongée, plus étroite au milieu qu'en haut, et surtout qu'en bas, où elle s'élargit beaucoup, composée de fibres obliques, parallèles pour le plus grand nombre, croisées cependant en certains endroits et laissant parfois entre elles des intervalles plus ou moins sensibles dont le siége varie, mais qui ordinairement sont inférieurs. Continue en haut avec l'insertion inférieure du grand pectoral ; réunie en dedans avec celle du côté opposé pour concourir à former la ligne blanche, intimement unie en arrière avec celle du petit oblique, cette aponévrose se termine en bas par un repli nommé *ligament de Fallope*, étendu entre l'épine iliaque antérieure-supérieure et le pubis, très marqué en dedans, peu prononcé en dehors, plus long chez la femme que chez l'homme, et qui se continue avec le fascia-lata. L'ouverture qu'il complète paraît triangulaire lorsqu'on l'examine en arrière, après avoir ouvert le ventre et enlevé le péritoine. Ce ligament forme le côté antérieur d'un triangle dont le tendon des psoas et iliaque compose l'externe, et la branche horizontale du pubis l'interne. Les vaisseaux et nerfs fémoraux traversent cette ouverture au niveau de ce dernier. Près et au-dessus du pubis, l'aponévrose du grand oblique forme, par l'écartement de ses fibres, l'*anneau inguinal*, trou ovalaire dirigé de haut en bas, et de dehors en dedans, présentant deux bords saillans qu'on nomme *piliers*, dont l'interne, plus mince, s'entre-croise devant le pubis avec celui du côté opposé, et l'externe, plus épais, se fixe à l'épine pubienne. La réunion supérieure de ces piliers est fortifiée par quelques fibres transversales qui semblent naître de la partie externe de l'arcade crurale et de l'épine iliaque supérieure, et qui se répandent d'une manière variable sur tout le bas de l'aponévrose du grand oblique. A travers l'anneau, qui est plus grand chez l'homme que chez la femme, passent, dans le premier, le cordon des vaisseaux spermatiques et le crémaster; dans la seconde, le ligament rond de la matrice. Cette ouverture est tellement disposée relativement à l'aponévrose du petit oblique qui est postérieure, que celui-ci répond à plus de sa moitié interne et supérieure, en sorte que les déplacemens des viscères qui tendraient à se faire de dedans en dehors ou directement d'arrière en avant, ne pourraient avoir lieu sans pousser en devant cette dernière, qui ne cédant pas les rendrait très-difficiles : ils ne peuvent guère avoir lieu que de dehors en dedans, selon le trajet des vaisseaux spermatiques. Les chirurgiens n'ont point eu égard, dans l'explication du mécanisme des hernies, à ce rapport de l'aponévrose du petit oblique avec l'anneau, rapport que les anatomistes ne leur avaient point en effet indiqué.

C'est du bord externe de l'aponévrose que nous venons de décrire que naît le plus grand nombre des fibres charnues. Nous avons déjà vu qu'une partie tirait son origine de la crête iliaque. Or, voici comment les unes et les autres se comportent : 1º. Celles de cette dernière insertion se portent, dans une direction presque verticale, aux deux dernières et un peu à la troisième côtes abdominales, au bord inférieur desquelles elles s'attachent par des digitations que recouvrent et que croisent les fibres du grand dorsal. 2º. Les fibres venant de l'aponévrose, d'autant plus courtes et plus obliques qu'elles sont plus supérieures, continues aux précédentes, se portent aux troisième, deuxième et première côtes abdominales, aux septième, sixième et souvent cinquième sternales, où elles se terminent par des languettes anguleuses, très-distinctes, isolées, qui s'attachent à la face externe des côtes, sur une ligne oblique au-dessus de laquelle se fixent les languettes du grand dentelé, de manière qu'il y a entre les unes et les autres un entrecroisement sensible. Chaque languette se termine par une espèce de petit tendon plus ou moins prolongé, et fixé au bord inférieur

de la côte. L'insertion du grand oblique aux côtes
représente une ligne courbe à concavité inférieure;
ce qui dépend de l'étendue des languettes moyennes,
plus grandes que celle des supérieures et des inférieures, qui sont aussi moins larges.

Le grand oblique, recouvert par la peau et quelquefois un peu en arrière par le grand dorsal, qui
laisse d'autres fois entre son bord postérieur et lui
un espace triangulaire où se voit le petit oblique,
est appliqué sur le devant des sept ou huit dernières
côtes, de leurs cartilages, et des intercostaux correspondans.

Muscle petit oblique abdominal. Large, mince,
irrégulièrement quadrilatère, plus étendu en devant
qu'en arrière, placé sous le précédent. Il a en arrière et en bas trois insertions : 1° à une aponévrose
mince, assez large, continue en haut avec celle du
petit dentelé inférieur, unie intimement à celle du
grand dorsal, fixée en arrière aux dernières apophyses épineuses lombaires, au sacrum et à la partie
postérieure de la crète iliaque; 2° aux deux tiers
antérieurs à peu près de cette crète, par de courtes
aponévroses, entre le grand oblique et le transverse. 3° Enfin beaucoup de fibres tirent leur origine de la partie postérieure du ligament de Fallope. De cette triple insertion, les fibres charnues se
dirigent ainsi qu'il suit : celles de l'aponévrose, qui
sont peu nombreuses, presque perpendiculairement
en haut; les suivantes, nées de la crète, dans une
direction d'autant plus oblique qu'on les examine
plus en devant, en sorte que les plus antérieures,
près l'épine supérieure, sont horizontales; celles

qui viennent du ligament de Fallope, obliquement
en bas. Les premières et la moitié à peu près des
secondes se terminent, par de courtes fibres aponévrotiques, aux bords inférieurs des cartilages des
quatre dernières côtes abdominales, et se confondent avec les intercostaux dans l'intervalle de la
troisième avec la quatrième, et de celle-ci avec la
cinquième. La moitié antérieure des fibres nées de
la crête iliaque, et la plupart de celles du ligament
de Fallope, viennent donner naissance à une aponévrose mince, subjacente à celle du grand oblique,
dont on peut d'abord la séparer, et qui, après un
court trajet, se divise, au niveau du muscle droit et
dans ses trois quarts supérieurs, en deux feuillets,
dont l'antérieur, plus étendu, intimement uni à l'a-
ponévrose du grand oblique, occupe toute la longueur du muscle droit, sur lequel il est immédiatement appliqué, si ce n'est en bas; le postérieur passe
devant l'aponévrose du transverse et derrière ce
muscle, mais ne correspond qu'à ses trois quarts supérieurs environ. Ces deux feuillets, parvenus à la
ligne blanche, se réunissent de nouveau, se confondent avec les autres aponévroses qui concourent à
sa formation, et forment ainsi une véritable gaîne
au muscle droit. Quelques-unes des fibres nées du
ligament de Fallope constituent par leur réunion
un petit muscle particulier, qui accompagne le
cordon des vaisseaux spermatiques sous le nom
de *crémaster*, et dont la description sera faite ailleurs.

Le petit oblique, recouvert par le grand dorsal
et le grand oblique, est appliqué sur la masse com-

mune des sacro-lombaire et long dorsal, sur le transverse et le droit.

Muscle transverse abdominal. Large, mince, de
même forme que le précédent, sous lequel il est
situé. Il a trois origines en arrière: 1° une supérieure, d'abord aux cartilages des deux dernières
côtes sternales et des trois premières abdominales,
par des digitations qui s'entre-croisent avec celles
du diaphragme; puis au bord inférieur d'une partie
de la quatrième et de toute la cinquième, par des
fibres tendineuses très-prononcées; et, en se continuant avec le diaphragme, dans les deux derniers
espaces intercostaux; 2° une inférieure, en dedans
du petit oblique, aux trois quarts antérieurs à peu
près de la lèvre interne de la crête iliaque, et à la portion voisine du ligament de Fallope; 3° une moyenne,
à la colonne vertébrale, par une aponévrose qui est
simple du côté des fibres charnues, mais qui, au
niveau du carré lombaire, se partage en trois feuillets; dont l'antérieur, très-mince, passe devant ce
muscle, et vient s'implanter à la base des apophyses
transverses lombaires; le moyen, qui est plus épais,
glisse entre ce même muscle et la masse des sacro-
lombaire et long dorsal, pour se terminer au sommet
des mêmes apophyses; le postérieur, uni intimement à l'aponévrose du petit oblique, va s'insérer
avec elle au sommet des apophyses épineuses lombaires. De cette triple insertion, toutes les fibres charnues se portent dans une direction horizontale. Les
moyennes sont les plus longues, puis elles deviennent d'autant plus courtes qu'elles sont plus supé-

rieures ou inférieures. Parvenues près le muscle droit, elles donnent naissance à une aponévrose dont le bord décrit, à cette origine, une ligne courbe à concavité antérieure, et qui bientôt se fend horizontalement en deux portions : l'une, plus grande, passe derrière les trois quarts supérieurs du muscle droit, dont la sépare le feuillet postérieur de l'aponévrose du petit oblique; l'autre, plus courte, se porte au-devant du quart inférieur du même muscle; entre lui et le feuillet postérieur de l'aponévrose du petit oblique, avec lequel elle se confond, en sorte que le quart inférieur du muscle droit est immédiatement appliqué sur le péritoine. Ces deux portions de l'aponévrose du transverse se perdent ensuite dans la ligne blanche.

Ce muscle correspond en dehors au petit oblique, en dedans au péritoine. Ces rapports doivent être pris pour sa portion charnue; car ceux de son aponévrose postérieure à triple feuillet, et de l'antérieure qui est fendue, ont été assignés en décrivant l'une et l'autre.

Muscle droit abdominal. Long, aplati, assez épais, placé à la partie antérieure des parois abdominales. Il s'insère à l'os iliaque, près la symphyse pubienne, par un tendon aplati; un peu plus long en dehors qu'en dedans; puis il monte, en s'élargissant, dans une direction verticale, séparé de celui du côté opposé par la ligne blanche, et un peu plus écarté de lui en haut qu'en bas. Il parvient ainsi à la base de la poitrine; où il se divise assez manifestement en trois portions; dont l'interne, épaisse mais peu large, se fixe au bas et au-devant du cartilage

de la septième côte, et au ligament costo-xiphoï-
dien; la moyenne, plus large et plus mince, au bord
inférieur, et à la face interne du cartilage de la
sixième; l'externe, très-large, au bas de celui de la
cinquième par des fibres aponévrotiques assez sensibles. Dans son trajet, le muscle droit offre, de
distance en distance, des intersections aponévrotiques, qui sont en nombre variable depuis trois jusqu'à cinq. Il y en a constamment plus au-dessus
qu'au-dessous de l'ombilic. Tantôt elles occupent
toute l'épaisseur du muscle, tantôt on ne les voit
qu'en devant, disposition plus commune, et qui fait
que les fibres postérieures sont, en général, plus
longues que les antérieures. Chez les uns, ces intersections ne coupent le muscle que dans la moitié
ou le tiers de sa largeur; chez les autres, elles le divisent en totalité. Quels que soient et leur nombre
et leur manière d'être, aucune des fibres charnues
ne va d'une attache à l'autre sans être coupée au
moins par une de ces intersections, qui n'affectent
jamais une direction bien horizontale, sont souvent
obliques, et parfois disposées en zigzag.

Le muscle droit est logé dans une gaîne aponévrotique formée, en devant par l'aponévrose du
grand oblique, par le feuillet antérieur de celle du
petit, et par la portion inférieure de celle du transverse; en arrière par le feuillet postérieur de l'aponévrose du petit oblique, et par celle du transverse,
qui correspondent avec ses trois-quarts supérieurs
seulement, son quart inférieur étant immédiatement contigu au péritoine. A l'endroit des intersections, l'adhérence de cette gaîne avec elles est très-

marquée en devant, où il y a continuité des fibres aponévrotiques. Cette adhérence est peu sensible au niveau de la portion charnue.

Muscle pyramidal. Petit allongé, arrondi, triangulaire, situé au bas et au-devant des parois abdominales. Il naît inférieurement, par de courtes fibres aponévrotiques, du pubis et des ligamens qui l'unissent au pubis opposé; puis il monte en se rapprochant de son semblable, dont il n'est séparé que par la ligne blanche, et vient, après un trajet d'un pouce ou un pouce et demi environ, se terminer par un tendon grêle, qui se perd dans l'épaisseur de cette ligne. Ce muscle, dont l'existence n'est pas très-constante, et qui varie quelquefois en nombre quand il existe, a en devant les mêmes rapports que le droit, sur lequel il est appliqué en arrière.

Aponévrose abdominale. D'après l'exposé des muscles précédens, on voit que la partie antérieure de l'abdomen, spécialement aponévrotique, offre une espèce de membrane résistante qui s'oppose puissamment aux efforts des viscères gastriques. Cette membrane antérieure est simple sur la ligne médiane, où elle constitue ce qu'on nomme la *ligne blanche*. Celle-ci est une bande aponévrotique formée par le concours des aponévroses des deux obliques et du transverse; bornée latéralement par les deux droits, plus large par conséquent en haut qu'en bas, fixée à l'appendice xiphoïde dans le premier sens, au pubis dans le second, et percée au-dessous de sa partie moyenne d'une ouverture nommée *ombilic*, qui, très-marquée chez le fœtus, où elle donne passage aux vaisseaux ombilicaux, est resserrée sur elle-même chez l'adulte. Cette ouverture adhère intimement à la peau, qui est ouverte aussi en cet endroit. Cette adhérence fait que, lorsque celle-ci s'écarte ailleurs des aponévroses par la graisse intermédiaire, elle y reste unie ici; l'ombilic s'enfonce et redevient saillant dans la maigreur. Son contour est formé de fibres reployées sur elles-mêmes. La ligne blanche, très-forte, très-résistante, représente une espèce de ligament qui unit le pubis au sternum, qui borne les mouvemens de la poitrine en arrière, qui empêche qu'elle ne s'écarte trop du bassin, et qui, d'une autre part, fournit un appui aux muscles abdominaux pour leurs contractions.

Les parties latérales de la ligne blanche, aponévrotiques comme elle, sont divisées, ainsi que nous l'avons observé, en deux feuillets qui embrassent le muscle droit dans leur écartement, et qui se rejoignent ensuite pour offrir à la plupart des muscles abdominaux leur terminaison. Cet écartement donne moins de résistance aux aponévroses abdominales en cet endroit qu'au niveau de la ligne blanche; mais le muscle droit y supplée.

Mouvemens.

L'action des muscles abdominaux doit se considérer sous deux rapports : 1° ils garantissent les organes gastriques; 2° ils exercent différens mouvemens qui se rapportent surtout à la poitrine, au bassin et au ventre.

Envisagés comme simples parois, ils doivent leur

résistance antérieurement aux aponévroses nombreuses qui les terminent, et qui, comme toutes celles d'enveloppe, ont un muscle tenseur, le pyramidal, placé à l'endroit de leur concours, au bas de la ligne blanche. Ce muscle proportionne le degré de leur tension à la résistance qu'elles doivent offrir quand les fibres charnues prennent sur elles leur point fixe. Sur les côtés, où tout est musculaire, la résistance des parois abdominales aux viscères gastriques qui tendent à agir contre elles, dépend surtout des directions différentes des fibres des deux obliques et du transverse, qui, se croisant en trois sens, se laissent moins facilement pénétrer par les viscères qui tendent à s'insinuer entre leurs fibres, que si celles-ci étaient toutes parallèles. En arrière, les muscles des gouttières vertébrales, le carré lombaire, les aponévroses du petit oblique et du transverse, donnent aux parois abdominales une résistance qui n'est jamais surmontée, comme il arrive quelquefois sur les côtés, et même en devant sur la ligne blanche. On sait, en effet, que si les hernies ombilicales passent toujours par l'ombilic lui-même chez les enfans, elles font saillie fréquemment chez l'adulte à travers les fibres aponévrotiques écartées accidentellement. Quand le grand dorsal ne recouvre pas en arrière le grand oblique, il y a dans cet endroit un défaut de résistance favorable aux hernies, que Petit y a observées.

Considérées comme agens de mouvemens, les parois abdominales exercent d'abord leur action sur l'abdomen lui-même. Pour agir efficacement sur lui, il faut que le bassin, et surtout la poitrine,

préliminâirement fixés, ne puissent obéir à leur action; alors en se contractant elles resserrent la cavité, et pressent les viscères qui s'y trouvent. Ce
sont surtout le transverse et la portion du petit
oblique terminée à l'aponévrose, qui agissent puissamment dans ce cas : car, quand le droit, le pyramidal, et la portion des fibres des deux obliques
qui du bassin s'étend aux côtes, ont pris une direction exactement perpendiculaire à leur insertion,
ils ne peuvent plus s'enfoncer du côté du ventre.
On peut dire même qu'ils n'agissent qu'accessoire-
ment dans le resserrement de cette cavité.

Au contraire, ils sont puissamment en exercice
dans les mouvemens de la poitrine et du bassin. Ils
ont deux modes d'action sur la première. 1°. Quand
la colonne vertébrale, fixée en arrière par les muscles, ne se prête à aucune inclinaison : alors ils sont
abaisseurs des côtes, et concourent puissamment à
l'expiration lorsqu'elle est poussée au-delà du degré
ordinaire, ce que peut faire aussi le transverse,
mais dans un sens différent, c'est-à-dire en resserrant la circonférence inférieure de la poitrine.
2°. Quand la colonne vertébrale n'est pas fixée:
alors la poitrine se fléchit, les côtes conservant à
peu près le même rapport. La flexion est directe, si
les muscles droits et pyramidaux se contractent ensemble ou isolément, et s'il y a contraction simultanée des obliques des deux côtés. Mais si ceux
d'un seul côté entrent en action, alors la flexion est
latérale, et le sternum est dirigé du côté opposé à
celui de la contraction si c'est le grand oblique, du
même côté si c'est le petit.

Les muscles abdominaux agissent dans deux circonstances sur le bassin. 1°. Quand le tronc est horizontal et que la poitrine est fixée, il peut être fléchi sur cette cavité, ou directement, ou obliquement, selon que le droit, le pyramidal, et les obliques des deux côtés, ou bien seulement ces derniers d'un seul côté, entrent en action. 2°. Quand le tronc est suspendu en l'air, comme quand on est fixé par le bras à une branche d'arbre, etc., ils peuvent aussi incliner, mais non élever sur la poitrine le bassin, qui se dirige alors aussi directement ou obliquement. Dans l'action de se lever de dessus un siége, de sauter dessus les fesses quand on est assis, de trébucher sur la tête d'abord fixée, etc., ces muscles agissent aussi plus ou moins sensiblement.

§. II. *Région lombaire.*

Elle comprend les deux psoas, l'iliaque, le carré et les inter-transversaires lombaires.

Muscle grand psoas. Allongé, épais et arrondi dans son milieu, plus mince en haut, tendineux en bas, étendu, obliquement entre les lombes et la partie supérieure de la cuisse. Il s'implante par de courtes aponévroses, 1° sur les parties latérales du corps de la dernière vertèbre dorsale et des quatre premières lombaires, ainsi qu'aux substances intervertébrales; 2° à la base des apophyses transverses correspondantes. De ces deux insertions, entre lesquelles reste un intervalle qui loge les branches du plexus lombaire, partent les fibres charnues, qui

forment un faisceau d'abord aplati et presque vertical, puis arrondi, convergent et oblique en quittant la colonne vertébrale pour se porter sur les côtés du détroit supérieur. Elles dégénèrent, avant de
parvenir à l'arcade crurale, en un tendon très-fort,
caché entre elles depuis la colonne vertébrale,
continuant à recevoir encore des fibres charnues
du côté interne, recevant en dehors toutes celles
de l'iliaque, et passant ensuite sous cette arcade,
entre l'éminence ilio-pectinée et l'épine antérieure-
inférieure. Sorti du bassin, le tendon des psoas et
iliaque réunis (car on doit le regarder comme commun à ces deux muscles) continue à descendre en
dedans et en arrière sur la capsule du fémur, à laquelle il n'est que contigu, et parvient au petit trochanter, où il se termine en l'embrassant.

Les rapports du psoas sont différens dans ses
trois portions lombaire, pelvienne et crurale. La
première correspond en devant et en dehors,
d'abord au diaphragme, puis au péritoine, au rein
et au petit psoas quand il existe; en arrière, aux
apophyses transverses et au carré des lombes, dont
l'isolent le feuillet antérieur du transverse et les
nerfs lombaires; en dedans, à la colonne vertébrale,
dont la séparent les vaisseaux lombaires et les branches antérieures des nerfs de même nom. La seconde, appliquée en arrière sur le ligament ilio-
lombaire et le muscle iliaque, répond en devant
aux vaisseaux iliaques externes et au péritoine; en
dedans, au bassin, dont elle rétrécit le détroit supérieur. La troisième portion correspond en devant
au tissu cellulaire qui occupe le pli de l'aine; en

arrière, à la capsule du fémur et à la branche du pubis, dont la sépare une synoviale. Celle-ci, remarquable par son étendue, par le peu de synovie qu'elle contient communément, et par sa disposition constante, embrasse d'une part la partie postérieure du tendon commun, de l'autre l'os iliaque et la capsule, et va presque jusqu'au petit trochanter, en formant un sac allongé et sans ouverture.

Muscle iliaque. Large, épais, triangulaire, occupant la fosse iliaque et la partie antérieure et supérieure de la cuisse. Il naît, par des aponévroses isolées et à peine sensibles, des trois quarts supérieurs environ de la fosse iliaque, de la lèvre interne des deux épines antérieures, des deux tiers antérieurs de la crête iliaque sur sa lèvre interne, et du ligament ilio-lombaire. De là, ses fibres se portent, les internes verticalement pour se terminer en haut et en dehors du tendon commun, les suivantes dans une direction d'autant plus oblique en bas et en dedans qu'on les observe plus près des épines antérieures, pour s'insérer successivement le long du tendon commun; quelques-unes même des plus externes s'étendent avec lui jusqu'au petit trochanter.

La portion abdominale de l'iliaque est appliquée sur la fosse de même nom, dont la sépare du tissu cellulaire au-dessous de ses insertions. Le péritoine, le cœcum à droite et l'S du colon à gauche, la recouvrent. Quant à sa portion crurale, elle répond en dehors au couturier; en dedans, au pectiné et aux vaisseaux cruraux; en devant, au tissu cellulaire du pli de l'aîne; en arrière, à la capsule précédente et au tendon du droit fémoral.

Muscle petit psoas. Grêle, allongé, placé au-devant du grand psoas, ayant une existence très-variable, mais une forme assez constante. Il s'insère en haut, par de courtes aponévroses, sur la partie inférieure du corps de la dernière vertèbre dorsale, et sur le fibro-cartilage suivant; il forme ensuite un faisceau charnu allongé, qui descend obliquement en dehors, et qui dégénère, au niveau de l'avant-dernière vertèbre lombaire, en un tendon aplati, d'abord antérieur, puis interne au grand psoas. Parvenu vers l'arcade crurale, ce tendon se termine à l'éminence ilio-pectinée, en envoyant par son bord antérieur un prolongement aponévrotique, large et mince, qui descend sur le tendon commun des psoas et iliaque, et se perd dans l'aponévrose du fascia-lata. Recouvert par le diaphragme, les vaisseaux rénaux, le péritoine et l'artère iliaque, le petit psoas est appliqué dans toute son étendue sur le grand.

Muscle carré lombaire. Aplati, assez épais, irrégulièrement quadrilatère, situé aux lombes sur les côtés de la colonne vertébrale. Il s'attache inférieurement, 1° par des aponévroses distinctes, prolongées surtout sur son bord externe et coupées par des fibres transversales très-sensibles, à la partie postérieure de l'interstice de la crête iliaque, dans l'espace d'un pouce à peu près; 2° à tout le ligament ilio-lombaire. Les fibres charnues de la première insertion, qui sont les plus longues, montent presque verticalement à la dernière côte, où elles se terminent par des fibres aponévrotiques assez sensibles. Celles de la seconde diminuent de longueur à mesure qu'elles sont plus internes, affectent une direction de plus en plus oblique en haut et en dedans, et se terminent par quatre languettes aponévrotiques, distinctes de bonne heure sur la partie antérieure du muscle, et continues par leurs bords au-devant de la base des quatre premières apophyses transverses lombaires. Souvent un plan musculeux distinct naît de la partie antérieure du sommet des troisième et quatrième vertèbres lombaires, monte en dehors et se confond ensuite avec le reste du muscle.

Le carré lombaire correspond en devant, d'abord au diaphragme, puis au rein, au grand psoas et au colon, par l'intermède du feuillet antérieur de l'aponévrose du transverse. Le feuillet moyen le sépare, en arrière, de la masse commune des sacro-lombaire et long dorsal, en sorte qu'il se trouve véritablement, comme le droit abdominal, dans une gaîne aponévrotique.

Muscles inter - transversaires lombaires. Petits plans musculeux aplatis, minces, quadrilatères, remplissant les intervalles des apophyses transverses des vertèbres lombaires. Le premier est entre la dernière dorsale et la première lombaire ; le dernier, entre les quatrième et cinquième lombaires. Fixés en haut et en bas des deux apophyses correspondantes, ils avoisinent en devant le carré ; en arrière le sacro-lombaire.

Mouvemens.

Les muscles de cette région n'ont point un but commun dans leur action, comme ceux de la précédente : ils agissent isolément, excepté le psoas et l'iliaque.

Ces deux muscles, prenant en haut leur point fixe, fléchissent la cuisse sur le bassin en portant un peu en dehors la pointe du pied. C'est principalement dans la progression qu'ils sont en action : ce sont eux qui détachent à chaque pas le membre inférieur du sol, en le rendant plus court. Dans la station, au contraire, ils prennent en bas leur point fixe, et retiennent en devant, l'un le bassin, l'autre l'épine, qui tendraient quelquefois avec le tronc à s'incliner un peu en arrière, vu que l'articulation du fémur est très-antérieure. Si la contraction est alors portée au-delà du degré ordinaire, il y a flexion du tronc sur le bassin, et du bassin sur la cuisse. Cette flexion est directe s'il y a simultanéité d'action des muscles des deux côtés : elle est oblique dans le cas contraire.

Le petit psoas fléchit la colonne vertébrale sur le bassin, obliquement ou directement, suivant qu'il agit seul ou avec son semblable. S'il prend son point fixe en haut, il agit légèrement sur le bassin, qu'il incline, et tend l'aponévrose qui se perd sur le tendon commun des muscles précédens, de manière à favoriser l'action de ces muscles, et à empêcher qu'ils n'agissent sur les vaisseaux fémoraux.

Le carré lombaire incline latéralement la colonne vertébrale par sa portion interne, ou sert à la fixer s'il agit concurremment avec son semblable. Il abaisse la première côte par sa portion externe : il est ainsi le premier mobile des fortes expirations ; car la dernière côte est par lui un point fixe sur lequel s'abaissent successivement les autres par l'action des inter-costaux, qui peuvent, comme je l'ai dit, être alternativement élévateurs ou abaisseurs, suivant que la poitrine est fixée en haut ou en bas. Sous ce rapport, le carré est l'antagoniste des scalènes. Dans la station sur les deux pieds, il n'agit point sur le bassin; dans celle sur un seul, il peut l'incliner de son côté, ainsi que dans la prostration horizontale.

Les inter-transversaires inclinent le tronc dans toutes les stations, mais d'une manière peu sensible, à cause de leur peu de force et de leur voisinage du point d'appui.

Tous les muscles de cette région n'ont que peu d'action sur les viscères gastriques.

§ III. *Région anale.*

On y trouve les muscles releveur et constricteur de l'anus, et l'ischio-coccygien.

Muscle releveur de l'anus. Mince, large, aplati, irrégulièrement quadrilatère, un peu recourbé en dedans, formant une cloison qui bouche en bas le bassin et complète la cavité abdominale. Ses origines, étendues depuis le pubis jusqu'à l'épine sciatique, se font, en avant, derrière le pubis et un peu au-dessus du trou sous-pubien, par de très-courtes fibres aponévrotiques; en arrière, à une large et mince aponévrose qui recouvre l'obturateur interne, se continue quelquefois en haut avec une lame détachée du petit psoas, et se prolonge un peu en bas sur les fibres charnues. Ces dernières se dirigent ainsi qu'il suit: celles de la première insertion,

obliquement en arrière et en dedans, pour se perdre sur la prostate et sur les côtés du rectum, où
elle s'entrelacent avec le constricteur; celles de la seconde, d'abord dans la direction des premières pour
venir s'unir à angle aigu avec celles du muscle
opposé entre le coccyx et le rectum, sur une ligne
postérieurement aponévrotique, puis de dehors en
dedans, pour venir se fixer sur les parties latérales
du coccyx.

Les rapports du releveur sont, en dehors, avec
l'obturateur interne, le grand fessier, le transverse,
et plus bas avec la grande quantité de tissu cellulaire qui avoisine l'anus; en dedans, avec la vessie,
la prostate et le rectum.

Muscle ischio-coccygien. Mince, aplati, triangulaire, bouchant en arrière le bassin, conjointement
avec le releveur de l'anus, auquel il est continu et
fait pour ainsi dire suite. Il s'insère à la lèvre interne de l'épine sciatique, se porte de là en s'élargissant à toute la longueur du bord du coccyx, au
bas de celui du sacrum, et un peu sur la face antérieure de ces deux os. Il est entremêlé d'un grand
nombre de fibres ligamenteuses, qui sont en proportion presque égale avec les charnues. Le rectum
et le tissu cellulaire environnant en haut, en bas le
grand et le petit ligamens sacro-sciatiques, forment
les rapports de ce muscle.

Muscle constricteur de l'anus. Mince, aplati, arrondi, fendu dans le milieu pour embrasser l'anus,
inséré postérieurement à l'extrémité du coccyx, et à
un tissu dense et serré qui en part et qui se trouve
au dessous de la réunion des deux releveurs, par

une espèce de pointe charnue, laquelle s'élargit en s'avançant vers l'anus où ce muscle se partage en deux faisceaux aplatis qui embrassent cette ouverture, et qui, se réunissant au-devant d'elle, viennent former une autre pointe charnue, dont les fibres s'entrelacent en partie avec le bulbo-caverneux, et se perdent en partie dans le tissu cellulaire, de manière à rester isolées après la dissection.

Les tégumens en bas, en haut le releveur de l'anus avec lequel il y a entrelacement, le bulbo-caverneux, les transverses, et beaucoup de tissu cellulaire, forment les rapports de ce muscle.

Les anatomistes traitent ici du *constricteur interne* ou *intestinal*; mais la description de ce dernier appartient évidemment à celle du rectum, aux fibres circulaires duquel il fait suite.

Mouvemens.

Les muscles de cette région ont deux buts principaux : 1º les mouvemens de tous les viscères pelviens en général; 2º ceux du rectum en particulier. Le releveur de l'anus et l'ischio-coccygien ont spécialement rapport au premier but. En effet, ils représentent une véritable cloison charnue, susceptible de s'élever, de s'abaisser, et de porter en divers sens les organes qu'elle supporte. Cette cloison est opposée à celle du diaphragme, en sorte qu'aux deux extrémités du diamètre perpendiculaire de l'abdomen se trouvent deux plans charnus, concaves en sens opposé, et susceptibles de rétrécir ou d'agrandir ce diamètre, au gré de l'animal. Le rétré-

cissement le plus grand a lieu dans les efforts violens pour l'expulsion des matières fécales, des urines, etc. L'agrandissement le plus marqué se fait
dans les fortes expirations, dans les toux violentes,
l'éternument, etc. En général, c'est toujours bien
plus le diaphragme qui rétrécit l'abdomen de haut
en bas, en se déprimant, que le releveur de l'anus et
l'ischio-coccygien en se relevant. Ceux-ci soutiennent
les efforts du premier plutôt qu'ils n'en exercent
eux-mêmes de bien efficaces : on peut faire cette
remarque en plaçant la main au périné pendant tous
les grands mouvemens de l'abdomen. Ce phénomène dépend, en arrière, de ce que l'ischio-coccygien, ayant deux insertions presque immobiles, ne
saurait avoir que des mouvemens peu marqués.

Je fais observer, à l'égard de l'usage qu'ont les
muscles de cette région de servir de cloison inférieure à l'abdomen, qu'ils opposent moins de résistance que ceux des parois abdominales, vu qu'ils
n'offrent pas comme eux plusieurs plans superposés
et à direction différente ; disposition relative aux efforts moindres qu'ils ont à supporter, attendu que
les parois osseuses du bassin soutiennent en partie
ces efforts. Si ces parois étaient charnues, et susceptibles de se resserrer, par conséquent, la résistance inférieure serait plus forte. Je fais observer
ensuite que cet usage de servir de cloison n'est réel
qu'en arrière, attendu qu'en devant il reste un espace
très-marqué, qu'occupent le bas du rectum, celui
de la vessie chez l'homme, et de plus la matrice chez
la femme.

Quant aux destinations particulières des muscles

de cette région relatives au rectum, le constricteur a l'usage évident de le tenir constamment fermé. A cet égard je ferai une remarque, savoir, que cette ouverture n'est jamais habituellement ouverte, comme celle de la bouche et des yeux, qui sont cependant aussi garnies de constricteurs : c'est que dans celles-ci il y a divers muscles antagonistes de ces constricteurs, comme le zygomatique, le releveur de la lèvre supérieure, l'abaisseur de l'inférieure et l'abaisseur de l'angle pour la bouche, l'élévateur de la paupière et le frontal pour l'œil, muscles qui agissent sans cesse en sens opposé. Or, à l'anus, il n'y a presque rien de semblable. On peut bien considérer un peu comme cause de dilatation quelques fibres du releveur et les fibres postérieures du bulbo-caverneux; mais pour peu qu'on examine bien le mécanisme de leur action, on verra que cet usage est extrêmement borné, que peut-être même il est entièrement nul. Les véritables antagonistes du constricteur externe, ce sont les fibres circulaires et longitudinales du rectum, qui, poussant de haut en bas les matières fécales, les vents, etc., forcent la résistance de ce muscle; ce sont aussi les muscles abdominaux, dans leur action auxiliaire de celle des intestins. On conçoit tout l'avantage de cette constriction habituelle de l'extrémité inférieure du rectum, pour retenir les matières. L'irritation de la peau qui recouvre le constricteur le fait contracter d'une manière sensible, et presque involontairement. C'est même de tous les muscles sous-cutanés celui dont l'action se rapproche le plus de celle des muscles intérieurs de la vie organique.

« Lorsque le constricteur de l'anus est paralysé, il y
a incontinence de matières fécales. Plus celles-ci
sont dures et en masse considérable, moins leur excrétion est facile, parce qu'il faut surmonter une
résistance plus grande vers ce muscle. Cette résistance est moindre lorsqu'elles sont très-fluides,
parce qu'il faut moins de dilatation. Il peut même
y avoir un suintement très-sensible par l'anus sans
aucune dilatation du constricteur, parce que celui-
ci, en se resserrant, fait rider la peau qui le recouvre : or, ces rides laissent toujours entre elles de petites fentes par où peut se faire l'issue des substances
fluides. En général, il y a de grandes différences,
suivant les individus, relativement à la force des
fibres du rectum comparée à celle des fibres du
constricteur : tantôt ce sont les unes, tantôt c'est
l'autre qui prédomine. Les excrémens ne sont pas
long-temps retenus dans le premier cas; ils séjour-
nent longuement dans le second.

Pendant que les excrémens, ceux surtout qui
ont de la solidité, sont expulsés, le rectum descend
un peu, poussé et par la contraction de ses fibres
propres, et par les viscères gastriques qui agissent
sur lui. Le releveur de l'anus le ramène ensuite à
son niveau naturel. Il ne faut pas confondre cette
descente, qui est de totalité, avec la sortie d'une
petite portion de la surface muqueuse, qui paraît
assez souvent au dehors à chaque excrétion un peu
pénible, et qui dépend de ce que, pendant l'action
des fibres charnues, cette surface muqueuse, qui
n'est pas contractile, fait des plis intérieurs que ces
mêmes fibres tendent à faire descendre avec les

matières. On observe souvent cette saillie de la membrane muqueuse dans les anus contre nature, à chaque fois que les excrémens s'échappent par ces ouvertures; je l'ai vue sur les animaux vivans, à l'orifice de l'iléon dans le cœcum, que j'avais ouvert à la fin de la digestion. Je ne l'ai point observée au pylore, dans plusieurs expériences consécutives, après que j'ai eu ouvert sur des chiens l'intestin duodénum; sans doute parce que, trop large à proportion de celle de cet intestin, la capacité de ce viscère s'y opposait. Mais on observe manifestement ce phénomène lorsque, l'estomac étant ouvert dans un animal, on pousse dans l'œsophage des alimens qu'on y retient en fermant la bouche, et qu'on force ainsi à descendre dans la poche ouverte. Il y a eu, à l'hospice de la Charité, une femme dont l'estomac, percé depuis long-temps d'une large ouverture, laissait voir très-distinctement l'entrée des alimens par le cardia, lequel présentait le même phénomène que j'ai eu occasion d'observer avec MM. Hallé, Duméril et Dupuytren. Je puis donc établir ici comme un fait général, que, toutes les fois qu'un canal charnu tapissé par une surface muqueuse s'ouvre sur une surface un peu large, à chaque fois que le mouvement péristaltique dont il est le siége pousse avec un peu d'effort les substances solides qu'il contient, les replis inférieurs que forme cette membrane tendent à sortir, et forment le bourrelet saillant qu'on remarque dans ces sortes de cas.

§ IV. *Région génitale.*

Cette région offre des différences marquées dans l'homme et dans la femme, à cause de la conformation différente de l'un et de l'autre sexe. Dans le premier, on trouve l'ischio-caverneux, le bulbo-caverneux, le transverse périnéen, et de plus le crémaster dont nous parlerons ailleurs.

Muscle ischio-caverneux. Petit, allongé, aplati, embrassant l'origine du corps caverneux. Fixé au côté interne de la tubérosité de l'ischion, il se porte en devant et en dedans, s'applique sur le corps caverneux, et s'identifie avec sa membrane fibreuse au-delà du niveau du bulbe, par une aponévrose assez long-temps distincte, blanchâtre, à fibres parallèles et dirigées comme les charnues.

Séparé, en dedans, du transverse, et du bulbo-caverneux, par un espace triangulaire dont il forme le côté externe, et que remplissent du tissu cellulaire graisseux, des vaisseaux et des nerfs, ce muscle correspond en dehors à l'ischion et au corps caverneux.

Muscle transverse périnéen. Petit faisceau irrégulier, de forme très-variable; ordinairement triangulaire, implanté en dehors à l'ischion, et à la branche pubienne au-dessus du précédent; confondu en dedans avec son semblable, avec le bulbo-caverneux et même avec le constricteur de l'anus; incliné sensiblement en devant; à fibres parallèles plus longues en arrière et en bas qu'en devant et en haut; répondant, en devant, à l'espace triangulaire compris entre lui, l'ischio-caverneux et le bulbo-caverneux; en arrière, au releveur de l'anus, dont le sépare partout un tissu cellulaire, et de plus en dehors une branche de l'artère honteuse interne.

Muscle bulbo-caverneux. Allongé, aplati, assez épais, plus large en arrière qu'en devant. Ses fibres naissent d'abord d'un entre-croisement charnu qui, placé entre l'anus et le bulbe de l'urètre, est commun à lui, au transverse, au constricteur, et même en haut au releveur de l'anus; puis d'un raphé plus ou moins sensiblement tendineux, qui l'unit sous le bulbe à celui du côté opposé : de là, elles se dirigent en avant et en dehors, et viennent s'attacher, les postérieures, courtes et presque transversales, sur les côtés du bulbe; les antérieures, plus longues, au-dessous de la partie voisine du corps caverneux, en formant une espèce de languette distincte que termine une aponévrose sensible, et qui laisse, en s'écartant de l'opposée, un angle rentrant où se voit l'urètre.

Le bulbe, le commencement de la portion spongieuse de l'urètre, et un peu le corps caverneux en haut; en bas, beaucoup de tissu cellulaire, l'extrémité du constricteur et les tégumens : voilà les rapports de ce muscle.

Chez la femme, les muscles des parties génitales présentent les différences suivantes :

L'ischio-caverneux est à peu près disposé comme chez l'homme, à la différence près de son volume, qui est proportionné à celui du corps caverneux du clitoris.

Le *transverse* est, en général, très-peu sensible;

souvent on n'en trouve presque aucun vestige. Mais
plusieurs fois j'ai vu d'une manière très-distincte
ses fibres se porter de l'ischion à l'intervalle qui
sépare la vulve d'avec l'anus.

Muscle constricteur de la vulve. Il représente à
peu près le bulbo-caverneux de l'homme, quoique
très-différent par ses usages. Il est composé de deux
plans qui, nés, dans l'intervalle de la vulve à l'anus,
d'une espèce d'entre-croisement charnu commun au
transverse et au constricteur de l'anus, se portent
de chaque côté, en se contournant autour de l'orifice du vagin, au-dessus des grandes lèvres, puis
viennent se terminer en devant par de courtes aponévroses qui se perdent dans la membrane du corps
caverneux du clitoris. Le vagin en dehors, en dedans
une plus ou moins grande quantité de tissu graisseux
qui le sépare de la peau, forment ses rapports.

Chez les femmes qui ont peu usé du coït, il est
très-marqué. Quand l'orifice du vagin est très-dilaté, surtout à la suite de plusieurs grossesses, on
le trouve difficilement; quelquefois ses fibres semblent avoir alors entièrement disparu.

Mouvemens.

Les mouvemens de cette région sont peu marqués et presque ignorés dans leur usage général.

D'une part, imprimer une secousse au corps caverneux, le comprimer légèrement, exprimer de derrière en avant le sang qu'il contient, le gonfler par
conséquent un peu en devant, le tirer en même
temps un peu en bas et en arrière; d'une autre part,

exercer une légère compression sur le bulbe de l'urètre et sur ce canal, favoriser par là le mouvement de l'urine et de la semence; voilà l'effet de la contraction des ischio et bulbo-caverneux. Mais quel en est le but? Il faudrait, pour le savoir, bien connaître le mode circulatoire des corps caverneux et du bulbe.

Tendre en sens opposé l'entrelacement charnu commun au bulbo-caverneux, au constricteur de l'anus, et à quelques fibres du releveur, assurer par là un point fixe à ces muscles, voilà quel paraît être l'usage principal du transverse, qui agit aussi un peu sur l'urètre par ses fibres supérieures.

Chez la femme, le constricteur de la vulve peut rétrécir l'orifice du vagin; mais ce mouvement est faible, parce que les fibres du muscle sont peu prononcées : il est même presque nul chez la plupart des femmes; dans d'autres, il est assez prononcé. Aussi ce constristeur ne doit-il point être placé sur la même ligne que les autres muscles de ce genre. Il n'a point d'antagoniste : son action est d'autant plus faible, que l'ouverture du vagin est plus élargie.

Remarques sur les Mouvemens de l'Abdomen.

Les mouvemens généraux de l'abdomen sont principalement dépendans des muscles de la région abdominale proprement dite, de ceux du diaphragme, de la région anale, un peu de ceux de la région lombaire, et nullement de ceux de la région génitale. Entourée de tous côtés de muscles extensibles, surtout en avant, sur les côtés et en haut, la cavité du ventre diffère sous ce rapport de celle de la poitrine, qui ne peut s'agrandir très-sensiblement que de haut en bas, et de celle de la tête, où tout agrandissement est impossible. Cette différence de structure dans les trois grandes cavités du corps est accommodée à la différence des usages des viscères qu'elles renferment. Remarquez, en effet, que la plupart de ceux de l'abdomen sont sujets à des dilatations très-considérables, soit que ces dilatations soient rapides dans leur développement, comme à l'estomac, aux intestins et à la vessie; soit que, comme à la matrice, dans les engorgemens du foie, etc., elles affectent une marche plus lente?

J'ai déjà parlé de la résistance des parois abdominales; j'observe de plus ici que, dans l'état de relâchement des muscles, cette résistance est moins marquée dans la portion charnue que dans la tendineuse; que dans l'état de contraction, au contraire, la première résiste plus que la seconde aux efforts qu'exercent contre elles les viscères gastriques. Aussi, comme dans presque tous les cas où ces viscères sont fortement poussés en devant, dans les efforts, dans le soulèvement des fardeaux, etc., les parois abdominales sont contractées, c'est rarement par la portion charnue, mais par la tendineuse; que se font les hernies. Je ne parle pas ici de la disposition dépendant des ouvertures de l'anneau, de l'arcade crurale, etc. Là où les fibres aponévrotiques sont très-serrées, comme à la ligne blanche, souvent elles s'écartent préférablement aux charnues pour laisser passer les intestins. D'ailleurs, pour peu que les fibres aponévrotiques soient écar-

·tées., les efforts suivans vont toujours en les écartant davantage, parce qu'elles sont peu susceptibles de revenir sur elles-mêmes; tandis que si, dans un effort, les charnues ont été séparées, bientôt elles reprennent leur rapport naturel par leur force contractile. Tous les médecins qui explorent l'état de l'abdomen par le tact savent avec quelle force la portion charnue de ses parois résiste de dehors en dedans à la main qui la presse, quand elle se trouve en état de contraction: or, il en est de même de la résistance de dedans en dehors pour les viscères gastriques. :

Les mouvemens des parois abdominales ont deux buts principaux : 1° favoriser les fonctions intérieures qui se passent dans l'abdomen; 2° déterminer en grande partie les excrétions tant inférieures que supérieures de cette cavité.

Sous le premier rapport, les parois abdominales, soumises à l'influence de la volonté, sont pour ainsi dire le lien qui enchaîne à la vie animale les fonctions organiques du ventre, la digestion, les sécrétions, etc., comme les parois musculeuses du thorax sont, ainsi que je l'ai prouvé ailleurs, le lien qui met sous la dépendance du cerveau, centre de la vie animale, la respiration, qui est une fonction spécialement organique. Cependant il s'en faut de beaucoup que les organes gastriques aient autant besoin que les poumons du mouvement qui leur est habituellement imprimé. Remarquez, en effet, que dans ceux-ci le mouvement extérieur agit de deux manières : en favorisant, d'une part, la circulation et les diverses fonctions qui s'y passent; d'une autre part, en procurant l'un des matériaux essentiels de cette fonction, qui cesse inévitablement, sous ce rapport-là, dès que l'immobilité survient; en sorte que ces mouvemens lui sont en même temps essentiels d'un côté, et accessoires de l'autre. Or ce n'est jamais que sous ce dernier point de vue qu'on doit considérer les mouvemens des parois abdominales relativement aux viscères gastriques.

Ces parois aident, par l'agitation permanente que leur imprime la respiration, le mouvement digestif de l'estomac; et, à cet égard, observez que la digestion, en envoyant au cœur un stimulus nouveau, qui est le chyle, accélère le pouls; et par là même la respiration, dont les mouvemens s'accroissent; et que, par une suite nécessaire, elle favorise, par le premier effet de son produit nutritif dans l'économie, l'excrétion du résidu qui ne peut être assimilé. Cependant il ne faut point croire que le mouvement intestinal et gastrique ne pourrait se passer absolument de celui des parois abdominales. J'ai plusieurs fois observé, dans le ventre ouvert des animaux vivans, les matières contenues dans les intestins avançant très-bien par l'effet du seul mouvement péristaltique. On sait que, dans les hydropisies, où la grande quantité d'eau éloigne des intestins l'influence des parois de l'abdomen, la progression des matières a lieu comme à l'ordinaire. Lorsque, dans les accès d'asthme, dans une course prolongée, etc., la respiration plus précipitée accélère le mouvement de ces parois, on ne voit pas que cette progression soit beaucoup plus prompte, et les selles ne sont pas plus fréquentes. D'un autre côté, si les intestins sont irrités par une cause mor-

bifique ou artificielle, comme par un lavement pur-
gatif, les parois abdominales conservent le même
degré de mouvement, la progression des matières
devient très-rapide, et les selles par conséquent
très-fréquentes.

Je dirai de la circulation abdominale, de celle de
la veine porte spécialement, des sécrétions, des ex-
halations et des absorptions qui s'opèrent dans la
cavité du ventre, la même chose que de la digestion.
Les parois de cette cavité favorisent ces fonctions
par leurs mouvemens, mais ceux-ci ne leur sont pas
essentiels. J'ai remarqué souvent la circulation hé-
patique du sang noir se faisant très-bien dans le
ventre ouvert d'un animal; le sang jaillit très-sensiblement alors des veines mésentériques piquées.
Boerhaave avait exagéré la nécessité des secours accessoires pour cette sorte de circulation, qui en reçoit bien une influence, puisqu'elle diminue peu à
peu quand l'abdomen est ouvert; mais qui n'est
point exclusivement mise en jeu par eux.

Quant aux excrétions supérieures et inférieures,
souvent les mouvemens abdominaux y sont indis-
pensables : ils les produisent spécialement quand
elles obéissent à la volonté. J'ai montré, dans l'*A-
natomie générale*, comment, lorsque nous faisons
des efforts pour aider à l'éjection des selles, ou des
urines, ou à l'accouchement, ces mouvemens se combinent avec ceux du rectum, de la vessie et de la
matrice. Quelquefois ces derniers sont seuls en activité; ce qui arrive quand la cause irritante agit
puissamment sur leurs organes creux, qui se contractent alors malgré la volonté.

Dans les excrétions supérieures qui se font par le vomissement, il y a aussi quelquefois contraction isolée de l'estomac, comme quand il se soulève à la vue d'un objet dégoûtant, dans la plupart des vomissemens sympathiques, où ce viscère seul, et non ses auxiliaires, est affecté; comme encore lorsque, le ventre étant ouvert, on irrite les nerfs vagues; ce qui n'a pas toujours lieu cependant, ainsi que mes expériences me l'ont prouvé, etc. Mais si l'estomac est fortement irrité, et que sa contraction seule ne puisse expulser les matières qu'il contient, tous les muscles environnans le compriment, et l'aident à rejeter ce qui le fatigue : c'est ainsi que nous aidons à l'action du rectum et de la vessie, pour les vider plus efficacement et avec plus de promptitude. Sous ce rapport, les excrétions supérieures ont un mécanisme très-analogue à celui des inférieures. C'est pour n'avoir pas analysé avec précision ce qui, dans les excrétions abdominales, appartient aux viscères creux de l'abdomen, d'avec ce qui dépend des parois de cette cavité, que la plupart des auteurs ne s'en sont formé que des idées inexactes.

Quand le diaphragme contracté presse l'estomac, l'ouverture pylorique resserrée oppose un obstacle aux alimens qui traversent l'œsophage. Mais, d'une part, les fibres diaphragmatiques latérales peuvent se contracter indépendamment de celles des piliers; d'une autre part, la puissance représentée par la presque totalité du diaphragme, par les muscles abdominaux et par l'estomac, est évidemment supérieure à la résistance que présentent les seuls piliers en contraction.

Développement.

Les muscles de l'abdomen diffèrent essentiellement dans le premier âge sous le rapport de leur développement. Ceux de la région abdominale proprement dite sont extrêmement caractérisés. Leur largeur est relative à l'étendue proportionnelle des viscères qu'ils ont à embrasser. Cette largeur, également réelle dans tous, frappe surtout au premier coup d'œil dans le droit abdominal. L'épaisseur y est à peu près dans le même rapport pour la partie charnue. Pour les aponévroses, elles sont minces, déliées, à fibres peu marquées, et comme transparentes ; en sorte que les muscles se laissant voir au travers, on dirait qu'elles manquent dans le fœtus de trois à quatre mois, et que tout est charnu : mais pour peu qu'on examine attentivement les objets, on distingue très-bien la lame mince qui recouvre le droit antérieur. C'est probablement cette disposition qui a trompé ceux qui ont cru que les aponévroses n'existent pas dans les premiers mois. La ligne blanche que forme l'entre-croisement de ces aponévroses offre peu d'épaisseur et de résistance ; l'ombilic, qui la traverse, est alors très-dilaté pour donner passage aux vaisseaux ombilicaux ; on voit des fibres circulaires très-distinctes sur sa circonférence. L'anneau inguinal, d'abord assez étroit, s'élargit beaucoup vers l'époque de la descente du testicule ; son étendue proportionnelle est alors remarquable. Après la descente, il ne se resserre point tout à coup, mais d'une manière insensible, comme l'ombilic. Quand le testicule reste derrière lui, cela dépend souvent de ce qu'il n'a pu se dilater assez pour lui livrer passage. L'arcade crurale est, à cause du peu de développement du bassin, plus rétrécie que par la suite : mais le repli qui la complète en devant est très-sensiblement formé dès les premiers temps.

Parmi les muscles de la région lombaire, le psoas et le carré sont déjà très-formés chez le fœtus ; mais la partie supérieure de l'iliaque est extrêmement rétrécie à cause de la fosse où elle se trouve logée. Cela est tellement marqué chez un fœtus de quatre mois, que ce dernier muscle, à l'ouverture de l'abdomen, paraît presque entièrement caché par le psoas.

Le peu de développement du bassin, d'une part, et des parties génitales, de l'autre, fait qu'à cet âge les muscles des deux régions suivantes sont aussi peu prononcés chez le fœtus. J'en excepte cependant le constricteur de l'anus, qui est déjà assez marqué, sans doute parce que le rectum l'est lui-même beaucoup, qu'il entre tout de suite en exercice d'une manière spéciale, et qu'il ne se fixe presque pas au bassin.

Après la naissance, l'accroissement des muscles du ventre se fait d'une manière inverse à celle du fœtus : ceux d'en bas croissent plus vite que ceux des parois abdominales, en sorte que l'équilibre s'établit peu à peu. L'ombilic se resserre et ensuite s'oblitère insensiblement. L'anneau se rétrécit, et ensuite reste au degré d'ouverture que lui imposent les lois de l'organisation : sa structure s'opposerait même à son oblitération. À la puberté, les muscles des parties génitales prennent un accroissement rapide, chez les femmes surtout, et dans un temps très-court ils rattrapent les autres, si je puis m'exprimer ainsi. Dans les âges suivans, il n'y a guère que les muscles abdominaux qui éprouvent des variations ; les autres restent dans les mêmes proportions. Ces variations des muscles abdominaux dépendent de la grossesse chez les femmes, des diverses collections qui se forment accidentellement dans cette cavité ; de l'amas de graisse qui s'y fait vers l'âge de trente-six à quarante ans chez certains individus, amas qui détermine cette saillie antérieure du ventre très-remarquable dans plusieurs personnes, et à laquelle les viscères gastriques, le foie, l'estomac, les intestins, etc., sont vraiment étrangers. Cette collection graisseuse, ordinairement remarquable d'une manière plus particulière dans le mésentère et dans l'épiploon, est, dans certains ventres très-saillans, presque uniquement sous-cutanée : je m'en suis assuré souvent dans les dissections. Je ferai observer aussi à cet égard, que la saillie du ventre est inverse chez le fœtus et chez l'adulte : dans le premier, ce sont les viscères gastriques, le foie surtout, qui la déterminent ; la graisse la cause uniquement dans le second. Le ventre et les joues offrent aussi, dans ces deux âges, une bouffissure inverse chez la plupart des individus. La graisse se porte plus à la face qu'au ventre dans le premier âge, et plus au ventre qu'à la face dans l'homme de quarante ans.

Distendues pendant un certain temps par la graisse, par des collections aqueuses, par des tu-

meurs, etc., devenues le siége de grossesses répétées, les parois musculaires du ventre ne reprennent
plus leur degré de tension ordinaire; elles restent
flasques, souples et mobiles. Les viscères ne sont plus
aussi exactement comprimés, et cependant leurs
fonctions s'exercent aussi bien. La coïncidence de ces
deux choses, l'intégrité des fonctions et la flaccidité
des parois abdominales, prouve ce que j'avançais
plus haut; que l'influence des dernières sur les premières n'est pas aussi marquée qu'on le croit communément.

MUSCLES POSTÉRIEURS

DU TRONC.

---

§ Ier. Région lombo-dorsale.

On n'y trouve que deux muscles, le trapèze et le grand dorsal.

Muscle trapèze. Très-large, aplati, mince, plutôt triangulaire que trapézoïde, situé derrière le cou, le dos et l'épaule. Ses insertions, qui sont internes, ont lieu, 1° au tiers interne à peu près de la ligne courbe occipitale supérieure; 2° tout le long du ligament cervical postérieur, à la dernière apophyse épineuse cervicale, à toutes -les dorsales, ainsi qu'aux ligamens sur-épineux correspondans. Toutes ces insertions ont lieu par des fibres aponévrotiques, en général assez courtes, excepté à l'occipital, où se voit une lame aponévrotique mince, puis au niveau des premières vertèbres dorsales et de la dernière cervicale, où ces fibres, par leur longueur, forment une véritable aponévrose de forme irrégulière et très-variable, et enfin vers les deux ou trois dernières vertèbres dorsales. A ces fibres aponévrotiques succèdent les charnues, qui ont une longueur et une direction différentes. Celles venant de l'occipital et du ligament cervical descendent obliquement en dehors et en avant, et gagnent en se contournant sur elles-mêmes le bord postérieur de la clavicule, au tiers externe duquel elles s'insèrent. Celles qui viennent de la dernière vertèbre cervicale et des premières dorsales sont les plus courtes, et se portent horizontalement et parallèlement en dehors, pour se terminer par des aponévroses prononcées surtout vers l'acromion, où elles ont près d'un pouce, au-dessus du bord postérieur de l'épine de l'omoplate. Enfin; celles des vertèbres dorsales suivantes gagnent, en convergeant dans une direction d'autant plus oblique en haut et en dehors qu'elles sont plus inférieures, l'extrémité interne de l'épine ci-dessus, où elles se terminent par une aponévrose étroite, triangulaire, à fibres dirigées comme les charnues, qui glisse d'abord, sans l'intermède d'une synoviale, sur la facette triangulaire qu'on remarque en cet endroit.

Le trapèze, partout subjacent à la peau, à laquelle il adhère plus au cou qu'ailleurs, est appliqué dans cette partie sur le grand complexus, le splénius et l'angulaire; au dos, sur le petit dentelé supérieur, le rhomboïde, le sur-épineux, le grand dorsal et une petite portion des muscles vertébraux.

Muscle grand dorsal. Large, mince, aplati, irrégulièrement quadrilatère, à angle supérieur très-allongé, placé sur la partie inférieure et postérieure du tronc. 1o. Il s'insère à la face externe des trois ou le plus souvent des quatre dernières côtes abdominales, par autant de languettes d'abord aponévrotiques, puis, charnues, qui se recouvrent successivement et se croisent avec les languettes correspondantes du grand oblique, dont elles ne suivent pas la direction, mais qu'elles coupent à an-

gle aigu. 2°. Le plus grand nombre des fibres charnues naissent tout le long du bord externe d'une
aponévrose très-forte, qui, large en bas, rétrécie en
haut, intimement unie avec le feuillet aponévrotique postérieur du petit oblique, formée de fibres
entrecroisées en tous sens inférieurement, et dirigées comme les charnues supérieurement, s'insère
au sommet de toutes les apophyses épineuses et aux
ligamens sur-épineux, depuis le milieu du dos jusqu'au bas du sacrum, puis aux aspérités postérieures de ce dernier, et au tiers postérieur de la crête
iliaque. Nées de cette double insertion, les fibres
charnues se comportent ainsi qu'il suit : celles qui
viennent, en haut, de l'aponévrose se portent horizontalement en dehors; les suivantes augmentent
successivement de longueur, et affectent une direction d'autant plus oblique qu'elles s'approchent plus
de la crête iliaque; ensuite celles qui naissent des
côtes diminuent de plus en plus, et montent dans
une direction presque verticale, en sorte que toutes
convergent et forment un angle très-allongé, en ga-
gnant l'angle inférieur de l'omoplate, endroit où le
muscle a peu de largeur, mais beaucoup d'épaisseur,
ce qu'il doit aussi en partie à quelques fibres naissant ordinairement de cet angle inférieur, pour s'u-
nir avec ce muscle au moment où il passe derrière.
Le faisceau résultant de la réunion de toutes ces
fibres continue à se porter obliquement en haut et
en dehors appliqué sur le grand rond; puis il se contourne sur lui-même de telle sorte que ce dernier le
recouvre à son tour vers l'humérus; là, il donne
naissance à un tendon de trois pouces à peu près,

qui reçoit par sa partie inférieure les fibres charnues d'en haut, et celles d'en bas par la supérieure,
puis vient, collé à celui du grand rond, s'insérer à
la lèvre postérieure de la gouttière bicipitale, dont
il tapisse en partie le fond avec le grand pectoral.
Une bride aponévrotique, en forme de corde, aplatie, descendant de la petite tubérosité de l'humérus,
le fixe en cet endroit; d'où il envoie un prolongement à l'aponévrose brachiale.

Le grand dorsal est partout recouvert par les tégumens, si ce n'est en dedans et en haut, où il l'est
un peu par le trapèze. Il est appliqué sur une petite
partie du rhomboïde, sur les muscles vertébraux et
le petit dentelé inférieur, sur les petit et grand obliques abdominaux, dont il est quelquefois séparé aux
lombes par un intervalle triangulaire, sur la face externe des six ou sept dernières côtes, sur les muscles
intercostaux correspondans, sur l'angle inférieur de
l'omoplate, sur le grand dentelé, et enfin sur le
muscle grand rond, qui, à son tour, le recouvre,
comme je l'ai dit.

Mouvemens.

Les deux muscles de cette région sont les agens
de divers mouvemens qu'il faut examiner isolément
pour chacun. Le trapèze agit sur la tête ou sur l'é-
paule. En prenant son point fixe sur la seconde, il
renverse la première en arrière, directement ou de
côté, suivant qu'il se contracte avec son semblable
ou tout seul. Il élève directement le moignon de l'é-
paule par ses fibres supérieures, dont la contraction

part alors de la tête et du ligament cervical. Par les moyennes et les inférieures, il fait exécuter à l'omoplate une espèce de bascule qui oblige son angle antérieur et le moignon de l'épaule par conséquent, de s'élever, tandis qu'il fait descendre l'angle postérieur. Sous ce rapport, il agit surtout dans l'élévation des fardeaux, et presque toujours concurremment avec le grand dentelé, dont il est l'antagoniste sous le point de vue du mouvement en arrière. En effet, il porte aussi l'épaule dans ce sens, tandis que ce dernier le dirige en devant : voilà pourquoi, en s'élevant, celle-ci reste fixée dans sa position moyenne lorsque ces deux muscles agissent ensemble. Si les grands dentelés se relâchent pendant la contraction des trapèzes, les deux épaules se rapprochent en arrière, en s'élevant vers leur moignon. Le trapèze prend rarement son point mobile sur le tronc. Les membres supérieurs saisissant en haut un objet, tandis que celui-ci est suspendu, ils peuvent concourir à l'élever sur eux.

Le grand dorsal meut le bras, la poitrine, le bassin, et en même temps tout le tronc. Son action sur le bras varie suivant la position de celui-ci. En géral, il tend toujours à le ramener en arrière, soit qu'il l'abaisse en même temps, vu son élévation préliminaire, soit qu'il lui imprime une légère rotation en dedans, vu sa rotation antécédente en dehors, soit qu'il agisse sur lui lorsqu'il pend le long du tronc. Le grand dorsal est spécialement inspirateur par ses fibres costales : il agit surtout dans ce sens lorsque la respiration est très-gênée : voilà pourquoi ceux qui ont besoin de dilater le plus possible la poitrine, comme les asthmatiques, etc., saisissent souvent avec les membres supérieurs un corps ré- sistant, pour que l'humérus fixé fournisse un appui solide au grand dorsal. Dans ce cas, ce dernier pour- rait agir un peu sur l'omoplate, en tirant son angle inférieur en devant, si le petit nombre des fibres scapulaires ne rendait cette action presque nulle. En agissant sur le tronc, le grand dorsal sert à l'é- lever sur les membres supérieurs, comme quand ceux-ci sont fixés en haut, le tronc étant suspendu, par exemple, dans l'action de s'élever de dessus un siége en s'appuyant sur ces membres, de presser sur un cachet, etc. Il est, dans tous ces cas, congénère du grand pectoral, dont il est antagoniste sous d'autres rapports, et avec lequel il combine d'ail- leurs fréquemment son action, comme je l'ai dit. Dans l'attitude sur un seul pied, il peut incliner du côté du pied non fixé le bassin sur la poitrine. On peut aussi le considérer comme tenseur de la forte aponévrose recouvrant l'épais faisceau charnu qui se trouve aux lombes, et dont il favorise par là les puissantes contractions.

§ II. *Région dorso-cervicale:*

On n'y trouve que deux muscles, le rhomboïde et l'angulaire.

Muscle rhomboïde. Large, mince, aplati, quadri- latère; obliquement situé à la partie supérieure du dos et inférieure du cou. Il se fixe, par des fibres aponévrotiques bien plus longues en bas qu'en haut, et ayant la même direction que les charnues, à l'ex-

trémité du ligament cervical; à la dernière apophyse
épineuse cervicale, aux quatre ou cinq premières
dorsales, et aux ligamens inter-épineux correspondans. De cette insertion, les fibres charnues, parallèles les unes aux autres, se portent obliquement en
bas et en dehors, jusqu'au bord spinal de l'omoplate,
où elles s'insèrent entre les sus-épineux, sous-épineux et grand dentelé; en haut et en bas, par de
courtes aponévroses; au milieu, par une espèce de
tendon vertical qui, fixé à l'os vers ses deux extrémités, n'y tient dans sa partie moyenne que par du tissu
cellulaire que traversent des artères.

Ce muscle, que quelques anatomistes divisent
en deux, parce que la portion venant du cou est
isolée de l'inférieure qui est plus large, par une ligne
cellulaire, correspond en arrière au trapèze, un
peu au grand dorsal et aux tégumens; en devant,
au petit dentelé supérieur, au splénius, aux muscles
vertébraux, aux côtes et aux intercostaux correspondans.

Muscle angulaire. Allongé, assez épais, situé à
la partie postérieure et latérale du cou. Il s'implante
supérieurement au tubercule postérieur des quatre
premières apophyses transverses cervicales, par
autant de petits tendons d'où naissent des faisceaux
charnus qui, d'abord isolés, se réunissent bientôt,
et forment un faisceau unique, lequel descend obliquement en arrière et en dehors vers l'angle postérieur de l'omoplate, auquel il s'insère par de
courtes fibres tendineuses.

Ce muscle, subjacent au trapèze, au sterno-
mastoïdien et à la peau, recouvre le petit dentelé

supérieur, le sacro-lombaire, le transversaire et le splénius.

Mouvemens.

Ils se rapportent spécialement à l'épaule, dont l'angulaire déprime le moignon en élevant l'angle postérieur de l'omoplate, en sorte qu'il est antagoniste du grand dentelé, du trapèze, etc. ; et, à cet égard, observez comment la nature a, par le singulier mécanisme de l'épaule, placé en bas ses élévateurs, et en haut ses abaisseurs. Remarquez aussi de combien les premiers l'emportent par leur force sur les seconds, qui avaient en effet moins d'efforts à faire. Quand l'angulaire et le trapèze se contractent simultanément, il n'y a point de bascule de l'omoplate, et le mouvement de l'épaule est direct en haut. Le rhomboïde fait un peu tourner cet os sur lui-même dans le sens de l'angulaire ; mais son action principale consiste à le rapprocher du tronc ; congénère sous ce rapport du trapèze, dont il est antagoniste sous le rapport de l'élévation ; en sorte que, quand tous deux agissent, l'épaule se porte horizontalement en dedans.

Les muscles de cette région agissent peu sur le tronc : pour qu'ils le fassent, l'épaule doit être préliminairement fixée. Alors l'angulaire incline latéralement le cou, ou le fixe dans sa rectitude s'il se contracte avec son semblable. Les rhomboïdes, par leurs faisceaux supérieurs, peuvent être considérés comme tenseurs du ligament cervical, et propres par conséquent à favoriser les mouvemens des muscles qui viennent s'y fixer.

§ III. *Région vertébro-costale.*

On y trouve les deux petits dentelés, et leur aponévrose commune.

Muscle petit dentelé supérieur. Aplati, très-mince, quadrilatère, situé à la partie supérieure du dos. Il s'insère au bas du ligament cervical, à la dernière apophyse épineuse cervicale et aux deux ou trois premières dorsales, par une aponévrose mince faisant près de la moitié de sa largeur, à fibres parallèles et obliques de haut en bas et de dedans en dehors. Nées de la partie externe de cette aponévrose, les fibres charnues suivent d'abord là même direction, en formant un plan quadrilatère ; puis elles se divisent en quatre faisceaux terminés chacun par de courtes fibres aponévrotiques, lesquelles s'insèrent au bord supérieur des seconde, troisième, quatrième et cinquième côtes, en s'éloignant d'autant plus de leur angle qu'ils sont plus inférieurs : quelquefois trois, plus rarement cinq digitations se remarquent.

Le rhomboïde, l'angulaire, le trapèze et le grand dentelé recouvrent ce muscle, qui est appliqué sur le splénius, le transversaire, les muscles vertébraux, les côtes et les intercostaux correspondans.

Muscle petit dentelé inférieur. Plus large, mais à peu près de même forme que le précédent, situé au bas du dos, dans la région lombaire. Il naît des deux dernières apophyses épineuses dorsales, des trois premières lombaires et des ligamens inter-épineux correspondans, par une aponévrose assez large

en composant près de la moitié, à fibres parallèles
et obliques en haut et en dehors; tellement adhérente à celle du grand dorsal dans sa moitié interne, qu'on dirait qu'elle part de cette dernière
plutôt que des vertèbres. Quoi qu'il en soit, les
fibres charnues, continuant à suivre la direction
des aponévrotiques, viennent, après un court trajet, se partager en quatre faisceaux, dont le premier,
qui est le plus large, s'insère au bord inférieur et
près l'angle de la seconde côte abdominale, et dont
les autres, d'une largeur successivement moindre,
se fixent aussi, par des fibres aponévrotiques, au
même bord des trois dernières côtes abdominales,
et d'autant plus loin de leur angle qu'ils sont plus
inférieurs; en sorte que le dernier, qui est très-
étroit, se fixe et à l'os et au cartilage. Ces faisceaux se recouvrent successivement par leur bord
inférieur.

Le petit dentelé inférieur, subjacent au grand
dorsal, recouvre les muscles vertébraux, les trois
dernières côtes, les intercostaux correspondans, et
le feuillet postérieur de l'aponévrose du transverse,
avec lequel la sienne adhère initimement.

Aponévrose vertébrale. Une aponévrose très-
mince semble unir les deux muscles précédens, aux
bords correspondans desquels elle se fixe. Attachée,
d'une autre part, en dehors aux angles des côtes,
en dedans aux apophyses épineuses, cette aponévrose bride et retient les muscles vertébraux, qu'elle
renferme dans une espèce de gouttière aponévrotique en arrière, osseuse en devant. Elle présente
quelques fibres transversales, apparentes spéciale-

ment vers les dentelés, aux fibres aponévrotiques desquels elles sont parallèles.

Mouvemens.

Les deux muscles de cette région ont un usage commun, celui de retenir dans leur place les muscles vertébraux, de les brider, pour ainsi dire : ils sont congénères, sous ce rapport, de leur aponévrose commune. Mais, sous un autre point de vue, ils sont antagonistes l'un de l'autre, le petit dentelé supérieur élevant les côtes auxquelles il se fixe, l'inférieur abaissant les siennes, l'un étant par conséquent inspirateur, et l'autre expirateur. L'action de ce dernier est plus efficace que celle du premier, la mobilité des côtes inférieures étant plus grande que celle des supérieures. Tous deux n'ont aucune action sur l'épine.

§ IV. *Région cervico-occipitale superficielle.*

On y voit les muscles splénius, grand et petit complexus.

Muscle splénius. Allongé, aplati, assez épais, placé obliquement derrière le cou. Il s'insère en dedans, par des fibres aponévrotiques plus larges en bas qu'en haut, aux quatre ou cinq premières apophyses épineuses dorsales, à la dernière cervicale, et aux deux tiers inférieurs du ligament cervical. De là, ses fibres charnues, d'autant plus longues qu'elles sont plus inférieures, quelquefois unies en bas avec le transversaire, se portent obliquement en haut et en dehors, en laissant entre ce muscle et son semblable un espace triangulaire où se voit le complexus ; puis elles se divisent bientôt en deux faisceaux, dont le supérieur, plus étendu, se termine, par de courtes fibres aponévrotiques, en dehors de l'empreinte raboteuse subjacente à la ligne courbe occipitale supérieure, à la portion mastoïdienne, et à tout le côté externe de l'apophyse mastoïde du temporal ; l'inférieur, plus étroit, se subdivise en deux autres portions qui vont, par deux petits tendons plus prolongés sur leur partie interne que sur l'externe, s'insérer aux deux premières apophyses transverses cervicales. Quelquefois un petit faisceau se porte à la troisième.

Le rhomboïde, le petit dentelé supérieur, le trapèze, l'angulaire et le sterno-mastoïdien, correspondent en arrière et de bas en haut au splénius, qui recouvre les petit et grand complexus, le long dorsal et le transversaire.

Muscle grand complexus. Large, allongé, assez épais, situé sous le précédent. Il prend insertion, par des tendons d'abord isolés, puis interposés parmi les fibres charnues, et d'autant plus marqués qu'ils sont plus inférieurs, aux dernières apophyses transverses et articulaires cervicales, et aux quatre ou cinq premières transverses dorsales. Nées de ces tendons, les fibres charnues forment par leur réunion un faisceau étroit et pointu en bas, mais qui prend plus de largeur à mesure qu'il se porte obliquement en haut et en dedans, en se rapprochant du muscle opposé, dont le sépare seulement, au haut du cou, une ligne celluleuse subjacente au ligament cervical. Fixées quelquefois par quelques prolongemens à la dernière apophyse épineuse cervicale et aux deux premières dorsales, ces fibres parviennent enfin dans leur direction oblique à l'occipital, auquel elles s'implantent en dedans des inégalités qui sont sous sa ligne courbe supérieure, par des fibres aponévrotiques prolongées assez loin dans l'épaisseur des charnues.

Ce muscle est partagé selon sa longueur en plusieurs portions, par des faisceaux aponévrotiques de forme différente. L'un d'eux a une disposition constante et analogue à celle des tendons; il est plus large à ses extrémités qu'au milieu. On le voit à la partie interne du muscle, dont il occupe un peu plus du tiers moyen, soit qu'il se trouve isolé, soit que, ce qui est plus commun, il règne seulement en arrière, des fibres charnues se trouvant au-devant de lui. Un autre faisceau existe au milieu : quelquefois il est parallèle au précédent; le plus souvent irrégulièrement disposé en intersection, il forme des espèces de zigzags, et se rapproche de la direction transversale. Quelquefois on trouve une autre intersection très-variable à la partie supérieure du muscle.

Le grand complexus, recouvert successivement par le trapèze, puis par le splénius, le petit complexus, le transversaire et le long dorsal, recouvre en haut les muscles droits et obliques, en bas le transversaire épineux.

Muscle petit complexus. Allongé, étroit, mince, placé sur la partie latérale et un peu postérieure du cou. Il prend naissance en dehors et en bas des quatre dernières apophyses transverses cervicales,

quelquefois de la première dorsale, par de petits
tendons d'autant plus marqués qu'ils sont plus inférieurs, et desquels partent des faisceaux charnus
qui montent d'abord isolés, puis forment bientôt
par leur réunion un faisceau unique qui se porte,
en épaississant, verticalement derrière l'apophyse
mastoïde, où il s'insère par un tendon aplati qui
règne d'abord dans les fibres charnues, lesquelles
sont souvent interrompues dans leur trajet par de
petites intersections aponévrotiques très-variables.

Le splénius et le transversaire sont appliqués en
arrière sur le petit complexus, qui tient souvent en
bas, par une languette charnue, au grand dorsal, et
qui recouvre le grand complexus, un peu les obliques
de la tête et le faisceau postérieur du digastrique.

Mouvemens.

Ils se rapportent spécialement à la tête, qui est
ou renversée directement en arrière, ou, si elle a été
inclinée, ramenée aussi directement à sa rectitude
quand la totalité des muscles de cette région agit ;
mais qui, en même temps qu'elle est portée dans
ce sens, éprouve une rotation si le splénius ou le
complexus d'un côté seulement entre en action. La
face se dirige à gauche et l'occiput à droite si le splénius droit et le complexus gauche agissent : un effet
contraire a lieu si les muscles opposés se contractent
comme rotateurs de la tête. Le splénius gauche et le
complexus droit sont donc congénères du sterno-
mastoïdien droit, et réciproquement. Mais comme
ce dernier est leur antagoniste sous le rapport de la

flexion, s'il agit en même temps qu'eux, il y a simplement rotation, sans flexion ni extension. Cette rotation, étrangère à l'articulation occipito-atloïdienne, se passe, comme je l'ai dit, dans l'axoïdo-atloïdienne; aussi la languette cervicale supérieure du splénius peut-elle en être l'agent comme la portion occipitale de ce muscle, tandis que la languette cervicale inférieure y est étrangère.

Le petit complexus est nul dans toute rotation de la tête, qu'il incline seulement un peu de son côté s'il agit seul, ou qu'il renverse légèrement s'il agit concurremment avec l'autre.

Tous les muscles postérieurs du tronc sont à la tête, dont ils assurent la rectitude, ce que les muscles vertébraux sont au tronc dans la station. Ils font équilibre avec l'excès de pesanteur que la partie antérieure de la tête a sur la postérieure; et comme cet excès est moins prononcé qu'il ne le semble d'abord, ils ne sont pas aussi considérables que chez les animaux. Leur point fixe inférieur, se répartissant sur les apophyses épineuses et sur les transverses, en devient plus assuré. Ils ne peuvent guère agir, de haut en bas, sur la colonne vertébrale, que dans la position renversée que prennent certains bateleurs quand ils se tiennent en station sur la tête.

§ V. *Région cervico-occipitale profonde.*

Les deux droits, les deux obliques, et les interépineux composent cette région.

Muscle grand droit. Court, aplati, triangulaire,

placé derrière l'articulation de la tête avec la colonne vertébrale. Fixé inférieurement par de courtes fibres tendineuses au tubercule de la seconde apophyse épineuse cervicale, près le grand oblique; il monte obliquement en dehors, s'élargit, et va s'insérer, par de courtes aponévroses, sous la ligne occipitale inférieure, entre le petit droit et le petit oblique. Il correspond en arrière au grand complexus et un peu au grand oblique; en devant à l'occipital, à la lame de l'atlas et au petit droit.

Muscle petit droit. Court, aplati, triangulaire, plus large à proportion que le précédent, au-devant duquel il est situé. Il s'insère, en bas, au tubercule postérieur de l'atlas, par un court tendon à fibres rayonnées; puis il monte presque verticalement, séparé de son semblable par une ligne celluleuse, et s'élargit à mesure qu'il s'approche de l'occipital, auquel il s'implante par de courtes aponévroses en dedans du précédent. Beaucoup de tissu cellulaire l'isole en arrière du grand complexus. Il répond en devant au ligament postérieur qui unit la tête à l'atlas.

Muscle grand oblique. Allongé, assez épais, arrondi, pyramidal, situé obliquement entre l'atlas et l'axis. Il s'implante, par des fibres aponévrotiques peu sensibles, à la seconde apophyse épineuse cervicale, près le grand droit; puis, montant obliquement en dehors et un peu en avant, il vient gagner le bas du sommet de la première apophyse transverse, où il se termine par des fibres tendineuses peu sensibles. Il correspond en arrière aux petit et grand complexus; en devant, à l'axis, au ligament qui unit cette vertèbre à l'atlas, et à l'artère vertébrale.

Muscle petit oblique. Allongé, aplati, situé derrière l'articulation de la tête et un peu sur ses côtés. Des fibres tendineuses très-sensibles le fixent au-dessus du sommet de la première apophyse transverse cervicale; de là, il monte presque verticalement jusqu'au-dessous de la partie externe de la ligne occipitale supérieure, où il se termine par des aponévroses d'abord placées dans les fibres charnues, au-dessus et en dehors du grand droit. Le petit, le grand complexus et le splénius en arrière, l'occipital, le grand droit et l'artère vertébrale en devant, forment ses rapports.

Muscles inter-épineux cervicaux. Petits faisceaux aplatis, minces, quadrilatères, placés au nombre de deux dans chaque espace inter-épineux, depuis celui de l'atlas avec l'axis jusqu'à celui de la dernière vertèbre cervicale avec la première dorsale. Il y en a deux dans chaque espace. Né par de courtes aponévroses des parties latérales de la vertèbre d'en haut, chacun va se terminer, en descendant parallèlement à son semblable, dont le sépare du tissu cellulaire, sur les parties latérales de la vertèbre d'en bas par d'autres courtes fibres aponévrotiques. Le transversaire épineux est appliqué sur eux en dehors.

Mouvemens.

Ils se rapportent, dans cette région, à la tête ou au cou. La tête est directement renversée en arrière par la contraction simultanée des muscles droits et

obliques, contraction qui agit alors, quoique plus
faiblement, comme celle de tous les muscles de la
région précédente. Quand les muscles d'un seul côté
entrent en action, outre le mouvement en arrière,
qui est général pour tous, il y en a un autre qui varie suivant celui qui agit. Dans l'action du petit oblique, c'est une légère inclinaison latérale; dans celles
du grand droit et du grand oblique, c'est une rotation très-marquée de l'articulation axoïdo-atloïdienne, qui, étant très-lâche, se prête à un mouvement très-sensible. Remarquez, en effet, que quoique
ces deux muscles s'attachent en haut, l'un à l'occipital, l'autre à l'atlas, c'est cependant toujours ce
dernier os qu'ils mettent surtout en jeu, vu la texture serrée de l'articulation axoïdo-occipitale, texture qui ne fait pour ainsi dire qu'un de l'occipital
et de l'atlas. Sous le rapport de cette rotation, les
splénius, grand droit et grand oblique du même
côté, grand complexus et sterno-mastoïdien du côté
opposé, sont congénères : or, toutes ces puissances
s'exercent spécialement sur l'articulation axoïdo-
atloïdienne, articulation si différente de toutes les
autres vertébrales, comme je l'ai démontré, et qui,
vu la force de ces puissances, s'est quelquefois
luxée dans un mouvement brusque et spontané de
rotation.

Les mouvemens de cette région, qui se rapportent
au cou, consistent en une légère inclinaison des vertèbres cervicales les unes sur les autres, inclinaison
que déterminent les inter-épineux, et qui a rapport
à la solidité de la station du cou, station elle-même
relative au support de la tête.

§ VI. *Région vertébrale.*

Elle occupe ce qu'on nomme les *gouttières vertébrales*, et présente quatre muscles; le sacro-lombaire, le long dorsal, le transversaire, le transversaire épineux. Un faisceau commun réunit en bas
les trois premiers, et semble spécialement concourir
à les produire.

Ce faisceau, extrêmement épais, un peu aplati,
étendu depuis le bas du sacrum jusqu'au-dessus du
milieu de l'espace qui sépare la crête iliaque de la
dernière côte, est recouvert en arrière par une large
aponévrose d'où partent presque toutes les fibres
charnues. Cette aponévrose se fixe, en dehors, d'une
part à la partie postérieure de la crête iliaque, de
l'autre part sur les côtés de l'échancrure où se termine
le canal sacré; elle donne, entre ces deux points,
attache au grand fessier sans presque s'attacher au
sacrum, et prend insertion en dedans à toute la crête
moyenne de ces os, aux apophyses épineuses des
lombes, aux dernières dorsales et aux ligamens sur-
épineux correspondans. Cette aponévrose, épaisse,
dense et continue sur le sacrum, y recouvre tout le
faisceau commun, puis aux lombes abandonne le
sacro-lombaire qui ne naît que de son bord, et se
prolonge sur le long dorsal jusque près de sa partie
supérieure. Elle y est, comme en bas, formée
de fibres parallèles, mais de plus divisée ordinairement en languettes étroites et longues, dont les
bords voisins sont unis par des aponévroses très-
minces.

Dans ce faisceau commun, on distingue les fibres dépendantes du transversaire épineux, d'abord par leur direction oblique, ensuite, dans la région sacrée, parce que toutes celles venant du sacrum appartiennent à ce muscle; et dans la lombaire, parce qu'une ligne graisseuse les sépare de celles du long dorsal et du sacro-lombaire. Ces deux derniers muscles sont exactement confondus dans le faisceau commun, où leurs fibres, venant également et de la partie la plus reculée de la crête iliaque et de l'aponévrose commune, remontent presque perpendiculairement, et ne se distinguent que par leur situation externe ou interne.

Muscle sacro-lombaire. Allongé, très-épais en bas, grêle en haut, pyramidal, le plus externe des trois muscles vertébraux. Il a une double origine : 1° l'une inférieure, d'abord à la partie postérieure de la crête iliaque, au-dessus de l'épine postérieure-supérieure, puis en arrière et en dehors de l'aponévrose commune, double endroit où il est confondu avec le long dorsal; 2° une autre, interne et supérieure, à toutes les côtes par douze petits tendons qu'on peut nommer d'*origine*, allongés, insérés au-dessus de l'angle, d'autant plus longs et moins épais qu'ils sont plus supérieurs, montant, ainsi que les fibres charnues qui en partent, un peu obliquement en dehors, appliqués sur l'angle des côtes, en sorte qu'il faut écarter le muscle long dorsal pour les bien distinguer.

Nées de cette double insertion, les fibres charnues se comportent ainsi qu'il suit : 1°. De la crête iliaque et de l'aponévrose commune, elles se diri-

gént à peu près perpendiculairement en haut, et
vont se terminer aux six dernières côtes environ,
par autant de tendons externes, aplatis, qui, régnant
d'abord sur la partie postérieure du faisceau charnu,
s'isolent ensuite, croisent la direction des précédens, et s'implantent au-dessous de l'angle. 2°. Les
fibres des tendons d'*origine* forment des languettes
d'abord isolées, puis réunies et juxta-posées; ce qui
continue le corps du muscle, qui cesserait au milieu
de la poitrine si ces nouvelles fibres n'étaient point
ajoutées à celles venant des lombes. Unies les unes
aux autres, ces languettes se portent obliquement
en dehors et en haut, et viennent se terminer, celles des tendons d'*origine* inférieurs aux côtes supérieures, et celles des tendons d'origine supérieurs aux
quatre ou cinq dernières apophyses transverses cervicales, par d'autres tendons qui, continuant la série qu'ont commencé les précédens, sont d'abord
placés sur la partie postérieure des fibres charnues
où ils s'unissent souvent, comme eux, par leurs
bords voisins, en formant un plan presque continu;
puis s'isolent exactement les uns des autres, deviennent d'autant plus longs et plus grêles qu'ils sont
plus supérieurs, et s'attachent à la poitrine, sous
l'angle des côtes comme les précédens, excepté à la
première, où ils se terminent à la tubérosité; au
cou, sur le sommet des apophyses transverses.
La structure de ce muscle, très-compliquée au premier coup d'œil, le paraît bien moins en considérant ainsi celui-ci comme recevant successivement
d'abord de la crête iliaque et de l'aponévrose commune, puis des tendons internes, les fibres charnues

auxquelles la série des tendons externes sert ensuite d'insertion.

Le sacro-lombaire répond en arrière aux aponévroses des petit oblique et transverse, au petit dentelé inférieur, au supérieur, et à l'aponévrose vertébrale; en avant, à la lame aponévrotique moyenne du transverse, aux côtes, aux intercostaux et au transversaire; en dedans, au long dorsal, avec lequel il est d'abord confondu, et dont le séparent ensuite des branches vasculaires et nerveuses; en dehors, d'abord à l'écartement des deux dernières lames aponévrotiques du transverse, puis aux angles des côtes; et dans le cou aux scalènes et un peu à l'angulaire.

Muscle long dorsal. Allongé, un peu aplati, très-épais en bas, grêle et terminé en pointe supérieurement, étendu le long du dos, depuis l'os iliaque jusqu'à la première vertèbre dorsale, entre le précédent et le transversaire épineux. Il a deux origines : 1° en bas, à la partie postérieure de la crête iliaque, en dedans du précédent, et à la partie interne et antérieure de la portion lombaire de l'aponévrose commune; 2° au-devant de toute la portion dorsale de cette aponévrose, qui lui devient absolument propre le long du dos, et qui remplace ici les tendons d'origine du sacro-lombaire, en fournissant le surplus des fibres charnues qui ne viennent point des lombes. De cette double insertion, ces fibres se dirigent obliquement en haut, et se terminent successivement, à mesure que ce muscle monte, en dehors au bord inférieur des sept ou huit dernières côtes, par des languettes aplaties, assez peu distinctes, et qui finissent par de petites aponévroses minces, assez larges, et d'autant plus apparentes qu'elles sont plus supérieures ; en dedans, à toutes les apophyses transverses et articulaires lombaires et aux transverses dorsales, par des languettes beaucoup plus grosses que les précédentes, plus distinctes au dos qu'aux lombes, et qui finissent par des tendons très-prononcés, d'autant plus grêles et plus longs qu'ils sont plus supérieurs, épanouis d'abord sur les languettes charnues, puis entièrement isolés. Outre cette insertion interne, il se détache de ce muscle, au milieu du dos, un faisceau superficiel, long, étroit, dont la partie supérieure est ordinairement isolée, qu'on a regardé comme un muscle distinct, et qui vient, par des fibres aponévrotiques très-prononcées, s'insérer aux deuxième, troisième, quatrième, cinquième, sixième et septième apophyses épineuses dorsales, en sorte que, pour voir au dos le transversaire épineux et l'insertion du long dorsal aux apophyses transverses, il faut enlever ce faisceau.

Borné en dedans par le transversaire épineux, le grand complexus et le transversaire, en dehors par le sacro-lombaire, auquel il est uni en bas, le long dorsal a en arrière les mêmes rapports que ce dernier ; il est appliqué en devant sur les surcostaux, les côtes, les ligamens costo-transversaires postérieurs, et les vaisseaux et nerfs dorsaux.

Muscle transversaire. Grêle, allongé, aplati, plus mince à ses extrémités qu'à son milieu, situé derrière le cou et la partie supérieure du dos. Il naît, en arrière, des troisième, quatrième, cinquième, sixième,

septième, et quelquefois huitième apophyses transverses dorsales, par des tendons d'autant plus longs
qu'ils sont plus inférieurs, qui croisent à angle
aigu ceux du long dorsal, et qui, montant verticalement, donnent bientôt naissance aux fibres charnues. Celles-ci, par leur réunion, forment un faisceau
unique, mince d'abord, ensuite un peu plus épais,
lequel passe sur les deux premières apophyses transverses dorsales, sans s'y attacher; puis, parvenu au
cou, s'épuise peu à peu en s'insérant aux cinq ou
six dernières apophyses transverses cervicales, par
des tendons analogues à ceux d'origine, sinon qu'ils
sont d'autant plus longs qu'ils deviennent plus supérieurs.

Le transversaire est recouvert par le splénius et
l'angulaire en haut, en bas par le long dorsal, auquel il est tellement uni qu'il semble impossible de
bien l'en isoler. Il est appliqué sur le transversaire
épineux, sur le grand complexus, et sur le petit,
auquel il adhère aussi d'une manière souvent intime, et telle qu'ils semblent ne former qu'un même
muscle qui du dos se porte à l'occipital.

Muscle transversaire épineux. Epais, allongé,
triangulaire, placé derrière les lames vertébrales,
consistant en une série de faisceaux charnus, de
longueur différente, placés les uns au-dessus des
autres, et obliquement étendus des apophyses
transverses aux épineuses, depuis le sacrum jusqu'à
l'axis, offrant dans la masse qu'il représente un volume différent, selon qu'il se trouve dans les régions sacrée, lombaire, dorsale et cervicale.

Au niveau des régions sacrée et lombaire, il s'implante, dans la première; d'une part aux inégalités de toute la face postérieure du sacrum par de courtes fibres aponévrotiques, d'une autre part au-devant de la partie inférieure de l'aponévrose commune; dans la seconde, aux apophyses articulaires lombaires, par des lames aponévrotiques distinctes et long-temps prolongées. De ces points d'attache, les fibres charnues se dirigent en haut et en dedans, et viennent se rendre, celles de la première insertion, aux dernières apophyses épineuses lombaires; celles de la seconde, aux premières de cette région et aux dernières dorsales, par des fibres aponévrotiques d'abord interposées parmi les charnues. Les faisceaux superficiels vont d'une apophyse transverse au sommet de l'épineuse de la troisième ou quatrième vertèbre supérieure; les profonds, de plus en plus courts, se portent d'une vertèbre à la suivante, vers la base de l'apophyse épineuse, et même à la lame.

Dans la région dorsale, le transversaire épineux, mince et grêle, est formé de faisceaux superficiels très-longs, qui, des huit ou neuf dernières apophyses transverses dorsales, montent au sommet des huit ou neuf premières épineuses de la même région, et de fibres profondes plus courtes, qui, de la racine de toutes les apophyses transverses, vont à la base des épineuses et aux lames. Des fibres aponévrotiques dont la longueur est proportionnée à celle des faisceaux charnus, leur donnent origine et les terminent.

Dans la région cervicale, on voit d'abord un faisceau superficiel, très-long, très-distinct, souvent

comme isolé, et résultant de plusieurs autres adossés, qui, des apophyses transverses dorsales supérieures, va au sommet des six dernières épineuses
cervicales, en se terminant en pointe sur celle de
l'axis. Au-dessous est une série de petits faisceaux
profonds, séparés du précédent par du tissu cellulaire, et naissant de la base des premières apophyses transverses dorsales et des cinq dernières articulaires cervicales, pour se porter à la base des
épineuses de cette région et aux lames. Des aponévroses très-distinctes, et accompagnant ces fibres
charnues, se remarquent également à l'insertion de
chaque faisceau.

Le transversaire épineux a pour rapport, en dedans les apophyses épineuses, et de plus les muscles
inter-épineux dans le cou, les ligamens de même
nom dans le dos et les lombes; en devant, les lames
vertébrales, les ligamens jaunes, les apophyses articulaires et transverses qui lui servent d'insertion; en
arrière, le grand complexus dans le cou, le long dorsal dans le dos et les lombes.

Mouvemens.

Les muscles de cette région ont deux modes d'action, l'un commun, l'autre propre. D'abord tous
tendent à redresser l'épine, et même à la renverser
en arrière. Chacun est ensuite l'agent d'un mouvement particulier, différent de ce redressement.

Le redressement de l'épine, comme je l'ai dit ailleurs, a lieu d'une manière spéciale dans la station,
où le poids des viscères pectoraux et gastriques est

une puissance antérieure permanente qui tend à produire la flexion, et qui nécessite par conséquent une résistance postérieure continuelle : or, cette résistance, c'est l'action des muscles vertébraux. Voici comment chacun agit dans cette circonstance.

La région lombaire de l'épine est d'abord fixée d'une manière immobile sur le bassin, soit par les fibres du transversaire épineux, qui, de l'os sacrum et de l'aponévrose commune, vont aux apophyses épineuses, soit par celles du long dorsal qui se portent aux apophyses transverses. Le nombre et la force des fibres qui composent le faisceau commun lombaire assurent d'une manière puissante la fixité de cette portion lombaire de l'épine, que la forme plus élargie des surfaces osseuses favorise d'ailleurs spécialement, en même temps qu'elle détermine une épaisseur propre à former un abri postérieur très-résistant. La fixation de la région lombaire de l'épine est nécessaire, soit parce que cette région supporte le poids de tout le tronc, qu'elle transmet au bassin, soit parce que ses vertèbres fournissent une attache aux muscles qui assujettissent le dos.

La région lombaire, fixée par l'action des fibres précédentes, à laquelle se joignent, dans les grands efforts, les fibres internes du carré lombaire, celles du psoas, etc., fournit un appui aux portions du transversaire épineux qui vont aux apophyses épineuses dorsales inférieures. Le bas de la région dorsale, ainsi rendu solide, devient à son tour un appui qui offre à la portion correspondante du transversaire épineux le moyen de fixer le haut de cette région, lequel devient à son tour le point immobile d'où partent les contractions de la portion de ce muscle qui assure la station du cou. D'où l'on voit que la série de petits muscles qui, superposés les uns aux autres, forment le transversaire épineux, ayant son premier point fixe au bassin, qui est immobile, agit successivement de telle manière; que chaque vertèbre se trouve être le point où aboutissent les contractions d'un faisceau inférieur, et d'où partent celles d'un faisceau supérieur. L'action des fibres superficielles est plus efficace que celle des profondes, vu leur longueur plus grande et leur plus grand éloignement d'un point d'appui. On conçoit que cette fixation de l'épine par les transversaires épineux suppose leur contraction simultanée, dans laquelle le mouvement opposé se détruit, le commun, qui tend à redresser l'épine, restant seul.

Le long dorsal produit le redressement de deux manières. D'abord, il tend à abaisser successivement sur le bassin, d'où naît son aponévrose d'insertion, toutes les apophyses transverses, qui n'obéissent point à cette action, parce que le muscle opposé s'y oppose, mais qui sont fixées par elle, en sorte que, tandis que le transversaire épineux retient l'épine en arrière, celui-ci la fixe sur les côtés. Ensuite, il tend à déprimer les côtes par ses tendons externes : or, celles-ci étant assujetties, font corps pour ainsi dire avec les vertèbres, en sorte que ces deux ordres de fibres fixent également l'épine. Les apophyses transverses dorsales, rendues immobiles par lui, deviennent un point fixe qui favorise les contractions du transversaire, et par conséquent le redressement du cou, ou son renversement en arrière.

Quant au sacro-lombaire, il agit uniquement sur les côtes, qu'il abaisse ; mais comme elles ont en cet endroit un mouvement peu marqué, et qu'elles font, comme je viens de le dire, presque corps avec l'épine, c'est sur celle-ci que se porte surtout l'action de ce muscle qui la fixe latéralement. Or, voici comment il agit : le faisceau épais qui vient de la masse commune déprime d'abord les côtes inférieures ; celles-ci, fixées, offrent un appui aux faisceaux qui vont aux supérieures, qui, à leur tour, sont fixées. Ces faisceaux présentent à ceux qui vont aux dernières vertèbres cervicales un point fixe, d'où part leur contraction, pour assujettir la portion cervicale de l'épine. Il y a donc ici, comme dans le transversaire épineux, une suite de mouvemens qui se rapportent en dernier résultat au bassin, dont l'effet le plus marqué est la fixation latérale de l'épine, et où chaque pièce osseuse est en même temps terme et origine de l'action musculaire.

Outre l'usage général de retenir l'épine en arrière, et de la renverser, suivant la force des contractions, les muscles vertébraux produisent chacun un effet isolé et différent. Le transversaire épineux d'un côté agissant seul, lui fait exécuter une espèce de rotation presque nulle pour chaque vertèbre, mais très-marquée pour leur totalité. Lorsque nous voulons regarder fortement en arrière, la tête tourne d'abord dans l'articulation axoïdo-atloïdienne ; mais ce mouvement n'étant pas assez étendu, nous y suppléons par cette rotation générale de l'épine. Le long dorsal agissant isolément d'un côté, incline latéralement l'épine dans les lombes et le dos, puis agit sur les dernières côtes, qu'il déprime de manière à être un peu expirateur. Le sacro-lombaire agit plus fortement dans ce dernier sens. Sa portion inférieure est spécialement congénère du carré lombaire; les portions suivantes abaissent successivement les côtes des supérieures aux inférieures; son action sur la poitrine précède même celle exercée sur l'épine. L'usage du sacro-lombaire comme expirateur a été indiqué; mais on n'a point remarqué qu'il peut être aussi inspirateur. S'il prend son point fixe sur le cou, ses premiers faisceaux élèvent d'abord les premières côtes, d'où partent ensuite les contractions des faisceaux suivans, pour élever les autres côtes : c'est à peu près comme pour les intercostaux, dans l'action desquels chaque côte élevée devient successivement un point fixe pour l'élévation des autres. Le transversaire incline le cou latéralement, dans son action isolée.

Il est très-rare que les muscles vertébraux agissent de haut en bas. Lors de la station, cela n'arrive guère que pour le sacro-lombaire dans le cas précédent; mais dans la position renversée que prennent certains bateleurs, ces muscles peuvent agir puissamment pour fixer le tronc sur la tête, qui est le point d'appui.

Remarques sur les Mouvemens généraux des Muscles postérieurs du Tronc.

D'après ce que nous avons dit sur les mouvemens de chacune des régions précédentes, il est évident qu'ils se rapportent à trois buts principaux, aux mouvemens de l'épaule, de la tête et du tronc.

L'élévation et l'abaissement de l'épaule appartiennent en partie aux muscles postérieurs, et en partie aux antérieurs du tronc. Son rapprochement de l'épine dépend exclusivement des premiers, comme son écartement est produit par les seconds. Quand nous élevons un fardeau qui nécessite un grand effort, il faut que, d'une part, l'épine, à laquelle se fixent la plupart des muscles qui meuvent alors l'épaule, que, de l'autre part, les côtes, auxquelles s'attachent le grand dorsal et le grand dentelé, soient solidement fixées : or, c'est l'effet qui résulte de la contraction de la masse commune des muscles vertébraux. Voilà pourquoi, après l'élévation des fardeaux, nous ressentons un sentiment de lassitude très-vif en cet endroit, pourquoi l'usage des ceintures aux lombes, quand on fait de grands efforts avec l'épaule, est très-avantageux, pourquoi on entend quelquefois en cet endroit une espèce de craquement, effet de la forte action musculaire sur les os, pourquoi même souvent, quand on s'est forcé, on conserve pendant plus ou moins long-temps une douleur en cet endroit. On ne conçoit pas, au premier coup d'œil, quel rapport il y a entre l'élévation du moignon de l'épaule et l'action musculaire des lombes : ainsi cette même élévation et la production des hernies sont-elles difficiles à concevoir, quand on ne connaît pas bien les lois de la mécanique animale, et surtout les secours mutuels que se prêtent les muscles, l'enchaînement réciproque de leurs mouvemens, la nécessité de ceux d'une région pour que ceux d'une autre s'exercent.

Les mouvemens de la tête nous présentent, relativement aux muscles postérieurs, une observation importante, savoir, la prédominance des muscles qui l'étendent sur ceux qui la fléchissent. J'ai déjà observé que l'excès peu marqué, mais réel, de la pesanteur de la partie antérieure de cette cavité sur la postérieure, compense les choses. D'ailleurs, presque tous les muscles postérieurs cervicaux sont autant rotateurs qu'extenseurs de la tête : or, comme aucune partie de l'épine ne présente une articulation plus favorable à la rotation que l'axoïdo-atloïdienne, aucune ne devait avoir des muscles plus puissans pour agens de ce mouvement.

Les muscles postérieurs du tronc, comparés aux antérieurs, nous présentent aussi une prédominance remarquable, moins cependant par la place qu'ils occupent que par leur force, qui résulte des aponé-vroses multipliées parsemées dans les fibres charnues, aponévroses qui, multipliant les points d'insertion de celles-ci, multiplient nécessairement leur nombre. On sait que tous les muscles très-forts, comme le masseter, le deltoïde, ont beaucoup de fibres aponévrotiques intermédiaires : or, sous ce rapport, les muscles vertébraux, le transversaire épineux surtout, sont avant tous les autres. Cette prédominance de force des muscles postérieurs sur les antérieurs entraînerait visiblement le tronc en arrière, si l'équilibre n'était rétabli dans la station, par le poids des viscères pectoraux et gastriques, et dans toute attitude, par le rapprochement des muscles antérieurs du point d'appui, comparé à l'éloignement des postérieurs de ce même point.

Développement.

Les muscles postérieurs du tronc qui sont destinés à mouvoir l'épaule ne présentent rien de particulier dans leur développement; mais ceux qui meuvent la tête sont proportionnellement bien plus prononcés que par la suite. Les deux régions cervico-occipitale, superficielle et profonde, présentent ce phénomène d'une manière remarquable. Leurs muscles sont non-seulement plus prononcés, mais encore plus rouges que les vertébraux. Cela s'accorde avec le volume alors très-marqué de la portion cervicale de l'épine, volume que j'ai indiqué à l'article de son développement; et sans doute que cette double disposition des muscles et des os est relative au volume de la tête, si considérable proportionnellement chez le fœtus, comme on le sait. Il fallait des agens proportionnés à son poids pour la soutenir et assurer sa rectitude. Le ligament cervical est, par la même raison, très-prononcé chez le fœtus. Cette prédominance des muscles cervicaux devient surtout remarquable lorsqu'on les compare aux vertébraux, et spécialement à la masse commune, qui, n'ayant qu'une petite surface pour s'insérer au bassin, qui se trouve alors peu prononcé, est, ainsi que les muscles qui en partent, faible, peu saillante et pâle, par le défaut de sang, et se trouve visiblement incapable de soutenir aussi bien la station de la totalité du tronc que les muscles cervicaux supportent la station isolée de la tête. Ce peu de développement de la masse charnue lombaire est un caractère à ajouter à ceux qui prouvent que notre première attitude dans l'enfance n'est point la bipède.

A mesure que l'enfant avance en âge, les muscles vertébraux deviennent plus prononcés ; ils perdent cette pâleur qu'ils avaient chez le fœtus ; plus de sang y aborde. C'est vers l'époque de la station et de la progression qu'ils se prononcent surtout davantage. L'équilibre de développement s'établit entre eux et les cervicaux. Leur masse commune croît et prend un volume proportionné au nombre de ses fibres qui deviennent plus saillantes. Dans la suite des âges, chez le vieillard surtout, souvent ces muscles perdent de nouveau leur rougeur; leurs fibres restent, mais elles deviennent jaunes ou blanchâtres : le sang s'en retire. J'ai averti ailleurs de ne point confondre cet état avec l'état graisseux, dont il a au premier coup d'œil l'apparence, mais dont il diffère totalement. Il n'y a pas de muscles qui le présentent plus souvent que les vertébraux. Tient-il aux efforts plus grands et plus répétés qu'ils font pendant la vie ?

Dans les déviations diverses de l'épine, les muscles suivent la disposition osseuse : ils s'allongent du côté de la convexité, se raccourcissent et se renflent du côté de la concavité. Les faisceaux divers du transversaire épineux m'ont présenté surtout cette disposition.

MUSCLES

DES MEMBRES SUPÉRIEURS.

————

Ces muscles, très-nombreux, ainsi que ceux des membres inférieurs, accommodés, comme les os correspondans, non à la station quadrupède, mais à la préhension des objets, se divisent naturellement en ceux de l'épaule, du bras, de l'avant-bras et de la main.

L'épaule comprend les régions, 1° scapulaire postérieure, 2° scapulaire antérieure, 3° scapulaire externe.

On trouve au bras les régions, 1° brachiale antérieure, 2° brachiale postérieure.

L'avant-bras offre les régions, 1° anti-brachiale antérieure et superficielle, 2° anti-brachiale antérieure et profonde, 3° anti-brachiale postérieure et superficielle, 4° anti-brachiale postérieure et profonde, 5° radiale.

Les régions de la main sont, 1° la palmaire externe, 2° la palmaire interne, 3° la palmaire moyenne, 4° l'interosseuse.

————

MUSCLES DE L'ÉPAULE.

— — —

§ Ier. *Région scapulaire postérieure.*

On y trouve le sus-épineux, le sous-épineux, le petit rond et le grand rond.

Muscle sus-épineux. Allongé, épais, triangulaire, pyramidal, situé dans la fosse de son nom. Ses fibres naissent, 1° en petit nombre, d'une aponévrose mince attachée à l'épine de l'omoplate, au bord coracoïdien de cet os, et à la portion supérieure du bord spinal, aponévrose qui recouvre exactement ce muscle en arrière, et que forment des fibres entre-croisées; 2° en très-grand nombre et par de courtes aponévroses, des deux tiers internes de la fosse sus-épineuse. De là, elles se dirigent en dehors, en convergeant un peu, et viennent toutes s'insérer obliquement tout autour d'un épais tendon qui, d'abord très-large, occupe l'épaisseur du muscle, se rétrécit ensuite en s'épaississant, abandonne, en passant sous le ligament coraco-acromien, les fibres charnues plutôt du côté interne que de l'externe, se courbe un peu sur l'articulation humérale, perce la capsule fibreuse, ou plutôt s'identifie avec elle, et vient s'insérer au-devant de la grosse tubérosité de l'humérus, séparé du tendon du sous-scapulaire par celui du biceps, et souvent uni à celui du sous-épineux.

Le sus-épineux correspond d'un côté au trapèze,

au ligament coraco-acromien et au deltoïde ; de l'autre côté, à la fosse sus-épineuse, dont le sépare, dans son tiers externe, le tissu cellulaire et les vaisseaux et nerfs sus-scapulaires ; de plus à la capsule scapulo-humérale.

Muscle sous-épineux. Large, assez épais, triangulaire, placé dans la fosse sous-épineuse. 1°. Il naît un peu d'une aponévrose large, mince, à fibres entre-croisées et très-apparentes, qui le recouvre ainsi que le petit rond. Cette aponévrose, fixée en haut à l'épine de l'omoplate, en bas à la crête oblique intermédiaire à ce muscle et au grand rond, et ensuite au bord axillaire, en dedans au bord spinal, se perd en dehors sur l'articulation humérale, s'unit intimement dans son milieu avec l'aponévrose externe du deltoïde, sous lequel elle s'engage ensuite ; et envoie un prolongement entre ce muscle et le petit rond. 2°. Ce muscle s'attache surtout aux deux tiers internes de la fosse sous-épineuse. De cette double insertion, ses fibres charnues se portent en dehors, les supérieures horizontalement, en côtoyant d'abord l'épine, puis le sus-épineux, les suivantes d'autant plus obliquement qu'elles sont plus inférieures. Toutes viennent se rendre à une aponévrose qui occupe d'abord la partie moyenne du muscle, qui les reçoit surtout par sa face interne, qui est plus près par conséquent de la partie postérieure que de l'antérieure du muscle, qui les abandonne plutôt dans le premier que dans le second sens, et qui, vers l'humérus, dégénère en un tendon large et épais, lequel perce la capsule, ou plutôt s'identifie avec elle après l'avoir recouverte, et vient s'implanter au milieu de la grosse tubérosité.

Le sous-épineux, recouvert par le deltoïde, et un peu par le trapèze et par la peau, est appliqué sur la fosse sous-épineuse, dont le séparent en dehors beaucoup de tissu cellulaire et les vaisseaux et nerfs scapulaires, et sur une partie de l'articulation humérale.

Muscle petit rond. Allongé, étroit et arrondi, plus épais en haut qu'en bas, placé au-dessous du précédent. Ses fibres charnues naissent, 1° en devant, de la surface allongée et rugueuse qui borne la fosse sous-épineuse, près le bord axillaire de l'omoplate; 2° d'une aponévrose assez marquée qui lui est commune avec le grand rond, et du prolongement indiqué plus haut, qui le sépare du sous-épineux, double feuillet qui est fixé à des crêtes osseuses intermédiaires à ces muscles. De là, ses fibres se portent obliquement en haut et en dehors, en formant un faisceau unique qui côtoie le sous-épineux auquel il tient d'abord par la cloison aponévrotique, mais dont ensuite il est séparé par une ligne celluleuse, et qui, près de l'humérus, dégénère en une aponévrose régnant d'abord sur la partie postérieure, puis s'en isolant, et devenant un tendon qui s'insère au bas de la grosse tubérosité de l'humérus, en s'identifiant avec la capsule fibreuse.

Le petit rond correspond en arrière au deltoïde et à la peau; en devant à l'omoplate, à l'artère scapulaire, à la longue portion du brachial postérieur et à l'articulation humérale; en haut au sous-épineux; en bas au grand rond, dont le sépare ensuite cette longue portion.

Muscle grand rond. Long, assez épais, aplati, situé à la partie inférieure et postérieure de l'épaule. Il prend insertion, 1° par de courtes fibres aponévrotiques, au-dessus de l'angle inférieur de l'omoplate, sur une surface quadrilatère qui termine la fosse sous-épineuse, et que borne en haut l'insertion du petit rond ; 2° à des cloisons aponévrotiques intermédiaires à lui, à ce dernier, au sous-épineux et au sous-scapulaire. De là, ses fibres se dirigent parallèlement entre elles, et forment un faisceau qui monte obliquement en dehors, côtoie d'abord le petit rond, puis l'abandonne entièrement pour se diriger, en se contournant manifestement sur lui-même, vers la partie interne de l'humérus. Parvenu là, son corps charnu donne naissance à un tendon large et aplati, plus marqué en bas qu'en haut, et surtout en avant qu'en arrière ; qui, suivant la même direction, s'applique contre celui du grand dorsal, dont le sépare une petite synoviale, puis se réunit à lui surtout en avant, et vient, derrière lui, s'implanter à la lèvre postérieure de la gouttière bicipitale.

Le grand rond, recouvert d'un côté par le grand dorsal, la peau et la longue portion du brachial postérieur, correspond d'un autre côté au sous-scapulaire, aux vaisseaux axillaires, au plexus brachial, à la capsule articulaire, à l'humérus et aux vaisseaux articulaires. En se contournant sur lui-même, il fait changer de rapport à ses deux faces, dont chacune est alternativement antérieure et postérieure.

Mouvemens.

Ils sont relatifs, dans cette région, au bras ou à l'épaule, qui, étant l'un et l'autre mobiles, ont besoin, pour s'offrir réciproquement un point fixe, d'être préliminairement fixés. Quand les muscles de cette région meuvent le bras, l'omoplate est donc d'abord retenue par le rhomboïde, le trapèze, l'angulaire, le grand dentelé, etc. Alors l'humérus est porté, 1° en haut par le sus-épineux, lequel fait exécuter une espèce de bascule à sa tête, qui est déprimée, tandis que le corps de l'os s'élève; 2° en dehors par le sous-épineux et le petit rond, qui déterminent une rotation sur l'axe, sensible lorsque cet os est abaissé et qu'il a été surtout porté en dedans par le sous-scapulaire; mais moins réelle lorsqu'il est élevé, cas où ces muscles sont spécialement abaisseurs; 3° en bas et en arrière par le grand rond, qui agit à peu près comme le grand dorsal, avec lequel il combine presque toujours son action, qui applique le bras contre le tronc s'il agit concurremment avec le grand pectoral, et qui peut lui faire exécuter aussi une légère rotation en dedans, antagoniste sous ce rapport des sous-épineux et petit rond, dont il s'éloigne en effet vers son insertion supérieure.

Quand le bras est fixé par ses muscles propres, ceux-ci peuvent un peu mouvoir l'épaule sur lui; mais ces mouvemens sont infiniment moins marqués que les précédens, en sens inverse desquels ils se font. Les muscles de cette région agissent surtout de cette manière quand on soulève le tronc sur

les membres supérieurs fixés en haut. Le coude
étant appuyé sur une table, si on fait des efforts
pour élever l'épaule, le grand rond, en tirant l'angle
inférieur de l'omoplate, peut faire exécuter à cet os
un mouvement de bascule qui fait remonter son
angle glénoïdien, et le moignon de l'épaule par
conséquent.

§ II. *Région scapulaire antérieure.*

On n'y trouve que le sous-scapulaire.

Muscle sous-scapulaire. Epais, aplati, large, triangulaire, occupant la fosse de son nom. Il naît, sur
les trois quarts internes de cette fosse, soit du périoste, soit par des cloisons aponévrotiques long-
temps intermédiaires aux fibres charnues, fixées aux
crêtes qu'on y voit, et dont une, attachée au bord
axillaire, est commune à lui et au grand rond. De
là, les fibres charnues se portent toutes en dehors,
horizontalement près du bord coracoïdien, et ensuite d'autant plus obliquement qu'elles deviennent
plus inférieures, pour se rendre à un tendon, qui,
naissant d'abord dans leur épaisseur par des languettes isolées et plus apparentes en arrière qu'en
devant, vient, en se confondant tellement avec la
capsule fibreuse qu'on ne peut l'en séparer, s'attacher à la petite tubérosité humérale. En haut, le
glissement de ce tendon est d'abord favorisé sous
l'apophyse coracoïde par une petite synoviale communiquant avec celle de l'articulation par une ouverture qui reçoit sa partie supérieure, laquelle se
trouverait, comme le biceps, dans l'articulation,

sans le repli de ces deux synoviales qui l'embrasse.

Ce muscle concourt d'abord avec le grand denntelé à former le creux de l'aisselle; puis il est caché par le biceps, le coraco-brachial et le deltoïde. Il recouvre la capsule fibreuse et la fosse sous-scapulaire, dont le sépare, devant ses attaches, un peu de tissu cellulaire.

Mouvemens.

Le sous-scapulaire agit différemment sur le bras, suivant la position de celui-ci. Est-il élevé, il l'abaisse; est-il abaissé, il le porte en dedans par une rotation sur l'axe qui est l'opposée de celle dont les sous-épineux et petit rond sont les agens; en sorte que ces muscles agissant en sens opposé, le bras est retenu immobile et ne saurait tourner. Quand celui-ci est fixe, le scapulaire agit un peu sur l'épaule en la tirant vers lui. Ce muscle, ainsi que les précédens, affermit aussi puissamment l'articulation en s'opposant aux déplacemens que la tête de l'os tend à éprouver. C'est leur degré de contraction qui mesure le rapprochement de la tête humérale d'avec la cavité glénoïde, que la capsule permet de s'en écarter de près d'un pouce, comme je l'ai dit ailleurs (tom. 1er, pag. 316). Chez le vieillard, où ils sont flasques comme tous les autres, les deux os sont habituellement plus écartés que chez l'adulte.

§ III. *Région scapulaire externe.*

On y trouve le deltoïde.

Muscle deltoïde. Epais, très-charnu, triangulaire, recourbé sur lui-même pour embrasser la tête de l'humérus, placé entre l'épaule et la partie externe du bras. Ses insertions supérieures se font, 1° en arrière, le long de l'épine de l'omoplate, soit au périoste, soit par le moyen d'une aponévrose qui descend plus ou moins bas sur les fibres charnues, et qui s'unit, vers le bord postérieur du muscle, à celle du trapèze, et surtout à celle qui recouvre le sous-scapulaire, sur laquelle il prend aussi en haut quelques attaches; 2° en dehors, sur l'acromion, soit au périoste, soit par divers faisceaux aponévrotiques plus ou moins prolongés sur et dans les fibres charnues; 3° en dedans du tiers externe du bord claviculaire antérieur, par des aponévroses moins sensibles. De cette triple insertion, les fibres charnues se portent toutes en bas, et de plus les premières obliquement en devant, les secondes perpendiculairement, les troisièmes obliquement en dehors, en formant des faisceaux distincts, isolés par des aponévroses ou par des lignes cellulaires, presque tous terminés en pointe sur le tendon inférieur, et entrecroisés avec d'autres qui semblent remonter de ce tendon pour se terminer aussi en pointe aux faisceaux aponévrotiques supérieurs. Ce tendon inférieur, très-apparent en soulevant en dehors et en dedans la face profonde du muscle, le devient aussi en le fendant longitudinalement. Il paraît alors formé de plusieurs cloisons intermédiaires d'abord aux fibres charnues et réunies ensuite en un corps commun qui s'insère à la tubérosité deltoïdienne, dans l'étendue d'un pouce et demi. de haut en bas, embrassé par la bifurcation du brachial antérieur.

Recouvert par la peau et un peu par le peaucier, le deltoïde est appliqué en arrière sur le sous-épineux, le petit rond et le brachial postérieur; au milieu sur le sus-épineux, le ligament coraco-acromien, la capsule humérale, le haut de l'humérus, le nerfs et les vaisseaux circonflexes; en dedans sur l'apophyse coracoïde, le petit pectoral, le biceps, le coraco-brachial, le sous-scapulaire, le tendon du grand pectoral, muscle qui, plus haut, contigu à lui, en est séparé vers la clavicule par un espace cellulaire très-variable.

Mouvemens.

Le deltoïde agit sur le bras ou sur l'épaule. Celle-ci étant fixée, et le premier étant abaissé, il l'élève directement, ou en le dirigeant en arrière ou en devant, suivant que, parmi ses fibres, les moyennes seules, ou, ce qui revient au même, leur totalité, ou bien les antérieures ou les postérieures entrent en action. Si le bras est élevé, ces dernières peuvent le porter dans la direction de leur contraction en l'abaissant, en sorte que ce muscle peut être en même temps élévateur et abaisseur. Sous le premier rapport, il est singulièrement favorisé par l'espèce de bascule que le sus-épineux fait exécuter au bras.

Antagoniste évident des grand dorsal, grand rond, etc., le deltoïde agit avec une force proportionnée au nombre de ses fibres, que multiplient singulièrement ses cloisons aponévrotiques moyennes. Si le bras est fixé fortement et retenu immobile, il tend à déprimer l'épaule, qui obéit à son action ; et comme elle tient au tronc par d'autres muscles, celui-ci est puissamment en exercice toutes les fois que le tronc est porté vers les membres supérieurs préliminairement fixés. On dit que son action peut aller jusqu'à produire la luxation de l'humérus. Si d'autres muscles agissent en même temps, cela peut se concevoir ; mais sa contraction isolée ne saurait guère produire cet effet, auquel concourent nécessairement les grand dorsal, grand rond, grand pectoral, etc.

MUSCLES DU BRAS.

§ Ier. *Région brachiale antérieure.*

ELLE comprend le coraco-brachial, le biceps brachial et le brachial antérieur.

Muscle coraco-brachial. Aplati, mince, allongé, placé à la partie supérieure et interne du bras. Il s'insère au sommet de l'apophyse coracoïde par une aponévrose qui lui est commune avec la courte portion du biceps, et qui, étendue d'abord au-devant de leurs fibres communes, se perd ensuite en partie sur lui, et s'interpose en partie entre l'un et l'autre pour se terminer sur la courte portion. Nées derrière cette aponévrose et de la cloison qu'elle forme, ses fibres charnues sont confondues d'abord avec celles du biceps dans leur tiers supérieur, s'en isolent ensuite, et constituent un faisceau qui descend obliquement en arrière et en dehors, et qui, parvenu à l'humérus, dégénère en une aponévrose d'abord cachée dans le muscle, puis apparente sur lui, et plus marquée en dedans et en haut qu'en bas et en dehors; elle s'implante à la ligne saillante interne et à la face voisine de l'humérus, un peu au-dessus de son milieu, entre le brachial antérieur et le postérieur avec lequel ce muscle est un peu uni.

Le grand pectoral et le deltoïde recouvrent en devant le coraco-brachial, qui est appliqué sur le sous-scapulaire, sur les tendons des grand dorsal et grand rond, sur l'artère brachiale, sur le nerf médian, et en haut sur le nerf musculo-cutané, qui traverse ordinairement l'épaisseur de ce muscle vers son milieu.

Muscle biceps brachial. Long, épais dans son milieu, mince en bas, bifurqué en haut, situé à la partie antérieure et interne du bras. Il a en haut deux origines distinctes : 1° l'une au sommet de l'apophyse coracoïde, par l'aponévrose commune indiquée ci-dessus, qui se continue d'abord en dedans avec quelques fibres du ligament coraco-acromien, puis envoie, comme je l'ai dit, entre cette portion et le coraco-brachial, une cloison qui se prolonge assez loin sur la première lorsqu'ils se sont séparés. Les fibres charnues de cette insertion forment un faisceau assez épais, qui, d'abord confondu avec le coraco-brachial, s'en isole bientôt entièrement et se porte en bas et en dehors jusqu'au tiers supérieur de l'humérus à peu près, où il se joint à celui de la longue portion. 2°. Celle-ci s'insère au-dessus de la cavité glénoïde par un tendon très-long, qui, après avoir contribué par sa bifurcation à former le ligament glénoïdien, se contourne sur la tête de l'humérus en s'aplatissant un peu, traverse l'articulation, placé dans une gaîne mince de la synoviale, qui l'empêche d'être en contat avec la synovie, s'arrondit et parvient dans la gouttière bicipitale, où la même gaîne l'accompagne et où il descend retenu par le prolongement de la capsule fibreuse. En sortant il se dégage de la synoviale, qui forme au bas un cul-de-sac, continue à se porter verticalement, s'élargit, et donne bientôt naissance,

en s'épanouissant, à un faisceau charnu assez considérable et arrondi, lequel, après un certain trajet
isolé, dans la même direction, se joint au précédent, d'abord par juxta-position, puis d'une manière
si intime qu'on ne peut les séparer. Le faisceau unique né de cette réunion continue à descendre en
diminuant d'épaisseur, et avant de parvenir au-
devant de l'articulation huméro-cubitale, il dégénère en un tendon d'abord large, mince et caché
dans les fibres charnues, rétréci ensuite, et qui,
après s'être isolé, s'enfonce dans l'espace triangulaire celluleux formé par le grand supinateur et le
grand pronateur. Il se détache auparavant de son
bord interne et de sa face antérieure une aponévrose qui se continue avec l'anti-brachiale qu'elle
concourt à former. Le tendon se porte ensuite, en
se contournant, en arrière et en dehors, et va embrasser la tubérosité bicipitale du radius. Une capsule synoviale lâche, très-mince, en général assez
humide, s'observe entre lui et le col de cet os,
et se prolonge un peu sur l'extrémité du court
supinateur.

Le biceps brachial, recouvert en haut par le deltoïde et le grand pectoral, puis par les tégumens,
dont le sépare l'aponévrose brachiale, est appliqué
sur l'humérus, le coraco-brachial, le brachial antérieur et le nerf musculo-cutané.

Muscle brachial antérieur. Épais, long, aplati,
occupant la partie antérieure et profonde du bras.
Ses fibres charnues s'insèrent, 1° au périoste même
des faces interne et externe de l'humérus, depuis
l'insertion deltoïdienne, qu'elles embrassent par une

espèce de bifurcation assez remarquable, jusque près du coude; 2° le long du bord interne de cet os, et à une cloison aponévrotique qui en naît et le sépare du brachial postérieur; 3° au bord externe du même os, d'abord par les aponévroses qui lui sont aussi communes avec le précédent, puis le long de l'attache du long supinateur. De là, ses fibres charnues, plus longues et verticales au milieu, plus courtes et obliques sur les côtés, d'autant plus étendues qu'elles sont plus superficielles, descendent en formant un faisceau qui grossit jusqu'à la partie moyenne du muscle, s'amincit ensuite, et se termine successivement à une aponévrose qui commence bien au-dessus du coude dans l'épaisseur du muscle, où elle se trouve surtout du côté externe, devient apparente au-devant de son extrémité inférieure, et accompagne les fibres charnues jusqu'à l'apophyse coronoïde, où elle se fixe.

Le brachial antérieur, appliqué d'abord sur l'humérus, auquel il adhère excepté en bas, puis sur l'articulation huméro-cubitale, est recouvert par l'aponévrose brachiale et la peau, par le long supinateur, auquel il offre une espèce de gouttière qui le reçoit; le biceps, le nerf musculo-cutané, l'artère brachiale, le nerf médian et le muscle rond pronateur.

Mouvemens.

Ils peuvent avoir lieu, dans cette région, de haut en bas ou de bas en haut. Dans le premier cas; 1° le bras est porté en dedans et en avant par l'action du coraco-brachial, qui est alors congénère des fibres internes du deltoïde et des claviculaires du grand pectoral, qui, joint à elles, forme une puissance antagoniste de celle du grand dorsal et du grand rond, et qui peut aussi, lorsque le bras a été tourné en dedans, lui faire exécuter une rotation en dehors. 2°. L'avant-bras est fléchi, directement si le biceps et le brachial antérieur combinent leurs actions, obliquement en dehors ou en dedans si l'un ou l'autre agit d'une manière isolée. Le premier est aussi supinateur quand le bras est dans la pronation, et en outre tenseur de l'aponévrose anti-brachiale, à cause de son expansion aponévrotique. Quand il a produit son effet sous ce dernier rapport, il concourt par cette expansion, comme par son tendon, à la flexion de l'avant-bras. Le biceps et le brachial antérieur fortifient puissamment l'articulation huméro-cubitale : ils lui servent, pour ainsi dire, de ligamens antérieurs.

Si l'avant-bras est fixé, le brachial antérieur incline le bras sur lui; le biceps porte l'omoplate en devant, et l'applique, surtout par le tendon de sa longue portion, contre la tête de l'humérus. Ce mouvement est, du reste peu marqué, ainsi que celui qu'imprime à cet os le coraco-brachial, quand c'est du bras, préliminairement fixé, que partent les contractions de ce muscle.

§ II. *Région brachiale postérieure.*

On n'y trouve qu'un muscle, le brachial postérieur ou triceps.

Muscle brachial postérieur. Épais, volumineux, à faisceau unique inférieurement et triple supérieurement, occupant toute la partie postérieure du bras. Il s'attache au sommet et sur les côtés de l'olécrâne par un tendon très-fort, qui envoie des prolongemens latéraux à l'aponévrose anti-brachiale, remonte ensuite, et dégénère en une large aponévrose, qui est cachée dans les fibres charnues du côté interne, libre et resplendissante en arrière du côté externe, prolongée jusqu'au-dessus de la moitié du muscle, et formée de fibres longitudinales et parallèles. De cette aponévrose partent toutes les fibres charnues, qui se comportent ainsi qu'il suit : 1° celles nées sur sa face postérieure, d'abord réunies aux autres, se séparent des internes au milieu du bras, des externes à son tiers supérieur, et forment un faisceau allongé, d'abord épais, puis plus mince, que l'aponévrose commune accompagne encore un peu en arrière, qui monte presque perpendiculairement le long de la partie postérieure du bras, et vient, en passant entre les deux muscles ronds, s'attacher, dans l'espace d'un pouce, sous la cavité glénoïde, au bord axillaire de l'omoplate, par deux aponévroses, l'une externe, courbe, l'autre interne, prolongée jusque près de son origine, qui reçoivent successivement les fibres charnues par lesquelles elles sont séparées, et qui se réunissent ensuite, pour l'insertion à l'os, en un tendon commun, mince et aplati. 2°. Les fibres charnues nées de la face antérieure et des bords latéraux de l'aponévrose commune sont les plus nombreuses ; les externes, d'autant plus courtes qu'elles sont plus inférieures,

continues en bas à l'anconé, montent successivement
pour s'insérer, dans une direction oblique, tout le
long du bord externe de l'humérus, et à des cloisons
aponévrotiques qui lui sont communes de bas en
haut avec le grand supinateur, le brachial antérieur,
le deltoïde, et qui, au-dessous du milieu du bras,
laissent une petite ouverture pour le nerf radial. et
les vaisseaux concomitans. Au tiers supérieur du
bras, ces fibres charnues s'isolent et forment un faisceau large en bas, qui se rétrécit en montant, et
se termine en pointe sous le tendon du petit rond.
Les fibres internes montent aussi obliquement en
dedans, d'autant plus longues qu'elles sont plus supérieures, au bord interne de l'humérus, et à une
aponévrose inter-musculaire très-prononcée, à fibres longitudinales, et qui, s'insérant à la tubérosité interne, est commune à ce muscle et au brachial antérieur. Ces fibres s'isolent à la moitié du
bras, et constituent un faisceau de même forme que
le précédent, mais plus court, séparé de lui par une
gouttière qui reçoit le nerf radial et l'artère musculaire, et venant se terminer en pointe sous les tendons du grand dorsal et du grand rond. Enfin les
fibres moyennes, nées au milieu de la face antérieure de l'aponévrose, viennent s'attacher à tout le
bas de la face postérieure de l'humérus jusque près
la cavité olécrânienne, en formant en cet endroit,
par leur réunion avec les trois autres ordres de fibres, une masse commune très-épaisse.

Le brachial postérieur, recouvert en arrière par
la peau et l'aponévrose brachiale, embrasse en avant
l'humérus, qu'il reçoit comme dans une espèce de

gouttière, et auquel il s'attache, excepté en haut, où beaucoup de tissu cellulaire et les vaisseaux et nerf circonflexes en séparent son faisceau moyen, et en bas, où la masse commune est aussi séparée de l'os par un espace celluleux, dans l'étendue d'un pouce à peu près au-dessus de l'articulation, à la partie supérieure de laquelle ce muscle répond aussi.

Mouvemens.

Le brachial postérieur agit ordinairement de haut en bas : il étend alors l'avant-bras, antagoniste du biceps et du brachial antérieur, aux fibres desquels les siennes correspondent par leur nombre, de manière cependant que dans le sommeil et le repos, où le système musculaire est abandonné à sa contractilité de tissu, ils l'emportent un peu sur lui. L'extension ne dépasse presque pas la ligne droite, l'humérus fût-il troué de la cavité olécrane à la coroïde, comme je l'ai vu deux fois ; parce que ce muscle, inséré à l'extrémité du cubitus, ne peut, comme s'il était fixé plus bas, lui faire exécuter un mouvement de bascule qui enfonce cette extrémité, tandis que l'extrémité opposée s'élève. A cet égard, remarquez que cette disposition seule de l'agent d'extension, dans les articulations où ce mouvement ne dépasse pas la ligne moyenne du membre, suffirait pour ce phénomène, lors même que la structure articulaire n'y concourrait pas aussi. L'avant-bras étant étendu, et l'action du brachial postérieur continuant, elle peut porter en arrière, par la longue portion de ce muscle, la totalité du membre.

L'avant-bras étant fixe, et le bras étant fléchi, le brachial postérieur peut, par ses deux faisceaux latéraux et par ses fibres moyennes et inférieures, le ramener dans l'extension; tandis que son faisceau moyen en rapproche le bord axillaire de l'omoplate, et applique surtout la partie inférieure de la cavité glénoïde contre sa tête, congénère et antagoniste sous ce rapport de la longue portion du biceps, qui applique surtout le haut de cette cavité contre la tête humérale. Quand le bras s'élève par l'action du deltoïde, ce même faisceau moyen du brachial postérieur tire l'opoplate de manière que la cavité glénoïde, s'élevant aussi par sa partie inférieure, continue à lui correspondre comme dans l'abaissement, et prévienne ainsi la luxation.

Aponévrose brachiale.

C'est une enveloppe mince, délicate, à apparence celluleuse, qui entoure, en manière de gaîne, tous les muscles du bras. Ses origines supérieures sont très-difficiles à bien préciser. Dans le creux de l'aisselle, elle naît insensiblement du tissu cellulaire qui s'y trouve, et se continue avec lui. En devant et derrière ce creux, elle est manifestement continue à deux expansions qui descendent des grand dorsal et grand pectoral. Au niveau des parties antérieure et externe du deltoïde, elle paraît ne-pas exister, et commencer seulement au bas de ce muscle. En arrière, elle se continue avec l'aponévrose qui, naissant de l'épine scapulaire, se répand sur lui, et s'unit à celle du sous-épineux. Ainsi née supérieurement, cette aponérose descend le long du bras, en embrassant les muscles et contractant quelque adhérence, surtout en dehors, avec les cloisons aponévrotiques qui séparent le brachial antérieur de ses voisins; puis elle se termine en se continuant, principalement en devant et en dehors, avec l'aponévrose brachiale, en se fixant par quelques fibres aux tubérosités, et en se perdant ailleurs dans le tissu cellulaire.

Partout sous-cutanée, cette aponévrose est recouverte seulement par les veines, les nerfs superficiels et les lymphatiques du bras. Elle recouvre tous les muscles de ce membre, et de plus les artères, veines et nerfs qui descendent, en formant un paquet très-prononcé, le long de sa partie interne. Sa texture fine, délicate, semble purement celluleuse en plusieurs points; en d'autres, on voit manifestement des fibres tendineuses. C'est de toutes les aponévroses des membres, et même de la plupart de celles du tronc, la moins résistante; elle montre mieux qu'aucune la continuité que la fibre aponévrotique est susceptible d'offrir avec la fibre cellulaire, continuité que j'ai spécialement indiquée ailleurs, dont une foule d'autres exemples se rencontrent dans l'économie animale, et qui est remarquable en ce que la plupart des autres tissus simples restent toujours isolés et ne se perdent point ainsi dans le cellulaire.

Le grand dorsal et le grand pectoral sont évidemment les deux muscles tenseurs de cette aponévrose, sur laquelle ils n'agissent pas très-efficacement à cause de la direction de leurs fibres qui n'est pas directe, mais très-oblique relativement à la sienne propre.

MUSCLES DE L'AVANT-BRAS.

§ Ier. *Région anti - brachiale antérieure et super-*
ficielle.

On y trouve le grand pronateur, le grand palmaire, le petit palmaire, le cubital antérieur et le
fléchisseur digital superficiel. Tous ces muscles se
fixent spécialement à la tubérosité humérale interne, par une espèce de tendon commun, épais et
court, qui, attaché au bas et au-devant de cette
tubérosité, se divise bientôt en plusieurs portions
qu'il envoie entre eux en forme de cloisons aponévrotiques, pour leur servir aussi d'origine. Il tient,
ainsi que ses prolongemens, à l'aponévrose anti-
brachiale, par une adhérence très-intime.

Muscle grand pronateur. Allongé, arrondi, plus
épais en haut qu'en bas, situé au-devant de la partie
supérieure de l'avant-bras. Il naît, 1° en haut, de la
tubérosité interne par le tendon commun, de la
surface osseuse qui lui est subjacente par de courtes
aponévroses, et de la partie externe de l'apophyse
coronoïde par un petit tendon distinct; 2° de deux
cloisons aponévrotiques intermédiaires à lui, au
grand palmaire et au fléchisseur digital superficiel;
3° enfin de l'aponévrose anti-brachiale. Nées de ces
diverses insertions, les fibres charnues, toutes parallèles, se réunissent en un faisceau commun, excepté d'abord celles de l'apophyse coronoïde, qui

sont isolées en haut par un intervalle que traverse le nerf médian, mais qui se joignent bientôt aux autres pour constituer le muscle, lequel se porte obliquement en bas et en dehors jusqu'au milieu de la face externe du radius, où il s'insère par un tendon large et aplati, caché d'abord quelque temps dans les fibres charnues qu'il reçoit suivant l'ordre de leur insertion, paraissant ensuite libre au-devant d'elles; en continuant à les recevoir en arrière, s'en séparant enfin et se contournant un peu sur le radius avant de s'y implanter.

Subjacent à l'aponévrose anti-brachiale, si ce n'est inférieurement, où les vaisseaux et nerfs radiaux et le grand supinateur le recouvrent, ce muscle est appliqué sur le brachial antérieur, le fléchisseur superficiel, l'artère cubitale et le nerf médian. Un espace triangulaire et celluleux renfermant le tendon du biceps, l'artère brachiale et le nerf médian, le sépare en haut du grand supinateur.

Muscle grand palmaire. Long, épais et charnu en haut, mince et tendineux en bas, placé en dedans du précédent. Ses fibres charnues prennent naissance, en haut, de la tubérosité par le tendon commun; en devant, de l'aponévrose anti-brachiale; en arrière, d'une cloison qui le sépare du fléchisseur superficiel; en dehors et en dedans, de deux cloisons semblables placées entre lui, le grand pronateur et le petit palmaire. Toutes ces fibres ainsi nées forment un faisceau grêle en haut, épais au milieu, et qui s'amincit de nouveau en se portant obliquement en bas et en dehors. Parvenu au tiers supérieur de l'avant-bras, il dégénère en un tendon qui, caché d'abord dans les fibres charnues, isolé ensuite d'elles d'abord en dedans, puis entièrement, suit la direction primitive du muscle, passe au-devant de l'articulation de la main, s'engage dans une coulisse du trapèze, se fixe ordinairement à cet os par un petit prolongement qui s'en détache, puis vient, en se contournant, s'implanter au-devant de l'extrémité supérieure du second os métacarpien.

Subjacent à l'aponévrose anti-brachiale, ce muscle recouvre le fléchisseur superficiel et le long fléchisseur du pouce. Son tendon est renfermé inférieurement dans une gaîne aponévrotique formée d'abord par quelques fibres nées de l'extrémité du radius et unies à celles de l'aponévrose anti-brachiale, puis par d'autres plus fortes fixées sur les côtés de la coulisse du trapèze, sur le trapézoïde et même sur le second métacarpien, et continues en dehors aux fibres d'insertion des muscles voisins. En ouvrant cette gaîne fibreuse, on distingue manifestement une synoviale allongée, qui la tapisse d'une part et forme de l'autre une gaîne au tendon, lequel ne baigne point dans la synovie. Souvent le cul-de-sac supérieur de cette synoviale remonte au-dessus de la gaîne fibreuse.

Muscle petit palmaire. Long, très-grêle, situé au côté interne du précédent. Ses fibres s'insèrent en haut au tendon commun, en avant à l'aponévrose anti-brachiale, en arrière, en dehors et en dedans aux cloisons aponévrotiques qui le séparent du fléchisseur superficiel, du précédent et du cubital antérieur. De la réunion des fibres charnues naît un petit faisceau arrondi, plus prononcé au milieu qu'à sés extrémités, qui descend verticalement, et bientôt dégénère en un tendon grêle, caché d'abord dans son épaisseur, plutôt libre en avant qu'en arrière, et qui se porte dans la même direction jusqu'au ligament annulaire où il s'élargit, s'y insère par quelques fibres, puis se jette dans l'aponévrose palmaire, qu'il concourt spécialement à former.

Ce muscle, dont l'existence n'est pas toujours constante, est placé entre l'aponévrose anti-brachiale et le fléchisseur digital superficiel.

Muscle cubital antérieur. Long, mince, aplati, plus large en haut qu'en bas, placé en dedans et au devant de l'avant-bras. Il prend insertion en haut, d'une part, au tendon commun qui naît de la tubérosité humérale interne, de l'autre part à l'olécrâne, double insertion séparée par le nerf cubital; en dehors, à une courte cloison aponévrotique qui le sépare du fléchisseur superficiel; en dedans, à l'aponévrose anti-brachiale, de laquelle part le plus grand nombre des fibres charnues, et qui dans cet endroit offre des fibres blanchâtres très-distinctes, appartenant spécialement à cette insertion, allant de là s'attacher au cubitus, et y fixant médiatement ce muscle. De ces diverses insertions naissent les fibres charnues. Celles qui partent de l'aponévrose vont, dans une direction oblique en bas et en dehors, gagner la partie postérieure du tendon inférieur, dont les autres gagnent en descendant verticalement la partie supérieure. Ce tendon, caché d'abord dans le muscle, paraît de bonne heure en avant et en dedans. Ce n'est qu'à la partie inférieure de l'avant-bras qu'il s'isole en arrière des fibres charnues, pour

s'insérer bientôt, en s'élargissant un peu, à l'os pisiforme, et se continuer par quelques fibres avec le
ligament annulaire.

Le cubital antérieur, subjacent à l'aponévrose
anti-brachiale, recouvre l'artère cubitale, le nerf
cubital, le muscle fléchisseur profond, et un peu le
petit pronateur.

Muscle fléchisseur digital superficiel. Epais,
allongé, aplati, placé entre les muscles précédens
et le fléchisseur profond. Il naît 1° en haut, de la
tubérosité humérale interne par le tendon commun,
puis du ligament latéral correspondant et de l'apophyse coronoïde, par des aponévroses prolongées
assez loin; 2° en dedans, d'une cloison qui le sépare
du cubital antérieur; 3° en dehors, dans un espace
assez étendu, du bord antérieur du radius, entre
le petit supinateur et le grand fléchisseur du pouce,
par des fibres aponévrotiques très-marquées; 4° en
avant, des cloisons qui, venant du tendon commun, le séparent des grand pronateur, grand et
petit palmaires; 5° enfin, dans son intérieur même,
d'un tendon plus étroit dans sa partie moyenne qu'à
ses extrémités, qui s'y trouve caché, et qui en bas
sépare la portion charnue destinée au cinquième
doigt de celle du deuxième. En haut, ce tendon sert
de terminaison à une masse charnue qui, confondue avec ce muscle, vient de la tubérosité interne,
de l'apophyse coronoïde et de la capsule, et paraît
destinée à tendre le tendon.

Un faisceau d'abord assez mince naît de ces diverses insertions, s'épaissit jusqu'à son milieu, en descendant d'abord obliquement, puis verticalement,

s'amincit ensuite, et se partage en quatre portions charnues, correspondant aux quatre derniers doigts, deux antérieures pour le troisième et le quatrième, deux postérieures pour le deuxième et le cinquième: celle de ce dernier est très-grêle. Toutes se terminent par des tendons proportionnés à leur volume. Celui du quatrième doigt, caché d'abord dans les fibres charnues, s'en isole avant le ligament annulaire. Les trois autres, prolongés très-haut sur un des côtés de ces fibres, sont accompagnés par elles de tous les autres côtés, jusqu'à ce ligament annulaire. Réunis sous ce même ligament, et y tenant ensemble, comme je le dirai, ces quatre tendons passent, dans la gouttière qu'il forme, au-devant de ceux du profond, s'écartent en en sortant, descendent derrière l'aponévrose palmaire, s'élargissent insensiblement en devenant plus minces, s'engagent dans les gaînes fibreuses digitales, y présentent d'abord chacun une concavité postérieure qui reçoit le tendon correspondant du profond, se divisent au niveau de la première phalange en deux languettes qui s'écartent pour laisser passer ce tendon qui leur devient ainsi antérieur, se réunissent ensuite, et lui forment une gouttière à concavité antérieure: puis se divisant de nouveau, ils viennent s'implanter par deux languettes sur les parties latérales et antérieures de la deuxième phalange.

Le fléchisseur digital superficiel est, à l'avant-bras, entre le profond, le grand fléchisseur du pouce et le nerf médian, qui sont en arrière, le grand pronateur, les deux palmaires et l'aponévrose antibrachiale, qui sont en avant; à la main, devant le

profond et les lombricaux, derrière le ligament annulaire et l'aponévrose palmaire ; aux doigts, dans
la gaîne fibreuse qui s'y trouve, et où, antérieur
d'abord , il est ensuite postérieur au fléchisseur
profond.

§ II. *Région anti-brachiale antérieure et profonde.*

On y trouve le fléchisseur digital profond, le
grand fléchisseur du pouce et le petit pronateur.

Muscle fléchisseur digital profond. Epais, aplati,
allongé, charnu en haut, tendineux en bas, profondément placé au-devant du bras et de la main. Ses
origines sont, 1° en dedans, à l'aponévrose qui va
du cubital antérieur au cubitus, et à la face interne
de cet os, depuis son tiers supérieur jusque sur les
côtés de l'olécrâne; 2° en dehors, sur les trois quarts
supérieurs de la face antérieure du cubitus et de la
portion correspondante du ligament interosseux ,
par des fibres aponévrotiques plus sensibles sur le
second que sur la première. Né de ces diverses insertions, le faisceau charnu, mince d'abord, plus
épais vers son milieu, s'amincissant ensuite de nouveau, descend perpendiculairement, et se divise en
quatre portions plus ou moins distinctes, terminées
par quatre tendons cachés d'abord dans leur épaisseur, apparens depuis le milieu de l'avant-bras, sur
leur face antérieure, où les fibres tendineuses sont
souvent séparées par des rainures, continuant à recevoir en arrière les fibres charnues jusqu'au ligament annulaire, tenant entr'eux assez intimement
par une substance cellulaire et dense, qui semble

souvent les réunir en un seul. Arrivés sous le ligament annulaire, ces tendons y passent derrière
ceux du fléchisseur superficiel, s'écartent en en
sortant, donnent naissance aux lombricaux, s'engagent dans les gaînes fibreuses digitales, traversent
la fente de chacun des tendons du muscle précédent, logés dans les gouttières qui la bornent au-
dessus et au-dessous, présentent les traces d'une division longitudinale, puis viennent s'attacher, en s'a-
platissant, au-devant de la dernière phalange des
quatre derniers doigts.

Le fléchisseur digital profond, recouvert à l'avant-
bras par le cubital antérieur, le fléchisseur superficiel, les nerfs médian et cubital, et l'artère radiale,
y est appliqué sur le cubitus, le ligament interosseux et le petit pronateur. A la main, il est entre les
ligamens carpiens et les muscles interosseux qui
sont postérieurs, les lombricaux et les tendons du
fléchisseur superficiel qui sont en devant. Aux doigts,
il n'a de rapport qu'avec les phalanges et avec ces
derniers. Il présente outre cela deux synoviales
communes à ceux-ci et à ses tendons propres : l'une
est sous le ligament annulaire, l'autre dans la gaîne
digitale fibreuse.

Synoviale annulaire. Lorsqu'on fend le ligament
annulaire de la main, et qu'on soulève le paquet des
tendons subjacens, on voit manifestement en devant et de chaque côté une cavité terminée par un
cul-de-sac en haut et en bas, et formée par une
membrane qui se déploie, d'une part, sur les tendons des deux fléchisseurs communs et du long fléchisseur du pouce, sur le nerf médian, etc., qu'elle

embrasse et qu'elle semble réunir en un faisceau commun ; de l'autre part, sur le ligament annulaire et les ligamens carpiens.

Cette membrane est remarquable par ses replis intérieurs, qui sont très-nombreux et qui varient beaucoup, et par le peu de synovie qu'elle contient. Elle est très-distincte du tissu cellulaire dense qui unit ces tendons, et qui reste quand elle a été enlevée.

Synoviales digitales. Elles se déploient sur les tendons des deux fléchisseurs et sur un canal moitié osseux, moitié fibreux, qu'il faut préliminairement examiner. La portion osseuse de ce canal nous est connue : elle est formée par la partie antérieure des phalanges, et au niveau des articulations par le ligament antérieur que j'ai décrit. La partie fibreuse commence au-dessous du ligament palmaire inférieur, dont plusieurs fibres, détachées au niveau de chaque articulation, le forment visiblement ; puis il s'attache aux bords latéraux de chaque phalange, jusqu'à la dernière, où il finit en s'entrelaçant avec le tendon du fléchisseur profond. Cette gaîne est à fibres entre-croisées. Le canal qu'elle complète est d'abord exactement tapissé par la synoviale, qu'on en détache facilement, et qui forme, en bas et en haut, en se réfléchissant sur les tendons, un cul-de-sac très-sensible, surtout dans le premier sens. Parvenue sur ces tendons, la synoviale les embrasse par une double gaîne, qui les empêche de baigner dans la synovie et les assujettit en arrière, vers leur extrémité, par un repli triangulaire, sensible en soulevant le tendon, et formé de deux feuillets adossés.

L'écartement des deux languettes qui terminent les tendons du fléchisseur superficiel est rempli par des prolongemens de cette synoviale.

Muscle grand fléchisseur du pouce. Allongé, mince, aplati, couché sur le radius. Ses fibres naissent, par de courtes aponévroses, des trois quarts supérieurs de la face antérieure de cet os; un peu de la portion voisine du ligament interosseux; et quelquefois de l'apophyse coronoïde, par un petit prolongement charnu au milieu et tendineux à ses extrémités. De là elles forment, en se dirigeant obliquement les unes aux autres, un faisceau qui descend presque perpendiculairement en bas; puis, après un trajet d'un pouce et demi environ, elles viennent toutes successivement s'insérer en arrière d'un tendon apparent et libre au-devant du muscle, dans la direction duquel il descend, aplati d'abord et ensuite arrondi au niveau du petit pronateur, endroit où les fibres charnues l'abandonnent. Devenu libre, il passe au-devant du carpe avec les tendons fléchisseurs communs, auxquels il est uni par la synoviale; puis, s'en écartant bientôt, il descend obliquement en dehors, logé d'abord entre les deux portions du court fléchisseur du pouce, puis entre les deux sésamoïdes de ce doigt. Il commence souvent là à présenter la trace sensible d'une fente longitudinale qui se continue jusqu'en bas; enfin il parvient au-devant de la dernière phalange, où il s'insère en s'élargissant.

A l'avant-bras, ce muscle, recouvert par le fléchisseur digital superficiel, le grand palmaire, le grand supinateur et l'artère radiale, est appliqué sur le radius, sur une partie du ligament interosseux et sur le petit pronateur. A la main, placé d'abord en dehors de la grande coulisse que forme le ligament annulaire, il est ensuite embrassé par le court fléchisseur, comme je l'ai dit, puis contenu dans une gaîne fibreuse qui s'attache aux deux bords latéraux de la première phalange du pouce et à toute la surface de la seconde, où elle se confond avec l'extrémité du tendon. Souvent les fibres de cette gaîne, très-écartées, laissent voir ce tendon en plusieurs points, quand on les a disséquées. Un petit faisceau de fibres blanches, distinct par sa longueur et par sa direction oblique, la fortifie ordinairement. Toujours en fendant longitudinalement cette gaîne, on y voit une synoviale distincte qui commence au même endroit qu'elle, par un véritable cul-de-sac, la tapisse ainsi que l'os qui complette le canal où est logé le tendon, embrasse celui-ci, et forme postérieurement vers son extrémité un repli très-sensible, à double feuillet, plus large en haut qu'en bas, de forme triangulaire, et qui sert à l'assujettir.

Muscle petit pronateur. Mince, aplati, exactement quadrilatère, placé à la partie inférieure de l'avant-bras. Né, par une très-mince aponévrose épanouie sur son tiers interne, du quart inférieur à peu près de la ligne saillante antérieure du cubitus, et par de courtes fibres aponévrotiques de la portion correspondante de la face antérieure du même os, il se porte de là transversalement en dehors, et vient s'insérer au-devant du quart inférieur du radius par des fibres aponévrotiques à peine sensibles.

Ce muscle, à fibres parallèles, plus longues su-

perficiellement que profondément, correspond en
devant au fléchisseur profond, au grand fléchisseur
du pouce, aux grand palmaire et cubital antérieur, et
aux artères radiale et cubitale; en arrière, aux
deux os de l'avant-bras et aux ligamens interosseux.

Mouvemens.

Je réunis sous le même point de vue les mouvemens musculaires des deux régions précédentes,
parce qu'ils ont entr'eux la plus grande analogie, et
parceque la plupart ont des agens dans l'une et dans
l'autre. Ces mouvemens se rapportent à l'avant-
bras, à la main en totalité, et aux phalanges en particulier.

Les mouvemens relatifs à l'avant-bras sont la pronation et la flexion. La pronation a pour agens les
deux pronateurs, dont l'insertion immobile est alors
en dedans à la tubérosité humérale, et au cubitus,
qui est le point d'appui sur lequel roule le radius
tiré par ces deux muscles dont l'action est alors in-
suffisante pour produire la luxation, laquelle est
toujours la suite d'un effort. Quant à la flexion de
l'avant-bras sur le bras, elle est déterminée d'abord
par le grand pronateur, quand il continue son action après la pronation, ou tout de suite, quand le
radius, retenu par les supinateurs, ne peut rouler
sur le cubitus; ensuite par les fléchisseurs des doigts,
quand ils ont produit leur effet sur les phalanges,
ou quand celles-ci sont retenues en arrière. L'action
du cubital antérieur et des palmaires doit être aussi
envisagée sous le même point de vue. Ces muscles

exercent sur le poignet leur premier effet; le second est la flexion de l'avant-bras. Remarquez, à ce sujet, que tous ces muscles, se fixant à la tubérosité interne, et affectant depuis leur départ une direction oblique de dedans en dehors, amènent l'avant-bras dans le premier sens, en même temps qu'ils le fléchissent; en sorte que par là la main est naturellement portée à la bouche. Cette disposition musculaire coïncide avec celle des surfaces articulaires, qui favorise la flexion de l'avant-bras en dedans, comme je l'ai prouvé ailleurs. Autre observation, c'est que la tubérosité interne étant très-saillante, éloigne plus du point d'appui les muscles fléchisseurs que la tubérosité externe n'en écarte les extenseurs; ce qui, joint à la force et au nombre plus grand de fibres dans les premiers, concourt beaucoup à leur prédominance sur les seconds, prédominance relative aux efforts plus considérables qu'ils ont à faire.

Les mouvemens relatifs à la main, en totalité, appartiennent aux deux palmaires et au cubital antérieur. Tous trois la fléchissent sur l'avant-bras; et de plus, quand ils agissent isolément, le grand palmaire la porte en dehors, le petit tend l'aponévrose palmaire, le cubital antérieur en fait l'abduction.

Quant aux mouvemens des phalanges, celles-ci se fléchissent successivement les unes sur les autres et sur les os métacarpiens, par l'action des deux fléchisseurs communs, et au pouce par celle du fléchisseur propre. Dans les quatre derniers doigts, la flexion est directe sur la paume de la main; elle est oblique dans le pouce. Ce mouvement de flexion est remarquable par sa force, qui dépend de celle des muscles, lesquels sont doubles au moins des muscles extenseurs. Cela explique assez la demi-flexion constante de l'avant-bras dans l'état de repos, où les muscles, abandonnés à leur équilibre naturel, n'obéissent qu'à leur contractilité de tissu.

Quand la main est solidement fixée par les muscles postérieurs, ceux des deux régions précédentes peuvent, suivant leur attache, fléchir l'avant-bras sur elle, et le bras sur l'avant-bras. Le petit pronateur est évidemment étranger à ce mouvement, qui est l'inverse de celui qui a lieu habituellement, et qui devient très-sensible quand on se soulève sur les membres supérieurs accrochés en haut, à une branche d'arbre, par exemple.

§ III. *Région anti-brachiale postérieure et superficielle.*

On y trouve l'extenseur digital, l'extenseur du petit doigt, le cubital postérieur et l'anconé. Tous quatre viennent de la tubérosité humérale externe, d'où part un tendon court, épais, commun aux trois premiers et au radial externe, et qui envoie entr'eux et derrière eux des prolongemens servant aussi d'attache et tenant à l'aponévrose anti-brachiale.

Muscle extenseur digital. Allongé, arrondi et charnu en haut, à quadruple tendon inférieurement, superficiellement situé derrière l'avant-bras et la main. Il s'implante supérieurement à la tubérosité

humérale externe par le tendon commun; en dedans,
à une longue cloison qui naît de celui-ci, et qui
s'interpose entre lui et l'extenseur du petit doigt; en
dehors, à une cloison plus courte, qui le sépare du
petit radial; en arrière, à l'aponévrose anti-brachiale.
De là, ses fibres charnues, obliques les unes aux
autres, descendent en formant un faisceau d'abord
mince, puis plus épais, qui, au milieu de l'avant-
bras, se divise en quatre portions, d'abord unies
par du tissu cellulaire, puis isolées, donnant chacune
naissance à un tendon caché en premier lieu dans
leur épaisseur, apparent ensuite, d'abord d'un côté,
puis exactement isolé, seulement vers le ligament
annulaire pour les quatrième et cinquième doigts,
plus supérieurement pour les deuxième et troisième. Ces tendons, d'abord juxta-posés, et unis par
un tissu lâche, passent avec le tendon extenseur de
l'index sous le ligament annulaire, puis s'écartent
en s'élargissant, se fendent souvent longitudinalement, surtout les trois derniers, qui ordinairement
sont unis entr'eux par deux bandelettes aponévrotiques, à direction et à forme variables, et tiennent
tous ensemble, outre cela, par des aponévroses larges, minces et plus ou moins sensibles. Vers le bas
du métacarpe, ils se rétrécissent en épaississant, puis
s'élargissent de nouveau en recevant les tendons des
lombricaux et des interosseux, recouvrent toutes les
phalanges, et se divisent vers leur extrémité en
trois portions. La moyenne, passant sur l'articulation, où elle s'épaissit un peu, se fixe à l'extrémité
supérieure de la seconde phalange; tandis que les
deux latérales, d'abord écartées par la première et

offrant un intervalle entr'elles, continuent à descendre en se rapprochant, et viennent, réunies, se fixer à l'extrémité supérieure et postérieure de la troisième phalange.

Recouvert par l'aponévrose anti-brachiale, à laquelle il n'est que contigu en bas, par le ligament annulaire et par la peau, ce muscle est appliqué sur le petit supinateur, le grand abducteur du pouce, ses deux extenseurs et celui de l'index, sur les articulations carpiennes, sur les interosseux et sur la partie postérieure des phalanges.

Synoviale. L'extenseur digital est embrassé, à son passage sous le ligament annulaire, par une synoviale peu humectée, dont on distingue très-bien la cavité et les deux culs-de-sac supérieur et inférieur, en fendant ce ligament, qui forme divers replis, dont le postérieur est le plus marqué. Les synoviales des articulations phalangiennes appartiennent aussi à ces tendons, qu'elles tapissent en avant, et dont elles favorisent le glissement.

Muscle extenseur du petit doigt. Mince, grêle et allongé, situé en dehors du précédent. Né comme lui, en haut, de la tubérosité humérale externe par un prolongement du tendon commun; en dehors, d'une longue cloison qui le sépare de l'extenseur digital; en dedans, d'une autre qui lui est commune avec le cubital postérieur; en arrière, de l'aponévrose anti-brachiale, il descend en s'épaississant d'abord, puis en diminuant de volume, donne naissance à un tendon qui, apparent d'abord sur sa partie postérieure, s'isole près le ligament annulaire, se divise là en deux portions qui restent contiguës et adossées, s'engage dans un canal fibreux, descend derrière le dernier os métacarpien, s'unit par sa portion externe avec le tendon de l'extenseur digital destiné au petit doigt, redevient alors unique en s'élargissant, et s'insère exactement comme le précédent, c'est-à-dire en se partageant en trois portions, à la deuxième et à la troisième phalange du petit doigt.

Placé à l'avant-bras, entre l'aponévrose brachiale, qui est postérieure, le petit supinateur, le grand abducteur du pouce, ses extenseurs et celui de l'index qui sont en avant, l'extenseur digital et le cubital postérieur qui sont latéraux, ce muscle a au poignet une gaîne fibreuse propre qui est très-distincte, qui, du niveau de l'extrémité du cubitus, s'étend jusque sur le dernier os métacarpien, et qui, étant ouverte, laisse voir une synoviale sensible, et souvent très-humide de synovie.

Muscle cubital postérieur. Allongé, arrondi, plus épais au milieu qu'en haut et en bas, placé derrière l'avant-bras et à sa partie interne. Il naît, en haut, de la tubérosité humérale externe, par le tendon commun dont un prolongement descend très-bas sur sa face antérieure; en dehors, d'une cloison aponévrotique placée entre lui et l'extenseur propre du petit doigt; en dedans, le plus ordinairement du tiers moyen à peu près du bord postérieur du cubitus, au-dessous de l'anconé, auquel il n'est que contigu; en arrière, de l'aponévrose anti-brachiale. De ces divers points d'origine, les fibres charnues descendent dans une direction presque verticale pour les supérieures, oblique pour les inférieures, en formant un faisceau qui se porte en bas et en dedans, et qui donne bientôt naissance à un tendon caché d'abord dans son épaisseur, puis apparent en arrière. Ce tendon, qui reçoit les fibres charnues suivant l'ordre de leur origine, est accompagné par elles jusques près de l'apophyse styloïde, côtoie la surface postérieure du cubitus, et parvenu au ligament annulaire, s'engage dans une coulisse pratiquée derrière l'extrémité carpienne de cet os, se trouve retenu là par une capsule fibreuse attachée à cette extrémité, au pyramidal, au pisiforme, à l'os crochu, et tenant par beaucoup de fibres communes au ligament annulaire de l'avant-bras ; puis il vient enfin s'implanter derrière l'extrémité supérieure du cinquième métacarpien.

Le cubital postérieur, situé immédiatement au-dessous de l'aponévrose anti-brachiale, recouvre le petit supinateur, le cubitus et tous les muscles profonds de la partie postérieure de l'avant-bras. En bas, son tendon est embrassé, depuis au-dessus de l'apophyse styloïde jusqu'à son insertion, par une synoviale qui se déploie d'une autre part sur la gaîne fibreuse. Cette synoviale se voit en fendant celle-ci : elle est peu humectée.

Muscle anconé. Court, assez épais, triangulaire, situé à la partie postérieure et supérieure de l'avant-bras. Il prend naissance de la tubérosité externe de l'humérus, par un court tendon distinct de celui qui est commun aux muscles précédens. De là, ses fibres charnues suivent une direction différente : les plus supérieures, continues au brachial postérieur et plus courtes, se portent transversalement en de-

dans, et se terminent par de courtes aponévroses
en dehors de l'apophyse olécrâne. Les suivantes,
continues à celles-ci, mais de plus en plus longues,
et obliques en bas et en dedans, vont par de semblables aponévroses s'insérer au quart supérieur du
bord postérieur du cubitus, en formant en bas un
angle aigu.

Subjacent à l'aponévrose anti-brachiale, l'ançoné
est appliqué sur la synoviale de l'articulation du
coude, sur le ligament annulaire du radius, sur le
petit supinateur et le cubitus.

§ IV. *Région anti-brachiale postérieure et profonde.*

Elle comprend le grand abducteur du pouce, ses
deux extenseurs et celui de l'index.

Muscle grand abducteur du pouce. Allongé,
mince, aplati, situé obliquement derrière l'avant-
bras. Il s'insère, en haut, au cubitus, soit à l'os lui-
même, soit à une aponévrose qui en vient, et qui
descend sur lui, en le séparant du court extenseur
du pouce; en bas, au radius, par de courtes fibres
aponévrotiques, sous le petit supinateur, dont une
cloison aponévrotique le sépare; au milieu, sur le
ligament interosseux. De là, ses fibres charnues
composant un faisceau aplati, d'abord mince, puis
plus épais, croisent l'avant-bras obliquement de
haut en bas et de dedans en dehors, et donnent
ensuite naissance, vers l'extrémité inférieure du
radius, à un tendon qui règne d'abord dans leur
épaisseur, en les recevant obliquement suivant l'ordre de leur origine. Ce tendon s'en isole au bas du

radius, et s'engage dans une coulisse dont la portion fibreuse s'attache à deux saillies légères de l'extrémité carpienne de cet os, coulisse où l'on distingue sensiblement une petite synoviale. Celle-ci lui est commune avec le petit extenseur, dont le sépare quelquefois cependant une petite cloison. De là, il va s'implanter en dehors de l'extrémité supérieure du premier os métacarpien, par plusieurs portions ordinairement distinctes, et dont une se continue souvent avec le petit abducteur.

Ce muscle, recouvert dans sa portion charnue par le petit supinateur, le cubital postérieur, le grand extenseur du pouce, l'extenseur du petit doigt, et l'extenseur digital, est appliqué sur le cubitus, le radius et le ligament interosseux. Son tendon, subjacent à l'aponévrose anti-brachiale, est appliqué sur les muscles radiaux, le radius, l'artère radiale, et l'articulation de la main, à laquelle il offre une espèce de ligament latéral.

Muscle petit extenseur du pouce. Allongé, très-grêle, situé à côté du précédent, naissant au-dessous de lui, du ligament interosseux, un peu du cubitus, mais principalement du radius; croisant également la direction de l'avant-bras, et dégénérant comme lui, en un tendon grêle, d'abord caché dans son épaisseur, puis apparent en dehors, et enfin isolé, qui passe dans la même coulisse ou dans une petite particulière, comme je l'ai dit; puis s'en écarte, passe derrière le premier métacarpien, se rapproche du long extenseur, et va s'insérer à la première phalange, en s'épaississant un peu pour fortifier l'articulation.

Recouvert, en haut, par le grand extenseur du pouce, par l'extenseur du petit doigt et l'extenseur digital ; en bas, par l'aponévrose anti-brachiale et les tégumens, ce muscle correspond en devant aux cos de l'avant-bras, au ligament interosseux, aux muscles radiaux, à l'articulation du poignet et au premier os métacarpien.

Muscle grand extenseur du pouce. Allongé, plus épais que le précédent, à côté duquel il se trouve. Il prend naissance spécialement du tiers moyen environ de la surface postérieure du cubitus, et un peu du ligament interosseux. Son faisceau, mince d'abord, puis épais et de nouveau aminci, est formé de fibres qui viennent obliquement se rendre sur un tendon caché d'abord dans leur épaisseur, paraissant ensuite en arrière, et s'isolant près l'extrémité carpienne du radius : là, il s'engage dans une coulisse oblique, réservée pour lui seul, dont la portion fibreuse s'attache à deux saillies de l'os, et que tapisse une synoviale ordinairement très-humectée. Sorti de cette coulisse, il continue à se porter en dehors, s'élargit un peu, côtoie en dedans le premier os métacarpien ; se joint, en passant sur la première phalange, au tendon précédent, s'épaissit en cet endroit, puis s'élargit encore plus, et descend à l'extrémité postérieure de la dernière, où il se fixe. Placé, en haut, entre le cubitus, le radius, le ligament interosseux et les muscles de la région précédente, puis contenu dans sa coulisse, ce muscle est sous-cutané en bas, où il est appliqué sur les radiaux, l'articulation de la main, le premier métacarpien et les phalanges du pouce.

Muscle extenseur de l'index. De même forme à peu près que le précédent, sous lequel il est situé. Implanté par de courtes aponévroses à la face postérieure du cubitus, et un peu au ligament interosseux, il offre d'abord un faisceau charnu plus gros au milieu qu'à ses extrémités, dans l'intérieur duquel naît un tendon qui reçoit obliquement les fibres charnues, s'en isole vers le ligament annulaire, passe dessous conjointement avec l'extenseur digital, est embrassé par la même synoviale, se place, sur le dos de la main, en dehors du tendon de ce muscle qui va à l'index, s'en rapproche de plus en plus, et s'y unit au niveau de la première phalange, de manière à ne plus former qu'un tendon qui se comporte comme je l'ai dit plus haut.

Caché dans sa portion charnue, comme les précédens, placé, au commencement de son tendon, dans la coulisse commune, ce muscle est situé, dans le reste de son étendue, entre la peau, le troisième métacarpien, les interosseux du second espace, et les phalanges de l'index.

Mouvemens.

Je réunis ici, comme j'ai fait dans les deux régions précédentes, les mouvemens de tous les muscles postérieurs de l'avant-bras, parce qu'ils ont entr'eux la plus grande analogie. Ils sont relatifs à l'avant-bras lui-même, à la main et aux phalanges.

Il n'y a dans ces deux régions que l'anconé dont le premier effet soit d'étendre l'avant-bras sur le bras.

Tous les autres muscles ont bien aussi cet usage, mais il n'est que consécutif à leur action sur d'autres parties : c'est ainsi qu'après avoir produit leur effet sur les phalanges et la main, les extenseurs, le cubital postérieur, etc., etc., étendent aussi l'avant-bras. L'anconé agit, sous ce rapport, simultanément avec le petit supinateur.

Quant à la main, elle n'a, dans ces deux régions, que le cubital postérieur dont le premier effet soit dirigé sur elle : il la redresse en la portant un peu en dedans. Ce muscle est antagoniste sous ce point de vue des deux radiaux, dont il est le congénère pour l'extension, laquelle est par conséquent directe quand il combine avec eux leur action. Tous les extenseurs des phalanges le deviennent aussi de la main quand leur premier effet est produit, ou quand les phalanges sont retenues par les fléchisseurs.

Enfin le mouvement produit sur les phalanges est l'extension des unes sur les autres par l'extenseur digital, les deux du pouce, celui de l'index et celui du petit doigt. Cette extension se répartit, comme la flexion, sur la seconde et sur la dernière phalange, avec la différence que dans la flexion chacune de ces deux phalanges a un muscle propre, au lieu qu'ici c'est le même tendon qui se partage pour l'une et l'autre, comme je l'ai dit. Pourquoi les deux doigts qui bornent en dedans et en dehors la rangée des phalanges ont-ils chacun deux extenseurs? Est-ce que l'usage d'étendre l'index, pour montrer les objets, vient de ce que, pourvu aussi de deux extenseurs, il exécute ce mouvement de l'extension avec plus de facilité? Les muscles qui vont au pouce, l'abducteur et les deux extenseurs, peuvent être aussi, dans leur effet secondaire, supinateurs de l'avant-bras, à cause de leur direction oblique.

Tous les muscles précédens peuvent, quand la main est fixée, étendre sur elle l'avant-bras, et le bras sur celui-ci.

§ V. *Région radiale.*

Elle comprend les deux supinateurs et les deux radiaux.

Muscle grand supinateur. Allongé, plus épais en haut qu'en bas, placé en dehors de l'avant-bras. Il s'insère supérieurement, dans l'espace de deux pouces et par des fibres aponévrotiques distinctes, au bord huméral interne, derrière le brachial antérieur, et à une aponévrose qui le sépare du brachial postérieur. De cette double insertion descendent les fibres charnues, qui forment un faisceau aplati d'abord d'avant en arrière, puis de dedans en dehors, qui se porte verticalement en bas, en augmentant d'épaisseur, et ensuite en s'amincissant de plus en plus. Parvenu au milieu de l'avant-bras, il dégénère en un tendon aplati qui règne auparavant sur la face interne des fibres charnues, qu'il abandonne bientôt, côtoye en se rétrécissant le côté externe du radius, et vient enfin s'implanter au-dessus de son apophyse styloïde, en tapissant par son prolongement la coulisse où glissent le grand abducteur et le petit extenseur du pouce.

Le grand supinateur, partout subjacent à l'aponé-

vrose anti-brachiale, est appliqué sur le brachial
antérieur, le petit supinateur, le grand pronateur, le
grand radial, le grand fléchisseur du pouce, l'artère
radiale et le nerf de même nom.

Muscle grand radial. Long, de même forme que
le précédent, à côté duquel il est placé. Il prend
naissance, au-dessous de lui, de l'aponévrose qui
le sépare du brachial postérieur, et du bord huméral externe, jusqu'à la tubérosité, au-dessus de laquelle il prend aussi quelques insertions. De là, il
forme un faisceau d'abord aplati, puis arrondi, qui
se porte directement en bas, et qui, arrivé au tiers
supérieur du radius, se termine en un tendon d'a-
bord large, mince et occupant son épaisseur, puis
rétréci, un peu plus épais, isolé des fibres charnues, et côtoyant le radius. Parvenu près de l'extrémité inférieure de cet os, le tendon se détourne
en arrière, glisse au-dessous du petit extenseur et
du grand abducteur du pouce, s'engage avec le
petit radial dans une coulisse particulière, et se
termine enfin à l'extrémité supérieure du second
métacarpien, en s'élargissant un peu.

Le grand radial est recouvert par le grand supinateur, l'aponévrose anti-brachiale et les muscles
du pouce. Il recouvre l'articulation du coude, le
petit supinateur, le petit radial, le radius et la partie postérieure du carpe. La gaîne fibreuse qui l'assujettit sur l'extrémité inférieure du radius est attachée à deux saillies que l'os présente en cet endroit.
En fendant cette gaîne, on trouve ces deux tendons
embrassés par une synoviale assez humide, qui se
prolonge manifestement au-dessus de la gaîne, et

qui, au dessous d'elle, accompagne les tendons presque jusqu'à leur insertion.

Muscle petit radial. Allongé, de même forme à peu près que le précédent, sous lequel il est situé. Il prend naissance à la tubérosité humérale externe par le tendon commun dont nous avons parlé en décrivant l'extenseur digital ; et qui envoie pour cette insertion une longue aponévrose sur sa face interne, et une cloison entre lui et l'extenseur digital. De là, les fibres charnues descendent en formant un faisceau assez épais dans son milieu, légèrement arrondi, qui se porte verticalement en bas et un peu en arrière, et qui se termine sur la face interne d'un tendon d'abord aplati et placé sur sa partie externe. Isolé des fibres charnues vers le milieu du radius, ce tendon marche dans la direction du grand radial, auquel il est uni par du tissu cellulaire, s'engage dans la même coulisse, est embrassé par la même synoviale, et va s'insérer derrière l'extrémité supérieure du troisième os métacarpien.

Le grand radial, le grand supinateur, les muscles du pouce et la peau, forment, en dehors, les rapports de ce muscle, qui est appliqué sur le petit supinateur, le grand pronateur, le radius et les articulations du poignet.

Muscle petit supinateur. Large, mince, triangulaire, recourbé sur lui-même pour embrasser le radius. Il s'implante, en haut, à la tubérosité humérale externe, par un tendon large et épais, qui est fortement uni au tendon commun ; au ligament latéral externe et au ligament annulaire du radius, et qui se répand en forme d'aponévrose sur sa face externe pour

continuer ses insertions; en arrière, à une crête longitudinale qu'on voit sur la face postérieure du cubitus, par des fibres aponévrotiques très-prononcées
aussi. De cette double insertion partent les fibres
charnues, dont les antérieures, plus courtes, descendent presque perpendiculairement, et dont les suivantes deviennent d'autant plus longues et plus obliques qu'elles sont plus postérieures. Toutes se contournent sur le radius, en formant un plan triangulaire, et viennent s'attacher à la partie supérieure de
cet os, en devant, en dehors et en arrière, par des
fibres aponévrotiques très-prononcées, et qui sont
profondément cachées dans leur épaisseur.

Recouvert, en devant, par les grands pronateur
et supinateur, les artères et nerfs radiaux; en dehors, par les muscles radiaux; en arrière, par l'extenseur digital, celui du petit doigt, le cubital
postérieur et l'anconé, ce muscle est appliqué sur
l'articulation huméro-cubitale, le cubitus, le ligament interosseux et le radius. Il est comme éehan-
cré en devant pour le passage du tendon du biceps
brachial.

Mouvemens.

Ils sont relatifs, dans cette région, à l'extension
et à la flexion de l'avant-bras, à la supination et à
l'extension de la main. Trois des muscles qui la composent, le petit supinateur et les deux radiaux, étendent l'avant-bras sur le bras, mais seulement dans
leur effet secondaire : car aucun ne produit immédiatement ce résultat. A cet égard, observez que si

les muscles qui fléchissent les phalanges l'emportent sur ceux qui les étendent, il y a proportion à peu près égale, pour l'avant-bras, entre ses extenseurs et ses fléchisseurs. Remarquez aussi que les premiers tendent de plus à ramener l'avant-bras en dehors, vu leur insertion du côté externe de l'humérus; ce qui est l'inverse des fléchisseurs, qui le portent naturellement en dedans. Le grand supinateur peut être un peu fléchisseur de l'avant-bras, vu la direction de son extrémité inférieure.

La supination du radius est exécutée par les deux supinateurs. Le petit, vu son insertion postérieure, paraît susceptible de la porter un peu plus loin que le grand, qui agit avec plus d'énergie, vu l'éloignement de son extrémité inférieure du point d'appui. Tous deux sont les antagonistes évidens des pronateurs. Dans le repos, le radius, mu seulement par la contractilité de tissu de ces muscles, reste entre la pronation et la supination.

Les deux radiaux renversent la main sur l'avant-bras, en la portant un peu en dehors. Ils sont, avec le cubital postérieur, antagonistes des deux palmaires et du cubital antérieur : en sorte qu'il y a à peu près égalité d'action. S'ils combinent leur contraction avec le grand palmaire, il n'y a ni extension ni flexion, mais abduction du poignet. Les muscles fléchisseurs et extenseurs du poignet sont simultanément en action quand il faut fortement fixer la main sur l'avant-bras, comme dans l'action de donner un coup de poing, etc.

Les muscles de cette région ont peu d'action de bas en haut sur le bras et l'avant-bras, vu le mode des articulations, et surtout de l'huméro-cubitale, qui ne se prête qu'à un faible mouvement en arrière. Cependant il peut y avoir, par l'effet de la contraction du petit supinateur et des deux radiaux, légère extension; et par celle du grand supinateur, légère flexion du bras sur l'avant-bras.

Aponévrose anti-brachiale.

Elle recouvre, comme l'aponévrose brachiale, les muscles de la portion du membre supérieur à laquelle elle correspond. Elle naît de l'extrémité de celle-ci, dont elle est presque partout la continuation; et de plus, en devant, du prolongement du tendon du biceps; sur les côtés, des deux tubérosités humérales; en arrière, de l'aponévrose du brachial postérieur. De ces diverses origines, cette aponévrose descend le long de l'avant-bras, et vient se terminer en arrière et sur les côtés au ligament annulaire de l'avant-bras, en avant au ligament annulaire de la main; mais de telle manière que le cubital antérieur et le petit palmaire la percent auparavant, et passent ainsi, par leur bout inférieur, au-devant de son extrémité palmaire. Subjacente à la peau, dont elle est séparée par des branches veineuses, nerveuses et lymphatiques, cette aponévrose recouvre tous les muscles superficiels de l'avant-bras, est exactement isolée d'eux par du tissu cellulaire inférieurement, mais tient supérieurement aux diverses cloisons aponévrotiques qu'ils présentent; savoir : en devant, à celles qui sont intermédiaires aux grand pronateur et grand palmaire et au fléchisseur digital superficiel, à celui-ci et au petit palmaire, à ce dernier et au cubital antérieur; en arrière, à celles qui séparent l'extenseur digital du petit radial et de l'extenseur du petit doigt, ce dernier, du cubital postérieur; celui-ci de l'anconé. En dehors, elle ne contracte aucune adhérence; en dedans, elle se fixe, depuis l'apophyse olécrâne, à presque tout le bord interne du cubitus, où elle sert d'attache au cubital antérieur, comme je l'ai dit.

La structure de cette aponévrose diffère de celle de la brachiale par sa résistance et sa densité, qu'elle doit au nombre plus grand de fibres qui la composent, fibres qui s'entre-croisent en divers sens et n'ont point de direction fixe. Il ne faut pas confondre avec ces fibres celles qui appartiennent aux deux tendons communs qui naissent des deux tubérosités humérales, et aux origines du cubital antérieur, fibres que l'on distingue très-bien par leur extrême blancheur et par leur direction particulière et différente de celle de l'aponévrose, lorsque celle-ci est exactement disséquée.

C'est principalement le muscle biceps brachial qui, par son expansion, est tenseur de cette aponévrose.

Ligament annulaire de l'avant-bras. Il fait, pour ainsi dire, partie de l'aponévrose anti-brachiale, qu'il termine, bien différent du ligament annulaire de la main, qui est étranger à cette aponévrose, et dont la conformation ainsi que la position ne répondent point aux siennes. Il faut bien aussi le distinguer des gaînes fibreuses qui lui sont subjacentes et adhérentes. Ces gaînes sont, de dehors en dedans, celles des grand'abducteur du pouce et court extenseur réunis, celle des deux radiaux, celle du long extenseur du pouce, celle de l'extenseur digital et de l'extenseur de l'index, celle de l'extenseur du petit doigt, celle du cubital postérieur. Chacune d'elles a une existence isolée, des fibres demi-circulaires qui lui sont propres, et qui peuvent se disséquer exactement. C'est sur toutes ces gaînes qu'est appliqué le ligament annulaire de l'avant-bras. Il consiste en un faisceau de fibres longitudinales, toutes parallèles, très-distinctes, très-blanches et séparées par de petits intervalles vasculaires. Implanté à la partie externe et inférieure du radius, ce faisceau traverse obliquement le poignet en passant sur ces gaînes et en leur adhérant intimement, vient s'implanter un peu à l'extrémité du cubitus, mais spécialement à la partie externe du pisiforme, et représente vraiment une gaîne générale qui embrasse toutes les gaînes partielles dont nous avons parlé.

MUSCLES DE LA MAIN.

§ Ier. *Région palmaire externe.*

Tous les muscles de cette région appartiennent spécialement au pouce ; ils forment l'éminence thénar : ce sont le petit abducteur, l'opposant, le petit fléchisseur et l'adducteur de ce doigt.

Muscle petit abducteur du pouce. Court, triangulaire, mince et aplati, superficiellement situé dans l'éminence thénar. Il tire son origine, en dehors, et par de très-courtes aponévroses, de l'os scaphoïde ; en dedans, du ligament annulaire, et de plus assez souvent d'un petit tendon détaché de celui du grand abducteur. De là, ce muscle se dirige, en convergeant, en bas et en dehors, se change dans son quart inférieur en un tendon aplati, d'abord caché par les fibres charnues, qui reçoit l'insertion d'une partie de celles du petit fléchisseur, et va s'insérer en dehors de l'extrémité supérieure de la première phalange, en envoyant auparavant au tendon extenseur du pouce un prolongement aponévrotique qui sert à les unir. Recouvert par les tégumens, dont le sépare une mince aponévrose, ce muscle est appliqué sur l'opposant.

Muscle opposant du pouce. Aplati, à peu près triangulaire, un peu plus large et plus épais que le précédent, sous lequel il est situé. Il s'insère, en dedans, au ligament annulaire, par des fibres aponé-

vrotiques prolongées sur les charnues; en dehors,
à l'os trapèze, sous la gouttière qu'il offre au grand
palmaire, et profondément à une cloison aponévrotique qui le sépare du petit fléchisseur. De là, les
fibres charnues, d'autant plus longues qu'elles sont
plus inférieures, se portent de plus en plus obliquement en bas et en dehors, et viennent toutes se terminer, par de courtes fibres aponévrotiques, le
long du côté externe du premier os métacarpien, et
quelquefois en haut, un peu au tendon du grand
abducteur.

L'opposant est recouvert par le petit abducteur,
et sur les côtés par la peau; il recouvre l'articulation
du trapèze avec le premier os métacarpien, le côté
antérieur de celui-ci, et un peu le petit fléchisseur,
avec lequel il est souvent uni d'une manière intime.

Muscle petit fléchisseur du pouce. Court, allongé,
bifurqué en haut et en bas, placé en dedans du précédent. Il a deux insertions : l'une, antérieure et externe, au bas du ligament annulaire, à l'os trapèze
et à la cloison qui le sépare profondément de l'opposant; l'autre, postérieure, conjointement avec l'adducteur, au grand os; à l'extrémité carpienne du
troisième métacarpien et aux ligamens qui les unissent. Les fibres charnues, nées de cette double insertion, forment d'abord deux faisceaux isolés qui
descendent obliquement en dehors, mais qui bientôt
se réunissent en un seul qui suit la même direction,
et au-devant duquel existe une gouttière pour le
tendon du long fléchisseur. Arrivé à l'extrémité inférieure du premier os du métacarpe, ce faisceau
se partage de nouveau : sa portion interne va s'unir

en partie au tendon du petit abducteur, et se fixer spécialement au sésamoïde externe de l'articulation métacarpo-phalangienne du pouce, tandis que l'autre portion s'unit en partie au tendon de l'adducteur, et s'attache en partie au sésamoïde interne. Des fibres tendineuses assez prononcées se remarquent à cette double insertion.

Ce muscle correspond, en devant, d'abord à la peau et au petit abducteur, puis au tendon du grand fléchisseur du pouce, à ceux du profond et aux deux premiers lombricaux; en arrière, au premier os métacarpien, au tendon du radial antérieur et aux premiers interosseux.

Muscle adducteur du pouce. Assez large, mince, triangulaire; le plus profond de ceux de l'éminence thénar. Il s'insère sous le précédent, par de courtes fibres aponévrotiques, à tout le devant du troisième os du métacarpe, entre les deux interosseux correspondans. De là, ses fibres charnues se portent toutes en dehors, en convergeant sensiblement, et en rétrécissant le muscle, par conséquent, et viennent se rendre sur un tendon sensiblement prolongé dans leur épaisseur, et qu'elles accompagnent, en s'unissant au petit fléchisseur, jusqu'à la partie interne de la première phalange, où il s'attache. Il envoie souvent au tendon du grand extenseur un prolongement qui s'attache sur ses côtés, comme les tendons des interosseux.

Ce muscle répond, en devant, aux tendons du fléchisseur profond, aux lombricaux et à la peau; en arrière, aux trois premiers interosseux, et aussi à la peau.

Mouvemens.

Ces mouvemens distinguent essentiellement le pouce des autres doigts. Il est porté en dehors par le petit abducteur, qui combine ordinairement son action avec le grand ; en dedans par l'adducteur, qui agit d'autant plus efficacement qu'il est perpendiculaire au point mobile où il s'attache ; dans le sens de la flexion, et en même temps en devant, par le court fléchisseur, qui agit concurremment avec le grand. De plus, ce doigt est opposé aux autres par son opposant, qui, faisant exécuter une espèce de rotation au premier métacarpien, le porte d'autant plus facilement dans ce sens qu'il est sur un plan antérieur aux autres, et que son articulation est plus mobile. Cette opposition est toute différente de l'adduction, qui est un mouvement horizontal, et qui s'exécute à peu près comme celle des autres doigts, mais avec plus d'énergie. Au reste, la flexion et l'adduction varient singulièrement, suivant l'attitude que l'opposant donne au pouce. La circumduction de ce doigt est exécutée par la succession d'action des muscles précédens : aussi comme, je l'ai fait observer, le demi-cercle interne est-il bien plus facilement parcouru et bien plus étendu que le demi-cercle externe, qui a de moindres agens. L'opposition du pouce a rapport non-seulement aux phalanges, mais encore à la paume de la main, qui par elle devient creuse et plus susceptible d'embrasser les corps.

L'action des muscles de cette région est rarement mise en jeu de bas en haut.

§ II. *Région palmaire interne.*

Elle comprend le palmaire cutané, l'adducteur, le petit fléchisseur et l'opposant du petit doigt.

Muscle palmaire cutané. Petit, mince, d'une forme irrégulière, le plus communément quadrilatère, n'existant souvent pas, le plus superficiel des muscles de l'éminence hypothénar. Il naît du ligament annulaire et au haut du bord interne de l'aponévrose palmaire, se porte de là transversalement en dedans, tantôt par un faisceau unique, tantôt divisé en plusieurs portions dont l'inférieure est quelquefois assez oblique en bas; puis il vient, après un court trajet, s'attacher au corion de la peau de la partie interne de la main. Recouvert par la peau, il est appliqué sur l'adducteur et le fléchisseur du petit doigt, sur l'artère cubitale et le nerf de même nom.

Muscle adducteur du petit doigt. Triangulaire, allongé, arrondi, plus épais au milieu qu'à ses extrémités, placé en dedans de l'éminence hypothénar. Il naît en bas et en devant de l'os pisiforme par des fibres aponévrotiques assez long-temps prolongées sur les charnues et qui se continuent avec le tendon du cubital antérieur; puis il descend verticalement, en côtoyant le côté interne du dernier os métacarpien, et vient, uni au petit fléchisseur, s'insérer en dedans de l'extrémité supérieure de la première phalange du petit doigt, par un tendon plus ou moins prononcé et long, qui envoie une expansion à celui de l'extenseur du petit doigt, expansion qui sert à fixer celui-ci. Recouvert par la peau, par le palmaire cutané et par une aponévrose mince, ce muscle est appliqué sur l'opposant.

Muscle court fléchisseur du petit doigt. Il manque quelquefois, d'autres fois il est peu marqué, et alors le précédent est plus prononcé. Il s'insère, par des fibres aponévrotiques plus ou moins longues, au ligament annulaire et à l'apophyse de l'os unciforme, descend, en formant un faisceau de figure variable, en dehors du précédent, s'y unit vers l'extrémité du dernier os métacarpien, et va avec lui à la partie externe et un peu antérieure de la première phalange du petit doigt. Il a les mêmes rapports.

Muscle opposant du petit doigt. Un peu moindre que celui du pouce, mais ayant une forme et une disposition analogues aux siennes. Il s'attache au ligament annulaire et à l'apophyse unciforme, par des fibres aponévrotiques prolongées assez loin dans les charnues. De là, celles-ci, d'autant plus longues et plus obliques qu'elles sont plus inférieures, descendent de dehors en dedans, et viennent s'attacher le long du bord interne du dernier os métacarpien, par d'autres fibres aponévrotiques, dont plusieurs commencent de bonne heure dans leur épaisseur. Recouvert par une expansion aponévrotique qui vient du cubital postérieur, et par les deux muscles précédens, celui-ci est appliqué sur le tendon du fléchisseur commun qui va au petit doigt, sur l'interosseux correspondant, et sur le dernier os métacarpien.

Mouvemens.

Ils sont spécialement relatifs au petit doigt, qui est fléchi par le petit fléchisseur en s'inclinant un peu en dedans, porté en dedans par l'adducteur, qui tend aussi un peu à le fléchir, et un peu opposé aux autres doigts par l'opposant, lequel n'agit point directement sur lui, mais sur l'os métacarpien. Si ce dernier muscle n'a pas sur cet os une influence aussi marquée que l'opposant du pouce sur le premier métacarpien, cela tient non à sa force moindre, ni à sa position moins favorable, mais spécialement au mode articulaire du dernier os métacarpien, qui est infiniment moins avantageux à l'opposition que celui du premier avec l'os trapèze, soit sous le rapport de la direction des surfaces, soit sous celui de leur mobilité. Cependant son action est réelle, et il contribue à former l'excavation que la main présente en saisissant les corps.

Ces muscles n'agissent guère de bas en haut. En fixant le pisiforme, l'adducteur peut favoriser dans ce sens l'action du cubital postérieur. Le palmaire cutané n'a qu'une action très-obscure.

§ III. *Région palmaire moyenne.*

On y trouve le ligament annulaire de la main, l'aponévrose palmaire et les muscles lombricaux.

Ligament annulaire de la main. C'est un épais faisceau aponévrotique, transversalement étendu au-devant du carpe, où il complète une gouttière

profonde que traversent les fléchisseurs. Ses fibres
sont toutes transversales, très-serrées et fort nombreuses, ce qui lui donne beaucoup d'épaisseur et
de résistance. En dehors, elles fournissent attache
au petit abducteur, à l'opposant et à une portion
du court fléchisseur du pouce, et de plus se fixent
au trapèze et au scaphoïde. En dedans, elles donnent origine à l'opposant du petit doigt, reçoivent
un peu des fibres du cubital antérieur, et se fixent
à l'apophyse de l'os crochu et au pisiforme. En haut,
elles se continuent avec l'aponévrose brachiale, et
sont libres en bas. Intimement adhèrent à l'aponévrose palmaire, ce ligament est embrassé en arrière
par la synoviale des tendons, qu'il retient puissamment dans leur place, et dont il favorise par là la
régularité des mouvemens.

Aponévrose palmaire. C'est une couche aponévrotique dense, forte et résistante, de forme triangulaire, et qui recouvre surtout le milieu de la main.
Elle naît, en haut, où ses fibres sont très-rappro-
chées, de la partie antérieure du ligament annulaire, et de l'extrémité du tendon du petit palmaire,
descend jusqu'au bas du métacarpe, en s'élargissant,
s'épanouissant et se partageant en quatre languettes
distinctes. Celles-ci s'écartent, et cependant tiennent
ensemble par des fibres transversales très-manifestes; puis, vers l'extrémité de chaque os métacarpien, elles se bifurquent, et vont, par un double prolongement qui embrasse les tendons fléchisseurs
correspondans, se fixer au-devant du ligament palmaire antérieur, en formant avec lui et les fibres
transversales dont je parlais, un trou aponévroti-

que que traversent les lombricaux. Aux bords latéraux de cette aponévrose s'attachent deux prolongemens très-minces; qui recouvrent les éminences
thénar et hypothénar, et sont souvent à peine marqués.

L'aponévrose palmaire, intimement adhérente à
la peau, au corion de laquelle ses fibres semblent
continues, retient et bride en arrière les tendons
fléchisseurs, les lombricaux, et les vaisseaux et nerfs
qui traversent la paume de la main, à laquelle elle
donne une solidité qui la rend très-propre à saisir
les corps extérieurs. Elle a le petit palmaire pour
muscle tenseur. Quant au palmaire cutané, qui s'attache aussi à son bord interne, ses fibres sont trop
faibles et leur autre point d'attache est trop peu solide pour agir puissamment sous ce rapport.

Muscles lombricaux. Petits faisceaux grêles, arrondis, placés au nombre de quatre à la paume de
la main, désignés, de dehors en dedans par leur
nom numérique. Ils s'implantent au-dessous du ligament annulaire, le premier à la partie antérieure
et externe du premier des tendons du fléchisseur
profond, les trois autres à l'écartement de ces tendons, en sorte que l'insertion de chacun a lieu aux
deux tendons correspondans. De là, ces petits muscles descendent; l'externe en dehors, l'interne en
dedans; les deux moyens perpendiculairement, en
augmentant d'abord un peu de volume, en diminuant ensuite, et se terminant vers l'articulation
métacarpo-phalangienne par de petits tendons aplatis; qui se détournent en arrière, s'élargissent,
côtoient les tendons des interosseux correspondans,

auxquels ils s'unissent en conservant toujours un
peu plus d'épaisseur qu'eux, et viennent se terminer
en dehors du tendon extenseur du doigt auquel ils
correspondent. Cette terminaison offre beaucoup de
variétés. Elle se fait quelquefois en partie aux phalanges; et souvent, par une bifurcation, aux deux
tendons correspondans. Plusieurs fois le tendon extenseur du doigt du milieu en reçoit deux, l'annulaire en manquant. Chez certains sujets, les tendons
extenseurs reçoivent les lombricaux en dedans, etc.
Ces petits muscles, recouverts par le fléchisseur
digital superficiel, l'aponévrose palmaire, les vaisseaux et nerfs collatéraux des doigts, recouvrent
d'abord les muscles interosseux, puis le ligament
palmaire antérieur, qui les sépare de ces derniers,
et ensuite les phalanges.

Mouvemens.

Fléchir les doigts sur le métacarpe, les porter
même un peu dans l'adduction ou l'abduction, suivant le côté où ils s'attachent, fixer les tendons
extenseurs et leur tenir ainsi lieu de gaîne fibreuse,
voilà les usages des lombricaux, qui peuvent agir
un peu pour renverser l'avant-bras sur la main,
quand celle-ci est fixée; cas où ils se contractent
concurremment avec le fléchisseur profond, et représentent avec lui un muscle digastrique. Ils sont
remarquables sur le cadavre par leur longueur comparée à l'espace qu'ils occupent, ce qui fait qu'ils
sont un peu plissés sur eux-mêmes dans la plupart
des sujets.

§ IV. *Région interosseuse.*

Elle comprend sept petits muscles désignés sous le nom d'*interosseux* : il y en a deux pour chacun des trois doigts moyens, et un pour le petit. Les deux abducteurs du pouce et son adducteur les remplacent pour ce doigt. L'adducteur du petit doigt lui en tient lieu en dedans. Ces muscles sont destinés à porter en dedans ou en dehors les doigts auxquels ils correspondent. Je les distingue donc, pour chaque doigt, en adducteurs et abducteurs : cette division les retrace mieux à la mémoire que celle de palmaires et de dorsaux.

Muscles interosseux de l'index. L'abducteur de ce doigt est le plus considérable de ces petits muscles. Triangulaire, mince et aplati, il s'attache, par de courtes fibres aponévrotiques, 1° à la moitié supérieure du bord interne du premier os métacarpien ; 2° à tout le bord externe du second. De cette double insertion, les fibres charnues forment deux faisceaux d'abord séparés par le passage de la radiale, puis convergeant l'un vers l'autre, et venant se rendre sur les deux côtés d'un tendon caché entr'eux jusqu'à l'articulation, vers laquelle il s'insère, d'abord à la partie externe et supérieure de la première phalange ; puis, par un petit prolongement, au tendon extenseur correspondant.

L'adducteur est situé à la paume de la main. Il est mince, triangulaire, attaché aux deux tiers supérieurs et internes du second métacarpien et aux ligamens qui unissent cet os au trapézoïde. Dirigé

de là en bas, il se termine par un tendon, d'abord
logé dans son épaisseur, puis apparent sur sa face
interne, enfin implanté à la partie interne et supérieure de la première phalange, et, par un prolongement, au tendon extenseur correspondant.

Muscles interosseux du doigt du milieu. L'abducteur, qui se voit au dos de la main, est triangulaire
et épais. Il naît, par des fibres aponévrotiques un
peu entre-mêleés aux charnues, en dehors, de tout
le côté interne du second métacarpien, derrière l'adducteur de l'index, et en dedans, du côté externe du
troisième. De là, ses fibres charnues, percées en haut
pour le passage d'une artère, obliques et convergen-
tes, viennent se rendre sur un tendon qui les reçoit de
chaque côté et en est accompagné jusqu'à l'articulation, au-dessus de laquelle l'extrémité supérieure de
la première phalange, puis le tendon extenseur correspondant, reçoivent successivement son insertion.

L'adducteur, situé aussi au dos de la main, est
de même forme que le précédent. Il s'attache,
1° à toute l'étendue du côté interne du troisième
métacarpien, 2° en arrière du côté externe du
quatrième; double insertion séparée en haut par
le passage d'une petite artère, et d'où les fibres charnues viennent de chaque côté se rendre à un tendon
moyen qu'elles accompagnent jusqu'à son insertion, qui a lieu en haut et en dedans de la première
phalange, et par un prolongement, au tendon extenseur.

Muscles interosseux de l'annulaire. L'abducteur,
qui est palmaire, épais et allongé, s'attache, par de
petites fibres aponévrotiques, aux deux tiers anté-

rieurs du côté externe du quatrième métacarpien, et aux ligamens de cet os avec ses voisins, descend en s'amincissant, et vient se rendre à un tendon caché d'abord dans son épaisseur, puis apparent en dehors, et enfin isolé, qui s'attache en haut et en dehors de la première phalange et au tendon extenseur correspondant.

L'adducteur, qui est dorsal, triangulaire et aplati, naît, en dehors, de toute l'étendue du côté interne du quatrième os métacarpien; en dedans, de la partie postérieure du côté interne du cinquième. De cette double insertion, séparée en haut par un passage artériel, les fibres charnues viennent se rendre sur les côtés d'un tendon moyen qui est accompagné par elles jusqu'à sa double insertion, laquelle se fait, comme celle des autres, à la première phalange et au tendon extenseur correspondant.

Muscle interosseux du petit doigt. Il n'y a qu'un abducteur, comme je l'ai dit. Il est implanté, par des fibres aponévrotiques prolongées dans les charnues, au-devant de tout le côté externe du dernier métacarpien, et en haut aux ligamens qui attachent cet os à ceux du carpe. De là, il descend en épaississant d'abord, et se rétrécissant ensuite, et dégénère en un tendon qui se fixe au côté externe de l'extrémité supérieure de la première phalange, et par un prolongement analogue aux autres, au tendon extenseur correspondant.

Tous les interosseux ont des rapports que nous pouvons considérer d'une manière générale. Sur les côtés, ils correspondent aux os métacarpiens, et ils s'avoisinent réciproquement. En devant, les tendons

du profond, les lombricaux, et pour les trois premiers l'adducteur du pouce, les recouvrent. De
plus, ils sont fortement tenus dans ce sens et à l'extrémité du métacarpe, par le ligament transverse
palmaire antérieur, au niveau duquel il se dirigent
tous un peu plus en arrière. Postérieurement, le
premier interosseux est sous-cutané : les autres sont
recouverts par une aponévrose très-mince, attachée
aux deux métacarpiens correspondans, qui les sépare des tendons extenseurs et, entre ces tendons,
de la peau.

Mouvemens.

Ils ont lieu de haut en bas et de bas en haut. Dans
le premier sens, où ils s'exercent presque toujours,
ils sont d'abord les agens de l'adduction et de l'abduction des phalanges; ils servent ensuite à fixer
puissamment les tendons extenseurs, qui, dépour-
vus de gaîne fibreuse, avaient besoin d'être retenus
de chaque côté. Ils partagent cette fonction avec les
lombricaux. Lorsque les deux interosseux d'un
doigt agissent, le tendon est tiré dans la diagonale
de leur direction. Si les doigts sont dans l'extension,
celle-ci se trouve affermie par cette action; mais
s'ils sont dans la flexion, cette dernière est augmentée par la contraction des interosseux, qui est
d'autant plus efficace que leur tendon tombe
alors presque perpendiculairement sur les points
mobiles.

Quand les doigts sont fixés, les interosseux peuvent fléchir le métacarpe sur les phalanges.

Développement des Muscles des Membres supérieurs.

Plus précoces dans leur accroissement que ceux des membres inférieurs, les muscles des membres supérieurs participent sous ce rapport du caractère général du développement de ces derniers. Mais la disproportion n'est bien réelle que dans les premiers temps de la conception; bientôt l'équilibre se rétablit peu à peu, et déjà le rapport de grandeur est assez bien marqué à la naissance. Quant à celui du développement des différentes parties des membres supérieurs, il est à peu près le même qu'il sera par la suite. En général, les muscles des membres n'offrent point dans leur accroissement ces particularités remarquables, ces disproportions de grandeur avec ce qu'ils seront par la suite, qui distinguent la plupart de ceux du tronc, et qui coïncident avec les variétés nombreuses de l'ossification. Dans la suite des âges, les muscles des membres supérieurs acquièrent souvent, par les mouvemens répétés qu'entraînent certaines professions, une prédominance remarquable d'organisation et de force sur le reste du système musculaire. Chez le vieillard, ils n'ont rien de particulier.

Remarques sur les Mouvemens généraux des Membres supérieurs.

Ils sont en très-grand nombre : je vais examiner les principaux, en commençant par la prépulsion.

1°. La *prépulsion* est subite et instantanée, ou

bien continue. 1°. La première a lieu dans l'action
de donner un coup de poing, dans celle de repousser
brusquement un objet, etc. Alors tous les fléchisseurs sont préliminairement en action pour raccourcir le membre, qui, s'étendant tout à coup, imprime un choc violent à l'objet sur lequel son
extrémité s'applique. Dans ce cas, c'est spécialement le brachial postérieur et le deltoïde qui sont
les agens de ce mouvement, où le redressement
porte spécialement sur les articulations scapulo-
humérale et huméro-cubitale : celles du poignet
et des doigts y sont presque étrangères. Ces dernières
exécutent, par l'action de leurs extenseurs, un petit
mouvement analogue quand on donne une chique-
naude. J'ai fait observer ailleurs que ce mouvement
ressemble absolument à celui qui, dans les membres inférieurs, produit le saut, quoique l'effet qui
en résulte ne soit pas le même. 2°. Dans la prépulsion continue, comme dans l'action de pousser un
objet devant soi, le mécanisme est de deux sortes :
tantôt le membre étant étendu et appuyé sur l'objet, nous inclinons sur lui le tronc, dont le poids
concourt ainsi à la prépulsion, dans laquelle le
membre, pour ainsi dire passif, représente un levier
que meut surtout la gravité; tantôt il y a une action
continuelle des extenseurs, qui, redressant sans
cesse le membre, éloigne sans cesse l'objet : par
exemple, quand on pousse derrière une voiture,
le membre supérieur se redresse et imprime un mouvement à la voiture; mais le tronc s'en rapprochant
aussitôt, le membre se fléchit de nouveau pour se
redresser ensuite et ainsi successivement. Le plus

souvent ce double mécanisme se combine. Quand, dans la prépulsion, le corps poussé résiste, le mouvement se répercute sur le tronc. Dans l'action de se soulever de dessus un siége en s'appuyant sur les membres supérieurs étendus, dans celle d'éloigner une barque du rivage en appuyant contre lui la rame sur laquelle le bras d'abord fléchi s'étend ensuite tout à coup, etc., on trouve des exemples de ce phénomène.

2°. La *traction* consiste dans une action générale des fléchisseurs des membres supérieurs; elle est exactement l'opposé de la prépulsion. Elle se fait en diminuant l'espace qui sépare du corps l'objet que l'on tire : or, on diminue cet espace en raccourcissant le membre, tandis qu'en l'allongeant dans la prépulsion on éloigne le corps par l'agrandissement de l'espace qui nous en sépare. Quand nous faisons un grand effort, comme, par exemple, pour arracher un morceau de bois fortement fixé dans un mur, nous inclinons outre cela en sens opposé le tronc, dont le poids est alors auxiliaire de l'action des fléchisseurs du membre qui tire. Aussi, si le corps fixé cède trop vite, la chute a souvent lieu, parce que, dans cette inclinaison, le centre de gravité n'est plus soutenu. Lorsque le corps que l'on tire ne cède point, et que la traction se fait de haut en bas, le mouvement peut se porter sur le tronc, qui est alors élevé par les fléchisseurs des membres supérieurs. Ce mouvement a lieu fréquemment dans l'action de grimper sur les arbres, etc.

3°. La *constriction* s'exerce ou avec la main seule, et alors les deux fléchisseurs communs, et ceux du

pouce et du petit doigt, sont surtout en action, ou
avec la totalité du membre, comme pour embrasser
quelqu'un, pour le serrer dans les bras, etc., et alors
le biceps, le brachial antérieur, le coraco-brachial
joignent leur action à celle des extenseurs des doigts.
Observez que ces mouvemens ne peuvent point
avoir pour auxiliaire le poids du corps comme les
précédens. Remarquez aussi que les fléchisseurs
sont rarement le siége de ce mouvement brusque
et instantané si fréquent dans les extenseurs, dans
l'action de donner un coup de poing, de sauter, etc.

4° Dans la *diduction*, les membres supérieurs
s'écartent l'un de l'autre et du tronc, comme dans
l'action d'écarter une branche d'arbre préliminairement fendue, dans celle de nager, etc. Les agens de
ce mouvement sont, d'une part, les muscles grand
dorsal et grand rond, et, de l'autre part, les fibres
postérieures du deltoïde. C'est en effet principalement dans l'articulation scapulo-humérale que se
passe ce mouvement, qui n'a jamais l'énergie de
ceux de constriction, de traction, etc., vu que ses
agens sont moindres.

5° La *circumduction* des membres supérieurs,
qui a exclusivement son siége dans l'articulation scapulo-humérale, a pour agens principaux le deltoïde,
les grand pectoral, grand dorsal, grand rond, etc.;
tandis que la rotation, qui en est totalement distincte, est exécutée par les sous-épineux, petit rond,
sus-épineux, sous-scapulaire, etc.

Outre ces divers mouvemens et d'autres analogues, qu'on concevra facilement sans que je les
expose, d'après la connaissance de ceux-ci, comme

l'adduction, l'élévation, etc., les membres supérieurs servent encore spécialement au langage muet du geste, soit que l'intelligence seule, soit que les passions de l'âme le mettent en jeu. Cet usage les distingue essentiellement des membres inférieurs, qui, toujours relatifs à la locomotion, n'ont presque jamais rapport à l'expression de ce qui se passe en nous. Le commandement, la négation, l'appel, etc., s'expriment par les membres supérieurs, dont les gestes coïncident presque toujours alors avec ceux de la face, soit pour les confirmer, soit pour être confirmés par eux; car les uns ou les autres prédominent alternativement. Ce langage des membres acquiert surtout une grande perfection chez les muets, où il semble, comme celui de la face, s'agrandir de ce qui manque à l'expression de leurs pensées par la parole. Les animaux n'ont que peu de gestes, parce que l'intelligence leur manque; s'ils pouvaient aussi correspondre entre eux, les claviculés seraient infiniment supérieurs aux autres sous ce rapport. Les gestes de l'enfant sont aussi peu nombreux : ils suivent, comme le langage, et plus tard que lui, le développement des facultés intellectuelles. Ceux que les passions seules déterminent sont plus précoces, parce que l'intelligence ne les dirige pas.

MUSCLES

DES MEMBRES INFÉRIEURS.

Leur division est analogue à celle des muscles des membres supérieurs : on les rapporte à la cuisse, à la jambe et au pied. Ceux qui, occupant spécialement le bassin, vont de là au fémur, correspondent à ceux des membres supérieurs qui, appartenant particulièrement à l'épaule, se rendent de là à l'humérus : nous n'en ferons point cependant une section particulière, comme nous l'avons fait pour ceux de l'épaule; ils seront compris dans ceux de la cuisse.

On trouve, à la cuisse, les régions, 1° fessière, 2° pelvi-trochantérienne, 3° crurale antérieure, 4° crurale postérieure, 5° crurale interne, 6° crurale externe.

La jambe comprend les régions, 1° jambière antérieure, 2° jambière postérieure et superficielle, 3° jambière postérieure et profonde, 4° péronière.

Les muscles du pied sont distribués dans les régions, 1° dorsale du pied, 2° plantaire moyenne, 3° plantaire interne, 4° plantaire externe, 5° interosseuse.

MUSCLES DE LA CUISSE·

§ Ier. *Région fessière.*

TROIS muscles la composent, et portent le même nom qu'elle.

Muscle grand fessier. Large, épais, volumineux, quadrilatère, obliquement situé à la partie externe de la fesse. Ses attaches se font, 1° en haut, sur la partie postérieure de la crête iliaque par de courtes fibres aponévrotiques, sur la portion subjacente de la fosse de même nom, où se voit une aponévrose assez sensible et continue avec la crurale, et un peu sur celle des muscles vertébraux; 2° au milieu, sur les inégalités de la face postérieure du sacrum et du coccyx; 3° en bas et en dehors, sur le ligament sacro-sciatique postérieur. De là, les fibres charnues, toutes parallèles, divisées en faisceaux très-sensibles que séparent des lignes cellulaires, d'autant plus longues qu'elles sont plus inférieures, se portent obliquement en bas et en dehors, en formant un plan quadrilatère uni par son bord supérieur avec le moyen fessier par le moyen de l'aponévrose crurale. Elles se terminent ainsi qu'il suit: les supérieures, qui se contournent sur le grand trochanter, viennent se rendre à la partie supérieure du tendon commun. Celui-ci offre en cet endroit un faisceau de fibres tendineuses confondu par son bord externe avec la même aponévrose crurale, de manière qu'il

paraît d'abord en faire partie ; mais on l'en distingue
très-bien en renversant ce muscle. Ce faisceau descend sans contracter d'autre adhérence, et en recevant successivement les fibres charnues, depuis au-
dessus du grand trochanter jusqu'au-dessous du
carré crural, où il se fixe. Les fibres inférieures se
rendent à la partie inférieure du tendon commun ;
qui, en cet endroit, accompagné par elles jusqu'à son
insertion, se termine à la ligne externe de la bifurcation supérieure de la ligne âpre, dans l'espace de
deux pouces, entre la portion externe du crural et
le grand adducteur.

Le grand fessier, recouvert en haut par une lame
mince de l'aponévrose crurale, partout ailleurs
subjacent aux tégumens, est appliqué sur les os iliaque, sacrum et coccyx, un peu sur l'origine des
muscles vertébraux, sur le moyen fessier, le pyramidal, les jumeaux, l'obturateur interne, le carré
crural, la tubérosité sciatique ; l'origine des demi-
tendineux et biceps, le grand adducteur, le nerf sciatique et le grand trochanter.

Synoviale. Une membrane synoviale ovalaire,
peu humectée de synovie, présentant quelquefois
des replis intérieurs, se déploie, d'une part, sur la
face externe du grand trochanter, et un peu sur la
portion voisine du faisceau externe du crural ; de
l'autre part, sur la partie supérieure et libre du tendon commun, dont elle favorise le glissement.

Muscle moyen fessier. Large, épais, aplati, triangulaire, en partie sous-cutané et en partie situé sous
le précédent. Il a deux insertions : l'une, interne, à
la fosse iliaque, depuis la crête de même nom et la

ligne courbe supérieure, jusqu'à la ligne courbe inférieure, par de courtes fibres aponévrotiques; l'autre, externe, à la face interne de la portion de l'aponévrose crurale fixée à la crête iliaque, portion qui unit en devant ce muscle au tenseur de cette aponévrose. De cette double insertion partent les fibres charnues, qui se dirigent toutes en bas, et de plus les antérieures, courtes, obliquement en arrière; les moyennes, plus longues, perpendiculairement; les postérieures, plus longues encore, obliquement en devant. Toutes viennent, en convergeant ainsi, se rendre aux deux faces d'une aponévrose très-large, à fibres rayonnées, qui commence dans leur épaisseur, plus haut en arrière qu'en avant, et qui descend en les recevant successivement jusqu'au grand trochanter, où elle s'attache en haut et en devant de cette éminence. Plusieurs des fibres antérieures se terminent aussi à l'aponévrose du petit fessier; ce qui confond entièrement ces deux muscles en devant.

Recouvert en arrière par le grand fessier, en devant par l'aponévrose crurale d'où il naît; le moyen fessier est appliqué sur le petit, sur l'artère fessière, le pyramidal et la fosse iliaque.

Muscle petit fessier. Epais, aplati, triangulaire, subjacent au précédent. Il s'attache à la fosse iliaque, dans tout l'espace qui est au-dessous de la ligne courbe supérieure, par de très-courtes fibres aponévrotiques. De là, les charnues se portent en convergeant en bas, les antérieures et les postérieures obliquement, les moyennes perpendiculairement. Toutes viennent se rendre successivement à la face interne d'une aponévrose qu'elles accompagnent jusqu'au trochanter; et qui est libre par sa face externe, excepté en devant, où elle reçoit plusieurs fibres du moyen fessier, avec lequel ce muscle se confond en cet endroit. Cette aponévrose, à fibres rayonnées, vient s'implanter, en dégénérant en un tendon, au-dessus et au-devant du grand trochanter, où une petite synoviale favorise ordinairement son glissement.

Recouvert par le moyen fessier et un peu par le pyramidal, ce muscle est appliqué sur la fosse iliaque, sur la capsule fibreuse du fémur, sur l'extrémité supérieure du droit antérieur et du crural.

Mouvemens.

Les fessiers agissent sur le bassin et sur la cuisse. Le premier mode d'action a lieu spécialement dans la station. Dans celle sur les deux pieds, les grands fessiers retiennent puissamment le bassin en arrière, et concourent à empêcher le tronc d'obéir à la tendance naturelle que le poids des viscères pectoraux et gastriques lui donnent à se renverser en devant. La force et l'énergie de ces muscles est même chez l'homme un des caractères qui indiquent sa destination à la station bipède. Ils sont, dans cette action, congénères des demi-tendineux, demi-aponévrotique et biceps, et antagonistes des psoas et iliaque, lesquels représentent une puissance moindre que celle qui leur est opposée en arrière, parce qu'ils ont le poids du tronc pour secours accessoire. En augmentant leur action, les grands fessiers peuvent renverser le bassin en arrière. Ils sont, par quelques-unes de leurs fibres supérieures, tenseurs de l'aponévrose qui recouvre les muscles vertébraux; tandis que, par les inférieures, ils assujettissent le coccyx, et peuvent s'opposer à son déplacement dans l'accouchement et autres cas analogues. L'action des deux autres fessiers est peu marquée dans la station bipède; mais ils sont les agens principaux de celle sur un seul pied: alors ils inclinent le bassin sur le trochanter du fémur qui est fixé, et font équilibre par leur contraction avec le poids du côté du tronc qui n'est pas soutenu. Le tenseur aponévrotique crural et le grand fessier les aident aussi dans cet usage. Ce dernier peut alors faire exécuter au bassin, sur le fémur, une rotation qui dirige la symphyse pubienne du côté opposé au muscle qui agit. L'action des fessiers sur le bassin, dans l'attitude sur un seul pied, est fréquente surtout chez les danseurs.

Quand ces muscles agissent sur la cuisse, le moyen et le petit en font évidemment l'abduction; leurs fibres postérieures peuvent aussi la porter un peu en arrière et les antérieures en devant, par une espèce de mouvement de rotation. Le grand fessier, prenant en haut son point fixe, est aussi abducteur de la cuisse; de plus il la porte en arrière, et lui fait exécuter une rotation qui dirige en dehors la pointe du pied. Il est encore, par le moyen de la portion supérieure de son tendon, tenseur puissant de l'aponévrose crurale.

§ II. *Région pelvi-trochantérienne.*

On y trouve le pyramidal, les deux obturateurs, les jumeaux et le carré crural.

Muscle pyramidal. Allongé, aplati, triangulaire, situé dans le bassin et à la partie postérieure et supérieure de la cuisse. Il s'insère au sacrum, en dehors des trous sacrés antérieurs; et par des languettes charnues, sur les espaces qui séparent ces trous. Quelques fibres naissent aussi, en bas du ligament sacro-sciatique postérieur, en haut de l'os iliaque. De là, ce muscle se dirige en dehors en convergeant, sort du bassin par l'échancrure sciatique, côtoie les moyen et petit fessiers, et vient, par un tendon qui, élargi d'abord et caché dans son épaisseur, paraît ensuite en devant et s'isole enfin, s'implanter à la cavité trochantérienne, au-dessus des jumeaux et obturateur interne réunis, avec le tendon desquels il contracte des adhérences.

Dans le bassin, ce muscle est placé entre le sacrum qui est derrière, et le rectum, le plexus sciatique et les vaisseaux hypogastriques qui sont devant. Hors de cette cavité, il est recouvert par le grand fessier et recouvre l'os iliaque, la capsule fibreuse de l'articulation du fémur, et un peu le petit fessier.

Muscle obturateur interne. Aplati, triangulaire, réfléchi sur lui-même, situé dans le bassin et à la partie supérieure et postérieure de la cuisse. Il s'attache, par de courtes fibres aponévrotiques, en avant, sur la face postérieure du pubis; au milieu,

sur le ligament obturateur et au-dessus du trou
sous-pubien, excepté à l'endroit du passage des
vaisseaux et nerfs, où il tient à une petite arcade
tendineuse qui se trouve là; en arrière, sur la surface
osseuse qui sépare le trou sous-pubien de l'échancrure sciatique. De là, ses fibres charnues descendent en convergeant toutes les unes vers les autres,
et viennent se rendre à un tendon qui naît dans
leur épaisseur par quatre ou cinq languettes distinctes, paraît ensuite sur leur face externe en continuant d'être ainsi partagé, se porte vers la petite
échancrure sciatique, se réfléchit en cet endroit, où
de petites saillies cartilagineuses séparent souvent
ces portions, s'isole des fibres charnues, se réunit
en un seul faisceau, devient horizontal, se place
entre les jumeaux, reçoit leur insertion, et vient se
terminer avec eux dans la cavité trochantérienne,
entre le précédent et l'obturateur externe.

Dans le bassin, ce muscle correspond en devant
à l'os iliaque et au ligament obturateur, dont le
sépare en bas du tissu cellulaire; en arrière, à une
espèce d'aponévrose où il prend souvent quelques
insertions, et qui va donner attache au releveur de
l'anus. Hors du bassin, il est recouvert par le nerf
sciatique, et le grand fessier, et appliqué sur la capsule fibreuse de l'articulation.

Synoviale. A l'endroit de sa réflexion, on trouve
une synoviale très-distincte, très-humectée de synovie, tapissant le cartilage qui encroûte l'échancrure
sciatique, puis se réfléchissant sur le tendon, sur
ses languettes, et un peu sur les fibres charnues
qu'elle tapisse. Elle est très-sensible à l'endroit de

cette réflexion, et s'étend plus en dehors que du
côté du bassin.

Muscles jumeaux. Ce sont deux petits faisceaux
charnus, allongés et arrondis, qui naissent, le supérieur en dehors de l'épine sciatique, l'inférieur en
arrière de la tubérosité de même nom, se dirigent
de là horizontalement en dehors, séparés par le tendon du muscle précédent, s'attachent bientôt à ce
tendon, et viennent avec lui s'implanter dans la
cavité trochantérienne, le premier au-dessus du pyramidal, auquel il tient, le second au-dessus de celui de l'obturateur externe. Ils ont les mêmes rapports que les tendons de l'obturateur interne.

Muscle carré crural. Épais, aplati, quadrilatère,
situé à la partie postérieure et supérieure de la
cuisse. Fixé par des fibres aponévrotiques sensibles, en dehors de la tubérosité sciatique, devant
le demi-aponévrotique, il se porte horizontalement
entre le jumeau inférieur et le grand adducteur, à
la partie postérieure et inférieure du grand trochanter, où il s'attache. Il est recouvert par le grand fessier, le nerf sciatique, le demi-aponévrotique, et se
trouve appliqué sur l'obturateur externe et le petit
trochanter.

Muscle obturateur externe. Aplati et triangulaire,
situé à la partie antérieure du bassin et supérieure
de la cuisse. Il naît sur la partie antérieure du pubis,
sur la lame qui borne en avant le trou sous-pubien,
et sur la partie interne de la face antérieure du ligament obturateur, par de très-courtes fibres aponévrotiques. De là, ses fibres charnues se dirigent en dehors, les inférieures horizontalement, les supérieures

obliquement, en convergeant les unes vers les autres ; toutes viennent se rendre à un tendon d'abord très-élargi et caché dans leur épaisseur, où il naît par languettes, puis rétréci, plus épais et isolé. Ce tendon se contourne sous le col du fémur, adhère un peu à la capsule fibreuse, et vient s'attacher dans la cavité trochantérienne sous le jumeau inférieur.

Ce muscle est subjacent aux adducteurs, au pectiné et au carré crural ; il est appliqué sur l'os iliaque, le ligament obturateur, dont il est séparé par du tissu cellulaire en dehors, et la capsule-fibreuse du fémur.

Mouvemens.

Dans la station sur deux jambes, tous les muscles de cette région sont rotateurs du fémur de dedans en dehors, de manière que, par eux, la pointe du pied est dirigée dans ce dernier sens. Observez, à cet égard, que ces muscles sont à peu près au fémur ce que les sous-épineux et petit rond sont à l'humérus, avec la différence que le sous-scapulaire, qui est rotateur en dedans, égale ceux-ci en force, tandis qu'à la cuisse il n'y a presque que des rotateurs en dehors. En effet, nous verrons les adducteurs et le pectiné, et nous avons vu le psoas et l'iliaque faire aussi tourner le fémur sur son axe dans le même sens ; en sorte que la force des rotateurs en dehors est de beaucoup supérieure à celle des rotateurs en dedans, qui se réduisent au tenseur aponévrotique crural, au demi-tendineux, etc. A quoi tient cette disproportion ? quel en est le but ?

Je l'ignore. J'observe seulement que de là vient que le pied est toujours un peu en dehors dans le sommeil; que nous ayons plus de facilité à marcher les pieds tournés très en dehors que très en dedans, quoique ni l'un ni l'autre mode ne soit le plus naturel; que cette disposition peut bien influer un peu sur la direction du membre dans les fractures du col du fémur, quoiqu'elle n'en soit pas la cause principale, etc.... J'observe aussi que les rotateurs en dehors sont plus nombreux à la cuisse qu'au bras, parce qu'ils remplacent les supinateurs, dont la jambe est dépourvue, vu que son mouvement de rotation est nul dans l'articulation fémoro-tibiale.

Quand la cuisse est fléchie, le pyramidal, l'obturateur interne et les jumeaux, parallèles à la direction du fémur, ne pouvant plus en être les rotateurs, en deviennent les abducteurs. L'obturateur interne ne doit être estimé dans son action que de l'endroit où il se réfléchit.

Dans la situation sur un seul pied, tous les muscles précédens font tourner le bassin sur le fémur comme sur un pivot. Ce mouvement est très-fréquent dans la danse.

§ III. *Région crurale antérieure.*

On y trouve le couturier, le droit antérieur et le crural.

Muscle couturier. Très-long, aplati, mince, obliquement situé à la partie antérieure et interne de la cuisse. Il s'insère, par un tendon très-court et qui s'épanouit sur ses deux faces, à l'épine iliaque supé-

rieure-antérieure, et un peu à l'échancrure subjacente, entre l'iliaque et le tenseur de l'aponévrose
crurale. De là il descend, d'abord obliquement en
dedans en s'élargissant jusqu'au tiers supérieur de la
cuisse, ensuite presque perpendiculairement en
conservant la même largeur, puis, au niveau du
genou, obliquement en devant, en se rétrécissant
et se terminant par un tendon très-aplati. Celui-ci
commence sur son bord antérieur, est accompagné
quelque temps, sur le postérieur, par les fibres
charnues, s'unit en haut à l'expansion de l'aponévrose crurale qui entoure le genou, envoie en bas
un prolongement qui concourt à former l'aponévrose
-jambière, et vient, en s'épanouissant sous forme
membraneuse, s'attacher en dedans de la tubérosité
du tibia, au-devant des droit interne et demi-tendineux.

Le couturier, partout subjacent à l'aponévrose
crurale, recouvre en haut les psoas et iliaque réunis
et le droit antérieur, en formant par son bord interne, avec le moyen adducteur, un espace triangulaire que traverse l'artère crurale. Au milieu, il
cache cette artère elle-même et ce même adducteur.
En bas, le grand adducteur, le droit interne et le
ligament interne du genou lui sont subjacens.

Muscle droit antérieur crural. Long, aplati, épais,
large dans son milieu, plus rétréci à ses extrémités,
placé au-devant de la cuisse. Il s'insère supérieurement à l'os iliaque par deux tendons, dont l'un
embrasse l'épine antérieure-inférieure de cet os;
l'autre se fixe, en se réfléchissant, au-dessus du rebord
de la cavité cotyloïde. Ces deux tendons se réunissent

presque aussitôt en un seul, lequel descend dans une direction verticale, et après un court trajet, s'épanouit en aponévrose au-devant du tiers supérieur du muscle. C'est de la face postérieure de cette aponévrose que naissent les fibres charnues. Leur faisceau se porte perpendiculairement en bas, en grossissant jusqu'au milieu de la cuisse, se rétrécissant ensuite, et venant s'insérer obliquement, et suivant leur ordre d'origine, au-devant d'une autre aponévrose qui occupe la partie postérieure du muscle, et commence à se manifester à peu près au niveau de l'endroit où se termine la précédente. Cette dernière aponévrose se rétrécit de plus en plus; et après avoir reçu l'insertion de toutes les fibres charnues, elle se change en un véritable tendon épais et aplati, qui, se confondant bientôt avec celui du crural, se comporte comme nous le dirons.

Le droit antérieur est immédiatement subjacent à l'aponévrose crurale, si ce n'est en haut, où le couturier et l'iliaque le recouvrent un peu. Il est appliqué en haut sur la capsule fibreuse du fémur, et dans le reste de sa longueur sur le crural.

Muscle crural. Très-épais, volumineux, allongé, à faisceau triple supérieurement; unique inférieurement, embrassant de tous côtés le fémur, excepté à la ligne âpre, étendu de cet os à la rotule. Son attache à celle-ci se fait par un tendon épais, confondu à son origine avec celui du droit antérieur, élargi en cet endroit, et donnant naissance à deux expansions latérales et aponévrotiques, qui embrassent la rotule et vont ensuite s'attacher aux tubérosités tibiales, en se confondant, surtout l'externe, avec

l'aponévrose crurale. Ce tendon monte en se rétrécissant d'abord, se sépare bientôt de celui du droit
antérieur, puis s'élargissant de nouveau, se divise
en trois lames aponévrotiques. L'une monte très-haut
au devant du faisceau moyen ; l'autre se prolonge
au loin sur la face interne du faisceau externe ;
la troisième appartient à la face externe du faisceau interne. Toutes trois servent d'insertion, ainsi
que le tendon. Voici comment se comportent les
fibres charnues depuis ces divers points d'attache.

Celles du faisceau moyen, fixées à la partie postérieure du tendon commun et de la lame aponévrotique large qui remonte au-devant de ce faisceau,
viennent successivement s'implanter, par de courtes
fibres aponévrotiques, et suivant l'ordre de leur origine, au-devant et sur les côtés de tout le fémur, depuis deux pouces au-dessus de la rotule jusqu'à la ligne
oblique antérieure qui unit les deux trochanters.

Les fibres charnues du faisceau interne, qui est
le plus considérable ; toujours très-distinct du moyen
et plus épais en haut qu'en bas, naissent successivement du prolongement aponévrotique tibial externe, du bord externe du tendon commun, et surtout en dehors de la large aponévrose qu'il envoie
sur la face interne de ce faisceau. De là, elles se terminent successivement tout le long de la lèvre externe de la ligne âpre, ainsi qu'il suit : les inférieures,
courtes et presque transversales ; s'y fixent conjointement avec l'aponévrose crurale, à laquelle elles
adhèrent, et qui les sépare de la courte portion du
biceps ; les supérieures, de plus en plus longues et
obliques, s'y attachent par une large aponévrose qui

s'étend sur la face externe de ce faisceau, est à nu en dehors, mince et à fibres écartées en bas, épaisse et à fibres rapprochées en haut, et vient s'implanter d'abord à la partie supérieure de cette lèvre, conjointement avec le tendon du grand fessier, auquel elle est unie, puis en dehors et en dessous du grand trochanter.

Les fibres charnues du faisceau interne, qui est moins gros que le précédent, beaucoup plus volumineux en bas qu'en haut, et peu distinct du faisceau moyen, viennent du prolongement aponévrotique tibial interne, de la partie interne du tendon commun, et de toute la surface antérieure de la lame aponévrotique qui lui est destinée. De là, ces fibres, plus courtes et presque transversales inférieurement, d'autant plus longues et plus obliques qu'elles sont plus supérieures, viennent se rendre tout le long de la lèvre interne de la ligne âpre, où elles se fixent conjointement avec les adducteurs, auxquels elles sont unies, en bas par de courtes fibres aponévrotiques, en haut par une aponévrose d'autant plus large qu'on l'examine plus supérieurement, et que traversent plusieurs vaisseaux. Cette aponévrose reçoit les fibres suivant l'ordre de leur origine, et les fixe à cette lèvre.

Confondues en bas en une masse commune que forme surtout le faisceau interne, le crural se partage bientôt en trois faisceaux toujours très-distincts en haut les uns des autres. L'interne et le moyen sont également séparés au milieu ; mais ce dernier et l'externe présentent souvent une union intime jusque vers leur partie supérieure.

Le crural est recouvert en devant par le psoas, par l'iliaque, et surtout par le droit antérieur, en dehors par les petit et grand fessiers, par l'aponévrose crurale et son muscle tenseur, en dedans par cette même aponévrose, le couturier et l'artère crurale. Il recouvre la totalité du corps du fémur, excepté la ligne âpre et l'intervalle de ses deux bifurcations. Il s'attache à cet os depuis la base du trochanter jusqu'à deux pouces au-dessus du genou, endroit où du tissu cellulaire l'en sépare.

Mouvemens.

Ils ont rapport, dans cette région, à la jambe, à la cuisse et au bassin.

La jambe est étendue par le droit antérieur et le crural, qui agissent sur elle par l'intermède de la rotule, et qui ne la portent point au-delà de l'axe du membre. Cette extension a lieu surtout dans la progression, à l'instant où le membre est appuyé sur le sol pour achever le pas; dans la course, dans le saut, à l'instant où le membre inférieur se redresse, etc. La jambe est de plus fléchie par le couturier, qui la porte en même temps en dedans, comme pour la croiser sur celle du côté opposé.

Le crural agit puissamment pour tenir la cuisse étendue sur la jambe, en prenant alors son point fixe en bas sur la rotule. Cet usage a lieu spécialement lors de la station, pour laquelle ce petit os est si nécessaire, comme on le voit lorsqu'il est fracturé, et dans laquelle l'articulation fémoro-tibiale tend sans cesse à être fléchie par le poids du corps. Je ferai une remarque à cet égard, c'est qu'il existe toujours des muscles très-puissans dans le sens opposé à celui où la station tend à fléchir les articulations des membres inférieurs. Par exemple, quand l'action musculaire cesse tout à coup, comme dans la syncope, le poids du corps fait fléchir le bassin en devant sur la cuisse, celle-ci en arrière sur la jambe, cette dernière en avant sur le pied, et les membres inférieurs se dérobent ainsi sous nous, comme on le dit. Dans l'état ordinaire, où l'action musculaire s'exerce, elle s'oppose sans cesse à ces flexions alternatives : or, des muscles très-puissans sont opposés à chacune : ce sont le grand fessier, le demi-tendineux, le demi-aponévrotique et le biceps pour le bassin, le crural pour la cuisse, les jumeaux et le soléaire pour la jambe; en sorte qu'il y a alternativement, d'abord en arrière, puis en devant, puis encore en arrière, de très-fortes puissances dans les membres inférieurs pour s'opposer à l'effet de la pression du poids du tronc. Remarquez que, dans les sens opposés à ceux-ci, les puissances sont bien moindres : aussi, pour fléchir le bassin sur la cuisse, celle-ci sur la jambe, la jambe sur le pied, les muscles sont bien moins forts que pour maintenir ces différentes parties étendues.

La cuisse peut être fléchie sur le bassin par l'action du droit antérieur, quand il a produit son effet sur la jambe, et par celle du couturier. Ce dernier devient rotateur de l'articulation ilio-fémorale quand la jambe fixée ne peut obéir à son action. Dans la station bipède, le bassin est retenu en devant par le droit antérieur et le couturier, qui sont, sous ce point de vue, congénères des psoas et iliaque. Dans la station sur un seul pied, le couturier peut faire exécuter à cette cavité une rotation sur le fémur, dans le sens de sa contraction. Tous ces muscles ont beaucoup d'influence sur les déplacemens des fractures du fémur.

§ IV. *Région crurale postérieure.*

On y trouve le demi-tendineux, le demi-aponévrotique et le biceps crural.

Muscle demi-tendineux. Très-long, épais et légèrement aplati en haut, grêle inférieurement, situé à la partie postérieure de la cuisse. Il s'insère à la tubérosité de l'ischion par un tendon qui lui est d'abord commun, dans l'étendue de trois pouces, avec la portion fémorale du biceps, et dont une partie détachée s'épanouit sur la face postérieure des fibres charnues, qui en naissent successivement. Celles-ci, descendant presque parallèlement, forment un faisceau mince d'abord, ensuite plus épais, puis de nouveau aminci, coupé dans son milieu par une intersection aponévrotique très-obliquement dirigée. Ce faisceau se porte obliquement en dedans jusqu'à l'articulation fémoro-tibiale; mais avant d'y parvenir, il se change en un tendon d'abord caché dans son épaisseur, puis apparent seulement en dedans, enfin libre à deux pouces au-dessus de l'articulation. Au niveau de celle-ci, il se contourne derrière le condyle fémoral interne et la tubérosité tibiale, envoie ensuite, par son bord interne, une expansion qui concourt à la formation de l'aponévrose tibiale, et vient enfin, en s'élargissant, s'implanter en haut de la surface interne du tibia, derrière le tendon du couturier, conjointement avec le droit interne, au tendon duquel il tient.

Le demi-tendineux est partout subjacent à l'aponévrose crurale, si ce n'est supérieurement, où il est un peu recouvert par le grand fessier ; il recouvre le demi-aponévrotique et une partie du grand adducteur.

Muscle demi-aponévrotique. Mince, aplati et aponévrotique en haut, épais et charnu en bas, situé sous le précédent. Il s'attache à la tubérosité sciatique, devant le biceps et le demi-tendineux, et derrière le carré crural, par un tendon d'abord très-prononcé, mais qui dégénère bientôt en une aponévrose large, laquelle reste plus épaisse à son bord externe qu'à l'interne, et donne successivement naissance, par ce dernier et jusqu'au-dessous du milieu de la cuisse, aux fibres charnues. Celles-ci, toutes parallèles, très-obliquement dirigées et courtes, forment un faisceau assez long, aplati, mince à ses extrémités, plus épais au milieu, descendant obliquement en dedans, et venant se terminer à un tendon qui occupe son bord interne. Ce tendon naît au niveau de l'endroit où l'aponévrose supérieure finit, reçoit obliquement les fibres charnues suivant l'ordre de leur origine ; s'en isole derrière l'articulation fémoro-tibiale, et se divise bientôt en trois portions. L'externe, étroite et mince, remonte obliquement en dehors derrière cette articulation, et vient se fixer au-dessus du condyle fémoral externe, en se confondant en partie avec le jumeau externe. La

moyenne, large et continue à la précédente, se fixe
derrière la tubérosité tibiale interne, et envoie une
expansion sur le muscle poplité. L'interne, plus
considérable, arrondie, semble continuer le tendon,
se contourne en devant sur la tubérosité, et va s'attacher au-devant d'elle, contenue dans une gaîne
fibreuse qu'il faut inciser pour la voir, et qui est
revêtue par une synoviale distincte, laquelle, d'autre
part, se déploie sur cette portion tendineuse.

Recouvert par le demi-tendineux, le biceps et
l'aponévrose crurale, ce muscle est appliqué sur le
carré, le grand adducteur, l'artère poplitée, l'articulation, et le jumeau interne, sous lequel il glisse
facilement par le moyen d'une synoviale qui se déploie sur l'un et l'autre, et qui est très-distincte.

Muscle biceps crural. Long, volumineux, à double
portion en haut; simple en bas, situé en arrière et
en dehors de la cuisse. 1°. La portion ischiatique,
longue et arrondie, s'attache à l'ischion par un tendon qui lui est commun avec le demi-tendineux, et
dont une partie se prolonge en aponévrose sur sa
face postérieure. De là, cette portion descend obliquement en dehors en naissant successivement de
cette aponévrose, grossit et vient se fixer à la partie
interne et postérieure de l'aponévrose commune.
2°. La portion fémorale, courte, aplatie et quadrilatère, se fixe par de petites fibres aponévrotiques à
presque toute la lèvre externe de la ligne âpre, entre
les adducteurs et le crural, dont la sépare l'aponévrose fémorale, à laquelle plusieurs fibres s'attachent. De là, les fibres de cette portion, toutes
obliques et parallèles, viennent successivement se

rendre à la moitié inférieure de l'aponévrose commune, sur son bord externe et sur sa face postérieure. Cette aponévrose, très-prolongée sur la première portion, recevant celle-ci en passant, offre
quelquefois un sillon longitudinal qui semble indiquer ce qui appartient à chacune, s'épaissit en descendant, et devient bientôt un tendon, accompagné
très-bas par les fibres de la portion fémorale. Ce
tendon vient s'attacher au sommet du péroné, par
deux portions distinctes qui embrassent le ligament
latéral dans leur écartement, et qu'on ne voit très-
bien qu'en renversant le tendon. La portion antérieure envoie au tibia un prolongement qui sert de
ligament à l'articulation péronéo-tibiale; la postérieure fournit une expansion qui concourt à l'aponévrose jambière.

Le biceps crural correspond en arrière au grand
fessier, à l'aponévrose crurale, en devant au demi-
aponévrotique, au nerf sciatique, au grand adducteur, au crural, au fémur et au ligament latéral
externe de l'articulation fémoro-tibiale. En dedans,
il laisse entre lui et les précédens un espace triangulaire très-considérable : c'est l'espace poplité, que
remplit beaucoup de tissu cellulaire, et que traversent, près des tégumens, le nerf sciatique, et près
de l'os, l'artère poplitée et différens vaisseaux.

~ Mouvemens.

Les muscles de cette région agissent sur le bassin,
sur la cuisse et sur la jambe.

Dans la station, ils empêchent la flexion du bassin,

en devant; ils peuvent même le renverser en arrière, comme quand nous nous penchons dans ce sens. Quand ils prolongent leur action, en prenant toujours leur point fixe en bas, ils peuvent fléchir la cuisse sur la jambe, et alors la courte portion du biceps, nulle dans le premier effort, se joint à eux.

En prenant leur point fixe en haut, ils fléchissent la jambe directement s'ils combinent leur action, obliquement en dedans ou en dehors si le demi-tendineux seul ou le biceps agit. Dans la flexion de la jambe, la courte portion de celui-ci la fait tourner un peu sur son axe, de manière à porter la pointe du pied en dehors; le demi-tendineux agit en sens inverse : ces deux rotations sont nulles dans le temps de l'extension. Le demi-aponévrotique est tenseur de l'aponévrose du poplité, et de celle qui est derrière l'articulation. L'aponévrose jambière trouve aussi dans le demi-tendineux et le biceps deux tenseurs puissans, qui agissent, sous ce rapport, concurremment avec le couturier. Si la jambe, fortement retenue dans l'extension par le crural, ne peut obéir à l'action de ces muscles, ils portent la totalité du membre en arrière.

§ V. *Région crurale interne.*

Elle comprend le pectiné, le droit interne et les trois adducteurs.

Muscle pectiné. Aplati, triangulaire, situé à la partie supérieure et interne de la cuisse. Il s'attache par de courtes fibres aponévrotiques à l'espace qui sépare l'éminence ilio-pectinée de l'épine pubienne;

descend de là en dehors et en arrière, se rétrécit en convergeant, se contourne sur lui-même au niveau du petit trochanter, et vient par un tendon aplati, d'abord sensible sur sa face antérieure, se fixer au-dessous de lui, du psoas et de l'iliaque réunis.

L'aponévrose crurale et les vaisseaux cruraux passent au-devant du pectiné, qui a derrière lui la capsule fibreuse du fémur, l'obturateur externe, les vaisseaux et le nerf obturateurs, et le petit adducteur.

Muscle droit interne crural. Mince, aplati, représentant un triangle très-allongé, situé à la partie la plus interne de la cuisse, il s'attache, dans l'espace de deux pouces, et par des aponévroses plus prononcées en devant qu'en arrière, à la partie interne de la lame osseuse qui est entre la symphyse pubienne et l'ischion. De là, ses fibres descendent en convergeant, forment un faisceau perpendiculaire qui se rétrécit à mesure qu'il devient plus inférieur, et se rendent successivement à un tendon qui commence très-haut sur le bord postérieur, est accompagné par elles jusque près de l'articulation, s'en isole, passe derrière le condyle fémoral interne, augmente de largeur, s'unit à celui du demi-tendineux, et va s'attacher à la partie inférieure et interne de la tubérosité tibiale, derrière le couturier, en envoyant par son bord postérieur une expansion à l'aponévrose jambière.

Subjacent à l'aponévrose crurale, et un peu en bas au couturier, ce muscle recouvre les trois adducteurs, le demi-aponévrotique, l'articulation fémoro-tibiale et son ligament interne.

Muscle moyen adducteur. Épais, allongé, aplati, triangulaire, large en bas, étroit en haut, le plus antérieur des trois muscles de son nom. Il s'attache à l'épine pubienne et au-dessous, par un tendon qui se prolonge assez loin d'abord sur son côté interne, ensuite dans l'épaisseur des fibres charnues, qui en naissent successivement. De là, elles descendent en dehors en formant un faisceau qui va toujours en s'élargissant, qui s'épaissit jusqu'à sa partie moyenne, s'amincit ensuite, et se termine dans l'espace de trois pouces sur la ligne âpre, entre la portion interne du crural et le grand adducteur. Cette insertion se fait par des fibres aponévrotiques très-prolongées qui forment deux lames entre lesquelles sont reçues les fibres charnues, et qui sont unies en arrière à l'aponévrose du grand adducteur. Quelques-unes de ces fibres aponévrotiques concourent avec elle à former l'ouverture par laquelle passe l'artère crurale, tandis que d'autres accompagnent cette aponévrose jusqu'au condyle fémoral interne.

Ce muscle, caché par l'aponévrose crurale, le couturier et l'artère crurale, à laquelle il concourt à former une gouttière avec le crural, a derrière lui le petit et le grand adducteurs, auxquels il est souvent intimement uni.

Muscle petit adducteur. Un peu plus épais, mais moins gros que le précédent, sous lequel il est situé, à peu près de même forme, aplati de dedans en dehors supérieurement, d'avant en arrière inférieurement, quelquefois divisé en deux dans sa longueur. Il s'attache à presque tout l'espace qui sépare la symphyse pubienne du trou sous-pubien, par de

courtes fibres aponévrotiques, descend ensuite, s'a-
mincit, s'élargit, et vient se fixer, par des aponévroses bien moins sensibles que celles du précédent
et que traversent les artères perforantes, sur la ligne
âpre, dans l'espace de trois pouces au-dessous du petit trochanter.

Ce muscle est entre le précédent et le pectiné qui
sont antérieurs, et le grand adducteur qui est en
arrière. Le droit interne crural le recouvre aussi un
peu en dedans. En dehors, il est appliqué contre
l'obturateur interne, le psoas et l'iliaque.

Muscle grand adducteur. Très-large, très-épais,
triangulaire, occupant toute la partie interne et
postérieure de la cuisse. Son attache supérieure est
d'abord en bas, en devant et en dedans de la lame
osseuse qui sépare la symphyse pubienne de l'ischion;
ensuite à la base de cette éminence, soit immédiatement, soit par un épais tendon qui se prolonge assez
loin derrière les fibres charnues. Celles-ci se comportent ainsi qu'il suit: 1°. Les supérieures, très-courtes, presque transversales, quelquefois isolées des
autres par une ligne graisseuse, de manière à former
un muscle distinct, viennent de la lame ischio-pu-
bienne, passent devant les inférieures, en sorte
qu'en haut le faisceau musculaire est comme re-
ployé sur lui-même, et vont de là se rendre en dedans
du grand fessier, à la ligne qui du grand trochanter
descend à la ligne âpre. 2°. Les fibres moyennes,
plus longues et plus obliques, se terminent à l'interstice de celles-ci par des aponévroses sensibles, qui
se confondent avec celles des deux muscles précédens, et laissent divers trous pour les artères per-

forantes. Parmi ces trous, il en est un plus marqué qui est destiné à la crurale; et qui représente une espèce de canal formé par une sorte de bifurcation du muscle, qui en cet endroit se divise en deux portions; l'une postérieure, qui termine les fibres moyennes et finit en pointe entre le crural et la courte portion du biceps; l'autre antérieure, qui commence les fibres inférieures et se termine à un tendon dont nous allons parler. Ces deux portions et le crural, qui est en dedans, forment cette espèce de canal tout tapissé d'aponévroses, et tellement disposé, que là, comme dans les autres ouvertures aponévrotiques, l'artère ne saurait être comprimée. 3°. Enfin les fibres internes, longues et presque perpendiculaires, viennent toutes, à leur extrémité, se rendre à une espèce de tendon qui commence assez haut sous forme d'aponévrose en s'unissant à celle du moyen adducteur; se rétrécit, passe devant l'ouverture de l'artère crurale qu'il concourt à former, envoie à son niveau une expansion qui recouvre cette artère, se confond avec le crural, et vient avec lui se fixer à la tubérosité fémorale interne.

En devant, les deux adducteurs précédens et l'artère crurale; en arrière le demi-tendineux, le demi-aponévrotique, le biceps, le grand fessier et le nerf sciatique forment les rapports de ce muscle, qui du côté interne est avoisiné par le droit interne et le couturier.

Mouvemens.

Ces mouvemens se passent sur la cuisse, la jambe ou le bassin.

Le fémur est d'abord porté en dedans par tous les muscles de cette région, avec une force proportionnée au nombre de leurs fibres. De plus, il est dirigé en avant et dans le sens de la flexion par le pectiné, par le moyen adducteur, et un peu par le petit. Ces trois derniers et le grand adducteur le portent aussi un peu dans la rotation en dehors, congénérés sous ce rapport des muscles de la région pelvitrochantérienne, et antagoniste des demi-tendineux, tenseur aponévrotique crural, etc. L'action du droit interne se porte en premier lieu sur la jambe, qui est alors fléchie et portée un peu en dedans. Si elle est retenue dans l'extension par le crural, la totalité du membre se trouve dirigée du côté interne.

Quand tous ces muscles prennent en bas leur point fixe, ils assujettissent le bassin sur les fémurs. Ils l'empêchent de se renverser du côté appuyé, dans la station sur un seul pied. Le pectiné et le moyen adducteur peuvent aussi concourir à la flexion, et lui faire exécuter, s'il ne repose que sur un seul pied, une légère rotation.

Dans la progression en ligne droite, tous ces muscles sont peu en activité; mais toutes les fois qu'on se dévie, qu'on marche dans une direction oblique, ce qui arrive souvent, ils sont essentiellement mis en jeu, les muscles de la région antérieure étant en moindre action.

§ VI. *Région crurale externe.*

On n'y trouve que le tenseur de l'aponévrose crurale, à la suite duquel nous placerons la description de cette aponévrose.

Muscle tenseur aponévrotique crural. Allongé, aplati, plus large en bas qu'en haut. Il s'attache à l'épine iliaque antérieure-supérieure, entre le couturier et le moyen fessier, par un tendon court dont la partie antérieure dégénère en une aponévrose assez sensible. De là, ses fibres descendent en divergeant et en formant un faisceau d'autant plus mince qu'il est plus inférieur, pour venir se terminer dans l'écartement d'un double feuillet aponévrotique qui l'embrasse, comme je le dirai en traitant de l'aponévrose crurale, et qui, devenant unique au-dessous de lui, se continue avec cette même aponévrose, à laquelle il appartient. Recouvert en dehors par les tégumens et le feuillet aponévrotique externe, il est en dedans séparé par l'interne du droit antérieur et du crural. Il recouvre aussi une petite portion des petit et moyen fessiers, auxquels il tient par l'aponévrose.

Mouvemens.

Outre la tension de l'aponévrose crurale, qu'il exécute toujours préliminairement et par laquelle il aide puissamment à l'action des muscles subjacens, celui-ci est rotateur de la cuisse de dehors en dedans, n'ayant presque, sous ce rapport, que le demi-tendineux pour congénère, tandis qu'une foule d'antagonistes lui est opposée, comme je l'ai dit. Si ceux-ci ne permettent pas la rotation, le tenseur aponévrotique devient abducteur de la cuisse. Il incline le bassin de son côté; et dans la station sur un seul pied, il lui fait exécuter une très-légère rotation en dehors.

Aponévrose crurale.

C'est la plus considérable et la plus résistante des aponévroses de l'économie animale ; elle enveloppe exactement tous les muscles de la cuisse.

Ses origines supérieures sont les suivantes : 1°. En devant, elle se continue avec l'aponévrose abdominale, immédiatement du côté de l'épine antérieure-supérieure, en se repliant sensiblement du côté du pubis, pour former avec elle le ligament de Fallope. 2°. En arrière et en bas, il est très-difficile de bien préciser son insertion : elle semble naître d'une manière insensible sur le grand fessier et au périnée, en se confondant avec le tissu cellulaire, à peu près comme l'aponévrose brachiale naît sur le deltoïde et au creux de l'aisselle. Quelques auteurs ont fixé ses insertions sur le coccyx et le sacrum ; mais il est présque impossible de la suivre jusque là, et même, dans la plupart des sujets, elle ne commence bien sensiblement qu'au niveau du tendon du grand fessier, dont un grand nombre de fibres se détache. 3°. En dehors, elle s'attache bien évidemment à tout le rebord externe de la crête iliaque, en donnant naissance en cet endroit au muscle moyen fessier. 4°. En dedans, on la voit se fixer sur le côté de la symphyse pubienne, à la lame osseuse qui la sépare de la tubérosité sciatique, et à cette tubérosité elle-même.

De ces diverses insertions, l'aponévrose descend en embrassant exactement la totalité des muscles de la cuisse, et en envoyant entr'eux différens prolon-

gemens, comme je le dirai. Elle vient se terminer
autour du genou de la manière suivante : 1°. En devant, elle se confond sensiblement avec le tendon
commun inférieur du crural et avec ses prolongemens latéraux. 2°. En arrière, on la voit s'étendre
sur le creux du jarret, et donner naissance à l'aponévrose jambière. 3°. Sur les côtés, elle se confond
en partie avec la même aponévrose, et s'attache en
partie aux deux tubérosités tibiales interne et externe.

Partout sous-cutanée dans ce trajet, et recouverte
seulement par des branches veineuses, nerveuses et
lymphatiques, cette aponévrose recouvre tous les
muscles superficiels de la cuisse, et se comporte à
leur égard ainsi qu'il suit : 1°. En devant, elle passe
sur le droit antérieur et le crural, sans leur fournir
aucun prolongement. 2°. En arrière, elle recouvre
les demi-tendineux, demi-aponévrotique et biceps,
et envoie, entre la portion fémorale de celui-ci et le
faisceau externe du crural, un prolongement très-
marqué et très-épais qui va s'implanter le long de
la lame externe de la ligne âpre du fémur, en fournissant des attaches à l'un et à l'autre muscles. 3° En
dehors et en arrière, elle est d'abord un peu intermédiaire au grand et au moyen fessiers, puis elle
tient immédiatement au bord supérieur du premier,
et recouvre une partie du second; enfin, tout-à-fait
en dehors, elle se bifurque pour embrasser son muscle tenseur dans une gaîne qui unit intimement ce
dernier au moyen et au petit fessiers, et dont le
double feuillet, se réunissant en bas, lui donne beaucoup d'épaisseur dans le reste de la partie externe
de la cuisse, auquel elle n'est que contiguë. 4°. En

dedans, les muscles de la région interne sont recouverts par elle sans qu'elle leur envoie de prolongement : seulement, dans le trajet du couturier, qui en bas passe dans cette région, elle se bifurque pour l'embrasser par deux feuillets, dont le postérieur est surtout sensible à l'endroit où ce muscle recouvre les vaisseaux et nerfs fémoraux, dont il le sépare.

Très-épaisse en dehors, plus mince en devant et en arrière, plus mince encore en dedans, l'aponévrose crurale est formée de fibres entre-croisées en divers sens et dont il est difficile de suivre la direction. Elle est percée de divers trous pour le passage des vaisseaux et nerfs. Le plus remarquable de ces trous est celui qui, placé sous le ligament de Fallope, au-devant du pectiné, donne passage à la veine saphène.

Les deux muscles qui tendent cette aponévrose sont le grand fessier et son muscle tenseur proprement dit. Ils agissent en deux directions différentes, et se rapportent surtout à la partie externe, qui est plus dense et plus résistante. Pourquoi la partie interne, qui répond à des muscles plus nombreux, est-elle recouverte d'une lame aponévrotique plus mince, et n'a-t-elle point de muscle tenseur?

MUSCLES DE LA JAMBE.

§ Ier. *Région jambière antérieure.*

ELLE comprend les muscles jambier antérieur, extenseur du gros orteil, grand extenseur des orteils et petit péronier.

Muscle jambier antérieur. Long, épais, prismatique et charnu en haut, grêle et tendineux en bas, placé au-devant de la jambe. Il naît, 1° de la tubérosité externe du tibia et de la moitié supérieure de la surface externe de cet os, par de courtes fibres aponévrotiques; 2° un peu du ligament interosseux, et tout-à-fait en haut d'une petite cloison qui le sépare de l'extenseur commun; 3° de la face postérieure de l'aponévrose tibiale, dans son tiers supérieur. De ces diverses origines descendent les fibres charnues, qui forment par leur assemblage un faisceau considérable, dirigé en bas, en dedans et un peu en avant, augmentant d'abord d'épaisseur, diminuant ensuite, et qui, parvenu au commencement du tiers inférieur de la jambe, se termine par un tendon aplati et assez épais. Ce tendon règne quelque temps dans l'épaisseur des fibres charnues, dont il reçoit les supérieures perpendiculairement, et les inférieures de plus en plus obliquement; il s'en isole un peu au-dessus de l'extrémité inférieure du tibia, passe au-devant et ensuite sur l'articulation du pied, où il est assujetti, comme je le dirai,

par le ligament annulaire supérieur, se contourne
très en dedans, et se rend au côté interne du premier cunéiforme, où il s'implante en s'élargissant un
peu et en envoyant toujours à l'extrémité du premier
métacarpien un prolongement que tapisse immédiatement la synovie articulaire. Une petite poche de
même nature et isolée se trouve assez ordinairement
entre ce tendon et le premier cunéiforme, avant l'insertion.

Le corps charnu du jambier antérieur est appliqué
en dedans sur la surface externe du tibia, à laquelle
il n'est que contigu en bas, et en arrière sur le ligament interosseux. En devant, l'aponévrose tibiale le
recouvre, lui adhérant d'abord et en étant isolée
ensuite. En dehors, il est séparé par les vaisseaux
tibiaux antérieurs, d'abord de l'extenseur commun,
puis de l'extenseur du gros orteil. Quant à son tendon, il est recouvert par les tégumens, plus immédiatement par l'aponévrose tibiale et le ligament annulaire, et se trouve appliqué sur l'extrémité inférieure du tibia, l'articulation du pied et les os du tarse.

A son passage sous le ligament annulaire supérieur, une synoviale mince et assez humectée se déploie sur lui et l'accompagne assez loin au-dessous.
On la distingue en fendant longitudinalement ce
ligament.

Muscle extenseur du gros orteil. Allongé, mince,
large et aplati transversalement en haut, grêle et
tendineux en bas, situé en dehors du précédent. Il
naît, par de courtes aponévroses, de la surface interne du péroné, dans l'espace de cinq à six pouces,
et de la portion voisine du ligament interosseux. De

là les fibres charnues se portent parallèlement en bas et en avant, en formant un faisceau rhomboïde; puis, après un trajet de deux pouces à peu près, elles viennent toutes tomber obliquement sur un tendon qui occupe d'abord le bord antérieur du faisceau charnu, et qui ensuite s'en isole au niveau du ligament annulaire, passe au-dessous de ce dernier, côtoie le bord interne du métatarse, recouvrant ses articulations, passe sur la première phalange, à laquelle il tient par deux expansions aponévrotiques détachées de ses bords, et vient s'implanter, en s'élargissant, à l'extrémité de la dernière phalange. Quelquefois un petit tendon, qui s'en détache plus ou moins haut, se fixe à la première.

L'extenseur du gros orteil, dans sa portion charnue, se trouve entre le jambier antérieur, dont le séparent cependant les vaisseaux et nerfs antérieurs de la jambe, et le grand extenseur, qui le cachent. Subjacent à l'aponévrose tibiale, au ligament annulaire, et plus bas aux tégumens, son tendon recouvre le tibia, le tarse, le métatarse et les phalanges. Au niveau de l'articulation de la dernière avec la première, la synoviale articulaire se déploie sur son extrémité.

Muscle grand extenseur. Long, mince, transversalement aplati, situé à la partie externe et antérieure de la jambe, et supérieure du pied. Il s'implante, en haut, à la tubérosité tibiale externe, à une petite cloison aponévrotique qui le sépare du jambier antérieur, et aux ligamens antérieurs de l'articulation péronéo-tibiale; en arrière, à la partie antérieure du péroné, dans l'espace de cinq à six pouces, par de courtes fibres aponévrotiques ; en devant, à l'aponévrose jambière ; en dehors, à une large cloison aponévrotique qui le sépare du grand et du moyen péroniers. De ces insertions, les fibres charnues se portent, les supérieures perpendiculairement, les inférieures de plus en plus obliquement, sur un tendon commun qui, d'abord caché dans leur épaisseur, occupe depuis le milieu de la jambe, le bord antérieur du faisceau qu'elles forment, et se trouve accompagné par elles jusqu'au ligament annulaire. Ce tendon, bien avant d'y arriver, présente trois portions plus ou moins exactement isolées, et qui reçoivent chacune un faisceau déjà distinct. En y passant, la portion interne se bifurque ; en sorte qu'au-delà de ce ligament on voit quatre portions tendineuses s'écarter les unes des autres, s'avancer sur la convexité du pied, se diriger vers les quatre derniers orteils en s'élargissant et en croisant la direction de ceux du petit extenseur. Arrivés sur la face supérieure des phalanges, les trois premiers se placent au bord externe des tendons de ce muscle, tandis que le dernier reçoit souvent un prolongement du court péronier latéral. Chacun recevant aussi une double expansion des lombricaux et des interosseux, s'élargit alors et recouvre toute la phalange, puis se divise, comme les tendons extenseurs de la main, en trois portions ; l'une moyenne, qui passe directement sur l'articulation de la première phalange avec la seconde et s'attache au sommet de celle-ci, et deux latérales, qui, d'abord écartées, puis réunies, viennent se fixer à l'extrémité postérieure de la dernière.

A la jambe, le grand extenseur, séparé en dedans et en haut par les vaisseaux antérieurs de cette partie, du jambier antérieur auquel il tient d'abord, est contigu plus bas à l'extenseur du gros orteil, avoisine en dehors le grand et le moyen péroniers, et se trouve comme confondu avec le petit. En avant l'aponévrose jambière le recouvre. Au coude-pied, il passe dans une coulisse du ligament annulaire, qui lui est propre : en fendant celle-ci on découvre une synoviale distincte, qui se prolonge en haut et en bas. Sous-cutané au pied, il est appliqué sur le petit extenseur et les phalanges. Au niveau de l'articulation de la première et de la seconde, il en emprunte la synoviale qui favorise son glissement.

Muscle petit péronier. Allongé, mince, aplati, variable dans son existence, situé en devant et en dehors de la jambe. Il s'attache, au milieu sur le tiers inférieur de la partie antérieure du péroné, en dedans sur le ligament interosseux, en dehors à une cloison qui le sépare du moyen péronier. De cette triple insertion descendent obliquement les fibres charnues, d'abord si intimement confondues avec le muscle précédent, qu'il est impossible de les en isoler, puis formant un faisceau distinct qui se rend sur un tendon qui occupe son bord antérieur. Uni d'abord à celui de l'extenseur des orteils, ce tendon s'en sépare, se porte en dehors et en bas, s'isole des fibres charnues au-dessus du ligament annulaire, passe sous ce dernier, croise le petit extenseur en s'élargissant beaucoup, et vient se fixer en dehors de l'extrémité postérieure du cinquième métatarsien, et à la partie voisine de son corps. Souvent un prolongement se rend de ce tendon au dernier de ceux du grand extenseur.

A la jambe, ce muscle, subjacent à l'aponévrose jambière en dehors, et voisin du moyen péronier, est confondu en dedans avec l'extenseur des orteils. Au pied, il est recouvert par les ligamens, et appliqué sur le petit extenseur et le dernier os métatarsien. Au coude-pied, il est fixé par le ligament annulaire, et embrassé par la synoviale du muscle précédent.

Mouvemens.

Ils ont rapport aux phalanges, au pied et à la jambe.

Les quatre dernières phalanges sont étendues par l'extenseur commun des orteils, et celle du gros orteil par son extenseur propre. Ce mouvement est bien moins marqué qu'à la main chez la plupart des hommes, où d'étroites chaussures influencent spécialement la convexité des phalanges. J'ai même observé souvent que la compression déforme en partie la structure de l'extrémité tendineuse, qu'il est alors bien difficile de connaître exactement. Quoique l'extenseur du pied égale celui de la main par le nombre de ses fibres, il est facile de voir la différence des mouvemens quand le pied est nu.

Lorsque les extenseurs ont agi sur les phalanges, et qu'ils continuent leur action, ou si celles-ci sont fixées, ils fléchissent le pied sur la jambe.

Ce dernier effet est immédiatement produit par le jambier antérieur et par le petit péronier, qui opèrent la flexion directe s'ils combinent leur action,

mais qui, s'ils agissent isolément, portent de plus le
pied, le premier en dedans, le second en dehors,
en lui faisant faire une espèce de rotation.

Si le pied est assujetti, tous ces muscles prennent
sur lui leur point d'appui, empêchent la jambe de
se renverser en arrière, et la maintiennent dans sa
rectitude naturelle. C'est dans la station surtout
qu'ils agissent dans ce sens, soit qu'elle ait lieu
comme à l'ordinaire, soit qu'elle se fasse sur la
pointe du pied, qui se brise alors dans ses articulations métatarso-phalangiennes. Dans ce dernier
mode d'action, le jambier antérieur et ce péronier
sont moins puissamment en action que les extenseurs.

§ II. *Région jambière postérieure et superficielle.*

On y trouve les jumeaux, le jambier grêle, le
soléaire et le poplité.

Muscles jumeaux. Ce sont deux faisceaux allongés, épais et isolés en haut, aplatis et contigus inférieurement, placés superficiellement au haut de
cette région. L'interne est plus fort, et descend plus
bas que l'externe. Chacun se fixe au-dessus de l'extrémité postérieure du condyle fémoral correspondant, par un fort tendon recourbé, d'abord placé
en dehors des fibres charnues pour le faisceau externe, en dedans pour l'interne, et s'épanouissant
tout de suite en une aponévrose mince, appliquée
assez loin derrière ces fibres. Celles-ci naissent en
dedans du tendon externe, en dehors de l'interne,
en devant de tous deux et de leur aponévrose. Elles
sont assez courtes, dirigées en bas, et viennent se

terminer obliquement et dans l'ordre de leur origine, à la surface postérieure d'une autre aponévrose, d'abord divisée en deux parties pour les deux faisceaux, mais simple vers le milieu de la jambe, et bientôt confondue avec une aponévrose analogue appartenant au soléaire, pour concourir à la formation du tendon d'Achille.

Au niveau de l'articulation fémoro-tibiale, les deux jumeaux isolés complètent en cet endroit l'espace poplité, et sont recouverts, l'interne par le demi-aponévrotique, l'externe par l'aponévrose tibiale. Ils recouvrent d'abord les condyles du fémur, par l'intermède de la synoviale articulaire qui se déploie sur eux en faisant l'office de synoviale tendineuse, pour favoriser leur glissement. De plus, l'externe correspond au poplité, et l'interne est séparé du tendon du demi-aponévrotique par une synoviale isolée, assez lâche, ovalaire, et humectée d'une assez grande quantité de synovie.

Au-dessous du genou, les deux faisceaux réunis sont subjacens à l'aponévrose jambière, et appliqués sur les vaisseaux et le muscle poplités, sur le plantaire grêle et le soléaire.

Muscle soléaire. Allongé, volumineux, large et épais au milieu, rétréci à ses extrémités. Ses nombreuses fibres charnues ont trois insertions distinctes : 1° une externe, à la face postérieure d'une aponévrose large et mince appliquée au-devant de sa partie externe, qui commence à s'attacher derrière l'extrémité tibiale du péroné, et qui, se fixant ensuite tout le long de la partie externe des deux tiers supérieurs de cet os, y attache ce muscle;

2° une autre moyenne, à la convexité d'une arcade aponévrotique très-sensible, sous laquelle s'engagent les vaisseaux poplités, étendue entre cette aponévrose et la suivante; 3° enfin une troisième interne, à une aponévrose fixée à la ligne oblique postérieure du tibia, au tiers moyen de son bord interne, et qui se répand très-bas sur la partie interne des fibres charnues. De tous ces points, celles-ci, dirigées en bas, se rapprochent les unes des autres et se rendent successivement, suivant l'ordre de leur origine, au-devant d'une large et mince aponévrose appliquée sur la face postérieure du muscle. Celle-ci les reçoit en partie immédiatement, en partie par le moyen d'un raphé tendineux qui règne sur sa partie antérieure, et sur chaque côté duquel elles viennent se rendre comme les barbes d'une plume sur leur tige. Ensuite elle s'unit intimement avec celle des jumeaux. Le *tendon d'Achille* résulte de la réunion de ces deux aponévroses, et descend, formé de fibres très-distinctes, verticalement derrière l'extrémité inférieure de la jambe, en se rétrécissant, s'épaississant et s'arrondissant. Près du calcanéum, il s'élargit un peu de nouveau, puis va se fixer au bas de l'extrémité postérieure de cet os, après avoir glissé sur une facette cartilagineuse que revêt, ainsi que lui, une synoviale très-serrée et assez humide de synovie. Ce tendon, saillant au-dessous de la peau, correspond en devant à beaucoup de tissu cellulaire qui le sépare des muscles de la région profonde, et qui occupe l'espace très-sensible qui se trouve entr'eux. Il continue à recevoir, jusque près du calcanéum, l'insertion des fibres charnues du soléaire.

Ce dernier, recouvert dans son corps charnu par les jumeaux, le jambier grêle et l'aponévrose jambière, est appliqué sur le péroné, les vaisseaux poplités, tibiaux postérieurs et péroniers, sur le muscle poplité et les autres muscles de la région profonde.

Muscle jambier grêle. Long, tendineux presque en totalité, manquant dans quelques sujets, situé entre les muscles précédens. Son petit faisceau charnu, arrondi et conique, né derrière le condyle externe du fémur, par un tendon qui lui est commun avec le jumeau externe, et que revêt en devant la synoviale articulaire, se porte en bas et en dedans, derrière l'articulation. Après deux pouces environ de trajet, il se change en un autre tendon très-grêle et aplati, qui commence d'abord sur sa face postérieure, s'isole, suit la même direction, se place au côté interne du tendon d'Achille, le côtoie, s'y unit en bas, et se termine avec lui derrière le calcanéum.

Recouvert, dans sa partie supérieure, par les jumeaux, ce muscle, dans cette partie, est appliqué d'abord sur la synoviale du genou, puis sur le ligament postérieur, sur les vaisseaux et le muscle poplités, et sur le soléaire. Inférieurement il est uniquement sous-cutané.

Muscle poplité. Court, aplati et triangulaire, placé profondément au haut de la jambe, et derrière elle, au-dessus du soléaire. Il naît par un tendon aplati, épais, d'un pouce de long, implanté dans l'espèce de gouttière subjacente à la tubérosité externe du fémur. Dirigé de là obliquement en dedans et en arrière, il tient au ligament semi-lunaire externe, sur lequel il passe, est embrassé jusqu'aux fibres charnues par la synoviale, qui se réfléchit ensuite en l'abandonnant, en sorte qu'il paraît d'abord contenu dans l'articulation. Nées de sa partie postérieure, qui s'élargit beaucoup, les fibres charnues, d'autant plus longues et plus obliques en bas et en dedans qu'elles sont plus inférieures, vont s'insérer en grande partie sur la surface triangulaire supérieure et postérieure du tibia, et quelques-unes sur la partie voisine du bord interne du même os, par une aponévrose mince, détachée du demi-aponévrotique, et qui règne d'abord sur presque toute l'étendue du muscle.

Les jumeaux, le jambier grêle, les vaisseaux et nerfs poplités recouvrent ce muscle, dont l'articulation péronéo-tibiale, le jambier postérieur, et la surface triangulaire du tibia forment les rapports profonds.

Mouvemens.

Les muscles de cette région sont, comme ceux de la région fessière, une preuve, par leur force et leur énergie, de la destination de l'homme à marcher debout. Le gras de jambe qu'ils forment est un attribut spécial de l'homme. Dans la station, en prenant leur point fixe sur le calcanéum, le soléaire retient la jambe en arrière et l'empêche d'obéir à la tendance que le poids du corps lui donne à se fléchir sur le pied. Les jumeaux fixent la cuisse en arrière, antagonistes sous ce point de vue du crural, qui la retient en devant. Portée au-delà du degré ordinaire, leur action peut la fléchir, ainsi que celle du poplité, qui agit obliquement à cause de sa direction.

Celle du soléaire peut renverser la jambe sur le calcanéum.

Dans la progression, le soléaire et les jumeaux, en élevant le talon, servent surtout à faire exécuter au pied ce mouvement de rotation par lequel il décrit un demi-cercle sur la pointe encore appuyée, et qui, agrandissant le membre inférieur de la longueur de toute la partie postérieure du pied, communique au tronc une impulsion qui le dirige en devant. J'ai parlé de ce mécanisme dans l'Ostéologie. La course met puissamment en jeu tous ces muscles : en effet, la partie antérieure du pied repose seule alors à chaque pas sur le sol, la postérieure étant continuellement tenue élevée par eux. Ils ne sont pas moins en action dans le saut, à l'instant où le talon se relève. Je ferai même à cet égard une observation, c'est que les muscles des membres inférieurs qui se contractent subitement pour redresser toutes les articulations préliminairement fléchies sont les plus puissans et les plus énergiques. Le soléaire redresse l'articulation tibio-astragalienne, le crural la fémoro-tibiale; le grand fessier l'ischio-fémorale. On s'étonne de la hauteur à laquelle nous nous élevons quelquefois. L'énergie de ces muscles alternativement disposés en arrière, en devant, puis en arrière encore, pour s'accommoder à la disposition alternative de la flexion des articulations, explique ce fait. On conçoit aussi les observations de rupture du tendon d'Achille survenue chez les sauteurs quand le pied est étendu sur la jambe par le soléaire et par les jumeaux. Dans les mouvemens ordinaires, celle-ci peut être fléchie sur la cuisse par les jumeaux, qui, dans ce mouvement, ont le poplité pour congénère. Ce dernier, dans la demi-flexion de la jambe sur la cuisse, état où les surfaces articulaires sont moins serrées les unes contre les autres, peut faire exécuter à la première une rotation très-sensible qui dirige en dedans la pointe du pied.

Le jambier grêle ne joue qu'un faible rôle dans tous ces mouvemens.

§ III. *Région jambière postérieure et profonde.*

Elle comprend le grand fléchisseur des orteils, le jambier postérieur et le grand fléchisseur du gros orteil.

Muscle grand fléchisseur des orteils. Allongé, mince et aplati en haut, à quatre divisions tendineuses en bas. Il s'insère en dedans, par de courtes fibres aponévrotiques, à la face postérieure du tibia, depuis sa ligne oblique jusqu'à son quart inférieur; en dehors à une longue cloison aponévrotique qui le sépare du jambier postérieur et du grand fléchisseur du gros orteil. De cette double insertion, les fibres charnues descendent successivement et obliquement sur les côtés, et au-devant d'un tendon caché à son origine dans leur épaisseur, mais bientôt libre en arrière, et qui les reçoit suivant l'ordre de leur origine. Ce tendon est abandonné d'abord par celles de la première insertion; puis, vers la malléole, par celle de la seconde. Là, il se réfléchit d'abord sur le tibia, où il est séparé par une cloison du jambier postérieur; puis sur l'astragale, où, devenu plantaire et horizontal, il se dirige en dehors, croisant la direction du fléchisseur du gros orteil sous lequel il passe et dont il reçoit une languette. Au-delà, il commence à s'élargir et à offrir la trace de quatre portions; il reçoit le fléchisseur accessoire, comme je le dirai, se sépare en quatre tendons, et donne à leur origine naissance aux lombricaux. Chacun de ces tendons se porte à l'orteil qui lui est destiné, s'engage dans sa gaîne fibreuse avec le tendon correspondant du petit fléchisseur, passe dans l'ouverture que lui offre ce dernier, et va s'attacher en arrière et en bas de la dernière phalange.

A la jambe, ce muscle est recouvert par le soléaire, l'aponévrose jambière, l'artère tibiale; il recouvre le tibia et le jambier postérieur.

A l'endroit de sa réflexion, il est assujetti par une gaîne fibreuse fixée d'abord sur la coulisse du tibia, puis sur la malléole interne et sur l'astragale, enfin sous la petite tubérosité antérieure du calcanéum. En fendant cette gaîne fibreuse, on trouve une synoviale distincte qui tapisse le canal qu'elle forme conjointement avec le tibia, l'astragale, le calcanéum et les ligamens correspondans de cet os, se déploie aussi sur le tendon qu'elle embrasse dans un canal, forme en haut et en bas deux culs-de-sac en se réfléchissant, et se trouve assez humectée de synovie.

Au milieu du pied, ce muscle est entre l'adducteur du gros orteil, le petit fléchisseur des orteils, l'abducteur du petit orteil, le nerf médian qui sont en bas, et les muscles profonds du pied qui se trouvent en haut.

Au niveau des phalanges, chaque tendon du grand fléchisseur est logé dans une gaîne fibreuse qui commence à l'extrémité de l'os métatarsien correspondant, tient d'abord au ligament transverse antérieur du métatarse, puis se fixe successivement sur les côtés de chaque phalange, et aux ligamens antérieurs de leurs articulations, et s'entrelace enfin au niveau de la dernière avec ce tendon. En fendant cette gaîne, on y trouve une synoviale assez humectée qui se comporte avec ce tendon et avec celui du petit fléchisseur exactement comme celle décrite à l'article des fléchisseurs des doigts.

Muscle jambier postérieur. Allongé, aplati, charnu en haut, tendineux en bas, occupant la partie profonde et interne de la jambe et du pied. Ses attaches sont multipliées. En dehors, il se fixe à la partie interne et postérieure du péroné, d'abord par des fibres aponévrotiques très-sensibles qui lui sont propres et qui recouvrent sa face postérieure; puis par une cloison très-marquée, interposée entre cette face et le fléchisseur commun, ainsi que le grand fléchisseur du gros orteil. En dedans, il s'attache d'abord le long de la ligne oblique du tibia, puis sur la face postérieure de cet os, près du ligament interosseux. Cette insertion interne est séparée, en haut, de l'externe par un trou que traversent les vaisseaux tibiaux antérieurs. Au milieu ce muscle naît du ligament interosseux. De toutes ces insertions descendent les fibres charnues, les supérieures perpendiculairement, les inférieures de plus en plus obliquement. Toutes viennent, suivant l'ordre de leur origine, se rendre à un tendon caché d'abord dans l'épaisseur du muscle, où il est élargi, apparent ensuite sur son bord interne, mais isolé seulement un peu au-dessus de l'articulation tibio-tarsienne. Là, ce tendon se contourne en s'élargissant derrière la malléole du tibia, pour venir s'attacher à la partie interne et inférieure du scaphoïde, et, par un prolongement, au premier cunéiforme. Souvent un autre prolongement, qui est externe, se porte sur la plante du pied, et se confond avec ses ligamens.

A la jambe, ce muscle recouvre le péroné, le tibia et le ligament interosseux, et se trouve caché par le muscle soléaire, par le grand fléchisseur des orteils et par celui du gros orteil. En passant derrière le tibia, il y est fixé par une gaîne fibreuse très-forte, qui s'attache aux deux bords de la coulisse qui s'y trouve, et le sépare du grand fléchisseur qui passe dans une gaîne contiguë. En fendant celle-ci, on trouve une synoviale assez distincte, prolongée au-dessus et au-dessous d'elle, qui contient une assez grande quantité de synovie, et qui est disposée comme les autres analogues. Avant son attache inférieure, ce muscle glisse sur un ligament épais que nous avons appelé *calcanéo-scaphoïdien inférieur.*

Muscle grand fléchisseur du gros orteil. Epais, charnu et arrondi en haut, grêle et tendineux en bas, occupant la partie externe et profonde de la jambe, interne et profonde du pied. Ses attaches ont lieu, en dehors à une espèce de cloison qui le sépare un peu du grand et de tout le moyen péroniers; en dedans, à une autre cloison plus marquée qui est intermédiaire à lui et aux deux muscles précédens; au

milieu, aux deux tiers inférieurs de la partie postérieure du péroné, où les deux cloisons précédentes
se fixent aussi. De cette triple insertion descendent,
obliquement les unes aux autres les fibres charnues,
qui constituent un faisceau mince d'abord, plus
épais ensuite et de nouveau aminci, lequel obliquement dirigé en bas et en dedans, se termine à un
tendon caché d'abord dans les fibres charnues qu'il
reçoit successivement suivant l'ordre de leur origine, apparent ensuite en arrière, et isolé seulement,
au-dessus de l'articulation tibio-tarsienne. Réfléchi
au niveau de cette articulation, ce tendon devient
horizontal, passe sous l'astragale et le calcanéum, en
se dirigeant en dedans, se retrécit un peu, croise le
fléchisseur commun en passant sur lui et lui tenant
par un prolongement, s'avance sur le bord interne
du pied, s'engage entre les deux portions du petit
fléchisseur, puis entre les deux sésamoïdes de l'articulation métatarso-phalangienne du poucé. Là il s'é-
largit encore, s'engage sous la première phalange,
devient plus étroit, et va s'attacher, en s'élargissant
de nouveau et présentant la trace sensible d'une division longitudinale, à la partie inférieure de la
dernière.

A la jambe, ce muscle, recouvert par le soléaire et
l'aponévrose jambière, est appliqué sur le péroné, le
grand fléchisseur des orteils, le jambier postérieur,
le ligament interosseux et le tibia.

Ensuite ce muscle recouvre l'articulation du pied,
et se trouve assujetti sur l'astragale et le calcanéum
par une gaîne fibreuse qui s'attache au bord de la
coulisse qu'on voit sur ces deux os, et se confond

avec le ligament qui les unit. Une synoviale très-marquée s'observe en fendant cette gaîne fibreuse ; elle se propage jusqu'à l'endroit où le tendon croise celui du fléchisseur commun, et s'y termine par un cul-de-sac.

Entre la double portion du court fléchisseur, ce tendon n'est fixé par rien ; mais sous la phalange il est dans une gaîne fibreuse qui commence au niveau du ligament transverse antérieur du métatarse. Cette gaîne s'attache sur les côtés des phalanges et à leurs ligamens antérieurs ; complète avec elles un canal entier que traverse ce tendon, et où il se trouve embrassé par une synoviale qui l'empêche de baigner dans la synovie, et qui, vers son extrémité, présente un repli très-sensible entre lui et les deux phalanges. Cette synoviale tapisse aussi le canal fibro-osseux.

Mouvemens.

Ils sont relatifs au pied et à la jambe.

Les orteils sont fléchis successivement dans leurs diverses phalanges par les fléchisseurs ; qui, lorsqu'ils ont produit cet effet ou que les orteils sont retenus, peuvent courber le pied et s'accommoder ainsi à la forme inégale des corps sur lesquels il s'applique dans la progression. Ce second effet produit, le pied peut être étendu sur la jambe, mouvement dans lequel ces muscles sont congénères du soléaire et des jumeaux, et qui s'exerce dans la station sur la pointe du pied, dans le saut, etc. La concavité que forme le pied par l'action de ces muscles diffère essentiellement de celle de la main, parce que, plus étendu que le métacarpe, le métatarse offre une prédominance remarquable de la portion solide du pied sur sa portion mobile. Il n'y a qu'une courbure d'avant en arrière, et non dans tous les sens comme à la main, ce qui tient aussi à l'absence des mouvemens d'opposition.

En étendant le pied sur la jambe, le jambier postérieur le porte en dedans et agit sous ce rapport en sens inverse du moyen péronier. Il tourne aussi un peu en dedans la plante du pied, et élève son bord interne, antagoniste sous ce rapport du grand péronier.

Dans la station, tous ces muscles prenant leur point fixe sur le pied, y assujettissent la jambe, empêchent sa flexion antérieure, conjointement avec ceux de la région précédente, et peuvent même la renverser en arrière, en la faisant alors mouvoir dans l'articulation tibio-tarsienne.

§ IV. *Région péronière.*

Le grand et le moyen péroniers s'y rencontrent seuls.

Muscle grand péronier. Très-long, étroit, charnu et arrondi dans sa moitié supérieure, tendineux inférieurement, réfléchi au côté externe du pied, placé en dehors de la jambe et au-dessous de celui-ci. Ses fibres charnues naissent, 1° en haut et en dehors, de l'aponévrose jambière; 2° en dedans, d'abord du tiers supérieur de toute la face externe du péroné, et tout-à-fait en haut un peu du tibia puis de cette même face du péroné, mais derrière le moyen péronier; 3° en arrière, d'une cloison aponévrotique commune à lui, au soléaire et au grand fléchisseur du gros orteil; 4° en devant, d'une autre cloison intermédiaire à lui et à l'extenseur commun. De ces insertions descendent les fibres charnues, les supérieures perpendiculairement, les suivantes obliquement, pour venir se rendre à un tendon d'abord placé au centre du faisceau charnu, lequel côtoie verticalement le péroné, laisse voir au milieu de la jambe ce tendon sur sa partie externe, s'amincit, et l'abandonne au tiers inférieur. Celui-ci isolé continue à descendre, se jette un peu en arrière, s'engage avec celui du moyen péronier dans la coulisse de l'extrémité tarsienne du péroné, se réfléchit, abandonne ce dernier muscle, traverse obliquement la face externe du calcanéum, se réfléchit encore dans une autre coulisse appartenant au cuboïde, traverse obliquement tout le pied, et vient se fixer enfin à l'extrémité du premier métatarsien. Souvent on trouve dans ce tendon des noyaux cartilagineux et même osseux, aux endroits exposés surtout aux frottemens, au niveau du cuboïde spécialement.

A la jambe, le grand péronier est subjacent à l'aponévrose jambière, et appliqué d'abord sur le péroné, puis sur le moyen péronier. Vers l'articulation du pied, il est uni au tendon de ce dernier par une petite synoviale assez humectée qui les entoure l'un et l'autre et qui tapisse en même temps la coulisse du péroné, le ligament externe de l'articulation et la surface interne d'une petite gaîne fibreuse qui, s'attachant à la malléole externe et à la partie supérieure du calcanéum, maintient ces deux tendons dans leur position. Au côté externe du calcanéum une gaine fibreuse propre le reçoit, est séparée de celle du moyen péronier par une cloison, et tapissée ainsi ainsi que lui par le prolongement de la même synoviale qui forme un cul-de-sac vers le cuboïde. Sous cet os commence une nouvelle gaine fibreuse qui se continue jusqu'à l'insertion du tendon, en s'attachant aux os voisins et en donnant même attache à plusieurs fibres musculaires, comme nous le verrons. Cette gaine, très-forte, supérieure à la plupart des muscles du pied, est tapissée, ainsi que ce tendon, par une synoviale distincte. Souvent, au niveau du cuboïde, ce dernier envoie un prolongement au muscle court fléchisseur du petit orteil.

Muscle moyen péronier. De même forme, mais moins long que le précédent, réfléchi comme lui, et appliqué sur la partie externe et inférieure de la jambe. Ses fibres, nées de la moitié inférieure de la partie externe du péroné par de courtes aponévroses, des cloisons aponévrotiques intermédiaires à lui et au petit péronier en devant, au grand fléchisseur des orteils en arrière, forment un faisceau plus épais au milieu qu'à ses extrémités, et se rendent obliquement sur la face interne d'un tendon d'abord élargi, qui les reçoit successivement, qui s'en isole vers l'articulation, et qui, contigu à celui du grand péronier, franchit avec lui, en se réfléchissant, la coulisse du péroné, où la même capsule fibreuse le retient, et où la même synoviale favorise son glissement. De là il se porte presque horizontalement en devant, et va, en s'élargissant un peu, s'implanter à l'extrémité tarsienne du cinquième os métatarsien.

Le grand péronier et l'aponévrose jambière en dehors, le péroné en dedans, forment les rapports de ce muscle à la jambe. Dans sa portion qui correspond au pied, il est d'abord embrassé par la gaîne fibreuse et par la synoviale commune ; ensuite il a une gaîne fibreuse propre qui se fixe sur le calcanéum, où il se trouve embrassé par un prolongement de la même synoviale, qui, tapissant une seule gaîne en haut derrière la malléole, s'introduit dans deux inférieurement.

Mouvemens.

Les deux péroniers prennent leur point fixe en haut ou en bas.

Dans le premier cas, le grand péronier étend le pied, et le porte dans la rotation en dehors, de manière que son bord interne devient inférieur, et que la plante est dirigée du côté externe : c'est l'inverse de la rotation déterminée par les jambiers antérieur et postérieur. Aussi, lorsque ces muscles agissent concurremment avec les péroniers, le pied n'est porté ni dans l'un, ni dans l'autre sens. Le moyen péronier est moins rotateur du pied qu'abducteur et extenseur. Du reste, cette rotation est moins marquée que la plupart des autres, vu le mode de l'articulation tibio-tarsienne, qui ne s'y prête que difficilement.

Dans la station, les deux péroniers retiennent la

jambe en dehors, usage relatif probablement à la disposition du pied, dont la partie interne, creusée d'une concavité, n'offre point un appui au pied, lequel repose sur le sol principalement par son bord externe. Aussi la jambe manque de muscles pour la retenir en dedans et l'empêcher de s'incliner en dehors; tandis que les péroniers préviennent sensiblement son inclinaison en dedans.

Aponévrose jambière.

Elle est moins épaisse que l'aponévrose crurale, mais de structure analogue, et enveloppe la partie du membre à laquelle elle correspond.

Ses origines supérieures sont les suivantes. En arrière, elle se continue manifestement avec l'aponévrose crurale. En dehors, elle en naît, et de plus de l'extrémité du péroné et d'un prolongement du biceps crural. En dedans, elle provient des expansions des couturier, demi-tendineux et droit interne crural. De ces origines elle descend, en embrassant la jambe en arrière, en avant et en dehors, mais non en dedans, où la face interne du tibia est immédiatement sous-cutanée, et où l'aponévrose s'attache en descendant tout le long des deux bords qui terminent cette face. En bas, elle se continue en devant avec le ligament annulaire supérieur, en dehors avec la gaîne qui fixe les péroniers, en dedans avec le ligament annulaire interne. En arrière, elle se perd insensiblement vers le talon en semblant se confondre avec le tissu cellulaire.

Dans son trajet sur la jambe, cette aponévrose,

subjacente aux tégumens, à quelques branches nerveuses, lymphatiques et veineuses, recouvre tous
les muscles superficiels, donne attache en haut au
jambier antérieur, à l'extenseur commun des orteils,
et au grand péronier, leur est simplement contiguë
en bas ainsi qu'à la totalité des jumeaux et à une
portion du soléaire. En descendant, elle envoie une
double cloison aponévrotique entre l'extenseur
commun et le péronier d'une part, entre le grand
péronier et le soléaire de l'autre. Cette double cloison se fixe au péroné. En bas et en arrière, elle offre
deux lames distinctes, dont l'une superficielle passe
derrière le tendon d'Achille, et l'autre profonde,
plus épaisse, passe devant ce tendon, couvre les
muscles de la région jambière postérieure et profonde qu'elle isole de ceux de la région superficielle,
s'attache au péroné et au tibia, et se perd insensiblement dans le tissu cellulaire, vers le tiers supérieur de la jambe.

Épaisse et dense en devant, l'aponévrose jambière
est plus mince dans les autres sens; elle est formée
de fibres entre-croisées, et a pour muscles tenseurs,
en dehors le biceps crural, en dedans le couturier,
le droit interne crural et le demi-tendineux.

MUSCLES DU PIED.

§ Iᵉʳ. *Région dorsale du pied.*

Elle offre le ligament annulaire supérieur du pied, l'aponévrose dorsale et le muscle petit extenseur des orteils.

Ligament annulaire supérieur. Il consiste en un faisceau de fibres étendu sur le dos du pied, de la partie externe à l'interne, embrassant les extenseurs, le petit péronier et le jambier antérieur. Voici comment il se comporte le plus ordinairement, car il est sujet à des variétés. Il s'implante à l'enfoncement supérieur du calcanéum, où ses fibres sont très-sensibles et où beaucoup de graisse les entoure, se dirige de là en dedans, et se partage bientôt en deux lames, qui passent l'une dessus, l'autre dessous le tendon du grand extenseur des orteils et du petit péronier, et qui se réunissent ensuite pour former une gouttière à ces muscles. De là, ce ligament passe devant l'extenseur du gros orteil et le jambier antérieur, en offrant souvent à chacun une semblable gouttière, puis il va se fixer à la partie antérieure de la malléole tibiale; mais auparavant, un prolongement très-marqué s'en détache ordinairement, et vient s'attacher au scaphoïde et au bord interne de l'aponévrose plantaire, en embrassant ces deux derniers muscles. Il y a donc cette différence entre le ligament qui assujettit les extenseurs des doigts

et celui qui fixe ceux des orteils, que le premier
passe seulement sur les gaînes fibreuses des tendons,
gaînes fixées à l'os, et auxquelles il adhère seulement,
tandis que le second forme lui-même ces gaînes en
écartant ses fibres. Continu en haut à l'aponévrose
tibiale, en bas à la dorsale, celui-ci est recouvert par
les tégumens, et recouvre le petit extenseur des orteils.

Aponévrose dorsale. Feuillet mince et peu sensible, qui naît du bord antérieur du ligament précédent, descend sur le petit extenseur, s'attache un
peu aux bords latéraux du métatarse, et se perd insensiblement vers les orteils dans le tissu cellulaire.
Ses fibres sont assez apparentes derrière le tendon
du petit péronier, où elles paraissent transversales;
ailleurs on ne les distingue point manifestement.
Leur force est proportionnée au petit muscle qu'elles
ont à brider.

Muscle petit extenseur des orteils. Mince, aplati,
quadrilatère en arrière, à quatre tendons en devant. Il est attaché à la face supérieure du calcanéum, au ligament qui de là gagne l'astragale, et un
peu à l'annulaire supérieur. De là, il se dirige obliquement en devant et en dedans, et se partage
bientôt en quatre faisceaux secondaires, dont les
deux internes sont les plus grands, et qui donnent
naissance à autant de tendons. Cachés d'abord dans
les fibres charnues, ceux-ci s'en isolent bientôt,
croisent là direction de ceux du grand extenseur,
traversent le métatarse, et se terminent ainsi : le premier vient en s'élargissant se fixer au-dessus de
l'extrémité métatarsienne de la première phalange
du gros orteil; les trois autres se joignent intime-

ment au bord externe des tendons correspondans
du grand extenseur, et viennent se fixer, comme il a
été dit, aux trois orteils suivans.

Le petit extenseur des orteils, subjacent à l'aponévrose dorsale et aux tendons des muscles de la
région jambière antérieure, recouvre la rangée antérieure du tarse, le métatarse et les phalanges.

Mouvemens.

Ce muscle remplit lui seul les fonctions de tous
les petits faisceaux isolés qui forment la région anti-
brachiale postérieure et profonde ; il aide à l'action
du grand extenseur, dont il change un peu les directions, de manière à faire directement étendre la
phalange. Il n'a point d'action sur la jambe, vu son
insertion postérieure.

§ II. *Région plantaire moyenne.*

Elle comprend l'aponévrose plantaire, qui appartient aussi un peu aux deux régions suivantes, mais
qui étant bien plus marquée dans celle-ci, doit y
trouver sa place descriptive ; le petit fléchisseur des
orteils, l'accessoire de leur grand fléchisseur et les
lombricaux.

Aponévrose plantaire. Dense, épaisse, résistante,
occupant le milieu et les côtés de la plante du pied.
Elle s'attache en arrière aux éminences postérieures
et inférieures du calcanéum, se porte en avant et se
partage bientôt en trois portions que séparent deux
rainures assez profondes. Les portions latérales

revêtent, l'une l'adducteur du gros orteil, l'autre l'abducteur du petit ; toutes deux s'amincissent en devenant antérieures, et s'attachent sur les bords latéraux du pied, la seconde surtout, qui fixe presque toutes ses fibres au dernier métacarpien ; puis elle s'unissent avec celles qui viennent de la portion moyenne. Celle-ci se porte en divergeant en avant, et se divise, vers l'extrémité du métatarse, en cinq languettes qui se subdivisent chacune en deux autres, lesquelles s'enfoncent de bas en haut, embrassent l'extrémité du métatarsien correspondant, et se fixent sur ses côtés. Ces languettes laissent à leur extrémité des passages pour les lombricaux, les vaisseaux et les nerfs, et auparavant d'autres ouvertures pour les tendons fléchisseurs.

Cette aponévrose, très-épaisse et formée de fibres rapprochées en arrière, est plus mince et à fibres plus écartées en devant. De sa surface inférieure se détachent beaucoup de filamens auxquels beaucoup de graisse est intermédiaire, et qui, se fixant au corion de la peau, l'unissent intimement à celle-ci. Nous avons observé à la main une disposition analogue. L'aponévrose plantaire recouvre surtout les trois muscles superficiels du pied, et leur sert d'attache, soit par sa face supérieure, soit par deux cloisons très-épaisses qu'elle envoie entr'elles, qui en devant servent seulement à les séparer, qui correspondent aux deux rainures dont j'ai parlé, et que réunit au-dessous de l'origine du court fléchisseur une lame assez mince. Cette aponévrose n'a point de muscle tenseur.

Muscle petit fléchisseur des orteils. Court, allongé,

assez épais, à quadruple tendon en avant. Il naît, en arrière, du calcanéum ; sur les côtés, de deux cloisons qui le séparent de l'adducteur du gros orteil et de l'abducteur du petit ; en bas, de l'aponévrose plantaire. De là, il se porte, en grossissant d'abord et diminuant ensuite, vers l'extrémité du métatarse. Avant d'y arriver, il se divise en quatre portions qui se recouvrent successivement et se terminent par autant de tendons cachés d'abord dans les fibres charnues qu'ils reçoivent suivant leur ordre d'origine, puis apparens et isolés. Ces tendons passent entre les languettes de l'aponévrose plantaire, s'engagent dans le canal moitié fibreux, moitié osseux des phalanges, offrent d'abord des gouttières à concavité postérieure qui reçoivent les tendons du grand fléchisseur, se bifurquent pour laisser passer ces tendons, se réunissent, se bifurquent de nouveau, et viennent s'attacher, chacun par deux languettes, sur les parties latérales de la deuxième phalange.

Ce muscle, borné latéralement par l'adducteur du gros orteil et par l'abducteur du petit, a sous lui l'aponévrose plantaire, au-dessus de lui l'accessoire du grand fléchisseur, les tendons de celui-ci, les lombricaux, les vaisseaux et nerfs plantaires.

Muscle accessoire du grand fléchisseur. Mince, aplati, quadrilatère, placé au-dessus du précédent et au-dessous des ligamens du tarse. Il est attaché aux faces inférieure et interne du calcanéum par de petites aponévroses un peu prolongées sur sa partie externe. Composé de fibres toutes parallèles, il se dirige horizontalement en devant, et vient se fixer au-dessus et en dehors du tendon du grand fléchis-

seur, vers sa séparation en quatre portions, soit
immédiatement, soit par un prolongement tendineux très-sensible qui vient s'y rendre après avoir
reçu les fibres charnues, le long du bord interne de
ce faisceau.

Muscles lombricaux. Petits faisceaux arrondis,
grêles, analogues à ceux de la main, implantés le
premier, qui est le plus gros, en dedans du tendon
du grand fléchisseur qui va au second orteil, les
trois autres à l'écartement des quatre tendons de ce
même muscle. De là, ils descendent, les deux latéraux obliquement, les deux moyens perpendiculai-
rément, et donnent naissance chacun à un tendon
apparent d'abord sur une de leurs faces et isolé ensuite. Ce tendon traverse une espèce d'ouverture
formée par les languettes de l'aponévrose plantaire
et par le ligament transversé antérieur du métatarse, se place en dedans de l'articulation métatarso-
phalangienne, va s'attacher d'abord au côté interne
de la base de la première phalange, et ensuite, par
un prolongement, au tendon extenseur correspondant. Cette insertion éprouve des variations, quoique moins souvent qu'à la main. Les lombricaux,
subjacens aux abducteurs oblique et transversé du
gros orteil et aux interosseux, sont appliqués sur
l'aponévrose plantaire.

Mouvemens.

Ils ont tous rapport aux phalanges et au pied. Le
petit fléchisseur et l'accessoire du grand les fléchissent; ce dernier rend plus directe l'action du grand

fléchisseur. Les lombricaux fléchissent aussi les pha-langes ; mais c'est surtout quand elles le sont déjà un peu, parce qu'alors leur action devient perpendi-culaire à ces petits os, qui peuvent être aussi un peu portés par eux dans l'adduction.

Le petit fléchisseur courbe la totalité du pied et concourt puissamment à l'excavation que celui-ci présente aux surfaces inégales sur lesquelles s'opère la progression. Les chaussures rendent l'usage de la plupart de ces muscles moins marqué dans la société.

§ III. *Région plantaire interne.*

On y trouve d'abord le ligament annulaire in-terne, puis l'adducteur du pouce, son petit fléchis-seur oblique et le transverse.

Ligament annulaire interne. C'est un plan fibreux, épais et large, fixé au bas et au-devant de la mal-léole tibiale, descendant de là à la partie postérieure et interne du calcanéum ; et formant un véritable canal de l'excavation qu'on trouve sous le calca-néum. Dans ce canal général se trouvent des gaînes fibreuses partielles pour le jambier postérieur, le grand fléchisseur des orteils et celui du pouce. De plus, elle est traversée par les vaisseaux et nerfs ti-biaux postérieurs qui vont former les plantaires, et remplie par une grande quantité de tissu cellulaire graisseux. Ce ligament se continue en haut avec l'a-ponévrose tibiale ; en bas, il donne attache à l'adduc-teur du gros orteil ; il est sous-cutané en dedans.

Muscle adducteur du gros orteil. Epais, aplati, allongé, plus gros en arrière qu'en devant, occupant le bord interne du pied. Il se fixe au ligament décrit ci-dessus, à la partie postérieure et interne du calcanéum, à l'aponévrose plantaire et à la cloison qui le sépare du petit fléchisseur. Nées de cette quadruple insertion, les fibres charnues se dirigent toutes très-obliquement et se terminent successivement, suivant l'ordre de leur origine, à un tendon qui occupe d'abord long-temps le milieu du muscle, paraît ensuite sur sa partie inférieure, s'unit à la portion interne du petit fléchisseur, et vient, accompagné par elle et par les fibres charnues du muscle, s'attacher à la partie postérieure et interne de la première phalange, tapissé auparavant par la synoviale articulaire.

L'aponévrose plantaire en bas, en haut le tendon du grand fléchisseur et son accessoire, celui du grand fléchisseur du pouce, les vaisseaux et nerfs plantaires, l'attache des jambiers antérieur et postérieur, forment les rapports de ce muscle.

Muscle petit fléchisseur du gros orteil. Court, épais, simple en arrière, bifurqué en devant, situé en dedans du précédent. Il s'implante, par un tendon très-marqué et épanoui au-dessus des fibres charnues, au bas du calcanéum et des deux derniers cunéiformes, et aux ligamens de ces os. La cloison du petit fléchisseur des orteils et de l'adducteur du gros lui fournit aussi des attaches. De là, les fibres charnues, courtes et obliques, s'avancent en devant en formant un faisceau qui est creusé d'une cannelure inférieure pour recevoir le tendon du grand fléchisseur, et qui grossit peu à peu, parce que ces fibres naissent successivement de leur double insertion.

Parvenu vers le gros orteil, ce faisceau se divise en deux portions d'abord jointes par du tissu cellulaire, ensuite distinctes. L'interne, plus grande, va, unie intimement à l'adducteur, se fixer avec lui, par de courtes aponévroses, au sésamoïde interne de l'articulation et en dedans de l'extrémité correspondante de la première phalange; l'externe plus mince, unie et confondue avec l'abducteur oblique, s'attache avec lui au sésamoïde externe et en dehors de l'extrémité de la même phalange.

Ce muscle, recouvert par le tendon du grand péronier et par le premier os métatarsien, est appliqué sur l'aponévrose plantaire, sur le tendon du grand fléchisseur qui est assujetti dans sa gouttière, et un peu sur l'abducteur oblique, avec lequel il est confondu.

Muscle abducteur oblique du gros orteil. Court, épais, presque triangulaire, situé en dehors du précédent. Il s'attache, par des fibres aponévrotiques assez prolongées, au bas du cuboïde, à la gaîne fibreuse du grand péronier, et un peu aux ligamens de l'extrémité des deux derniers métatarsiens. Dirigé de là en avant et en dedans, son faisceau charnu grossit d'abord, s'amincit ensuite, s'unit au petit fléchisseur par une aponévrose intermédiaire, un peu à l'abducteur transverse, et va se fixer au sésamoïde externe de l'articulation et en dehors de l'extrémité de la première phalange, par un tendon d'abord épanoui en aponévrose au dessous des fibres charnues qu'il reçoit successivement, et qui l'accompagnent jusqu'à son extrémité.

Contigu en dehors aux interosseux, en bas aux

tendons du grand fléchisseur des orteils, à son accessoire, aux lombricaux et un peu à l'aponévrose
plantaire, ce muscle est continu en dedans au petit
fléchisseur, dont on ne peut presque pas le séparer.

Muscle abducteur transverse du gros orteil. Mince,
allongé, aplati, situé transversalement et profondément sous les extrémités antérieures des quatre
derniers os métatarsiens. Des languettes plus ou
moins distinctes et légèrement aponévrotiques l'attachent aux ligamens de ces extrémités métatarsien-
nes, et forment par leur réunion un petit faisceau à
fibres parallèles plus longues en arrière qu'en avant,
où se trouvent ces languettes. Ce faisceau se dirige
en dedans, vient s'unir à l'abducteur oblique, et se
fixe avec lui en dedans de l'extrémité de la première
phalange par de courtes fibres aponévrotiques. Ce
muscle est entre les interosseux qui sont en haut,
les tendons des deux fléchisseurs des orteils, les
lombricaux et les faisceaux digitaux qui sont en bas.

Mouvemens.

Les muscles de cette région diffèrent de ceux
de l'éminence thénar auxquels ils correspondent,
en ce qu'ici on trouve bien des abducteurs,
des adducteurs et des fléchisseurs, mais non un
opposant. Ce muscle serait devenu inutile par le
mode articulaire du premier os métatarsien, qui,
essentiellement différent, comme je l'ai montré, de
celui du premier métacarpien, ne se prêterait point
à un mouvement d'opposition. L'adduction du
pouce, qu'exécute l'adducteur, a pour but d'élargir

un peu la base de sustentation. L'abduction, dont les deux abducteurs sont les agens, tend à la rétrécir un peu et à serrer le gros orteil contre les autres. La flexion, qu'opère le petit fléchisseur concurremment avec le grand, peut, en courbant le pied, assurer la solidité de la station, but auquel tend aussi un petit mouvement de concavité transversale que peut imprimer au métatarse l'abducteur transverse du gros orteil. Ce mouvement peut se combiner avec la concavité d'avant en arrière que déterminent le petit fléchisseur des orteils, l'adducteur du grand, l'abducteur du petit, etc. Mais rien dans ces divers mouvemens n'a rapport à la préhension des corps. Quand certains hommes les font servir à ce but, comme ceux qui écrivent avec le pied, ces mouvemens restent toujours incertains, inexacts, très-bornés, et ne sauraient jamais, vu le défaut d'opposition du gros orteil et de longueur des autres, remplacer le mouvement de la main.

§ IV. *Région plantaire externe.*

On y voit l'abducteur du petit orteil et son court fléchisseur.

Muscle abducteur du petit orteil. Allongé, un peu aplati, beaucoup plus épais en arrière qu'en avant, situé à la face externe de la plante du pied. Ses insertions se font, 1° par de courtes fibres aponévrotiques, au bas de toute l'extrémité postérieure du calcanéum, surtout du côté externe, où l'on voit cette insertion, laquelle est cachée du côté interne par le petit fléchisseur des orteils; 2° à une cloison aponévrotique qui le sépare de ce dernier ; 3° à l'aponévrose plantaire, qui le recouvre d'abord, et qui, s'attachant ensuite à l'extrémité du cinquième métatarsien par un faisceau de fibres très-distinctes, semble être là un tendon de terminaison de ce muscle. Mais en disséquant exactement les fibres charnues, il est aisé de voir que ce faisceau leur donne origine comme l'aponévrose elle-même, mais ne les termine point. Quoi qu'il en soit, le corps charnu que celles-ci représentent, d'abord très-épais en arrière, s'amincit successivement en se portant en devant ; ce qui provient de ce que les fibres charnues, courtes et obliques, se terminent successivement sur un long tendon qui naît près de l'insertion au calcanéum, règne sur toute la partie supérieure et interne du muscle, s'isole seulement vers l'extrémité du dernier os métatarsien, et vient se fixer en dehors de l'extrémité correspondante de la première phalange du petit doigt.

Les rapports inférieurs de ce muscle sont, en bas, avec l'aponévrose plantaire qui lui sert d'insertion, et avec la peau. En haut, il répond d'abord au calcanéum, au ligament calcanéo-cuboïdien inférieur, et à la gaîne du grand péronier ; ensuite il passe dans une coulisse placée entre l'extrémité saillante du dernier os métatarsien et le court fléchisseur, coulisse où il est fixé par le faisceau aponévrotique dont j'ai parlé, et qu'on a inexactement pris pour un tendon de terminaison ; enfin il recouvre le court fléchisseur.

Muscle court fléchisseur du petit orteil. Court, allongé, plus épais à son milieu qu'à ses extrémités, situé en dedans du précédent. Il s'attache, par des fibres aponévrotiques sensiblement prolongées sur sa face interne, au bas de l'extrémité tarsienne du dernier os métatarsien et un peu à la gaîne du grand péronier. De là, il se porte en devant, en épaississant d'abord et diminuant ensuite, puis vient se fixer en dehors de l'extrémité métatarsienne de la première phalange du petit orteil, avant le précédent, et par des fibres aponévrotiques prolongées sur sa face inférieure et ensuite dans son épaisseur. Recouvert par l'abducteur et par l'aponévrose plantaire, il répond en haut au dernier os métatarsien et à l'interosseux du petit doigt.

Mouvemens.

Le petit orteil est, comme le gros, privé de muscle opposant. L'abduction et la flexion sont les seuls mouvemens que lui impriment les muscles de cette région; qui peuvent aussi, comme ceux de la précédente, élargir un peu ou recourber d'avant en arrière la base de sustentation. Ce dernier usage est rempli, pour le pied en totalité, par l'abducteur du petit orteil.

§ V. *Région interosseuse.*

On y trouve, comme à la main, sept petits muscles placés entre les os du métatarse. Six appartiennent aux trois orteils du milieu, et un au petit. Le gros orteil en est privé; ses abducteurs et son adducteur les remplacent. Nous diviserons ces petits muscles comme ceux de la main.

Muscles interosseux du second orteil. L'adducteur est un des plus considérables de tous ces petits muscles. Il est dorsal, allongé, presque triangulaire, fixé en dehors à l'extrémité postérieure et externe du premier métatarsien, en dedans au côté interne du second. De cette double insertion, que sépare en haut une ouverture pour l'artère pédieuse, naissent les fibres charnues, lesquelles descendent obliquement les unes aux autres sur les côtés d'un tendon caché d'abord dans leur épaisseur, accompagné par elles jusqu'à l'extrémité du métatarse, et qui se fixe en partie en dedans de l'extrémité métatarsienne de la première phalange, et se continue en partie avec le tendon extenseur correspondant.

L'abducteur, qui est aussi dorsal, et de même forme que le précédent, se fixe à tout le côté externe du second métatarsien, et au-dessus du côté interne du troisième; double insertion d'où il se dirige en devant, et se fixe, par un tendon placé d'abord dans son épaisseur et recevant obliquement les fibres charnues, en dehors de l'extrémité de la première phalange et au tendon extenseur correspondant.

Muscles interosseux du troisième orteil. L'adducteur est plantaire, et se voit plutôt au-dessous du pied que dans l'espace interosseux auquel il correspond. Il se fixe, par des fibres aponévrotiques assez prolongées à tout le côté externe et même inférieur du troisième métatarsien, au-dessous de l'insertion du précédent, et aux ligamens inférieurs de cet os avec le tarse. De là, ses fibres charnues formant un faisceau aplati et triangulaire viennent obliquement se rendre sur toute la face externe et un peu sur l'interne d'un tendon qui les attache en dehors de l'extrémité de la première phalange et au tendon extenseur correspondant.

L'abducteur est dorsal, et un peu plus considérable que le précédent. Il s'attache à tout le côté externe du troisième métatarsien, et à la partie supérieure du côté interne du quatrième; double insertion d'où ses fibres viennent obliquement se rendre sur les côtés d'un tendon caché par elles jusqu'à l'extrémité du métatarse, où il s'isole et se fixe en dehors de la base de la première phalange et au tendon extenseur correspondant.

Muscles interosseux du quatrième orteil. L'adducteur est plantaire; il est aplati, plutôt situé sous le pied que dans son espace interosseux. Il se fixe au bas du côté interne du quatrième métatarsien, sous le précédent, et aux ligamens de cet os avec le tarse. De là, ses fibres se rendent toutes sur la face externe d'un tendon libre par sa face interne, d'abord épanoui, puis arrondi et fixé en dehors de l'extrémité de la première phalange, et au tendon extenseur correspondant.

L'abducteur est dorsal et plus considérable. Il se fixe à la partie supérieure du côté interne du dernier métatarsien et à tout le côté externe du quatrième; double insertion d'où ses fibres charnues se portent obliquement sur chaque côté d'un tendon qu'elles cachent, et qui, accompagné par elles jusqu'à l'articulation, va se fixer en dehors de l'extrémité de la première phalange et au tendon extenseur correspondant.

Muscle interosseux du petit orteil. Il n'y en a qu'un, qui est adducteur. Fixé d'abord un peu à la gaine ligamenteuse du grand péronier, puis au-dessous et en dedans du cinquième métatarsien, il forme un faisceau aplati qui se dirige en devant et se termine à un tendon, d'abord un peu caché, puis apparent en dedans, accompagné par ses fibres charnues jusqu'à l'articulation, au-delà de laquelle il se fixe en dedans de l'extrémité de la première phalange et au tendon extenseur correspondant.

Les muscles interosseux ont les rapports suivans : 1°. Sur le dos du pied, ceux qui y correspondent sont recouverts par les tendons des deux extenseurs et par une aponévrose très-mince, souvent à peine sensible, qui, d'un os métatarsien, se porte à l'os suivant en occupant tout l'espace. 2°. A la plante du pied, ces muscles correspondent aux muscles du gros orteil et du petit, aux tendons fléchisseurs, aux lombricaux, aux vaisseaux plantaires profonds. 3°. En dedans et en dehors, ils se correspondent réciproquement ou aux os métatarsiens. Les plantaires se voient uniquement sous le pied ; les dorsaux y sont aussi plus sensibles qu'au dos.

Ceux-ci ont une structure commune. Chacun a deux faisceaux venant des deux métatarsiens correspondans, et se terminant sur les côtés d'un tendon mitoyen. Les plantaires n'offrent, au contraire, qu'un faisceau unique, terminé principalement sur un des côtés du tendon d'insertion.

Mouvemens.

Ils sont analogues à ceux imprimés aux phalanges des doigts par leurs interosseux. Ils font d'abord l'adduction et l'abduction de chacun des orteils auxquels ils correspondent. Ensuite ils peuvent être fléchisseurs de la première phalange par la portion qui s'y fixe, surtout si les fléchisseurs spéciaux ont commencé ce mouvement; car alors ils tombent obliquement ou même perpendiculairement sur leur point mobile, auquel ils sont parallèles dans l'extension ordinaire. Le prolongement qu'ils envoient de chaque côté aux tendons extenseurs peut concourir à l'extension de la dernière phalange; mais ici il faut aussi que les extenseurs spéciaux aient préliminairement un peu agi : alors la dernière phalange étant déjà un peu renversée sur la précédente, ils augmentent ce mouvement. Quand, au contraire, la dernière phalange est fléchie, ils me paraissent devoir la fléchir davantage par le prolongement qui va aux extenseurs : en sorte que l'effet de la contraction de ces petits muscles est réellement variable, suivant l'état où se trouve la dernière phalange. Ils servent de plus, comme à la main, à fixer les tendons extenseurs, et remplacent ainsi les gaînes fibreuses qui leur manquent.

Développement des Muscles des Membres inférieurs.

Ce développement offre, comme celui des supérieurs, très-peu de particularités. Moins prononcés que ceux-ci dans les premiers temps, à cause de l'artère ombilicale, les membres inférieurs se mettent bientôt à leur niveau, et la disproportion est toujours beaucoup moindre que plusieurs auteurs ne l'ont cru. Quant au développement partiel des différentes parties du système musculaire de ces membres, il est en rapport exact avec ce qu'il sera par la suite, excepté cependant supérieurement où les muscles qui viennent du bassin, les moyen et petit fessiers, le pyramidal, les obturateurs; les jumeaux, le carré principalement, sont, à cause du peu de développement de cette cavité, bien moins prononcés eux-mêmes que par la suite, proportionnellement aux autres. Je présume que, comme ces muscles sont rotateurs du pied en dehors, c'est à leur peu de développement qu'il faut rapporter d'abord la difficulté qu'on a dans les premiers temps de la progression des enfans, à les faire marcher la pointe du pied très en dehors, comme on le fait sans peine dans un âge plus avancé, puis leur vacillation et leur chute même dans la station, où les pieds affectent la même direction.

Dans l'âge adulte, les muscles des membres inférieurs n'offrent rien de particulier; ils prennent seulement en quelques circonstances un degré de force et d'organisation supérieur à celui qui leur est naturel, par la profession de l'individu qui les exerce plus spécialement.

Chez le vieillard, où le poids du tronc le fait courber en devant, où le genou devient saillant pour que la cuisse, obliquement inclinée, puisse lui offrir une base antérieure de sustentation, où le bassin est fléchi sur le fémur, celui-ci sur le tibia, et ce dernier sur le pied, ce sont principalement les grand fessier, demi-tendineux, demi-aponévrotique et biceps en haut, crural au milieu, jumeaux et soléaire en bas, qui assurent la solidité de la station. Ils ont un effort très-grand à faire, vu l'état habituel de demi-flexion des articulations dont il faut qu'ils préviennent la flexion entière.

Dans l'âge viril, où ces articulations sont droites et presque perpendiculaires les unes aux autres, le poids du corps est plus directement supporté par la suite des leviers que lui présentent les membres inférieurs, quoique cependant, comme je vais le faire observer, l'action musculaire soit toujours alors pour cause principale dans la station.

Remarques sur les Mouvemens généraux des Membres inférieurs.

L'action des muscles des membres inférieurs a rapport non-seulement aux mouvemens, mais encore aux attitudes immobiles de ces membres et du tronc. J'ai considéré, dans l'Ostéologie (tom. 1, pag. 439 et suiv.), ces mouvemens et ces attitudes relativement aux leviers qui leur sont nécessaires. Ici je vais les examiner par rapport aux puissances.

Des Puissances musculaires dans la Station.

Pour bien considérer ces puissances, dont j'ai déjà partiellement indiqué la plupart dans chaque région, il faut examiner comment le corps tombe, quand,

les forces musculaires cessant tout à coup d'agir ; il
est abandonné à sa seule gravité. Quand un homme
est debout, et qu'il est saisi d'une syncope subite,
vous voyez aussitôt et en même temps sa tête et son
cou se pencher en devant, le tronc s'incliner aussi
antérieurement, le bassin se fléchir en devant sur
la cuisse, celle-ci en arrière sur la jambe, cette derrière en devant sur le pied. La conséquence immédiate à déduire de l'observation de ce phénomène,
c'est que les muscles surtout en action dans la station sur les deux pieds sont ceux opposés à ces
mouvemens divers que détermine le poids du corps
quand ils cessent d'agir. Depuis le bassin jusqu'à
l'occipital, ce sont surtout les muscles postérieurs
qui agissent. Au tronc, les trois muscles vertébraux
se contractent principalement : en effet, les muscles
dorsaux sous lesquels ils se trouvent, comme le
grand dorsal, le trapèze, qui seulement maintient
un peu la station de la tête, les rhomboïdes, les
deux petits dentelés, relatifs surtout à l'épaule ; aux
bras ou aux côtes, sont réellement étrangers à la
station. Au cou, outre une portion du trapèze, il
y a les splénius, complexus, transversaires, grand
et petit droits et obliques, les scalènes même, les
droits latéraux et inter-transversaires, qui, quoique un peu sur les côtés, n'assujettissent pas moins
la rectitude du cou.

Depuis le bassin jusqu'au bas du corps, les principaux muscles qui agissent dans la station sont,
comme je l'ai observé plus haut, disposés en ordre
inverse et opposé à celui dans lequel les articulations tendent à se fléchir par le poids du corps. En

arrière, les muscles fessiers, demi-tendineux, demi-aponévrotique et biceps pour le bassin ; en devant, le crural pour la cuisse ; en arrière encore, le soléaire et les muscles plus profonds qui vont au pied pour la jambe, concourent spécialement à maintenir le membre dans sa rectitude. Les muscles opposés à ceux-là agissent bien aussi, mais beaucoup moins : ainsi les iliaque, psoas, droit antérieur et pectiné, fixent un peu le bassin en devant ; les jumeaux et le jambier grêle tendent à porter un peu la cuisse en arrière sur la jambe, et les muscles antérieurs de celle-ci à la fléchir sur le pied ; mais cette action est faible, parce que le poids du corps tend à produire le même effet qu'eux. L'articulation du bassin avec le fémur est celle où cette influence tend le moins à déterminer un mouvement dans un sens spécial ; car il peut presque le porter en arrière comme en devant : aussi ces muscles antérieurs sont-ils prononcés et très-favorablement placés. Au contraire, le mode articulaire de la jambe avec la cuisse s'oppose nécessairement à ce que, dans la station, cette dernière soit fléchie en avant : aussi les jumeaux, qui la retiennent en arrière, sont-ils moins puissans quand ils agissent de bas en haut que ne l'est le crural, qui leur est alors opposé.

Je remarque que l'action musculaire est bien plus puissante dans la station que plusieurs auteurs ne l'ont cru. Ils ont eu trop égard à la manière dont les os, superposés les uns aux autres, se transmettent perpendiculairement le centre de gravité ; ils ont trop considéré cet état d'une manière passive. Sans doute ce support successif du centre de gravité est réel, comme je l'ai indiqué dans l'Ostéologie (tom. 1, pag. 440); mais il est peu pour cette attitude en comparaison des forces musculaires. Pour s'en convaincre, il n'y a qu'à examiner la plupart des animaux quadrupèdes, qui, dans la station, ont leurs articulations demi-fléchies; il n'y a aussi qu'à considérer le vieillard, dont les membres inférieurs présentent la même disposition, etc. Certainement le support successif du centre de gravité par des colonnes osseuses passivement résistantes est absolument nul dans ces deux cas où les muscles sont tout.

Dans la *station sur un seul pied*, l'action musculaire change entièrement. Tous les muscles externes du membre fixé se contractent d'abord fortement pour le retenir et l'empêcher de se diriger en dedans, sens dans lequel le tronc, qui n'est pas supporté par l'autre membre, tend à entraîner celui-ci. Ainsi les péroniers et la portion externe du crural, qui est si puissante, agissent d'une manière spéciale. Le tenseur aponévrotique crural, les moyen et petit fessiers inclinent ensuite le bassin latéralement sur le membre fixé. Le bassin entraîne dans le même sens le tronc, lequel est aussi un peu incliné par le carré abdominal et par les fibres latérales des muscles de l'abdomen. Le corps est alors véritablement entre sa gravité, qui agit du côté non fixé, et l'action musculaire, qui lui résiste tout le long de la partie externe du côté soutenu.

On conçoit facilement l'action musculaire dans la *station à genoux* et dans la *station assise*. En effet, il n'y a qu'à retrancher le mécanisme de la jambe dans le premier cas, celui de tout le membre infé-

rieur dans le second : ce qui au-dessus restera de
l'action musculaire offrira le même mécanisme que
dans la station ordinaire.

Dans la *station sur la pointe du pied*, où le corps
devient évidemment plus long, et où le pied se brise
dans les articulations métatarso-phalangiennes, ce
sont spécialement les muscles jambier antérieur,
extenseur du gros orteil, grand extenseur des orteils, et même un peu le petit extenseur, qui opè-
-rent ce mouvement, et qui fixent en devant la
jambe et la partie postérieure du pied sur sa partie
antérieure. Ils remplissent alors en devant les fonctions que les soléaire et jumeaux exécutent en arrière dans la station ordinaire : or, comme ils sont
beaucoup moins forts qu'eux, et que d'une autre
part la base de sustentation est très-étroite, ce
mouvement ne peut se soutenir long-temps.

Des Puissances musculaires dans la Progression, la Course, etc.

Dans la *progression*, le tronc est maintenu dans
sa rectitude par un mécanisme analogue à celui de
la station. Ce sont principalement les muscles postérieurs qui entrent alors en action : le mécanisme
propre à ce mouvement se passe en totalité dans les
membres inférieurs. J'ai décomposé, pour ainsi dire,
la progression, et j'ai offert, sous le rapport des leviers, le mécanisme de son vrai élément qui est le
pas, afin de montrer mieux son mécanisme général,
en passant ainsi du simple au composé (tom. 1er,
pag. 465). Je vais suivre ici la même marche.

Le *pas* est de deux sortes, sans rotation ou avec rotation du pied. Dans le premier, les deux pieds étant sur le même plan, le psoas et l'iliaque se contractent, ainsi que le pectiné et même le tenseur aponévrotique crural, qui portent la cuisse l'un en dedans, l'autre en dehors, mais qui, agissant conjointement, la dirigent directement dans la flexion. Cette flexion, en la portant en devant, y dirige le membre en totalité. En même temps, les demi-aponévrotique, biceps et demi-tendineux fléchissent la jambe en arrière. Les muscles du pied ne se contractent presque pas, et celui-ci reste dans le même état. Le membre étant ainsi devenu antérieur, les muscles se relâchent; il tombe sur le sol, et se trouve au devant de l'autre. Le pas avec rotation du pied succède ordinairement à celui-ci. Le membre resté en arrière se détache d'abord du sol, du talon vers la pointe, de manière que le pied se brise dans les articulations métatarso-phalangiennes, comme dans la station sur la pointe des pieds, et que le tarse et le métatarse s'élèvent, les phalanges restant fixées sur le sol. Ce sont surtout les jambier antérieur, grand extenseur des orteils, et extenseur propre du gros orteil, qui sont les agens de ce mouvement, auquel concourent aussi les muscles du tendon d'Achille, en relevant le talon. Le membre étant ainsi agrandi d'une partie du pied, les fléchisseurs de la cuisse et de la jambe se contractent, détachent du sol le membre, qui est porté par les premiers sur un plan antérieur à celui du pied fixé. Quand il y est arrivé, tous les muscles se relâchent; il se place sur le sol, et le pas est achevé.

La progression s'exécute ainsi par une suite de pas qui s'enchaînent successivement, et dont le mécanisme a été précédemment plus amplement expliqué (tom. 1er, *ibid.*). Je ne m'étendrai pas davantage sur ce point : je ferai seulement une remarque qui me paraît importante, c'est que les muscles spécialement en action dans la progression ne sont pas les mêmes que ceux en exercice dans la station, quoique cependant on ne puisse disconvenir que ces derniers n'agissent aussi. En effet, le grand fessier, le crural, le soléaire même et les jumeaux agissent moins que les psoas, iliaque, pectiné, etc., que les jambier antérieur, extenseur des orteils, etc. Il n'y a guère que les demi-aponévrotique, demi-tendineux et biceps qui servent autant à l'une qu'à l'autre. La conséquence de ce fait est que, quoique la station soit un état d'effort, cependant elle peut jusqu'à un certain point nous reposer de la progression, et que réciproquement celle-ci peut nous délasser de la première. Il est rare que nous soutenions long-temps l'une ou l'autre d'une manière continue et sans les alterner.

La *course* met en jeu les mêmes muscles que la progression, mais d'une manière plus rapide. Ce sont, en devant, les psoas, iliaque, pectiné, moyen et petit adducteurs et tenseur aponévrotique crural pour fléchir la cuisse, demi-tendineux, demi-aponévrotique et biceps pour fléchir la jambe, jambier antérieur, grand et petit extenseurs des orteils, extenseur propre du gros orteil, et un peu les soléaire et jumeaux pour briser le pied dans les articulations métatarso-phalangiennes. Ce dernier mouvement est essentiel, comme je l'ai dit; car c'est toujours sur la pointe du pied, et non sur la totalité, que nous courons. Si l'on compare ces muscles à ceux principalement en jeu dans la progression, on verra que presque tous occupent une position opposée : ce que l'état des articulations indique du reste, puisqu'il se rapporte surtout à l'extension dans la station, et à la flexion dans la course et le saut.

Beaucoup d'autres mouvemens mettent en jeu les muscles des membres inférieurs : la *danse* et autres exercices analogues offrent ces mouvemens. Dans la danse, il y a deux espèces bien distinctes ; l'une que ne complique aucun saut, et l'autre où le saut entre toujours pour partie essentielle.

Dans la plupart des pas simples qui composent les danses de société, il n'y a presque que des mouvemens de diduction, de croisement, de flexion, d'extension en devant ou en arrière des membres inférieurs, mouvemens qui s'enchaînent avec plus ou moins de rapidité, et dont il est facile, en les voyant, de concevoir les agens. Dans les pas plus composés, au théâtre surtout, et dans les danses légères, presque toujours le saut se complique avec ces mouvemens de croisement, de flexion des jambes, etc. Ici il faut bien distinguer, 1° le mouvement d'élévation du tronc à l'instant qu'il abandonne le sol, mouvement qui appartient au saut ; 2° les mouvemens exécutés par les jambes tandis que le tronc est en l'air, comme les entrechats, la grande diduction des cuisses, etc. Ces deux sortes de mouvemens sont absolument indépendans; c'est comme un projectile que nous lançons en l'air, et qui, outre le mouvement général de projection, est animé d'un autre particulier, comme de rotation sur son axe : ces deux mouvemens n'ont rien de commun, quoique exécutés en même temps.

Dans la rotation du tronc qui constitue la *pirouette*, il y a deux choses, 1° contraction des muscles rotateurs du bassin, 2° impulsion générale communiquée au tronc. Quand la pirouette est lente, l'action musculaire la règle sans peine ; mais si elle est très-rapide, l'impulsion communiquée au tronc par cette même action l'anime d'un mouvement tel que nous ne sommes pas maîtres souvent de l'arrêter à volonté. C'est comme quand on court dans une descente : l'impulsion communiquée au tronc nous maîtrise en bas, et nous force, pour ne pas tomber, à courir encore quelque temps. L'aplomb de la pirouette consiste dans la première impulsion qui a été donnée au corps ; l'habitude nous apprend à régler la force ou la faiblesse de cette impulsion suivant la mesure. Une fois qu'elle est donnée, la volonté ne pourrait arrêter le mouvement dans son milieu.

Je ne parle pas de mille autres mouvemens des membres inférieurs, dont on concevra facilement les agens d'après ce que je viens de dire sur les précédens.

Puissances musculaires dans le Saut et autres mouvemens.
analogues.

Dans le *saut*, soit vertical, soit horizontal, les
muscles en action sont exactement les mêmes dans
les membres inférieurs que ceux de la station, avec
la différence que leur contraction est subite, au
lieu qu'elle est continue dans la station. Ainsi, toutes
les articulations ayant été préliminairement fléchies,
le soléaire, les jumeaux, le jambier grêle, etc., re-
dressent la jambe, le crural la cuisse, les grand
fessier, demi-aponévrotique, demi-tendineux et biceps, le bassin. De là naît une impulsion subite qui
se communique au tronc, et qui l'élève à une distance plus ou moins considérable.

L'action de donner un *coup de pied* offre un mécanisme absolument analogue; je veux dire une
flexion préliminaire, et ensuite une extension subite
du membre. Mais l'effet qui résulte de ce mécanisme est tout différent : ce n'est pas le tronc qui
reçoit l'impulsion, mais le corps auquel le coup de
pied est appliqué. Si ce corps résiste beaucoup, l'impulsion peut être répercutée sur le tronc, qui est
alors repoussé en arrière.

Du Nager.

Les mouvemens du *nager* n'appartiennent pas
seulement aux membres inférieurs, mais encore à
la totalité du tronc ; cependant, comme ces membres y ont une part essentielle, nous considérerons
ici ces mouvemens.

Le corps de l'homme est manifestement plus pesant que le volume d'eau qu'il déplace : de là sa chûte inévitable vers le fond, si les mouvemens du nager ne s'opposaient à la tendance qu'il a à le gagner. Cet excès de pesanteur est variable ; il est moindre dans ceux dont le volume est dû à la graisse que chez les individus maigres et secs ; il est presque nul dans les individus très-météorisés ; dans certaines tympanites, le surnagement aurait probablement lieu ; il est douteux qu'il puisse exister dans les accès hystériques, tels au moins que nous les observons dans les hôpitaux.

Le nager a deux buts : 1° surmonter la tendance que la gravité donne au tronc à gagner le fond de l'eau ; 2° diriger celui-ci en tel ou tel sens. Le même mouvement remplit également bien ces deux buts. Prenons pour exemple le mode le plus ordinaire de nager, celui où le corps, placé à fleur d'eau, comme on dit, avance par un mouvement horizontal. Voici ce qui arrive alors : les membres inférieurs et supérieurs se fléchissent et s'étendent, s'écartent et se rapprochent alternativement. Les premiers, fléchis d'abord et écartés, s'étendent et se rapprochent tout à coup, et repoussent ainsi le liquide, qui cède en partie, mais qui, résistant en partie, répercute, pour ainsi dire, le mouvement sur le corps, qui avance par là. Les agens de ce mouvement ne sont pas précisément ceux qui se trouvent surtout en action dans les extensions et flexions alternatives que nécessitent le saut, la progression, etc. : dans ces derniers cas, les muscles antérieurs et postérieurs agissent principalement ; tandis que, dans les mouvemens du *nager*, les muscles internes et les externes, les adducteurs de la cuisse entre autres, se contractent autant que ceux-là. Je doute même qu'il y ait des mouvemens sur lesquels ces trois puissans muscles aient autant d'influence.

Pendant cette action des membres inférieurs, les supérieurs, d'abord rapprochés et unis en pointe vers les mains pour rompre le fil de l'eau, s'écartent ensuite, se portent en arrière, et repoussent également le fluide, qui cède en partie, mais qui, résistant aussi un peu, répercute le mouvement, et seconde par là l'effet produit sur le tronc par les membres inférieurs. Le muscle grand pectoral pour rapprocher les membres supérieurs, les grand dorsal et grand rond pour les écarter et les porter en arrière jouent ici le principal rôle, auquel une foule d'autres sont accessoires.

Ce mouvement horizontal imprimé au tronc par les membres surmonte le mouvement perpendiculaire que la gravité tend à lui communiquer, d'autant plus facilement que l'excès de pesanteur de celui-ci sur la quantité d'eau qu'il déplace est moins considérable. C'est comme un corps léger que l'air agite dans l'atmosphère, et que la moindre impulsion empêche d'obéir à sa gravité. La légèreté ou la pesanteur sont en effet toujours relatives, indépendamment de la masse, au milieu dans lequel se trouvent les corps.

Outre ce premier effet, pour lequel il faut souvent très-peu d'effort, puisque nous voyons certains nageurs se soutenir sur l'eau par de très-faibles agitations, le nager sert encore à nous diriger de tel ou tel côté ; et, à cet égard, le mécanisme des membres est certainement analogue à celui de la rame qui dirige un bateau, des nageoires qui dirigent le corps du poisson. Suivant que l'on veut se dévier à droite ou à gauche, on fait donc prédominer les mouvemens des membres d'un côté sur ceux du côté opposé, que quelquefois on rend momentanément inactifs.

Je ne parlerai pas des autres modes mille fois variés de nager : il faudrait avoir sur ce point, outre les connaissances anatomiques et physiologiques, une expérience de faits qui me manque, et que paraissent aussi ne point avoir eue ceux qui ont écrit sur ce même objet.

APPAREIL

DE

LA VOIX.

___

CONSIDÉRATIONS GÉNÉRALES.

Nous avons terminé l'exposition du premier des deux Appareils par lesquels l'homme communique avec les objets extérieurs, et réagit sur ces objets qui ont agi sur lui par les sens. Cet Appareil est, comme on vient de le voir, celui de la locomotion, soit que celle-ci ait rapport aux mouvemens des membres, soit qu'elle se rapporte à ceux du tronc. Quel que soit son siége, elle est spécialement destinée, dans l'état naturel, à pourvoir aux besoins de la digestion, dont elle sert à ramasser les matériaux. Elle offre à l'animal ses moyens de défense et d'attaque, dont la digestion est le plus souvent aussi le but immédiat. Mais en société, l'homme a immensément agrandi le domaine de cette fonction. Soumise par les nerfs cérébraux à l'intelligence, elle est devenue le moyen d'exécution de la plupart des conceptions de celle-ci; et si tout ce que les arts nous offrent d'industrieux atteste l'étendue de la sphère de cette dernière, ils ne prouvent pas moins combien à proportion ont été reculées les limites de la locomotion. Cette aptitude des muscles de la vie animale à acquérir une précision qui leur est étrangère dans l'état naturel, et que nécessitent les arts; offre un contraste bien frappant avec l'état des muscles organiques, qui, comme je l'ai fait observer ailleurs, restent au sein de la société dans le cercle que la nature traça à leurs mouvemens, ou au moins ne reçoivent d'elle que des influences que l'intelligence et par conséquent la volonté ne dirigent point. Non-seulement l'homme social tire des muscles de sa vie animale un parti mille fois plus avantageux que celui auquel leur instinct condamne les animaux, en acquérant dans ses mouvemens une extrême précision, mais il leur a encore donné une direction que la nature lui indique à peine; il en a fait un langage muet, et un moyen intellectuel de communication; ce que la parole ne nous dit pas, la tête, les bras, les yeux nous l'indiquent. Remarquez cependant que le geste n'est presque jamais qu'un supplément à celle-ci. Aussi est-il surtout actif quand elle manque, chez les muets, ou chez ceux que les bienséances sociales condamnent fréquemment, parmi leurs semblables à des réticences forcées. C'est aux oreilles de l'homme de la campagne qu'il faut parler: l'habitude des sociétés a exercé celui de la ville, à lire sur la figure ce que le premier ne peut qu'entendre.

La parole est donc le moyen principal de nos communications intellectuelles; et à cet égard remarquez quelle immense extension l'homme social a donnée aux fonctions de son larynx. Certainement cette extension est encore supérieure à celle que nous offrent les agens locomoteurs dans les arts où l'industrie a été poussée le plus loin. En effet, la nature ne donna primitivement à l'homme que la voix brute, dont la destination principale fut d'établir les rapports qui rapprochent les sexes. Aussi voyez quelle immédiate connexion existe entre cette voix brute et les parties génitales : elle a, comme celles-ci, une véritable puberté, soit dans les animaux, où elle ne se manifeste qu'à cette époque, soit dans ceux où, antécédente à la même époque, elle y change sensiblement. Les organes génitaux sont-ils artificiellement amputés, un timbre particulier et nouveau annonce l'influence qu'elle a reçue de leur soustraction. Chaque sexe a son genre de voix : l'énergie, la vigueur et la force sont l'apanage de celle de l'homme; celle de la femme a pour caractères la souplesse, la délicatesse et la grâce. La plupart des animaux qui ont de la voix s'en servent principalement dans le temps du rut : un grand nombre est muet à tout autre époque. On ne peut donc disconvenir que, dans l'état naturel, les communications des deux sexes relatives à la génération ne soient le but spécial de la production des sons.

L'homme social a rendu nulle cette destination, tandis qu'il en a créé une dont l'étendue n'a de bornes que celles de son intelligence. La voix brute, suffisante aux individus des deux sexes pour s'exprimer mutuellement les besoins de reproduction, est devenue un moyen impuissant de rendre ceux qu'a fait naître la société. Elle a donc été modifiée : la parole est résultée de cette modification; et dès-lors le larynx a joué dans la société un rôle non moins important que celui des organes locomoteurs.

En effet, ces deux moyens de communication dont l'homme jouit sont presque également exercés, et produisent, chacun dans son genre, des effets presque égaux. Si l'un est l'instrument organisé de tous les arts et de tout ce qui arrive à l'âme par les yeux dans les rapports sociaux, l'autre est l'agent de tout ce qui, dans ces rapports, est exclusivement le domaine de l'intelligence, et de ce que l'âme ne perçoit que par les oreilles. Or, comparez la somme immense des idées qui circulent parmi les hommes, et qu'ils se transmettent, à la somme des choses matérielles qui sont en usage dans leur commerce réciproque : vous verrez que l'une égale bien l'autre. Cependant, lorsque la somme des agens locomoteurs forme, sans exagérer, plus de la moitié du volume total du corps, à peine les agens vocaux occupent-ils une petite place dans une petite partie de ce même corps. J'ai toujours été frappé de l'énorme disproportion qu'il y a entre les agens vocaux de nos communications extérieures et les effets importans qu'ils produisent dans la société : la description des organes locomoteurs a formé presque les deux premiers volumes de cet ouvrage; celle des organes de la voix n'occupera que quelques feuilles de ce second.

Destiné à exprimer nos besoins, la voix devait être sous l'empire immédiat du cerveau. Aussi la structure du larynx a-t-elle beaucoup d'analogie avec celle de l'appareil locomoteur. C'est une charpente cartilagineuse que font mouvoir en divers sens des muscles de la vie animale, muscles auxquels l'habitude sociale a donné une précision de mouvemens

étrangère à l'état naturel, comme elle en a donné
une aux muscles des doigts dans certains arts, à
ceux des membres inférieurs dans d'autres. Sous ce
rapport, la voix est à la parole, relativement aux
muscles du larynx, ce que les mouvemens grossiers
des doigts du Sauvage sont aux mouvemens précis
et réguliers de l'homme qui les a exercés à un tra-
vail délicat. Relativement aux muscles des membres
supérieurs, le principe est le même; les résultats
seuls diffèrent. C'est une loi générale des organes
de la vie animale de pouvoir se perfectionner par
l'exercice, d'être susceptible d'une véritable éducation.

Cette dépendance dans laquelle les fonctions du
larynx sont de la vie animale, est marquée non-seulement dans l'état de santé, mais encore dans celui
de maladie : les paralysies, les convulsions, les
spasmes des muscles de cette cavité présentent absolument le même mode que dans les muscles locomoteurs, et n'ont aucune analogie avec les affections des muscles de la vie organique. Je crois donc
avoir fondé essentiellement ma division physiologique et anatomique sur la nature, en séparant du
poumon les organes vocaux, que les physiologistes
et les anatomistes réunissaient toujours jusqu'ici à
cause de leur voisinage.

DU LARYNX

ET

DE SES DÉPENDANCES.

Je suivrai la marche suivante dans l'exposition des organes de la voix : 1° je présenterai quelques considérations générales sur le larynx; 2° je décrirai, chacun en particulier, les divers organes qui le composent; 3° je considérerai leur ensemble dans la conformation générale de cette cavité; 4° j'exposerai son mécanisme; 5° je suivrai son développement dans les divers âges.

ARTICLE PREMIER.

CONSIDÉRATIONS GÉNÉRALES SUR LE LARYNX.

Le larynx est une cavité à pièces mobiles, d'une forme difficile à déterminer, et qui occupe la région antérieure et supérieure du cou. Situé sur la ligne médiane, symétrique par conséquent et régulier comme tout ce qui sert à la vie animale, il termine en haut la trachée-artère, avec la partie inférieure de laquelle il contraste évidemment. En effet, cette partie, que forment les bronches, destinée seulement à la vie organique, offre une irrégularité manifeste de l'un et de l'autre côtés : chaque moitié du larynx ressemble à l'autre; une bronche diffère au contraire beaucoup de celle du côté opposé. J'ai fait

remarquer ailleurs que la symétrie du larynx est
nécessaire à l'harmonie de ses fonctions, et qu'une
voix fausse serait l'inévitable résultat d'une discordance d'organisation dans les deux côtés, ou d'une
inégalité de forces dans les muscles qui meuvent
latéralement ses cartilages. Il est inférieur à l'os
hyoïde, auquel il se fixe, superficiel et presque entièrement interne en devant, appuyé en arrière sur
la colonne vertébrale, dont le sépare seulement le
pharynx.

Destiné, d'un côté, à donner continuellement
passage à l'air dans la respiration, qui, jusqu'à un
certain point, est involontaire, et ne devant, d'un
autre côté, servir à la production de la voix que sous
l'influence de la volonté, ainsi que je l'ai observé
plus haut, le larynx nous offre une structure accommodée à ces deux phénomènes fort différens. Plusieurs cartilages réunis fortement sa cavité, et empêchent par leur élasticité qu'elle soit jamais fermée;
ce qui assure à l'air un passage libre. De plus, à ces
cartilages mobiles les uns sur les autres s'attachent
des muscles particuliers dont la contraction volontaire peut augmenter ou diminuer la largeur de cette
cavité, conditions nécessaires pour que la voix soit
produite. Un de ces cartilages, fort différent des autres pour la structure, peut oblitérer momentanément la cavité en s'abaissant sur son ouverture.
Enfin, une membrane muqueuse, prolongement
de celle qui a tapissé la bouche, recouvre intérieurement toutes ces parties, et va se continuer dans
l'organe pulmonaire, en suivant toutes les ramifications bronchiques.

*Différences du Larynx relativement aux individus,
au sexe, etc.*

La grandeur du larynx n'est pas, en général, variable suivant la stature : tel individu très-petit, en porte souvent un égal à celui d'un individu de taille très-élevée ; remarque qui s'accorde très-bien avec la différence de la voix, dont la force ou la faiblesse n'est point en raison de la stature.

Un objet essentiel de recherches serait de comparer les différentes espèces de voix avec l'organisation différente du larynx. Certainement la taille, la basse-taille, la haute-contre, etc., présentent quelque chose dans la structure laryngée qui correspond aux timbres particuliers et si différens de leurs sons. Je n'ai pas pu m'occuper de ces recherches, et je doute qu'on puisse le faire en grand, par l'impossibilité de connaître le plus souvent quel a été le genre de voix des sujets dont les cadavres sont soumis à nos dissections. Mais ce qu'il m'a été facile de vérifier, c'est le rapport qui existe entre les organes vocaux des deux sexes et la structure de leur larynx.

Les différences de la voix de l'homme et de la femme ont été observées de tout temps. Il était facile d'en conclure une différence réelle dans l'organe qui la produit. Les auteurs y ont fait cependant peu d'attention, et ont négligé l'examen comparatif du larynx dans les deux sexes.

Une grande disproportion de volume distingue, au premier coup-d'œil, le larynx dans l'un et l'autre sexe : celui de l'homme est très-étendu et très-large ; celui de la femme, plus rétréci, n'a guère que les

deux tiers du volume de celui-ci ; souvent même il
n'en présente que la moitié. Cette disproportion est
indépendante de la stature : une grande femme et
un petit homme la présentent comme deux individus de taille égale, ou comme un homme de haute
stature et une petite femme. On la retrouve dans
toutes les parties du larynx, et même dans les organes qui l'avoisinent, comme la trachée-artère,
l'os hyoïde et ses dépendances. Elle est constante,
et s'observe toujours lorsqu'on rapproche les uns
des autres plusieurs larynx des deux sexes, comme
j'ai toujours eu soin de le faire.

Quant à la forme générale du larynx, elle est à
peu près la même, ou au moins se rapproche beaucoup plus que le volume. Cependant, en plusieurs
endroits, on observe encore une distinction dans
les deux sexes. 1°. En devant, les deux lames du
thyroïde sont beaucoup plus obliques et moins
écartées proportionnellement chez l'homme que
chez la femme. De là, il résulte qu'elles forment
chez le premier, en se réunissant antérieurement,
une saillie beaucoup plus considérable au-dessous
des tégumens, et un angle beaucoup plus aigu ;
tandis que chez la seconde cet angle est extrêmement obtus. On a observé de tout temps cette différence de saillie. L'échancrure qui la termine en
haut est superficielle, peu prolongée et arrondie
chez la femme ; elle se prolonge beaucoup inférieurement chez l'homme, et se termine par un angle
fort aigu ; disposition qui tient à la même cause,
c'est-à-dire à la différence de saillie antérieure. Le
cartilage cricoïde n'offre en devant aucune diffé-

rence de forme chez l'homme et chez la femme.
2°. En arrière, on ne distingue guère que par le volume le larynx des deux sexes : cependant, comme les deux portions du thyroïde sont plus écartées l'une de l'autre chez la femme, il en résulte ici plus de largeur relative dans les espaces triangulaires qui séparent ce cartilage d'avec la cavité propre du larynx. 3°. En haut, le larynx est surmonté chez l'homme par un os hyoïde beaucoup plus large et plus épais que chez la femme. L'épiglotte est aussi plus large, plus saillante supérieurement et plus épaisse; sa forme est absolument la même. La glotte est également de même forme, et ne se distingue que par ses dimensions. Comme les cartilages aryténoïdes sont plus longs chez l'homme et par conséquent plus élevés, les ventricules du larynx se trouvent plus profondément situés et plus éloignés de l'ouverture extérieure. 4°. En bas, la largeur plus grande de la circonférence du cricoïde est la seule différence que le larynx présente chez l'homme. On peut remarquer que la trachée-artère correspond à l'état de l'organe vocal, et que sa largeur chez la femme est beaucoup moindre.

Il résulte des faits précédens que la forme du larynx, quoique un peu différente dans les deux sexes, ne paraît pas, non plus que sa texture, qui est la même, être la cause essentielle de la différence du timbre vocal, différence qui paraît tenir beaucoup plus à la disproportion frappante de grandeur qui existe dans cette cavité. Nous verrons que, chez l'enfant, le caractère particulier de la voix ne paraît pas tenir à une autre cause.

ARTICLE SECOND.

DES DIFFÉRENTES PARTIES DU LARYNX, CONSIDÉRÉES EN PARTICULIER.

On peut distinguer dans le larynx 1o les cartilages qui forment essentiellement sa cavité et la rendent solide, 2° les liens ligamenteux qui les unissent, 3° les muscles qui sont les agens actifs de la voix par les mouvemens qu'ils impriment aux cartilages, 4° les corps glanduleux situés au voisinage de cette cavité, 5° la membrane qui la tapisse intérieurement. Les quatre premiers genres de composans doivent être examinés en détail : la membrane, composant commun, sera décrite avec le larynx considéré en totalité.

§ Ier. *Cartilages du Larynx.*

Ils sont au nombre de cinq. Le premier, large et assez épais, recouvre en devant le larynx, sert à le protéger, mais ne concourt à le former que par l'attache qu'il donne à quelques-uns de ses muscles : c'est le *thyroïde*. Le second, nommé *cricoïde*, vraiment annulaire, forme la partie solide de la cavité. Deux, nommés *aryténoïdes*, situés en arrière, beaucoup plus petits que les autres, donnent à la *glotte* la mobilité qui en fait le siége de la voix. Enfin l'*épiglotte*, qui est un véritable fibro-cartilage, n'a pour usage que de fermer momentanément le larynx.

Cartilage thyroïde.

Il occupe la partie antérieure et latérale du larynx. Il est plus étendu transversalement que de haut en bas, et plus large supérieurement qu'inférieurement. Il résulte de deux portions latérales et obliques unies en devant, où leur point de réunion forme un angle aigu plus ou moins saillant qui répond à la ligne médiane et devient apparent au-dessous des tégumens. Bifurquée en haut, cette saillie anguleuse est simple et arrondie en bas. Chacune des portions qui lui sont latérales offre en devant une surface presque plane, légèrement concave, recouverte principalement par le muscle thyro-hyoïdien. Une ligne oblique et assez saillante borne en dehors cette surface plane, et donne attache à ce muscle, au sterno-thyroïdien et au constricteur inférieur. Derrière elle est une petite surface recouverte par ces deux derniers.

En arrière, le thyroïde offre sur la ligne médiane un angle rentrant répondant à l'angle saillant antérieur, et sur lequel se fixent le ligament de la glotte et les muscles thyro-aryténoïdiens. Sur les côtés, deux surfaces planes dirigées en arrière et en dedans, correspondent en haut à ces muscles, dont un tissu cellulaire graisseux les sépare; en bas, aux crico-aryténoïdiens latéraux, et à quelques fibres des crico-thyroïdiens qui s'y fixent.

Quatre bords terminent les deux surfaces du thyroïde. Le supérieur, plus considérable, donnant partout attache à la membrane thyro-hyoïdienne, offre au milieu l'échancrure qui surmonte l'angle de réunion des deux pièces, s'arrondit sur les côtés, devient presque horizontal en dehors, présente une saillie légère correspondant à la ligne oblique externe, et au-delà se termine par une appendice dont nous parlerons.

Le bord inférieur, moins long, concave sur la ligne médiane, offre d'abord sur les côtés deux saillies convexes correspondant à la fin de la ligne oblique externe, puis deux enfoncemens. Il donne attache à la membrane crico-thyroïdienne et aux muscles crico-thyroïdiens.

Les bords postérieurs, dirigés obliquement, appuyés sur l'épine, un peu concaves en haut et convexes en bas, donnent attache à quelques fibres des stylo- et palato-pharyngiens. En haut une appendice arrondie (*grande corne* du cartilage thyroïde), plus ou moins longue, obliquement dirigée en arrière, surmonte chacun de ces bords, et tient par un ligament à l'extrémité de la grande corne de l'hyoïde. En bas, une appendice également arrondie (*petite corne* du cartilage thyroïde), un peu triangulaire, beaucoup plus courte, dirigée un peu en avant, termine aussi chaque bord, et s'articule par son sommet avec le cricoïde.

Cartilage cricoïde.

Il occupe la partie inférieure et postérieure du larynx, dont il forme spécialement la cavité par sa disposition annulaire. Etroit en devant, où le thyroïde le supplée en partie, il s'élargit beaucoup en

arrière, où il forme seul la portion solide du larynx.
Sa surface externe offre, en devant et au milieu, une
convexité qui est sous-cutanée. Plus en dehors, elle
s'élargit et donne attache aux crico-thyroïdiens. Plus
loin, elle est recouverte par le thyroïde, et présente
une petite surface arrondie destinée à son articulation avec ce cartilage. En arrière, elle s'élargit
considérablement, devient à peu près quadrilatère,
et présente sur la ligne médiane une saillie perpendiculaire qui se trouve à nu sous la membrane du
pharynx, et sur les côtés deux dépressions marquées
auxquelles se fixent les crico-aryténoïdiens postérieurs. La surface interne, concave, étroite en devant, large en arrière, est tapissée par la membrane
du larynx.

La circonférence supérieure présente en devant
une échancrure large et arrondie à laquelle s'attache la membrane crico-thyroïdienne; en dehors,
l'insertion des crico-aryténoïdiens latéraux; en arrière, où elle devient plus élevée et saillante, elle
offre deux surfaces articulaires, obliques, étroites,
convexes, articulées avec les aryténoïdes, et entre
lesquelles elle est contiguë à l'aryténoïdien. La circonférence inférieure, moins inégale, convexe en
devant, puis un peu concave, ensuite de nouveau
convexe au niveau de la facette articulée avec le
thyroïde, enfin un peu échancrée en arrière à la
terminaison de la ligne saillante postérieure, est
unie au premier anneau de la trachée-artère par
une membrane semblable à celle qui joint les autres
anneaux, et en arrière donne attache à la membrane
trachéale postérieure.

Cartilages aryténoïdes.

Ils sont beaucoup plus petits que les précédens,
au nombre de deux, placés à la partie postérieure
du larynx, sur le cricoïde, qu'ils débordent un peu
en dedans. Ils concourent principalement par leur
mobilité à augmenter ou à diminuer l'étendue de la
glotte, et par là même à la production de la voix.
Leur forme est pyramidale et triangulaire. Chacun
offre une face postérieure, concave, où se fixe l'aryténoïdien ; une face antérieure, concave aussi, surtout en bas, et correspondant à une portion de la
glande aryténoïde ; une face interne, revêtue de la
membrane laryngée, de forme plane, perpendiculaire, disposée de manière à toucher pourtant celle
du cartilage opposé, lorsque tous deux sont rapprochés l'un de l'autre. Ces surfaces sont réunies
par trois bords, l'un interne, l'autre externe, le
troisième antérieur : celui-ci offre souvent quelques
inégalités sensibles. La base des aryténoïdes offre,
en arrière, une surface articulaire, concave, ovalaire, revêtue d'une synoviale, dirigée en bas et en
dehors, correspondant à une surface analogue du
cricoïde ; en devant, une éminence assez considérable, triangulaire, dont la saillie interne commence
à former la glotte en arrière, qui quelquefois forme
un petit cartilage isolé et distinct, et qui toujours
donne attache au ligament aryténo-thyroïdien. Le
sommet des aryténoïdes, très-mince, incliné en dedans, est ordinairement surmonté d'un petit noyau
cartilagineux, distinct, placé dans la membrane la-

ryngée, et uni au cartilage par un prolongement du périchondre.

Tous les cartilages du larynx ont une structure commune. Leur tissu, extrêmement solide et épais, leur couleur grisâtre, et non pas éclatante comme celle des cartilages articulaires, les rapprochent beaucoup de l'état osseux. Ils y tendent même très-sensiblement par les progrès de l'âge : toujours on les trouve entièrement osseux chez le vieillard, surtout le thyroïde et le cricoïde. Avant cette époque même, on rencontre presque toujours dans leur intérieur des points rougeâtres, noyaux d'une ossification commençante et souvent déjà très-étendue. Alors aussi une substance aréolaire, analogue à la spongieuse, s'y forme, et contient un petit système médullaire. dont j'ai souvent exprimé une quantité sensible d'huile analogue à celle de l'extrémité des os longs et de la totalité des plats et des courts; disposition qui, ainsi que je l'ai dit dans l'*Anatomie générale*, leur donne beaucoup de tendance à la carie.

Fibro-cartilage épiglottique (épiglotte).

Il n'a point les mêmes usages que les précédens. Situé à la partie supérieure du larynx, intermédiaire à lui et à la langue, il a une direction variable : perpendiculaire dans l'état ordinaire, il empêche les alimens de s'introduire dans les voies respiratoires au moment de la déglutition, où il devient en partie horizontal. Sa forme arrondie, aplatie, large et un peu recourbée en haut du côté de la langue, rétrécie en pointe en bas, l'a fait comparer à une feuille de pourpier. On le divise en face linguale, face laryngée, et circonférence. 1°. La face linguale, concave de haut en bas, convexe transversalement, est recouverte dans sa partie supérieure par la membrane muqueuse de la bouche, qui, en abandonnant la langue, forme trois replis qui se portent sur ce cartilage. Le moyen, très-marqué, se prolonge sur cette face linguale. Les latéraux, plus lâches, viennent se perdre à la circonférence. Le premier, tendu quand l'épiglotte est abaissée, doit bien concourir un peu à la relever lorsque le mouvement de la langue l'entraîne en avant; mais lorsqu'on coupe ce repli, on voit que l'épiglotte, par sa disposition propre, tend à reprendre sa direction perpendiculaire, indépendamment de tout organe accessoire : les deux autres replis sont nuls dans les mouvemens de ce cartilage. Dans sa partie inférieure, l'épiglotte est séparée de la membrane thyro-hyoïdienne par le tissu de nature particulière qu'on nomme *glande épiglottique*. 2°. La face laryngée est convexe de haut en bas, transversalement concave, tapissée dans toute son étendue par la membrane du larynx. 3°. La circonférence, libre supérieurement, est fixée inférieurement par le repli de la membrane muqueuse qui va de là se rendre aux aryténoïdes. En bas, où ses deux côtés forment un angle aigu à leur réunion, elle tient à l'angle rentrant du thyroïde, de la manière que nous indiquerons.

Ce fibro-cartilage, plus épais en bas qu'en haut, sur la ligne médiane que sur les côtés, appartient essentiellement à la classe des fibro-cartilages membraneux dont j'ai indiqué les caractères d'organisation dans l'*Anatomie générale*. Ses deux surfaces, la laryngée spécialement, offrent un grand nombre de petits trous semblables à des piqûres d'épingle, et où se logent des glandes : ils sont fermés par la membrane muqueuse ; on les voit très-bien en enlevant celle-ci ; plusieurs communiquent d'une surface à l'autre.

§ II. *Articulations du Larynx.*

Les cartilages du larynx sont unis, soit entre eux, soit avec les parties qui les avoisinent, par des liens fibreux et membraneux. Nous n'examinerons ici que les ligamens du premier mode articulaire ; les autres appartiennent à la description du larynx considéré en général.

Articulation crico - thyroïdienne. Le thyroïde s'unit au cricoïde en devant et sur les côtés. Dans le premier sens, une membrane (*membrane crico-thyroïdienne*) part de la portion du bord supérieur du cricoïde comprise entre les deux aryténoïdes, et va d'abord se fixer au milieu du bord inférieur du thyroïde, puis abandonne ce cartilage et se perd insensiblement de chaque côté, en s'unissant à la membrane muqueuse, qu'elle fortifie. Large de haut en bas dans son milieu, cette membrane se rétrécit en dehors, où elle est moins distincte. Elle est fibreuse, surtout dans le premier sens, où elle offre l'aspect ligamenteux qu'elle perd dans le second. Recouverte sur chaque côté par les crico-thyroïdiens, elle est sous-cutanée sur la ligne médiane, et répond en ar-

rière à la membrane laryngée. Elle permet des mouvemens très-sensibles du thyroïde sur le cricoïde.

Sur les côtés, on trouve deux petites surfaces
articulaires appartenant aux prolongemens inférieurs du thyroïde et aux parties latérales du cricoïde, revêtues d'une synoviale lâche et lubrifiée
assez abondamment. Ces deux surfaces, susceptibles de glisser facilement l'une sur l'autre, sont assujetties dans leur rapport mutuel par des fibres
ligamenteuses fort distinctes. 1°. Un faisceau antérieur naît en devant du prolongement thyroïdien,
se dirige obliquement en bas et en avant, et vient
se fixer sur le cricoïde. 2°. Un autre, postérieur,
vient en arrière du même prolongement, est un
peu plus élargi, remonté en divergeant sur les côtés
de la partie postérieure du cricoïde, et se fixe au-
dessous des aryténoïdes. 3°. Indépendamment de ces
deux faisceaux distincts, quelques autres fibres irrégulières assujettissent l'articulation qui nous occupe.

Articulation crico-aryténoïdienne. Les aryténoïdes sont articulés avec le cricoïde au moyen de deux
surfaces obliquement dirigées en dehors et en bas, que
revêt une synoviale très-humectée et extrêmement
lâche, et que quelques fibres ligamenteuses affer-
missent dans leur contour. Les plus remarquables
de ces fibres se trouvent en dedans et en arrière,
endroit où elles forment un faisceau assez distinct
et ordinairement triangulaire. En dehors, elles sont
peu apparentes, et paraissent souvent même ne pas
exister.

Articulation thyro-aryténoïdienne. Entre chacun des aryténoïdes et le thyroïde, on trouve un

ligament beaucoup plus fort que le précédent, intéressant surtout par rapport aux usages qu'on
lui a attribués, et qu'on peut nommer *ligament
aryténo-thyroïdien*. Il naît de la saillie antérieure
de la base de l'aryténoïde, se dirige en avant et en
dedans, est formé de fibres parallèles qui, parvenues
à l'angle rentrant du thyroïde, s'y fixent en se confondant avec celles du ligament opposé. Recouvert
en dehors par le muscle thyro-aryténoïdien, auquel
il est uni et qu'il sépare du crico-aryténoïdien latéral, ce ligament répond à la membrane muqueuse
dans tout le reste de son étendue, et se trouve logé
dans l'inférieur des deux replis nommés *cordes vocales*. Le repli supérieur ne contient point de fibres
dans sa duplicature.

Articulation aryténoïdienne. La membrane du
larynx et le muscle aryténoïden sont les seuls moyens
d'union des aryténoïdes entr'eux. Quelquefois cependant j'ai observé un faisceau fibreux transversalement placé au-devant du muscle, et pouvant empêcher le trop grand écartement de ces cartilages;
mais le plus souvent ce faisceau manque.

Articulation thyro-épiglottique. L'angle aigu et
allongé qui termine en bas l'épiglotte donne naissance à un faisceau fibreux et étroit, long d'un demi-
pouce, embrassé en devant par ce qu'on nomme *la
glande épiglottique*, et se fixant à l'angle rentrant
du thyroïde, au-dessus de la réunion des deux ligamens aryténo-thyroïdiens.

Articulation aryténo-épiglottique. Aucun corps
fibreux n'unit l'épiglotte aux aryténoïdes : seulement
deux prolongemens muqueux très-considérables;

formant principalement les parties latérales de l'ouverture supérieure du larynx, vont de la première
aux seconds, et peuvent associer leurs mouvemens
réciproques.

§ III. *Muscles du Larynx.*

Le larynx est mu par deux sortes de muscles. Les
uns sont communs à lui et à d'autres parties; les
autres lui sont propres. Les premiers sont les sterno-
thyroïdiens, thyro-hyoïdiens, constricteur inférieur,
et de plus ceux qui s'attachent à l'os hyoïde, muscles
dont les mouvemens se communiquent spécialement
au larynx. Les seconds sont les crico-thyroïdiens,
les crico-aryténoïdiens postérieurs, les crico-aryténoïdiens latéraux, les thyro-aryténoïdiens et l'aryténoïdien : ces derniers seuls vont ici nous occuper.

Muscle crico-thyroïdien. Mince, quadrilatère,
situé sur le côté et au devant de la partie inférieure
du larynx, souvent partagé en deux par une ligne
graisseuse. Il s'insère sur les côtés et au-devant du
cricoïde, se porte de là obliquement en haut et en
dehors jusqu'au bord inférieur du thyroïde, auquel
se terminent les fibres internes, ainsi qu'un peu à sa
face postérieure; tandis que les externes, plus longues, s'attachent au devant de son prolongement inférieur. Il reste entre lui et son semblable un intervalle
où se voit la membrane crico-thyroïdienne. Chacun
correspond en devant au sterno-thyroïdien, et au
constricteur inférieur, en arrière à la membrane ci-
dessus, et au crico-aryténoïdien latéral.

Muscle crico-aryténoïdien postérieur. Muscle pair,

mince, aplati, triangulaire, situé derrière le larynx.
Il se fixe sur la surface qui est latérale à la ligne
saillante postérieure du cricoïde. De là, ses fibres
se portent, les supérieures, plus courtes, presque
transversalement, les suivantes, plus longues, dans
une direction de plus en plus oblique en haut et en
dehors, jusqu'en arrière de la base de l'aryténoïde,
où elles se terminent par de courtes fibres aponévrotiques, entre le crico-aryténoïdien latéral et l'a-
ryténoïdien. Il correspond en devant au cartilage
cricoïde, et en arrière à la membrane pharyngienne.

Muscle crico-aryténoïdien latéral. Muscle pair,
mince, aplati, allongé, quadrilatère, placé sur le
côté du larynx. Il s'implante sur les côtés du bord
supérieur du cricoïde, se porte de là obliquement
en arrière et en haut, et vient, par de courtes fibres aponévrotiques, se fixer en dehors et en devant
de la base de l'aryténoïde. Il est libre en bas, uni et
comme confondu en haut avec le thyro-aryténoïdien, séparé en dehors du thyroïde par du tissu
cellulaire, revêtu en dedans par la membrane laryngée.

Muscle thyro-aryténoïdien. Muscle pair, mince,
aplati, de forme irrégulière, situé derrière le thyroïde. Il s'insère près l'angle rentrant de ce cartilage, en bas de sa face postérieure, se porte de là
en arrière et en dehors en se rétrécissant un peu, et
vient s'insérer au devant de l'aryténoïde, au-dessus
du précédent, avec lequel il est intimement uni. Il
correspond en dehors au thyroïde, en dedans à la
membrane laryngée.

Muscle aryténoïdien. Petit faisceau charnu impair,

mince et aplati, occupant en arrière l'intervalle des deux aryténoïdes. Il est composé de fibres obliques, dont les unes vont, de la base du droit, se rendre, en s'entre-croisant, au sommet du gauche, et les autres suivent une marche inverse; et de fibres transversales qui s'implantent à la partie moyenne de tous deux. C'est ce qui avait fait admettre deux aryténoïdiens obliques et un transverse. Quelques-unes des fibres obliques passent au-delà des aryténoïdes, et vont se perdre dans le repli de la membrane laryngée qui forme l'entrée du larynx. L'aryténoïdien se trouve entre la membrane pharyngienne et la laryngée.

§ IV. *Des Glandes du Larynx.*

Il y a trois corps autour des organes du larynx auxquels les anatomistes ont donné le nom de *glandes*. Ce sont l'épiglottique, les aryténoïdes et la thyroïde.

Glande épiglottique.

Il reste au-devant et au bas de l'épiglotte un espace triangulaire borné en arrière par ce cartilage, en avant par la membrane thyro-hyoïdienne, en haut par la thyro-épiglottique, en bas par la réunion de l'épiglotte avec le thyroïde, sur les côtés par les replis latéraux de la membrane muqueuse qui tapisse les deux espaces restés entre les côtés du thyroïde et le cricoïde. Cet espace est occupé par un corps manifestement celluleux et graisseux dans sa plus grande partie, mais qui inférieurement contient de petits grains glanduleux, tantôt agglomérés, tantôt

isolés, lesquels envoient sensiblement des prolongemens dans les trous dont est percée l'épiglotte.
Ces prolongemens paraissent s'ouvrir sur sa surface
laryngée, aux orifices qu'on y distingue. Quelquefois ces petits corps glanduleux sont tellement mas-
qués par cette graisse jaunâtre qu'on ne peut les
distinguer. Dans tous les cas, la dissection permet de
retirer de dedans les trous épiglottiques ces prolongemens, qui y laissent alors des espaces vides. J'ai
compté jusqu'à trente de ces espaces que j'avais
ainsi rendus libres. Tous les supérieurs contiennent
de petits grains isolés et distincts de ceux de la
glande épiglottique; car celle-ci et son tissu cellulaire ne correspondent qu'à la moitié inférieure de
l'épiglotte. Ces trous ont des grandeurs différentes.
Lorsque l'épiglotte est bien exactement isolée de ses
deux membranes, on voit qu'ils sont très-réguliers;
à bords arrondis, qu'ils percent ce cartilage perpendiculairement et jamais obliquement.

Glandes aryténoïdes.

De chaque côté du larynx, dans l'écartement du
repli de la membrane muqueuse qui de l'épiglotte se
porte aux aryténoïdes, on trouve un petit corps de
nature évidemment glanduleuse; présentant de petits grains distincts, très-analogues à ceux qui composent la glande lacrymale, d'une couleur ordinairement grisâtre, mais cependant variable. Ce corps
a la forme d'une équerre. Sa branche perpendiculaire, arrondie, saillante sous le doigt lorsqu'on saisit
le repli où elle se trouve, n'est point logée, comme

on le dit, dans la concavité antérieure de l'aryténoïde : elle s'en trouve, au contraire, écartée par un petit espace triangulaire, en sorte qu'elle est libre dans le repli, surtout en haut. La branche horizontale côtoie le repli supérieur du ventricule laryngé, et se trouve même un peu logée dans son écartement. Elle se prolonge rarement jusqu'à son extrémité, et paraît toujours moins saillante que l'autre. L'endroit de leur réunion angulaire est au-devant de la base de l'aryténoïde. Les grains glanduleux de ce petit corps, de forme irrégulière, paraissent avoir leurs excréteurs terminés sur les côtés de l'ouverture supérieure du larynx ; mais on ne voit point les orifices de ces conduits, comme ceux des conduits précédens. Je remarquerai cependant que ce qui sert à distinguer ceux-ci, c'est que les endroits percés de l'épiglotte rendent transparente la membrane, ce qui fait d'abord croire à un orifice plus grand qu'il ne l'est ; car ce n'est qu'au milieu du point transparent qu'on voit en effet l'orifice, qui est très-petit et souvent à peine sensible.

Il paraît que les deux glandes aryténoïdes ne sont que des glandes muqueuses plus prononcées que celles qui entourent le reste de la membrane laryngée, mais qu'elles ont absolument le même usage.

Glande thyroïde.

La glande thyroïde est un de ces organes dont les usages nous sont absolument inconnus, quoique leur existence constante dans tous les âges, et le grand nombre de vaisseaux qu'ils reçoivent, ne permettent pas de douter qu'ils n'en aient de très-importans. Placé immédiatement au-dessous et au-devant du larynx, cet organe doit être décrit à l'occasion de cette cavité, quoiqu'on ignore s'il a rapport aux mêmes fonctions. Il fait naître, ainsi que la rate, les capsules surrénales, etc., une réflexion que je crois très-importante, savoir, que nos notions sur l'ensemble des fonctions sont nécessairement encore bien imparfaites, et que ce serait se faire illusion que de croire embrasser d'un coup-d'œil général le plan de la nature, et en offrir le tableau dans nos classifications physiologiques. En effet, on ne peut douter que les fonctions inconnues de ces viscères ne soient liées à ce plan général, qu'elles n'en fassent essentiellement partie : or, qui sait si leur connaissance ne renverserait point en partie nos idées actuelles, ou ne les modifierait pas beaucoup ? Pourquoi la théorie du fœtus est-elle encore si obscure ? parce que plusieurs organes, qui se trouvent chez lui très-développés et très-actifs, nous échappent dans leurs fonctions, et qu'on peut difficilement s'élever à des résultats généraux là où tous les faits particuliers ne sont pas connus.

Le volume de la glande thyroïde est toujours assez considérable ; mais il varie beaucoup suivant les individus. Je ne crois pas même qu'aucun organe présente des variétés plus fréquentes. J'ai cherché si ces variétés coïncidaient avec d'autres différences générales : je n'ai rien vu dans la stature du corps, dans le larynx, la trachée, les poumons, etc., qui accompagnât constamment ces variétés de volume. La forme de cet organe est assez constante, quoi-

qu'elle présente aussi plusieurs variétés particulières.
Ainsi, partout il est formé de deux portions distinctes, à peu près pyramidales, occupant les côtés du
larynx et de l'extrémité supérieure de la trachée-
artère, de manière que leur base épaisse se trouve
inférieurement et en devant, tandis que leur sommet pointu est situé en arrière et en haut. L'étendue
et la direction de ces deux portions latérales varient
suivant les individus. Elles sont réunies en devant
par une languette glanduleuse transversale que l'on
trouve rarement la même sur deux sujets à la fois,
qui tantôt a beaucoup d'étendue et d'épaisseur,
tantôt est courte et extrêmement étroite, ailleurs
présente un ou plusieurs tubercules distincts. Rarement elle manque; ce que j'ai vu cependant dans des
sujets ou il y avait deux thyroïdes distinctes, une de
chaque côté. Elle ne s'étend point au-dessus de la
trachée-artère, en sorte que tout le larynx reste libre
en devant, presque sous-cutané, et embrassé par la
courbe que représentent les deux portions thyroï-
diennes latérales unies par ce prolongement moyen.

En devant, la thyroïde répond aux peauciers,
sterno-hyoïdiens, sterno-thyroïdiens et omo-hyoï-
diens. En arrière et en dehors, elle appuie sur la
colonne vertébrale, dont un tissu cellulaire fort
lâche la sépare, et où, suivant son volume, elle
cache ou laisse à nu les vaisseaux et nerfs qui s'y
trouvent latéralement. Plus en dedans, elle recouvre
les côtés des premiers anneaux trachéens et des
cartilages cricoïde et thyroïde, les muscles crico-
thyroïdiens, thyro-hyoïdiens et constricteur inférieur. Enfin, tout-à-fait au milieu et sur le devant,

elle cache les deux premiers anneaux seulement. Un tissu lâche la sépare de toutes ces parties.

Ce corps n'a aucune membrane qui l'entoure. Un peu plus dense et plus serré qu'ailleurs, son tissu cellulaire extérieur semble bien lui former une enveloppe; mais il est facile de voir qu'il n'est point organisé en membrane; c'est comme au pancréas et aux salivaires. Jamais ce tissu immédiatement extérieur à la glande ne se charge de graisse.

Le tissu propre de la thyroïde varie beaucoup en couleur et en densité : il est souvent rouge et même d'un brun obscur comme la rate, d'autres fois jaunâtre, grisâtre, plus ou moins mollasse ou compacte. Il n'offre aucun état bien constant sous le rapport de sa densité, qui est cependant moins variable que sa couleur. Lorsqu'on divise la glande, on voit ce tissu propre disposé en forme de lobules distincts, comme dans les autres glandes, et agglomérés en lobes plus ou moins volumineux. Cette agglomération n'est jamais aussi sensible que dans les salivaires, le pancréas, etc., excepté cependant dans certains cas d'augmentation de volume sans altération organique, où l'on voit l'extérieur de la glande bosselé et inégal par la saillie différente de ces lobes. Dans l'état ordinaire, on peut les distinguer dans la dissection, parce que les gros troncs vasculaires rampent dans leurs intervalles, qui, presque effacés au premier coup-d'œil parce que les lobes sont pressés les uns contre les autres, deviennent apparens par le scalpel. Enfin un tissu cellulaire qui n'est jamais chargé de graisse, très-peu abondant en comparaison de celui intermédiaire aux lobes des autres glandes, se trouve dans ces intervalles.

Les lobules thyroïdiens sont entremêlés, dans quelques sujets, de vésicules arrondies que remplit un fluide tantôt jaunâtre, tantôt transparent et incolore. L'existence de ces vésicules n'est point sensible dans le plus grand nombre de sujets : il en est beaucoup chez lesquels on ne peut même en découvrir les traces, phénomène qu'il faut probablement attribuer à leur affaissement produit par la diminution du fluide propre, sur la nature duquel on ne sait encore rien. Seulement, en prenant des morceaux de thyroïde fraîchement coupés, on éprouve un sentiment de viscosité particulier, étranger au tact des autres glandes, et qui provient évidemment de ce fluide. En versant un acide sur des tranches de thyroïde, elles blanchissent un peu comme la plupart des autres organes, mais n'ont rien de particulier.

Quoique pourvue d'un grand nombre de vaisseaux, la glande thyroïde a moins de sang habituellement dans son système capillaire que le foie, le rein, etc. J'ai fait remarquer de combien ces deux glandes en restent pénétrées après la mort : ce corps, au contraire, n'en offre que très-peu quand on le coupe par tranches. Il ne rougit qu'une ou deux fois l'eau de macération, qui, rechangée une troisième fois, reste sans être teinte ; ce qui tient évidemment à ce que le système capillaire est ici moins abondant : car ce n'est pas par les gros vaisseaux, où le sang est soumis à l'influence du cœur, mais par le système capillaire, qu'il faut juger de la quantité de sang séjournant habituellement dans un organe.

Comme la putréfaction est, en général, en raison de la quantité de sang qui reste dans les organes après la mort, la thyroïde se pourrit moins facilement que la plupart des autres glandes. Ses tranches desséchées sont grisâtres et friables. Exposées à la coction, elles se crispent d'abord un peu avant l'ébullition, elles durcissent beaucoup en se racornissant comme presque tous les solides animaux; mais au lieu de s'amollir ensuite, et de redevenir tendres, comme les muscles, les tendons, les aponévroses, etc., elles continuent à durcir, comme les glandes, par une coction prolongée. L'action des acides et des alcalis ne m'a rien offert de particulier sur le tissu propre de la thyroïde.

Avec quelque soin qu'on ait pu examiner cet organe, on n'y a point découvert de conduits excréteurs. Le fluide qu'il contient, le nombre étonnant d'artères qu'il reçoit, supposent sans doute qu'il sert à d'importans usages, quoiqu'on ne puisse les déterminer. On a pensé qu'il fournissait le mucus bronchique; mais sans aucun fondement solide, puisqu'on ne trouve pas qu'il communique avec les bronches. L'emphysème dont il devient quelquefois le siége ne prouve rien; car l'air est contenu dans le tissu cellulaire qui entoure les lobules glanduleux, et s'y introduit par suite de sa diffusion générale dans tout le tissu cellulaire du cou. Quand on plonge dans une partie quelconque de la thyroïde un chalumeau, et qu'on souffle avec force, le plus souvent elle s'enfle en totalité et présente ainsi un véritable emphysème artificiel. Cette expérience déjà faite m'a presque toujours réussi; elle manque cependant dans certains sujets. L'air n'est point, comme on l'a dit, contenu alors dans les vésicules, mais bien dans les interstices cellulaires ; il suit le trajet des troncs vasculaires.

La thyroïde offre quelques différences suivant les sexes. Plus volumineuse, en général, chez la femme, elle fait en devant, de chaque côté, un peu plus de saillie ; ce qui concourt à diminuer relativement celle du cartilage. Chez l'homme, au contraire, les deux parties latérales de la thyroïde, plus minces et plus aplaties proportionnellement, sont comme enchâssées sur les côtés du larynx, au-dessous de la ligne oblique externe que présente le cartilage thyroïde. Au reste, on trouve sur ces objets tant de variétés, que cette différence selon le sexe est souvent assez peu prononcée.

Les différences selon l'âge sont en petit nombre. La thyroïde a plus de volume proportionnel chez le fœtus et l'enfant que chez l'adulte. Sa saillie en devant est très-marquée dans le premier âge : en général, elle a à cette époque une couleur brunâtre et très-foncée ; mais il s'en faut de beaucoup que son excès de volume proportionnel soit comparable à celui que le thymus, les capsules surrénales, etc., etc., offrent alors, et il n'est point même assez marqué pour que nous puissions croire que l'usage de la thyroïde soit spécialement relatif au fœtus, quoique plusieurs auteurs aient semblé le penser.

ARTICLE TROISIÈME.

DU LARYNX CONSIDÉRÉ EN GÉNÉRAL.

§ Ier. *Conformation générale.*

Le larynx, considéré en général, est une cavité cartilagineuse rendue mobile par l'action de divers muscles. Large en haut, rétréci en bas, il offre à l'extérieur une conformation qui n'est point en rapport avec l'étendue de sa cavité. En effet, cette cavité, essentiellement formée par le cricoïde, les aryténoïdes et les portions membraneuses qui leur appartiennent, a partout un diamètre presque égal; et l'endroit où elle est le plus rétrécie pour l'ordinaire est la partie supérieure. Ceci tient à ce que nous avons déjà dit du thyroïde : qu'il protège le larynx plutôt qu'il ne le constitue, quoiqu'il soit essentiel à sa structure et à son action par l'attache qu'il fournit à quelques-uns de ses muscles et de ses ligamens.

On divise le larynx, considéré en totalité, en surfaces externe et interne, en extrémités supérieure et inférieure.

a. *Surface extérieure du Larynx.*

La surface extérieure du larynx, considérée en devant, offre, 1° sur la ligne médiane, la saillie de réunion des deux portions du thyroïde, saillie sensiblement échancrée en haut, chez l'homme surtout ; puis l'intervalle membraneux qui sépare les deux muscles crico-thyroïdiens, et au-dessous la convexité du cricoïde ; 2° sur les côtés, les deux surfaces que recouvrent les thyro-hyoïdiens, la ligne oblique externe, la surface triangulaire recouverte par le constricteur supérieur et terminée par le prolongement thyroïdien inférieur, au-dessous le crico-thyroïdien, qui ici recouvre presque entièrement le cricoïde. Considérée en arrière, la surface extérieure du larynx est plus déprimée au milieu que latéralement ; elle présente, sur la ligne médiane, la ligne saillante postérieure du cricoïde ; sur chaque côté, la surface où s'attache le crico-aryténoïdien postérieur, puis un espace triangulaire large en haut, rétréci en bas, et rempli de tissu cellulaire plus ou moins graisseux ; enfin, tout-à-fait en dehors, on voit, de chaque côté, un rebord arrondi, plus saillant en arrière que le reste du larynx, bornant cet espace triangulaire, et appartenant au thyroïde : ce rebord appuyé sur la colonne vertébrale de manière à laisser libre le mouvement des parties essentielles du larynx, des aryténoïdes surtout.

b. *Surface intérieure du Larynx.*

La surface intérieure du larynx, tapissée partout par la membrane muqueuse, peut se diviser en deux portion, l'une solide, l'autre mobile. La première est inférieure, arrondie, et formée en entier par l'anneau cricoïdien. Elle reste constamment dans les mêmes proportions, et n'offre aucun objet remarquable. La portion mobile est supérieure,

formée en arrière par les aryténoïdes, en devant
par le thyroïde et l'épiglotte, sur les côtés par les
replis de la membrane muqueuse qui des premiers vont au dernier de ces cartilages. Dans
l'état ordinaire, elle est triangulaire, large en devant, rétrécie en arrière; mais les mouvemens des
aryténoïdes la font singulièrement varier.

L'endroit où ces deux portions du larynx se réunissent est remarquable par les deux replis membraneux que l'on a nommés *ligamens inférieurs de
là glotte* ou *cordes vocales*. Tous deux naissent de
la base des aryténoïdes, se portent obliquement en
devant et en dedans pour se réunir à l'angle rentrant
du thyroïde, sous l'insertion du ligament de l'épiglotte. De cette disposition il résulte que la cavité
du larynx forme dans cet endroit un triangle dont
la base est en arrière et le sommet en devant; ce qui
est l'inverse de celui qu'elle représente au-dessus.
Ces deux replis sont d'une nature fort différente : le
supérieur n'est presque qu'une duplicature membraneuse, et les fibres que revêt cette duplicature
sont à peine sensibles, et ne méritent pas le nom de
ligament. L'inférieur, outre le repli de la membrane,
est formé par un ligament fibreux, dense, particulier, décrit plus haut sous le nom de *ligament thyro-
aryténoïdien*.

L'intervalle que laissent entre eux ces deux replis,
de l'un et de l'autre côtés, constitue les cavités que
l'on nomme *ventricules du larynx*. Leur forme
allongée en avant et en dedans correspond à la direction des replis dont nous avons parlé; leur largeur est peu considérable de haut en bas. Souvent

la mucosité est plus abondamment fournie dans cet endroit par la membrane, et s'y accumule momentanément. Quelquefois les corps étrangers accidentellement introduits dans le larynx s'enfoncent dans ces ventricules, ce qui augmente la difficulté de leur extraction. Les ventricules correspondent en dehors aux thyro-aryténoïdiens, ainsi que les replis laryngés supérieurs ; les inférieurs séparent ces muscles des crico-thyroïdiens latéraux, lesquels complètent à l'extérieur l'espace qui sépare ces replis d'avec la circonférence du cricoïde.

La portion de cavité laryngienne comprise entre ces deux replis et les ventricules compose la partie essentielle de la glotte ; c'est là que les sons se forment, surtout au niveau des ligamens aryténo-thyroïdiens : l'ouverture du larynx y est presque étrangère. La partie postérieure de la glotte est formée par l'écartement qui sépare la saillie antérieure de la base des deux cartilages aryténoïdes.

c. *Extrémités du Larynx.*

L'extrémité inférieure du larynx, formée par la circonférence inférieure du cricoïde, est un peu plus saillante en arrière qu'en devant. Elle est unie au premier anneau de la trachée-artère par une membrane fibreuse semblable à toutes celles qui unissent ces anneaux entre eux. Quelquefois, comme nous l'avons dit, elle se continue immédiatement avec cet anneau, qui ne forme alors avec le cri-

coïde qu'un seul cartilage. En arrière, la membrane
trachéale postérieure s'y attache.

L'extrémité supérieure, beaucoup plus évasée
que la précédente, est formée, en devant et sur les
côtés, par le bord supérieur du thyroïde. Ce bord
est uni à l'os hyoïde, qui se trouve au-dessus, par
une membrane lâche et molle nommée *membrane
thyro-hyoïdienne*, d'une étendue assez considérable,
plus épaisse en devant qu'en dehors, peu sensiblement fibreuse, et plutôt celluleuse dans sa structure. Recouverte en dehors par les thyro-hyoïdiens,
sous-cutanée en devant, elle répond en arrière a
l'épiglotte, dont la sépare la glande épiglottique, et
ensuite un peu de côté à la membrane laryngée, à
laquelle elle est collée. Plus courte au milieu que
latéralement, cette membrane détermine, quand,
dans un larynx séparé, on écarte l'os hyoïde le plus
possible du thyroïde, une disposition oblique telle,
que les parties latérales et postérieure de celui-ci
sont beaucoup plus élevées que son milieu : d'où il
résulte que la base de la langue, à laquelle l'hyoïde
sert de support, peut s'élever bien davantage sur
les côtés que sur la ligne médiane, ce qui concourt
à former la gouttière le long de laquelle glissent les
alimens en tombant dans l'œsophage. Aux deux
extrémités du bord thyroïdien, d'où naissent les
prolongemens supérieurs, on trouve pour moyen
d'union de ces prolongemens avec l'os hyoïde, un
ligament assez long, dense, arrondi, continu avec
la membrane précédente en devant, et renfermant
pour l'ordinaire un ou deux grains cartilagineux ou
osseux irrégulièrement disposés. La longueur de ce

ligament, plus celle du prolongement thyroïdien supérieur, mesurent en arrière la plus grande distance de l'hyoïde au cricoïde, et cette distance est presque double de l'antérieure.

Derrière le bord thyroïdien et au-devant de l'épiglotte, est un espace triangulaire qu'occupe la glande épiglottique et son tissu cellulaire graisseux. Cet espace est borné en haut par le repli de surface muqueuse qui, de la base de la langue, se porte à l'épiglotte, et de plus, par une espèce de membrane fibreuse, immédiatement subjacente à ce repli et supérieure à la glande. Cette membrane, plus marquée au milieu que sur ses bords, s'implante à toute la concavité de l'hyoïde, en formant un angle droit avec la précédente; et vient de là s'attacher à la partie moyenne de l'épiglotte, sous l'endroit où la surface muqueuse se replie sur elle.

Derrière cet espace, on voit l'épiglotte, plus ou moins saillante suivant les individus, et qui borne l'ouverture supérieure du larynx. Cette ouverture est improprement nommée la *glotte* par quelques anatomistes, car elle est presque étrangère à la production de la voix. Formée en avant par l'épiglotte, elle l'est en arrière par les deux aryténoïdes, et en dehors par deux replis de la surface muqueuse qui se prolongent entre les cartilages. La largeur de l'épiglotte étant toujours la même, tandis que les aryténoïdes sont susceptibles de divers mouvemens, elle change moins de dimensions en avant qu'en arrière. Elle a, dans l'état ordinaire, la forme d'un triangle dont la base est en devant et le sommet en arrière. Sa direction est un peu oblique en arrière et en bas, vu l'élévation de l'épiglotte au-dessus du niveau du larynx.

§ II. *Membrane laryngée.*

L'intérieur du larynx est revêtu par une membrane muqueuse qui vient de la bouche, et qui fait partie de celle qui est commune aux organes respiratoires et digestifs. Elle part de la base de la langue, se porte en arrière sur la surface antérieure de l'épiglotte, forme, en passant de l'une à l'autre, les trois replis dont nous avons parlé, se réfléchit sur le bord libre de ce fibro-cartilage, et vient tapisser la surface laryngée. Parvenue à la base de l'épiglotte, elle se continue au milieu dans l'intérieur du larynx; tandis que, de chaque côté, elle se porte directement en arrière jusqu'aux cartilages aryténoïdes, libre dans ce trajet, et répondant seulement aux muscles thyro-aryténoïdiens. Sur le rebord postérieur de l'ouverture laryngée, elle se continue avec la membrane du pharynx. Parvenue dans la cavité du larynx, et vers la base des aryténoïdes, elle forme de chaque côté un premier repli horizontal dirigé obliquement en avant jusqu'à l'angle rentrant du thyroïde auquel il se fixe en s'unissant à celui du côté opposé. Au-dessous, elle tapisse la cavité de chaque ventricule, forme ensuite un repli nouveau qui la borne en bas et qui embrasse le ligament thyro-aryténoïdien, se prolonge de là dans toute l'étendue du larynx, tapisse le cartilage cricoïde, la membrane crico-thyroïdienne, et va se continuer dans la trachée-artère.

Dans toutes ces parties, la membrane muqueuse offre une couleur rose pâle qui la distingue de celle de la bouche, dont elle est la suite, et qui est plus rouge, dans le plus grand nombre des sujets au moins; car rien n'est plus variable que les nuances des surfaces muqueuses. La densité de celle-ci est assez grande : elle la doit, au niveau des cartilages, au périchondre, avec lequel elle s'unit, ce qui en ces endroits en fait une membrane fibro-muqueuse, moins prononcée cependant que la pituitaire. Ailleurs elle est lâche, moins dense, plus mince. Elle est sensiblement percée de plusieurs trous sur la face laryngée de l'épiglotte; et ces trous paraissent être des orifices de conduits excréteurs. Les glandes muqueuses sont apparentes en divers points au-dessous d'elle, indépendamment des corps particuliers dont nous allons parler. Les papilles y sont peu marquées; on les y cherche même presque inutilement dans le plus grand nombre des sujets. A-t-elle partout exactement la même organisation? je l'ignore; mais ce qu'il y a de certain, c'est que sa portion qui forme l'ouverture supérieure du larynx est soumise à une espèce particulière d'engorgement séreux qui ne se manifeste en aucun autre endroit, et qui, épaississant beaucoup ses parois, suffoque souvent en très-peu de temps les malades. Les auteurs ont indiqué les symptômes de cette angine particulière; mais ils ne connaissent pas l'état anatomique que présentent alors les parties (1).

_____

(1) Bayle a décrit en 1808, sous le nom d'*angine laryngée œdémateuse*, cette maladie dont Bichat avait le premier signalé ici le

Le système capillaire de cette surface muqueuse est moins prononcé que dans beaucoup d'autres : de là moins de rougeur. Sous le rapport de cette rougeur, elle tient le milieu entre les surfaces très-rouges, comme celle de la bouche, de l'estomac, etc., et celles qui sont blanches, comme dans les sinus, dans la vessie, etc. La sensibilité animale, très-vive depuis l'ouverture supérieure jusqu'à la glotte, est sensiblement moindre en bas : aussi, en ouvrant la membrane crico-thyroïdienne, et en fixant une canule dans la fente, le malade souffre bien moins qu'à l'instant où un corps étranger s'engage dans l'ouverture laryngée supérieure. Cette sensibilité, en rapport avec le contact de l'air, n'est point mise en jeu par ce contact ; elle est puissamment excitée par les vapeurs dont il est chargé, pour peu qu'elles soient âcres.

ARTICLE QUATRIÈME.

MÉCANISME DU LARYNX.

Les mouvemens du larynx sont généraux ou particuliers.

---

véritable caractère. Plus tard, en 1817, ce même auteur à consigné dans le *Dictionnaire des Sciences médicales*, le résultat de ses propres observations et les faits recueillis par M. Thuillier en 1815 dans une dissertation inaugurale. Plus récemment, on doit à M. Bouillaud, et au savant auteur du traité de l'*Auscultation médiate*, de nouvelles recherches sur cette maladie, plus ordinairement désignée aujourd'hui sous le nom d'*œdème de la glotte*.

§ Ier. *Mouvemens généraux du Larynx.*

Les mouvemens de totalité ont lieu, 1° dans la déglutition, 2° dans la prononciation des sons.

Dans le premier cas, le larynx est élevé et porté
en devant à l'instant où les alimens franchissent
l'isthme du gosier, ce qui agrandit en haut le pharynx, dont la paroi antérieure tient à cette cavité.
Ce mouvement d'ascension est déterminé par les
muscles qui agissent sur l'os hyoïde, lequel tient au
thyroïde, comme je l'ai dit. On sent facilement ce
mouvement en plaçant, pendant la déglutition, la
main sur la saillie thyroïdienne. Cette fonction est
devenue très-difficile, presque impossible même dans
les chiens auxquels j'ai assujetti le larynx par deux
petites ficelles passées en haut dans des trous faits au
cartilage thyroïde préliminairement mis à découvert, et fixées en bas à un bandage de corps ; celui-
ci servait en même temps d'attache à d'autres liens
destinés à retenir la tête en arrière, afin que le chien
ne pût fléchir le cou en devant, et relâcher ainsi les
deux petites ficelles qui empêchaient l'ascension du
larynx. J'ai fait cette expérience avec d'autres qui
avaient la voix pour objet, et dont je vais bientôt
rendre compte.

Dans la production des sons aigus, le larynx monte
sensiblement : on sent cette ascension, qui est graduée suivant les tons, en plaçant la main sur le cartilage thyroïde pendant qu'on chante la gamme.
Dans les sons graves, au contraire, il y a une dépression sensible. Ces deux mouvemens sont néces-

sairement accompagnés, le premier d'un allongement ; le second d'un raccourcissement de la trachée-
artère ; double état qui détermine dans ce conduit ;
d'une part un rétrécissement, de l'autre un élargissement assez manifeste. Tous les auteurs ont remarqué ces différences dans la trachée - artère,
suivant la production des sons graves ou aigus.
Quelques-uns ont cru même qu'elles en étaient la
cause ; mais il est évident que si elles ont sur ces sons
quelque influence, celle-ci est peu marquée, et que
sans doute même elles ne sont que des effets des mouvemens du larynx, que la trachée accompagne toujours.

Quel rapport y a-t-il entre les sons et les mouvemens de totalité du larynx ? Je ne l'expliquerai pas ;
il faut se borner sur ce point à l'observation. J'ob-
serverai seulement que ces mouvemens sont étrangers à la force ou à la faiblesse des sons, qu'il faut
bien distinguer de leur gravité ou de leur acuité.
J'ai entendu des sons très-forts sortir d'un larynx
fixé en bas et rendu immobile, dans les expériences
dont je vais parler. D'ailleurs, on peut s'en assurer
sur soi-même : tant que la voix reste au même ton,
le larynx ne bouge pas, quelle que soit la force ou
la faiblesse de celle-ci.

§ II. *Mouvemens particuliers du Larynx.*

Tous ces mouvemens se rapportent spécialement
à la glotte, et ont pour agens les muscles décrits
plus haut, ainsi que les cartilages aryténoïdes, qui
sont très-mobiles à cause de cela dans leurs articu-

lations. Pour bien examiner ces mouvemens et leur rapport avec la voix, rapport qu'aucun auteur n'indique d'une manière précise, j'ai tenté les expériences suivantes :

1°. J'ai fait sur plusieurs chiens une plaie transversale entre l'os hyoïde et le cartilage thyroïde, en intéressant la peau, les thyro-hyoïdiens, la membrane du même nom, et la glande épiglottique. Parvenu ainsi à l'épiglotte et au repli de la membrane muqueuse qui de ce cartilage s'étend aux aryténoïdes, j'ai laissé un peu reposer les animaux, afin de donner au sang le temps de s'arrêter. Pendant cet intervalle, je voyais, à chaque inspiration et expiration un peu fortes, la membrane se gonfler et se présenter sous la forme d'une vésicule, comme celle qui sort quelquefois sur les côtés de la tête des grenouilles. La voix n'a nullement été altérée par cette première expérience. Le sang ne coulant plus ou presque plus, j'ai ouvert le repli indiqué, ainsi que la portion membraneuse qui de la langue se porte à l'épiglotte. Par là j'ai eu au-dessus de la glotte une fente transversale communiquant au dehors, et à travers laquelle j'ai fait sortir l'épiglotte accrochée avec une érigne. Je croyais que les sons ne traversant plus la bouche ni les fosses nasales, mais directement la plaie extérieure, allaient tout à coup changer de timbre. J'ai été étonné d'entendre que ce changement était presque nul : ils sont restés tout aussi forts, et ont peu changé de caractère. Il est vrai que ce n'était point l'aboiement, mais ce cri particulier aux chiens lorsqu'ils souffrent dans nos expériences. En mettant une lumière devant les fosses nasales, je me suis assuré que presque point d'air n'y passait ; la bouche était d'ailleurs serrée avec une corde. Mais comme, malgré la plaie extérieure, là résonnance pouvait toujours se faire dans les cavités palatines et nasales, j'ai tiré un peu plus fortement l'épiglotte avec l'érigne, de manière à amener la glotte entre les bords de la plaie, et à empêcher toute espèce de direction des sons vers ces deux cavités : la voix de l'animal, que j'irritais pour le faire crier, est toujours restée la même. J'ai fait alors un petit trou à l'épiglotte ; j'y ai passé une petite ficelle, que j'ai ensuite fixée autour du cou, de manière à retenir toujours la glotte en devant, à travers la plaie. Plusieurs chiens ont ainsi passé une ou même deux nuits, pendant lesquelles leurs cris ont été si forts, que le domestique de l'amphithéâtre a été obligé de les éloigner de la chambre où il couchait. Ces animaux vivent plus ou moins long-temps avec cette ouverture, en criant toujours par elle quand on les irrite. Une fois, un de ceux soumis à cette expérience est mort le lendemain d'une angine séreuse exactement analogue à celle qui suffoque tout à coup les malades, et qui a son siége dans les deux replis de membrane muqueuse étendus entre les aryténoïdes et l'épiglotte.

Il résulte de ces premières expériences, d'abord que, si beaucoup de modifications de voix appartiennent au nez et à la bouche, la voix brute elle-même est entièrement formée dans la glotte, quoique cependant son timbre change un peu chez l'homme dans le nez, comme on le voit en bouchant les ouvertures antérieures des fosses nasales. Il est

évident ensuite que l'épiglotte est nulle dans la production de la voix, puisqu'étant tenue renversée et
immobile par la petite ficelle qui la fixait en bas,
les sons ont continué à être rendus ; et qu'on peut
même, dans cette expérience, la retrancher totalement dans sa partie supérieure, sans changement
des phénomènes.

2°. J'ai poussé plus loin ces essais, pour bien
connaître les mouvemens de la glotte. Il était connu,
et je me suis encore assuré qu'en ouvrant la trachée
dans un point quelconque, pour donner passage à
l'air, ou encore en fendant la membrane crico-
thyroïdienne, la voix se perd, à moins que, l'ouverture n'étant pas suffisante, il ne passe encore de
l'air par la glotte ; ce qui prouve sans réplique que
c'est à cette ouverture que naissent les sons. Mais où
sont-ils produits ? Est-ce exclusivement à la glotte,
ou les replis muqueux de l'ouverture du larynx y
concourent-ils aussi ? Voici ce qu'on aperçoit : toutes
les fois que l'animal rend un son, la glotte elle-même
se resserre, et cela d'autant plus sensiblement que
ce son est plus fort. Quant aux replis muqueux qui
la surmontent, ils restent écartés ; quelquefois cependant ils se rapprochent, mais toujours ils sont
étrangers à la voix. En fendant leur bord supérieur,
celle-ci reste la même. Le resserrement de la glotte
a toujours lieu à un degré quelconque pendant la
production des sons ; jamais je ne l'ai vue se dilater
alors. On observe même sensiblement que ce resserrement à lieu à chaque expiration où aucun son n'est
produit, et qu'au contraire la glotte se dilate à chaque inspiration : cela à été constant sur tous les

chiens soumis à mes expériences. L'homme a la faculté de rendre pendant l'inspiration des sons qui prennent alors un timbre tout particulier. Cela tient probablement à ce qu'alors il fait, contre l'ordre ordinaire, coïncider le resserrement de la glotte avec le mouvement inspiratoire.

3°. Pour mieux examiner l'influence de la glotte dans la production des sons, j'ai coupé le sommet des aryténoïdes avec de petits ciseaux : la voix a été un peu altérée. Elle a cessé lorsque ces cartilages ont été divisés dans leur milieu.

4°. Le cartilage thyroïde ayant été fendu longitudinalement, elle a cessé aussi. En réfléchissant aux connexions de ce cartilage avec les replis et le ligament de la glotte, et avec le ligament inférieur de l'épiglotte, on voit que l'opération indiquée par Desault, dans la bronchotomie faite pour extraire un corps étranger, ne doit pas être sans inconvéniens pour la voix, à cause de la cicatrice, où les parties conservent rarement leur disposition primitive d'une manière exacte ; considération qui est, au reste, de peu d'importance en comparaison de l'urgence des cas où la section du thyroïde peut être indiquée.

5°. Toutes ces expériences ont été faites le larynx étant resté en place, tenant sur les côtés à l'os hyoïde, qui lui communiquait encore des mouvemens de totalité, et s'en trouvant seulement isolé en devant et en haut par la section de la partie moyenne de la membrane thyro-hyoïdienne. J'ai voulu ensuite séparer entièrement cette cavité de l'os hyoïde, afin de pouvoir mieux examiner ses mouvemens. Cet isolement est difficile à cause de l'hémorrhagie. J'ai l'ai fait cependant, et la voix a cessé presque entièrement, quoique la glotte fût intacte : ce que j'attribue à la section des nerfs laryngés. Quelques faibles sons sortaient encore quand on irritait l'animal, et toujours alors la glotte se resserrait un peu. Même phénomène à chaque expiration, et phénomène inverse dans l'inspiration.

Voilà quelques essais pour servir à l'histoire de la voix. La plupart confirment ce que la théorie des livres nous apprend. On y voit la glotte être le siége essentiel de la production des sons, et se resserrer toujours plus ou moins à l'instant où ils sont produits. L'aryténoïdien est le grand agent de ce resserrement lorsqu'il a lieu dans le sens transversal, comme on le voit presque toujours. Quand il se fait d'avant en arrière, ce que j'ai observé aussi, les aryténoïdiens latéraux et les thyro-aryténoïdiens le produisent conjointement avec les crico-thyroïdiens, par l'espèce de bascule que ces derniers font exécuter au thyroïde. J'avoue cependant que cette bascule est difficile à bien concevoir; on ne la voit point sur les chiens en mettant le cartilage à découvert. Peut-être même les crico-thyroïdiens ne servent-ils qu'à fixer le thyroïde, pendant que les thyro-aryténoïdiens y prennent leur point fixe.

Les crico-aryténoïdiens postérieurs sont les seuls agens de la dilatation de la glotte : d'où l'on voit que les puissances du resserrement sont bien supérieures et bien plus variées; ce qui a rapport à ce que j'ai observé dans mes expériences, savoir, que ce resserrement a toujours lieu pendant la production des sons, soit dans un sens, soit dans un autre, et souvent dans tous les deux en même temps.

Quand les thyro-aryténoïdiens et crico-aryténoïdiens latéraux d'une part, et les crico-aryténoïdiens postérieurs, d'autre part, agissent simultanément, le ligament thyro-aryténoïdien est fortement tendu : il peut vibrer ; mais l'inspection ne m'a rien appris sur ces vibrations, qui cependant sont très-probables. Elles peuvent avoir lieu dans le rétrécissement transversal de la glotte, lorsque l'aryténoïdien et le crico-aryténoïdien postérieur combinent leur action, cas où le ligament ci-dessus est tendu. Dans le resserrement d'avant en arrière de la glotte, on les conçoit difficilement, vu le relâchement de ce ligament.

Au reste, je crois que l'explication de la production des sons graves et aigus sera long-temps encore un objet de théorie, attendu que les animaux soumis aux expériences que je viens d'indiquer ne rendent que des sons plus ou moins forts, plus ou moins faibles, et qui toujours sont étrangers à des gradations harmoniques. Mais au moins on peut affirmer que plus la voix est forte et éclatante, plus la glotte se rétrécit, soit transversalement, soit d'avant en arrière ; qu'au contraire plus elle est faible et devient basse, moins cette ouverture s'éloigne de l'état où elle se trouve dans l'inspiration. Or, on sait que la force ou la faiblesse sont totalement différentes de la gravité ou de l'acuité des sons ; qu'un son grave ou aigu peut rester tel, qu'il soit fort ou faible. Est-ce que la largeur plus ou moins grande de la glotte est surtout relative aux deux premières modifications de la voix tandis que les fibrations du ligament aryténo-thyroïdien ont plus spécialement rapport aux deux dernières? C'est un objet intéressant de recherches; je serais assez tenté de le penser. Les physiologistes, en distinguant ces modifications, ne les ont point assez isolées dans leurs théories sur la production des sons.

Bien certainement la force et la faiblesse des sons ne tiennent point au même mécanisme que leur gravité et leur acuité, puisque ces deux choses peuvent se séparer. On rend des sons graves ou aigus à voix basse comme à voix haute : on peut s'en assurer en fredonnant un air de la première manière. Or, il est évident que la tension plus ou moins grande du ligament aryténo-thyroïdien peut coïncider, d'après le mécanisme de la glotte, avec l'élargissement ou le rétrécissement de cette cavité. Pour cela il suffit que le crico-aryténoïdien postérieur ne combine pas ou combine son action avec l'aryténoïdien.

Certainement la quantité plus ou moins grande d'air rejetée par l'expiration est pour beaucoup dans la production des sons forts et faibles; mais mes expériences mettent hors de doute que les états divers de la glotte y contribuent aussi (1).

---

(1) Voyez les nouvelles théories de la production des sons proposées dans ces derniers temps par MM. Cuvier, Dutrochet, Magendie et Biot, et plus récemment par M. Savart. Voyez aussi les articles Voix du *Dictionnaire des Sciences médicales* et du *Dictionnaire de médecine*.

ARTICLE CINQUIÈME.

DÉVELOPPEMENT DU LARYNX.

Les différences du larynx suivant les âges ne sont pas moins marquées et moins tranchantes que celles suivant les sexes dans l'âge adulte. Ces différences se rapportent à deux périodes principales, savoir, aux années qui précèdent la puberté et à celles qui la suivent; car c'est spécialement aux environs de cette époque que s'opèrent les grands changemens dans l'organisation laryngée, laquelle suit en partie, sous ce rapport, le développement des parties génitales.

On n'observe aucune distinction, chez le fœtus et chez l'enfant, entre le larynx de l'un et de l'autre sexes. Cette distinction appartient tout entière à l'époque dont nous avons parlé; jusque là, même volume, même formes arrondies, même défaut de saillie, etc. Cet organe est alors beaucoup moins développé proportionnellement dans l'un et l'autre sexe, dans l'homme surtout, qu'il ne le sera par la suite. Cela est frappant en examinant l'os hyoïde qui le surmonte, et qui, déjà très-formé relativement à l'âge, fait plus de saillie qu'il ne doit un jour en offrir. Il s'avance en devant du larynx; tandis que, dans l'adulte, c'est le larynx qui proémine plus que lui, chez l'homme surtout. Ce volume de l'os hyoïde tient au développement précoce de la langue, à laquelle il sert de base.

Le cartilage thyroïde n'a presque point d'angle saillant en devant chez l'enfant : il est arrondi dans ce sens, évasé à peu près comme chez la femme, quel que soit alors le sexe. Rien de particulier ne se remarque sur le cartilage cricoïde. En arrière, toutes les parties du larynx présentent la même disposition que dans la suite, sauf la différence de volume proportionnel.

Il paraît que c'est à cette petitesse et à cette unité de conformation dans le larynx du fœtus et de l'enfant de l'un et de l'autre sexes qu'est due la nature particulière de la voix. A cette période de la vie, on remarque, 1º que son timbre est grêle, 2º qu'il a une uniformité assez constante, quel que soit le sexe. Si on observe une différence, elle n'est point la même que celle qui distingue par la suite la voix mâle de l'homme de la voix délicate de la femme.

A mesure que l'accroissement fait des progrès, le larynx parvient à l'état dans lequel nous l'avons trouvé chez l'adulte. Cependant il est incontestable qu'il ne suit point dans son accroissement la même proportion que beaucoup d'autres organes. Je l'ai vu chez des enfans de six mois égaler celui des enfans de deux ans. Dans les amphithéâtres, on peut faire facilement ces comparaisons, que quelques auteurs ont déjà indiquées avant moi, et qui offrent un résultat constant. Quelquefois, dans un enfant de trois ans, le larynx est plus petit que dans un autre d'un an; tandis que dans la stature des deux il y a proportion exactement relative à l'âge.

A l'époque de la puberté, on remarque dans les fonctions du larynx un changement presque subit, ou au moins beaucoup moins progressif que celui qu'on avait pu observer jusque là. Ce changement prouve que l'état organique de cette cavité en subit un semblable, et que son développement se fait alors avec plus de rapidité. En effet, il survient en même temps dans les fonctions génitales une révolution semblable : or, elle est évidemment due au développement presque subit et à l'énergie de nutrition qu'acquièrent leurs organes. Ces changemens sont plus remarquables dans l'homme que dans la femme, attendu que chez celle-ci le larynx reste bien plus petit que chez le premier, après la puberté.

Cependant il est difficile de croire que la nutrition des cartilages, organes essentiellement lents dans leur mode de vitalité, s'accommode à la rapidité qu'offre souvent le changement de la voix à l'époque de la puberté. C'est principalement sur les muscles et sur la surface muqueuse que portent ces révolutions subites ; les cartilages ne se mettent que peu à peu en proportion avec les premiers. Cela est si vrai, que souvent la voix conserve pendant six mois et plus un timbre particulier, qui n'est ni celui de l'enfance qui a précédé, ni celui de l'âge adulte qui doit succéder. Certaines parties du larynx, celles à vitalité plus active, ont crû plus vite que les autres : il y a de la discordance entr'elles, jusqu'à ce qu'elles soient de niveau dans leur nutrition. Alors seulement la voix a acquis le timbre qu'elle gardera toujours.

Au-delà de la puberté, le larynx n'éprouve plus de changement bien marqué : ses formes vont seulement toujours en se prononçant davantage, et sa saillie thyroïdienne devient plus grande chez l'homme.

Chez le vieillard, les cartilages continuant toujours à se pénétrer de phosphate calcaire, finissent par égaler les os en dureté. C'est le thyroïde où se manifeste surtout cet état, puis le cricoïde et les aryténoïdes. Le fibro-cartilage épiglottique en est presque constamment exempt, à cause de son mode particulier d'organisation, qui le rapproche de ceux du nez, des oreilles, etc. Je ne l'ai jamais vu même avec un noyau osseux, disposition favorable à ses fonctions, qu'il ne pourrait remplir s'il perdait sa souplesse. La voix change constamment chez les vieillards, elle devient faible, cassée. Cela tient à la faiblesse des muscles laryngés, à la rigidité des ligamens articulaires des cartilages : c'est le même phénomène que celui qu'offre la locomotion à cette époque.

Quand on retranche les testicules, la voix de l'homme prend bientôt un timbre tout différent, et qui se rapproche de celui de la voix de la femme. Survient-il alors un changement d'organisation dans le larynx? Je n'ai jamais eu occasion de disséquer des eunuques.

APPAREILS

DES

SENSATIONS.

CONSIDÉRATIONS GÉNÉRALES SUR LES SENSATIONS.

Nous avons terminé l'exposition des Appareils par lesquels l'homme communique volontairement avec ce qui l'entoure. Par la voix, il établit ses relations avec ses semblables ; par la locomotion, il les établit avec les choses. L'une est l'agent de ses communications intellectuelles, l'autre de ses communications matérielles. La première fixe surtout, par la modification qu'elle prend dans la parole, l'immense intervalle qui le sépare des animaux. La seconde l'en distingue moins, quoiqu'elle marque aussi les progrès de son intelligence. Voyez-les, en effet, l'une et l'autre présidées seulement par l'instinct des animaux : la voix n'est alors qu'un son uniforme plus ou moins harmonieux, et qui n'a rapport qu'à un besoin physique. Plus étendue, la locomotion est cependant circonscrite dans des bornes qu'elle ne franchit point. Un mode de course, de saut, de préhension des alimens est attribué à chaque espèce ; et chaque espèce ne dépasse point ce mode. L'homme a sans doute aussi un son de voix propre, et certains mouvemens uniformes déterminés par une sorte d'instinct ; mais l'intelligence qu'il a de plus que cet instinct lui a fait perfectionner à l'infini ces deux modes de communication ; le premier surtout, qui est le thermomètre véritable dont les degrés divers ont marqué ceux du perfectionnement de ses facultés intellectuelles.

Ce double moyen de communication est mis sans cesse en jeu par l'action cérébrale; mais celle-ci a besoin d'être elle-même excitée : or, ses excitans naturels sont les sens, agens par lesquels les choses environnantes agissent sur l'homme. Ils sont à la locomotion et à la voix ce que le pendule d'un horloge est à l'aiguille qui tourne : c'est d'eux que part le principe du mouvement. Entre eux et les organes locomoteurs, il y a l'action intermédiaire du cerveau et de l'âme, comme entre le pendule et l'aiguille il y a le rouage intermédiaire de l'horloge.

Nous allons parler de ces organes sensitifs, qui ouvrent pour ainsi dire la série des fonctions de la vie animale, et dont j'examine pour cela en premier lieu le mécanisme dans mes cours de physiologie.

Les organes destinés à recevoir l'impression des agens environnans sont tous placés à l'extérieur du corps, et lui forment une enveloppe sensitive, essentiellement différente sous ce rapport de l'enveloppe des corps inertes. Tous sont symétriques, comme les organes de la vie animale, soit que, placés sur les côtés de la ligne médiane, ils soient pairs, soit que, situés dans son trajet, ils se présentent impairs. On peut, comme l'a fait Buisson, les diviser en trois classes, par rapport à la nature de leurs fonctions (1).

_____

(1) *De la Division la plus naturelle des phénomènes physio-logiques*, etc. 1 vol. in-8°. Prix, 4 fr.

Dans la première classe se rangent l'œil et l'oreille, agens de sensations purement intellectuelles et qui ne s'allient qu'indirectement aux idées de la matière. L'un et l'autre de ces organes ont entre eux et le corps qui agit sur eux un agent intermédiaire : aussi s'exercent-ils à des distances très-grandes. L'homme est par eux l'habitant d'un espace très-étendu, tandis que par les autres sens il n'est que l'habitant du lieu où il se trouve. Ces deux sens appartiennent essentiellement et exclusivement à la vie morale.

L'odorat et le goût, qui se trouvent dans la seconde classe, dépendent bien aussi de cette vie; mais ils semblent être aussi dans le domaine de l'organique. Ils commencent les fonctions digestives, en même temps qu'ils nous donnent des sensations. Ils sont, parmi les organes sensitifs, le lien de l'une et de l'autre vie; comme, parmi les organes locomoteurs, j'ai démontré que les muscles pectoraux et abdominaux mettent la vie organique dans la dépendance de l'animale.

Le toucher forme à lui seul une classe. En effet, il offre un caractère particulier, celui de s'exercer toujours consécutivement aux autres, d'aller chercher les sensations, qui viennent, au contraire, chercher les autres. Nous touchons les objets, parce que nous les avons vus, sentis, entendus, goûtés, etc. Par là les notions préliminairement acquises sont confirmées. Ce sens est purement volontaire; il ne s'exerce qu'en vertu d'une espèce de réflexion : aussi sa perfection est toujours en raison du degré de l'intelligence. Sous son rapport, l'homme est supérieur à tous les animaux. Il n'existe point une structure particulière, un mécanisme propre dans l'organe qui l'exécute : il ne faut dans cet organe que la sensibilité animale, plus une forme mécanique propre à embrasser en divers points les corps extérieurs. Les surfaces muqueuses pourraient servir au toucher si elles revêtaient les doigts, ainsi que tout autre organe sensible et membraneux. Au contraire, une surface muqueuse tapissant le fond de l'œil ne pourrait recevoir l'impression des rayons lumineux.

DE L'ŒIL

ET

DE SES DÉPENDANCES.

———

Les *yeux*, organes immédiats de la vision, sont placés, ainsi que leurs accessoires, dans deux cavités profondes destinées à les protéger et situées sur les côtés du nez, sous le front, au-dessus des joues et de la mâchoire supérieure. Ces cavités, nommées *orbites*, ont, comme je l'ai dit ailleurs, une forme pyramidale et quadrangulaire, une direction oblique en avant et en dehors, depuis leur sommet jusqu'à leur base. Leur grandeur, peu variable suivant les individus, presque toujours indépendante de la stature, est bien supérieure à celle de l'œil, lequel devant exécuter des mouvemens étendus, est toujours environné d'une quantité considérable de graisse, qui remplit, avec les muscles, les vaisseaux et les nerfs, l'excédant de la capacité orbitaire. Entièrement osseux postérieurement, communiquant seulement avec le crâne par deux ouvertures, les orbites sont formés dans leur portion antérieure par les *paupières*, voiles mobiles destinés à protéger l'œil, à en régler les mouvemens, et à en diriger l'action.

ARTICLE PREMIER.

DES PAUPIÈRES.

§ Ier. *Conformation générale.*

Les *paupières* commencent, supérieurement, au-dessous de deux légères éminences cutanées nommées *sourcils*. Ces éminences recourbées sur elles-mêmes, plus saillantes en dedans qu'en dehors, étendues dans le sens transversal, sur la portion frontale de la base orbitaire, sont recouvertes de poils courts, à direction oblique de dedans en dehors, plus nombreux dans le premier que dans le second sens; plus raides mais de même couleur que les cheveux, plus épais communément chez les bruns que chez les blonds. Les sourcils sont formés, 1° par une couche dermoïde assez épaisse et qui se replie un peu en cet endroit; 2° par une couche celluleuse et graisseuse, 3° par un muscle fort court, déjà décrit sous le nom de *sourcilier*, lequel les fronce ou les épanouit, selon que nous voulons garantir l'œil ou le mettre à découvert, exprimer les passions tristes ou les passions gaies. Les paupières finissent, en bas, au niveau de la base de l'orbite, et n'offrent dans ce sens aucune limite qui les sépare sensiblement, comme en haut, d'avec la joue.

Leur étendue transversale est marquée par les portions temporale et nasale du rebord orbitaire.

Il y a deux paupières, l'une supérieure et l'autre

inférieure. La première, très-large, est presque seule chargée de recouvrir l'œil par son abaissement; tandis que la seconde, fort étroite, vient, par un mouvement borné d'élévation, rencontrer celle-ci au-dessous du diamètre transversal du même organe. La figure de l'une et de l'autre est déterminée par celle de l'œil, et par le contour de l'orbite auquel elles sont fixées. On observe sur chacune beaucoup de rides transversalement dirigées, plus multipliées sur la supérieure, et qui sont le résultat nécessaire de la différence qui existe entre les propriétés de la couche musculaire sensiblement contractile, et celles de la couche dermoïde, qui, ne l'étant point, est obligée de suivre par ses replis les mouvemens que la première exécute par sa contraction.

Les deux paupières se réunissent aux extrémités du diamètre transversal de l'orbite, en formant deux angles dont l'interne est plus ouvert que l'externe; différence qui dépend de ce que les fibres supérieures et inférieures du palpébral viennent se terminer en dedans sur le tendon direct, tandis qu'en dehors elles se réunissent obliquement ensemble sans aucun intermède sensible. L'angle externe est un centre d'où partent en rayonnant plusieurs rides cutanées, dirigées vers la région temporale, et dues aussi bien que celles du milieu des paupières à l'inégalité de contraction du muscle palpébral et de la peau.

L'ouverture qui sépare les paupières n'a pas une étendue également constante suivant ses deux diamètres. Le transversal, déterminé par l'écartement des deux angles, mesure la largeur, et éprouve peu de variations. Le perpendiculaire, dépendant uniquement de la contraction du frontal, du palpébral et du releveur, varie suivant l'influence de la volonté, à laquelle ces muscles sont soumis. C'est par les différences de cette ouverture, bien plus que par le volume du globe oculaire, que l'on détermine ordinairement la grandeur relative des yeux, comme je l'ai fait voir ailleurs.

Le bord libre de l'une et de l'autre paupières, soutenu par un fibro-cartilage dans toute son étendue, offre une coupe oblique de dehors en dedans, coupe qui est disposée de manière qu'un canal triangulaire résulte de leur rapprochement et de leur contact sur l'œil. Ce canal, étroit en dehors, augmente de largeur jusqu'aux points lacrymaux, où son évasement est le plus marqué : il transmet les larmes pendant le sommeil. On voit encore sur tout ce bord libre une rangée de petits trous, orifices excréteurs des glandes de Méibomius; et près l'angle interne, l'orifice toujours béant des points lacrymaux. Dans cet endroit, le bord palpébral change de direction : de concave qu'il était, l'œil étant ouvert, il devient presque droit. Enfin on observe, à l'endroit où se replient les tégumens, une suite de poils durs et solides nommés *cils*, plus nombreux, plus longs et plus forts à la paupière supérieure; et destinés à former un abri à l'œil contre les corpuscules que l'air transporte. Leur couleur est ordinairement semblable à celle des cheveux et de la barbe. Ceux de la paupière supérieure, dirigés d'abord en bas, se recourbent ensuite en haut vers leur pointe. Une direction inverse s'observe pour ceux de l'infé-

rieure. Ils manquent entre l'angle interne et le point
lacrymal. Ils sont appareils surtout en dehors.

§ II. *Organisation des Paupières.*

Cette organisation offre plusieurs tissus disposés
en membranes et appliqués les uns sur les autres.
Distincts par leur nature, par leur vitalité et par
leurs fonctions, isolés par des couches celluleuses
interposées ; ces tissus appartiennent, d'avant en arrière, aux systèmes dermoïde, musculaire, fibreux
et muqueux. Le voile qui résulte de leur réunion
n'est pas tellement épais qu'il ne puisse, étant abaissé,
se laisser un peu traverser par les rayons lumineux,
lorsque surtout la lumière est très-vive ; ce qui donne
une sensation plus ou moins forte.

Membrane dermoïde. La couche dermoïde présente la même structure essentielle que la peau des
autres parties ; mais elle s'en distingue par sa ténuité, qui est d'autant plus sensible qu'on s'approche davantage du bord libre. Nous avons parlé de
ses rides et de leurs causes. Elle offre aussi une sensibilité plus marquée. On cite des exemples où la seule
impression d'une lumière vive sur les paupières entièrement fermées avait donné lieu à l'éternument.
Un tissu cellulaire lâche, jamais graisseux ; mais
susceptible d'une accumulation très-fréquente de
sérosité, sépare cette couche de la suivante.

Membrane musculeuse. Celle-ci n'est autre chose
qu'une portion du palpébral. Toutes les fibres qui
la composent, remarquables par leur apparence
blanchâtre, sont fort écartées les unes des autres

dans le corps même de la paupière; mais elles augmentent en nombre et se rapprochent près du bord libre, de manière à former au-dessus du cartilage tarse un faisceau distinct. Toutes naissent en dedans du tendon direct ou de ses bifurcations, et se terminent à l'angle externe en se réunissant ensemble, comme je l'ai dit ailleurs. La couche cellulaire qui sépare cette membrane de la fibreuse est assez lâche. La graisse y est exhalée, et présente la même couleur jaunâtre qu'on retrouve dans celle de l'orbite.

Membrane fibreuse. Elle a été considérée par tous les anatomistes comme formant deux ligamens distincts, élargis uniformément dans toute l'étendue de la paupière à laquelle chacun appartient, et se fixant d'un côté à l'orbite, et de l'autre au cartilage tarse ; mais cette disposition est rarement exacte. Voici celle qui est la plus ordinaire, car on trouve ici plusieurs variétés suivant les individus.

Lorsqu'on enlève la membrane musculeuse, on rencontre, dans la partie externe de l'une et de l'autre paupières, une couche fibreuse très-distincte et assez forte, implantée d'une part à la portion correspondante de la base orbitaire, de l'autre terminée d'abord au cartilage tarse, puis à un entre-croisement réciproque de fibres depuis l'angle de réunion de ces cartilages jusqu'à l'angle temporal de l'orbite. Cet entre-croisement présente un peu plus de solidité que le reste de la couche fibreuse, et offre assez bien, dans quelques sujets, l'image d'un ligament qui terminerait en dehors les fibro-cartilages tarses, comme le tendon du palpébral les commence en

dedans. Dans la moitié interne des deux paupières,
au contraire, on ne trouve point le plus ordinairement de couche fibreuse : on ne voit que la graisse
jaunâtre de l'orbite formant antérieurement saillie,
recouverte seulement par quelques lames celluleuses
minces, et quelquefois par quelques petits faisceaux
fibreux jamais réunis en membrane.

Outre cette disposition, la paupière supérieure en
présente une autre particulière et qui fortifie sa couche fibreuse. En effet, son muscle élévateur se termine inférieurement, comme je l'ai dit, par une
large aponévrose dont les fibres divergentes vont
se fixer, les unes au cartilage tarse, les autres à l'angle externe de l'orbite plus en arrière que celles de
la membrane fibreuse propre, dont elles croisent la
direction.

Il suit de là qu'en considérant les deux paupières
simultanément et fermées, et en les divisant suivant
le diamètre perpendiculaire de l'orbite, on trouve,
1° leur partie externe fortifiée par une couche fibreuse particulière, dense, dont l'action protectrice
se trouve en rapport avec le défaut de partie osseuse,
dans cet endroit où l'obliquité de la base orbitaire
laisse l'œil plus à découvert; 2° leur côté interne
presque dépourvu de couche fibreuse, laquelle était
moins nécessaire ici, où l'œil est garanti par la saillie
osseuse du nez; 3° la paupière supérieure fortifiée
en bas d'une manière qui lui est propre par l'épanouissement aponévrotique de son élévateur, disposition avantageuse pour cette paupière, qui exécute presque seule tous les mouvemens, et qui supporte plus immédiatement toutes les lésions.

Fibro-cartilages tarses. Sur le même plan que la membrane fibreuse, on trouve, vers le bord libre de l'une et de l'autre paupière, les fibro-cartilages qu'on nomme *tarses.* Chacun d'eux commence à l'extrémité bifurquée du tendon du palpébral, et se termine en dehors en s'unissant avec l'opposé sous un angle aigu qui se continue avec l'entre-croisement moyen de la membrane fibreuse. Leur forme et leur volume diffèrent. Le supérieur, plus grand, très-rétréci en dedans et en dehors, offre dans le milieu une largeur sensible. L'inférieur a dans toute son étendue une largeur à peu près uniforme et beaucoup moindre que celle du précédent; ce qui est en rapport avec la largeur moindre de sa paupière. Tous deux correspondent en devant au palpébral, en arrière à la conjonctive, dont ils sont séparés par les glandes de Méibomius. Leur bord adhérent donne attache en dehors à la couche fibreuse. En dedans, celui du supérieur se continue avec l'aponévrose de l'élévateur de sa paupière; celui de l'inférieur n'offre que l'insertion de quelques fibres aponévrotiques éparses et rares. Leur bord libre est l'endroit où la conjonctive se continue avec la peau. Il offre, suivant son épaisseur, une coupe oblique de laquelle résulte, quand les paupières sont fermées, le canal triangulaire dont nous avons parlé. La structure de ces deux corps est fibro-cartilagineuse, comme celle du pavillon de l'oreille, des anneaux de la trachée-artère, des lames des ailes du nez, etc., et n'offre rien de particulier. Comme portion solide des paupières, ils favorisent le glissement de ces deux voiles sur la surface de l'œil, en empêchant les rides qui pourraient survenir dans leurs mouvemens divers, et en leur donnant une étendue en largeur toujours égale. Haller les a comparés aux rouleaux placés aux bas des estampes pour prévenir les plis qui pourraient s'y former.

Membrane muqueuse (conjonctive). Au-dessous de la membrane fibreuse et des fibro-cartilages, est la dernière couche des paupières formée par la *conjonctive.* Cette membrane, commune aussi à l'œil, et continue à la peau, doit être examinée en partant d'un point quelconque pour la suivre dans son trajet. Prenons-la au bord libre de la paupière supérieure. Là, elle part de la peau, dont la limite est tracée par la naissance des cils, embrasse le bord du fibro-cartilage, rencontre le point lacrymal supérieur, dans lequel elle s'introduit pour revêtir le conduit de même nom et se continuer avec la pituitaire, recouvre la paupière supérieure, qu'elle abandonne ensuite pour se réfléchir sur le globe de l'œil. Elle tapisse antérieurement celui-ci dans le tiers de son étendue, l'abandonne de nouveau en bas, et se replie de même pour revenir sur la paupière inférieure. Dans ce trajet, et avant de quitter la base orbitaire, la conjonctive forme, près de l'angle interne de l'œil et derrière la caroncule lacrymale, un repli peu marqué, et souvent nul chez l'homme, nommé *membrane clignotante,* puis elle recouvre toute la paupière inférieure, se réfléchit sur son bord libre, s'enfonce dans le conduit lacrymal inférieur qu'elle tapisse, et finit en se continuant avec la peau.

De cette disposition il résulte que la conjonctive

présente deux surfaces : l'une, libre, se correspond
à elle-même par tous ses points lorsque les paupières sont fermées, et se trouve exposée à l'air dans le
cas contraire ; l'autre, adhérente, correspond soit
aux paupières, soit au globe de l'œil. Sur les paupières, elle adhère en dehors à la membrane fibreuse par un tissu lâche ; en dedans, elle répond
plus immédiatement à la musculeuse, dont elle est
séparée seulement, dans la paupière supérieure, par
l'aponévrose épanouie de l'élévateur. En quittant
les paupières pour se réfléchir sur l'œil, elle forme
un repli circulaire lâche qui répond en arrière à la
graisse orbitaire ; et qui, plus considérable en haut,
se loge, pendant l'élévation de la paupière, dans un
petit espace anguleux que lui laisse cette graisse,
derrière la base de l'orbite. Cet espace prévient, par
cet usage, les rides transversales qui se formeraient
sur la membrane, comme elles se forment sur la
peau dans les contractions du muscle élévateur. Parvenue sur le globe de l'œil, la conjonctive adhère
lâchement à la sclérotique, et lui donne l'aspect lisse
et éclatant que l'œil présente dans cet endroit. Sur
la cornée, elle prend plus de ténuité, et une adhérence beaucoup plus forte, mais qui peut être détruite par la macération (1).

La conjonctive appartient évidemment au système
muqueux. Sa continuité avec la peau et avec la membrane pituitaire, ses sympathies avec celle-ci, le
fluide qu'elle sécrète surtout près de ses bords, son

---

(1) *Voyez* la note de la page 448.

mode de sensibilité animale, susceptible d'être mise en jeu avec une extrême facilité par tous les irritans, sont autant de caractères généraux qui la rapprochent de cet ordre de membranes. Mais elle a aussi, comme toutes les autres, des caractères qui lui sont propres et qui la distinguent. On n'observe point de villosités sur sa surface libre. Les vaisseaux sanguins capillaires y sont peu abondans et peu marqués; on n'y en distingue même aucun d'une manière sensible dans l'état naturel. Le système capillaire y est spécialement formé par des vaisseaux blancs qui y prédominent, et qui n'admettent le sang que dans un état morbifique, état si fréquemment choisi pour exemple par les auteurs qui ont traité de l'inflammation.

Glandes de Méibomius. Au-dessous de la conjonctive et derrière chaque fibro-cartilage tarse, est un amas de follicules communément désignés sous le nom de *glandes de Méibomius.* Ils sont logés dans des sillons plus nombreux sur le fibro-cartilage supérieur que sur l'inférieur : ces sillons sont tantôt droits, tantôt flexueux, placés les uns à côté des autres, ordinairement isolés, quelquefois à plusieurs branches. Les glandes de Méibomius s'y trouvent superposées les unes aux autres. De couleur jaunâtre et quelquefois blanchâtre, assez dures et résistantes, elles ont, comme je l'ai dit, leurs orifices ouverts sur les bords palpébraux, où elles versent un fluide onctueux que l'on nomme *la chassie*, et qui, dans les inflammations de l'œil, est sujet à un grand nombre d'affections. Ce fluide sort par pression, sous forme vermiculaire, dans les cadavres et sur plusieurs sujets vivans. L'air en évaporant, pendant la nuit, ses parties les plus liquides, lorsqu'il suinte abondamment par une affection quelconque, l'épaissit sensiblement, et colle les paupières l'une à l'autre. Y a-t-il pour lubrifier la conjonctive un fluide différent de celui-là? On n'en connaît pas.

ARTICLE DEUXIÈME.

DE L'OEIL CONSIDÉRÉ EN GÉNÉRAL.

Le globe de l'œil est situé en dedans et un peu en devant de l'orbite. Plus rapproché de la partie interne de cette cavité que de l'externe, il forme une saillie plus ou moins marquée suivant les individus. Sa grandeur est sujette à des variétés, moins fréquentes cependant qu'on ne le croit communément; car, comme nous l'avons dit, c'est plutôt par l'ouverture très-variable des paupières que par le volume de l'œil, qu'on mesure les yeux grands ou petits. Considéré par rapport à l'orbite, l'œil offre toujours un volume beaucoup moindre que cette cavité n'a d'étendue; disposition nécessaire pour que les mouvemens de l'organe jouissent de toute l'étendue qui leur est nécessaire.

La figure de l'œil est, en général, arrondie. Elle représente deux portions de sphère distinctes, mais unies, et dont l'une, à plus grand diamètre et formant les quatre cinquièmes postérieurs de l'organe, appartient à la sclérotique; tandis que l'autre, à diamètre plus petit, et représentant à peu près le cinquième antérieur, est formée par la cornée.

L'œil est aussi légèrement aplati en quatre sens à l'endroit où ses muscles viennent s'y implanter. Son diamètre d'avant en arrière a un peu plus d'étendue que le transverse. Sa direction n'est pas celle de l'orbite. Celui-ci est oblique en dehors, en sorte que son axe prolongé irait se confondre avec celui de l'autre orbite dans l'intérieur du crâne. L'œil, au contraire, tourné directement en avant, a son axe parallèle à celui de l'œil opposé. Le nerf optique, dirigé dans le sens de l'orbite, ne s'introduit point immédiatement au milieu de l'œil, mais plus en dedans.

En devant, l'œil est en grande partie recouvert par la conjonctive, et prend à son niveau un aspect lisse particulier. Transparent dans toute la portion de sphère que représente la cornée, il offre autour une blancheur très-marquée, laquelle appartient essentiellement à la sclérotique, et subsiste quand on a enlevé la conjonctive, qui paraît alors presque entièrement diaphane. De plus, il a un aspect lisse et éclatant, qui tient, au contraire, essentiellement à la conjonctive; car il disparaît avec celle-ci.

En arrière et dans tout son contour, l'œil répond aux muscles droits et obliques, qui s'y terminent, aux vaisseaux et nerfs orbitaires. Il avoisine aussi en dehors et en haut la glande lacrymale, en dedans la caroncule de même nom. De plus, la graisse abondante de l'orbite l'environne, et remplit exactement les intervalles qui, sans elle, se trouveraient entre lui et les organes adjacens. Cette graisse, molle et demi-fluide, permet facilement les mouvemens de l'œil, et détermine antérieurement, de sa part et de celle des paupières, cette saillie qui, les mettant au niveau du reste de la face, concourt singulièrement à l'expression générale de celle-ci. Aussi, lorsque cette graisse a diminué d'une manière sensible, soit par la maigreur naturelle à la vieillesse, soit par le marasme, résultat accidentel des longues maladies, la dépression des paupières, de laquelle résulte l'affaissement de l'œil peu susceptible de s'enfoncer lui-même, produit cette difformité que l'on connaît sous le nom d'*yeux cavés*. L'excavation des yeux déterminée par la vieillesse se trouve en rapport avec les autres changemens que la même cause a produits dans les traits du visage ; et il en résulte, dans l'aspect général de la face, une uniformité qui ne nous étonne point, parce qu'elle est naturelle. Lorsqu'au contraire cette excavation survient dans la jeunesse, à la suite de la débauche, par exemple, comme souvent les traits du visage ne sont point altérés proportionnellement, et qu'ils conservent encore entr'eux ces rapports particuliers qui indiquent l'époque brillante de la vie, il en résulte un défaut d'harmonie qui nous choque.

ARTICLE TROISIÈME.

DES PARTIES CONSTITUANTES DE L'OEIL CONSIDÉRÉES EN PARTICULIER.

L'OEIL est formé de membranes et d'humeurs. En dehors, la sclérotique et la cornée composent pour ainsi dire son écorce solide. Au-dessous de cette première enveloppe se rencontrent la choroïde, l'iris et la rétine, qui servent plus immédiatement à ses fonctions. Enfin, au milieu se trouvent le corps vitré, le cristallin et l'humeur aqueuse. Des nerfs et des vaisseaux nombreux sont disséminés parmi toutes ces parties; mais on trouve entr'elles très-peu de tissu cellulaire : on dirait même que l'intérieur de l'œil est presque entièrement privé de cet élément d'organisation, si abondamment répandu dans le plus grand nombre des autres parties.

§ Ier. *Membranes extérieures de l'Œil.*

a. *Membrane sclérotique.*

Elle occupe à peu près les quatre cinquièmes, de l'œil comme je l'ai dit, et protège efficacement par sa résistance les parties subjacentes. Sa forme est celle d'une sphère tronquée en devant. 1°. Elle a extérieurement les mêmes rapports que l'œil. 2°. En dedans, elle correspond à la choroïde dont on la détache avec facilité, quelques vaisseaux et nerfs, et quelques lames celluleuses d'une nature particulière, leur étant seulement intermédiaires. Le fluide choroïdien lui donne une teinte noirâtre, phénomène qui n'a pas lieu pendant la vie, et qui est l'effet d'une transsudation cadavérique. 3°. En arrière, elle offre, pour l'entrée du nerf optique, une ouverture qui n'est point placée dans la direction de son axe, mais qui est plus près du côté interne. Cette ouverture est arrondie et quelquefois représentée par plusieurs petits trous, que traverse la substance médullaire du nerf optique en se divisant pour se réunir en-

suite et former le tubercule d'où naît la rétine.
Dans son contour, la continuité de la sclérotique
avec l'enveloppe fibreuse que la dure-mère fournit
au nerf est manifeste. 4°. En avant, la sclérotique
présente une ouverture à peu près circulaire, un
peu plus large cependant suivant le diamètre transversal que suivant le perpendiculaire, et dont le
rebord, coupé obliquement aux dépens de la surface interne, reçoit la cornée, qui y est comme enchâssée.

On trouve sur divers points de la surface de cette
membrane de petits trous pour des passages vasculaires et nerveux. Parmi ces trous, les uns la percent
directement, d'autres sont les orifices de petits canaux qui traversent obliquement son épaisseur d'arrière en avant.

La sclérotique appartient au système fibreux; elle
est à lame unique. Son tissu dense et épais, surtout
en arrière, fortifié en devant, où il est plus mince,
par l'épanouissement tendineux des muscles de l'œil,
offre partout un entre-croisement irrégulier de fibres tellement serrées les unes contre les autres,
qu'on a la plus grande peine à les distinguer. Les
vaisseaux sanguins y sont peu nombreux : ils ne s'y
ramifient que très-peu en capillaires; caractère de
structure propre aux surfaces fibreuses, et distinctif
des muqueuses, séreuses, etc. Aucun nerf ne paraît s'y distribuer. Des exhalans et des absorbans y existent comme dans les autres tissus semblables.

La sclérotique jouit d'une certaine extensibilité de
tissu, prouvée par le volume que l'œil acquiert

dans l'hydrophthalmie. Sa contractilité s'exerce lorsqu'après la ponction du globe de l'œil, cet organe
diminue de volume, ou lorsqu'il s'atrophie et se réduit à une masse très-petite. Elle a pour usage unique de former l'enveloppe solide de l'œil, et de le
garantir des lésions extérieures. Sa résistance est
cependant moindre que celle de la cornée. Je m'en
suis assuré par une expérience bien simple et que
voici : lorsque l'on comprime fortement le globe de
l'œil en deux sens opposés, c'est toujours la sclérotique et noncornée ni le cercle de réunion de
ces deux membranes, qui est le siége de la rupture.
J'ai même remarqué que la sclérotique ne résiste
pas également dans tous ses points; car, dans la
même expérience, ce n'est jamais en arrière ni dans
la portion de son étendue qui avoisine la cornée
qu'elle se rompt; c'est toujours dans l'espace moyen,
entre l'attache qu'elle fournit aux muscles et son
tiers postérieur. Cette membrane, très-épaisse en
arrière par elle-même, s'amincit successivement davantage antérieurement; et ce n'est que la portion
tendineuse des muscles qui lui donne tout-à-fait en
devant la solidité que son tissu ne présente plus.

b. *Membrane cornée.*

Elle occupe le cinquième antérieur de l'œil. Sa
forme est à peu près circulaire. Convexe en devant,
et saillante, elle forme le segment d'une sphère très-
petite sur-ajoutée à celle de la sclérotique. En devant elle répond à la conjonctive, qui, très-mince
dans cet endroit, lui adhère fortement, lui donne

l'aspect lisse qu'on lui observe, et semble en constituer une lame.(1). Mais une macération un peu continuée, surtout dans l'œil du bœuf, les isole d'abord,
et ensuite montre la différence de leur texture; car
la lame de la conjonctive devient beaucoup plus
molle, et tend plus promptement à l'état de putri-
lage que les lames de la cornée. En arrière, elle a
avec la membrane de l'humeur aqueuse le rapport
que j'indiquerai. Sa circonférence, réunie à la sclérotique par la coupe oblique dont nous avons parlé,
lui adhère si fortement que les anciens anatomistes
l'ont confondue avec elle, en la distinguant seulement par le nom de *cornée transparente*. Mais outre
que la séparation de l'une et de l'autre s'opère au
moyen d'une longue macération, la structure, les
propriétés, les affections de la cornée diffèrent tellement de celles de la sclérotique, que l'on ne peut
nullement croire à l'identité de ces deux membranes.

La cornée, bien moins épaisse que la sclérotique,
non fibreuse comme elle, est formée de lames superposées les unes aux autres en nombre indéterminé (2); faciles sur le cadavre à séparer par le scal-

---

(1) La face antérieure de la cornée n'est par recouverte par la
conjonctive, comme le dit ici Bichat, mais par une espèce d'enduit muqueux particulier, distinct de la conjonctive, et recouvert
lui-même par une sorte d'épiderme ou d'épithélium dont la nature est encore peu connue. *Voyez* les ouvrages des ophthal-
mologistes modernes, et en particulier de P. E. Walther,
d'A. Schmith.
(2) On en compte distinctement dix. (*Note ajoutée*).

pel, et quelquefois isolées accidentellement pendant
la vie par un état morbifique particulier, comme
lorsque du sang, du pus, etc., s'épanchent entr'elles.
Ces lames, dures et résistantes, ne paraissent par-
courues par aucun nerf. Les vaisseaux sanguins n'y
existent point non plus; mais elles sont parsemées
d'exhalans et d'absorbans. Les premiers déposent
entre ces lames un fluide qui leur est propre et qui
leur est intermédiaire.

.. Ce fluide peut augmenter et produire par là une
sorte de gonflement observé depuis long-temps par
les auteurs. Dans l'état naturel, il ne s'extravase
point; et les absorbans le reprennent toujours;
mais au moment de la mort, il suinte à l'extérieur,
et forme au-devant de la cornée cette couche obscure qu'on remarque presque toujours lorsqu'en
détruisant peu à peu la tonicité de toutes les parties
les maladies leur ont donné une perméabilité que la
vie ne permettait point. On n'observe pas ce phénomène dans les morts subites et violentes, tandis
qu'on le remarque constamment dans la mort qui
suit les maladies chroniques et aiguës; souvent
même il est sensible quelque temps avant qu'elle
ne survienne, au point que ce nuage sur la cornée
a paru à plusieurs auteurs un signe pathognomoni-
que de la mort prochaine. La cornée ne donne point
passage, comme on l'avait cru, à l'humeur aqueuse
pendant l'état de vie; mais après la mort, cette transsudation a lieu d'une manière sensible: l'aplatissement de l'œil et son moindre volume en sont les effets constans.

.. Les propriétés de tissu ne sont guère prononcées

dans la cornée. Elle a peu d'extensibilité, et ne concourt presque pas à l'ampliation de l'œil dans l'hydrophthalmie. La contractilité de tissu y est moindre que dans la sclérotique; car lors de l'atrophie de
l'œil, on la voit se rider inégalement en divers sens,
tandis que la première se resserre uniformément
sans offrir aucune inégalité semblable.

On ne trouve point de sensibilité animale dans
cette membrane : aucune douleur ne suit sa section
dans l'opération de la cataracte. Mais cette sensibilité peut s'y développer accidentellement, comme
dans l'inflammation, où le sang pénètre les exhalans
jusqu'alors imperméables pour lui. Elle n'a point de
contractilité animale. Ses propriétés organiques n'y
sont prouvées que par la nutrition. Cette vitalité
obscure, ainsi que sa texture solide, transparente
et laminée, ont paru rapprocher la cornée des ongles; et les anatomistes les ont souvent confondus
ensemble sous ce point de vue. Mais les ongles
n'ont point, comme la cornée, un fluide propre qui
les sépare en lames distinctes. Leurs propriétés vi-
tales sont encore moins sensibles. Ils ne sont point,
comme la cornée, susceptibles d'inflammation; et
leurs affections organiques n'ont pas les mêmes caractères. On ne voit point de dépôts se former entre
leurs lames rapprochées; point de tumeur ou d'ex-
croissance naître à leur surface; comme il s'en forme
sur la cornée. En un mot, sous quelque point de vue
qu'on examine les choses, on ne peut rapporter à un
même système les ongles et cette membrane. Je ne
connais, dans l'économie, aucun tissu qui ressemble
au sien : elle a une existence propre sous ce rapport.

§ II. *Membranes intérieures de l'OEil.*

Lorsqu'après avoir examiné la première enveloppe de l'œil, formée par la cornée et par la sclérotique, on divise celle-ci avec précaution par une section circulaire faite dans son milieu, et qu'on enlève en devant et en arrière ses lambeaux demi-sphériques, on trouve une seconde enveloppe plus mince, d'une couleur différente, formée par la choroïde en arrière, en devant par le corps ciliaire et par l'iris.

a. *Membrane choroïde.*

Elle tapisse l'intérieur de la sclérotique, lui est partout parallèle, et se prolonge depuis l'ouverture du nerf optique jusqu'au cercle ciliaire. En dehors, elle tient à la sclérotique, comme je l'ai dit plus haut, et se trouve recouverte chez l'homme par un enduit brunâtre qu'il est facile d'enlever, et qui se dépose en partie, après la mort, sur cette membrane. Cet enduit est étranger à la couleur d'un brun foncé que présente la surface externe de cette membrane, et qui reste lorsqu'on l'a essuyée exactement. En dedans, la choroïde répond partout à la rétine, qui est simplement étendue sur elle et ne lui adhère nullement. Le même enduit brunâtre s'observe de ce côté, et en plus grande quantité; il peut même être aisément enlevé. La rétine n'en reçoit aucune teinte, comme il arrive à la sclérotique. Cet enduit est moins abondant chez l'homme que chez plusieurs autres animaux, que chez le bœuf en particulier.

La choroïde offre deux ouvertures. L'une, postérieure, très-étroite, répond à celle de la sclérotique
et donne passage au nerf optique. On voit la membrane naître ici par un rebord quelquefois saillant
vers l'endroit où la pie-mère abandonne le nerf.
Plusieurs anatomistes ont même cru que celle-ci,
continuée dans l'œil autour de la rétine et changeant
seulement d'aspect, formait la choroïde; mais on ne
peut admettre cette continuité quand on remarque
que le rebord par lequel la choroïde commence
n'adhère ni au nerf ni à la pie-mère, et qu'il conserve sa forme annulaire lorsqu'on a enlevé le premier avec précaution. D'ailleurs, la ténuité de cette
dernière, sa nature celluleuse et vasculaire, son aspect rougeâtre, etc., ne s'allient point à la consistance de la choroïde, à la nature qu'elle paraît
avoir, et à sa couleur brunâtre résultant du fluide
qu'elle fournit, tandis que la pie-mère n'en sépare
aucun. Enfin, si on en juge par analogie d'affections,
on voit que jamais la choroïde n'est infiltrée dans
une foule de cas où beaucoup de sérosité s'amasse
sur le cerveau au-dessous de l'arachnoïde, et remplit
les aréoles cellulaires de la pie-mère, comme dans
certaines fièvres ataxiques, dans les apoplexies séreuses, etc.

L'ouverture antérieure de la choroïde est très-
évasée. Bornée par le cercle et les procès ciliaires,
auxquels elle adhère assez fortement, elle se termine en paraissant se continuer avec l'iris, comme
je le dirai.

Pour voir la structure de la choroïde, il faut la
soumettre pendant quelque temps à la macération.

Privée alors de son enduit, et en partie de sa couleur ordinaire qu'elle doit un peu à cet enduit, mais qui lui est aussi inhérente, comme je l'ai dit, elle devient transparente presque comme une membrane séreuse. Sa ténuité et son peu d'épaisseur, lorsqu'elle est ainsi réduite à elle-même, ne permettent point de distinguer les deux lames dont plusieurs ont parlé, et dont l'existence isolée a déjà été rejetée par tous les vrais anatomistes. On n'y trouve qu'un seul feuillet qui se rompt par le moindre effort.

La choroïde n'offre dans toute son étendue aucune apparence fibreuse, mais seulement, près de son ouverture antérieure, quelques stries radiées qui commencent les procès ciliaires. Partout ailleurs, examinée à l'opposite du jour, elle paraît uniquement parsemée d'un grand nombre de ramifications vasculaires disposées souvent par petits faisceaux, et dont j'indiquerai l'arrangement dans l'angéiologie (1).

Soumise à l'action du calorique et des réactifs, la choroïde se racornit sensiblement comme les autres substances animales. Je conserve deux pièces où elle est ossifiée.

_____

(1) Les ramifications artérielles se distribuent principalement à la surface interne de la choroïde, les ramifications veineuses à la surface externe. Postérieurement ces ramifications forment deux plans superposés qu'on peut séparer l'un de l'autre. Ruysch croyait avoir reconnu une disposition semblable en avant, ce qui l'avait conduit à admettre dans cette membrane l'existence de deux lames, dont l'interne a été appelée par son fils *membrane ruyschienne*. (*Note ajoutée.*)

La nature de cette membrane est entièrement inconnue. Sa ténuité et sa transparence après la macération pourraient la faire regarder comme celluleuse; mais son défaut absolu d'extensibilité dans l'état cadavérique, la multitude des vaisseaux qui la parcourent, enfin l'humeur noirâtre qui la revêt, sont autant de caractères que le tissu cellulaire ne présente nulle part.

Cette humeur, plus abondante du côté qui recouvre la rétine que de celui de la sclérotique, occupe évidemment toute l'épaisseur de la choroïde et la traverse sur le cadavre; mais elle paraît bornée à sa surface interne sur le vivant. Sa quantité va toujours en croissant à mesure qu'on s'approche de l'iris, derrière lequel elle augmente beaucoup. Sa couleur devient aussi plus foncée, et prend en devant une teinte noirâtre, de brune qu'elle était; elle noircit même tout-à-fait. Aucune glande, apparente au moins, ne la fournit : elle est donc le produit d'une exhalation particulière. On peut la soumettre aux divers agens chimiques, soit sur la choroïde elle-même, soit sur le papier, auquel elle donne une teinte solide que l'air n'altère point, comme je m'en suis souvent assuré : j'ai du papier teint ainsi depuis six mois, et qui est comme le premier jour. Cette humeur n'éprouve aucun changement dans le racornissement de la choroïde par l'action du calorique, ni par celle des acides très-concentrés, etc. : seulement sa couleur devient alors beaucoup plus foncée et comme noire, ce qui est évidemment un simple effet du rapprochement des parties colorées. J'ai observé également ce fait sur la peau des Nègres, dans la même expérience, comme je l'ai dit dans l'*Ana-tomie générale*. Fixée sur le papier et soumise aux acides sulfurique, nitrique, muriatique, etc..., à l'ammoniaque, à l'alcool, à la dissolution de potasse caustique, elle est de même absolument inaltérable. C'est à cette couleur particulière que l'on rapporte les usages de la choroïde, destinée probablement à absorber les rayons lumineux qui ne doivent point servir à la vision (1).

b. *Cercle ciliaire.*

L'ouverture antérieure de la choroïde est bornée en dehors par le cercle ciliaire, anneau grisâtre, d'une épaisseur sensible chez l'homme, peu marqué au contraire dans l'œil du bœuf, qui ne peut sous ce point de vue, ainsi que sous bien d'autres, sup-pléer, comme cela arrive souvent, à l'étude de l'œil humain.

Ce corps, situé sous le bord antérieur de la sclé-rotique, à l'endroit où elle se réunit à la cornée, concourt avec l'iris à séparer l'œil en deux cavités inégales. Il adhère faiblement à la sclérotique, et peut facilement en être détaché sans aucune so-lution de continuité, quoique plusieurs auteurs aient prétendu le contraire, fondés sans doute

---

(1) D'après les expériences de M. Michele Mondini, il paraît que la couleur noire de l'enduit de la choroïde est due à de l'oxide de fer, puisqu'en calcinant une choroïde d'adulte dans un creuset de platine, on en extrait des particules de ce métal attirables à l'aimant. (*Note ajoutée.*)

sur l'inspection de l'œil du bœuf. Il offre, à l'endroit de cette union, une couleur grisâtre. Sa largeur est à peu près de deux lignes; sa nature est pulpeuse, molle. Son tissu a l'apparence de celui des glandes muqueuses; mais il est plus spongieux. On ignore entièrement son organisation intime : elle n'a aucune espèce d'analogie avec l'organisation ligamenteuse, quoique plusieurs anatomistes aient appelé *ligament ciliaire* l'organe qui nous occupe (1). En devant, l'iris est comme enchâssé dans le cercle ciliaire, qui fait un peu de saillie au-devant de lui, quand la sclérotique et la cornée ont été enlevées de manière à laisser la choroïde et cette membrane intactes et formant seules les enveloppes de l'œil. En arrière, ce même cercle donne attache à la choroïde, qui se confond avec lui d'une manière insensible. En dedans, il est recouvert par les procès ciliaires.

c. *Procès ciliaires.*

Pour voir exactement ceux-ci, il faut, après avoir ouvert l'œil circulairement au milieu de la sclérotique, et avoir enlevé les humeurs vitrée et cristalline, détruire par la macération ou par une abster-

---

(1) Quelques anatomistes considèrent le cercle ciliaire comme un véritable ganglion : et en effet, d'une part, il reçoit les dernières ramifications des nerfs ciliaires; d'une autre part, il envoie à l'iris une multitude d'autres filets nerveux qui ne paraissent pas être la suite des premiers. La couleur et la texture de ce cercle semblent encore confirmer cette opinion.　(*Note ajoutée.*)

sion légère l'enduit choroïdien. On aperçoit alors, derrière l'iris et sur le devant de la choroïde, un grand nombre de replis membraneux, formant un anneau circulaire par leur réunion, allongés, disposés en forme de rayons, rétrécis à leurs deux extrémités, plus larges dans le milieu, et étendus depuis la choroïde jusque sur le contour de la pupille. Ces replis radiés commencent assez loin sur la face interne de la première par des stries peu sensibles, recouvertes du fluide choroïdien, qui est plus abondant encore dans leurs intervalles que sur elles-mêmes. Ces stries sont appliquées, dans l'état ordinaire, sur le corps vitré et sur le canal de Petit qui environne le cristallin; elles y déposent, lorsqu'on sépare la choroïde des humeurs de l'œil, une partie de ce fluide noirâtre, sous la forme de rayons impossibles à enlever, tant leur union à la membrane hyaloïde est marquée. Ces rayons correspondent aux intervalles des stries, intervalles que remplissait surtout le fluide noirâtre. Entre ses rayons sont des espaces non colorés et répondant, dans l'état naturel, aux stries mêmes, qui, n'étant presque pas enduits du fluide, ne peuvent teindre l'hyaloïde. Quand, après avoir enlevé toute la partie postérieure des trois membranes de l'œil, on regarde à travers le corps vitré resté en place, on voit un disque radié, noir et blanc, et dont les rayons blancs sont formés par les stries, tandis que les noirs le sont par le fluide déposé dans leurs intervalles. Les stries sont logées dans des espèces de cannelures qu'offre l'hyaloïde sur sa face antérieure.

En s'avançant vers la grande circonférence de l'i-

ris, ces stries se rapprochent lès unes des autres.
Quand elles y sont parvenues, elles s'unissent, semblent abandonner la choroïde, se replient sur elles-mêmes, et forment les *procès ciliaires*, dont elles peuvent être véritablement considérées comme des racines.

Les *Procès ciliaires* représentent, quand les humeurs sont enlevées, un anneau formé d'une multitude de replis adossés, que l'on peut renverser en arrière, en devant, ou tenir droits. Dans l'état ordinaire, ces replis sont toujours inclinés en devant; ce qui rétrécit sensiblement l'iris vu dans sa partie postérieure : aussi cette membrane paraît-elle plus grande lorsqu'avec le pointe d'un scalpel on renverse les replis ciliaires dans le sens opposé à celui où ils sont couchés. Entre leur face antérieure et l'iris, il n'y a point d'enduit noirâtre; celui-ci passe immédiatement de la circonférence de l'anneau qu'ils représentent, sur cette membrane : en sorte qu'il semble y avoir continuité; mais il est facile de s'assurer du contraire. Les replis ciliaires s'étant encore recourbés sur eux-mêmes, viennent se continuer avec la grande circonférence de l'iris par son extrémité antérieure. Ils règnent peu sur cette membrane, qui est très-unie en arrière, et non rayonnée comme sur le bœuf. On peut même l'enlever sur un œil dont la cornée a été préliminairement amputée, et les replis ciliaires restent alors en place; elle s'en détache avec beaucoup de facilité, ce qui m'a fait douter depuis long-temps qu'il y eût une véritable continuité.

Les procès ciliaires correspondent en dedans au

cercle du même nom : ils sont même intimement
unis à lui ; mais ils n'en ont nullement la nature,
au moins à en juger par l'apparence extérieure ; car
l'organisation intime de tous deux nous échappe
également (1).

d. *Membrane iris.*

L'iris, cloison membraneuse destinée principalement à mesurer par ses mouvemens la quantité de
rayons lumineux qui doivent servir à la vision, occupe le contour de l'ouverture antérieure de la sclérotique, à l'endroit où celle-ci se réunit à la cornée,
et divise par conséquent l'intérieur de l'œil comme
ces deux membranes en partagent la surface extérieure. Sa forme est circulaire et aplatie, sa direction
verticale dans l'état ordinaire : elle est sujette cependant à varier. L'humeur aqueuse l'empêche
d'obéir à l'impulsion que l'humeur vitrée lui communique en devant. Si la première vient à s'écouler,
comme dans la cataracte, ou sur le cadavre où l'on

---

(1) Les procès ciliaires reçoivent de nombreuses ramifications
des artères ciliaires courtes ; leurs veines s'ouvrent dans les *vasa
vorticosa* de la choroïde : ils contiennent à eux seuls presque autant de vaisseaux que toutes les autres parties du globe de l'œil
ensemble. M. Ribes les croit destinés à la production des humeurs
de cet organe, opinion bien différente de celle de Haller qui ne
leur attribue d'autre fonction que de maintenir le cristallin en
place ; et à celle de quelques autres anatomistes qui les regardent
comme destinés aux mouvemens de l'iris et à la protraction du
cristallin. (*Note ajoutée.*)

perce la cornée, aussitôt il devient convexe et s'accommode à la forme que présentent en arrière le
cristallin et le corps vitré. Son ouverture moyenne
permet une communication libre entre les deux cavités de l'œil qu'il sépare. Sa grandeur est variable
suivant celle de l'œil auquel il appartient.

En devant, il correspond à l'humeur aqueuse,
dont la membrane vient se perdre sur lui, et n'y est
que difficilement suivie. C'est sur cette surface qu'on
observe les différentes couleurs d'après lesquelles
l'iris a reçu son nom.

Ces couleurs dépendent essentiellement de l'enduit noirâre qui couvre l'iris en arrière; ou du moins
cet enduit est nécessaire pour qu'on les voie. Quand
on l'a enlevé, l'iris paraît transparent dans toute
son étendue. Du reste, on ignore absolument la nature de ces couleurs et leur cause immédiate. Elles
varient selon les individus. On peut, sous leur rapport, distinguer deux portions dans cette surface de
l'iris, l'une interne, plus rapprochée de la pupille,
l'autre externe, voisine de la grande circonférence.
Les couleurs sont tantôt semblables, tantôt différentes dans l'une et dans l'autre portions, mais plus prononcées en général dans l'interne, qui est la moins
large des deux pour l'ordinaire, et qui quelquefois paraît plus saillante. Au reste, leur disposition est fort
irrégulière; elles offrent quelquefois des plaques
plus ou moins larges; ce qui donne à toute la surface de l'iris un aspect jaspé. On les voit d'une manière plus sensible quand l'humeur aqueuse existe;
car elle augmente leur intensité par la réfraction
qu'elle fait subir aux rayons lumineux. La cornée

étant enlevée et l'humeur aqueuse écoulée, elles perdent en grande partie leur vivacité.

Les anatomistes ont indiqué sur la même surface une multitude de stries radiées, qui, commençant à la grande circonférence, vont en convergeant se terminer auprès de la pupille. On voit effectivement ces stries sur le vivant, mais elles sont beaucoup moins sensibles et ont une disposition moins régulière qu'on ne l'a cru. Assez prononcées quelquefois auprès de la pupille, elles ne s'aperçoivent presque plus en dehors. Sur le cadavre, on ne les retrouve presque plus; ce qui tient probablement à l'affaissement où sont toutes les parties.

Postérieurement, l'iris est recouvert de l'enduit noirâtre, qui y est beaucoup plus épais et plus prononcé que sur la choroïde elle-même. Lorsqu'on a enlevé cet enduit par la macération, on voit en dehors les stries radiées que terminent les procès ciliaires et qui paraissent dépendre des replis de la membrane. Mais ces stries sont beaucoup moins apparentes chez l'homme que dans le bœuf et autres animaux, où, très-prononcées pendant un certain trajet, et effacées ensuite, elles ont donné lieu à plusieurs anatomistes de diviser la surface postérieure de l'iris en deux anneaux; dont l'externe est strié, et l'interne lisse. Mais, comme nous venons de le dire, on ne peut admettre une pareille distinction dans l'iris de l'œil humain.

La grande circonférence de cette membrane est enchâssée pour ainsi dire entre le cercle ciliaire, qui forme au-devant d'elle une saillie assez remarquable chez l'homme, et les procès ciliaires, qui se trou-

vent en arrière. On peut facilement, comme je l'ai
dit, la détacher de ces deux parties sans solution de
continuité; ce qui me fait croire qu'elle n'est point
un prolongement des procès ciliaires, mais un
corps tout-à-fait distinct.

La petite circonférence, ou l'ouverture de l'iris,
se nomme *la pupille*. Sa forme est circulaire chez
l'homme. Sa grandeur varie, non-seulement suivant le volume de l'œil, mais surtout suivant la dilatation ou le resserrement dont il est susceptible.
C'est par ces variations qu'est déterminé le nombre
des rayons lumineux qui doivent servir à la vision.

Quoique l'iris offre en devant et en arrière une
disposition fort différente, on ne peut cependant y
distinguer deux feuillets, au moins dans l'homme;
car leur existence isolée est plus sensible et plus
facile à prouver dans l'œil de certains animaux.
Quelques auteurs y avaient admis des fibres charnues, parce qu'ils ne croyaient pouvoir expliquer
autrement la contractilité dont jouit cette membrane; mais il n'en existe évidemment aucune (1).

---

(1) On regarde généralement aujourd'hui l'iris comme formé
par deux lames unies intimement près de la pupille, mais qu'il
est facile d'isoler vers sa grande circonférence. L'existence de
fibres musculaires, que la plupart des auteurs persistent à nier,
est néanmoins admise et semble avoir été démontrée par d'ha-
biles observateurs. M. Maunoir, chirurgien de Genève, croit
avoir reconnu, à l'aide d'une forte loupe, que ces fibres forment
deux plans, l'un externe et plus large, radié, correspondant à
l'anneau coloré externe, l'autre interne, à fibres circulaires,
correspondant à l'anneau coloré interne : le premier serait dilatateur et le second constricteur de la pupille. Les observations de

L'iris jouit de propriétés très-marquées. Le calorique le racornit promptement. Son extensibilité de tissu est prouvée par les dilatations morbifiques de l'œil. Il ne paraît point jouir de la sensibilité ni de la contractilité animales. Lorsqu'on le blesse dans l'opération de la cataracte, ou qu'on l'ouvre pour former une pupille artificielle, aucune douleur n'en résulte. Ses mouvemens sont excités surtout par la présence ou l'absence de la lumière. Lorsqu'on approche subitement un flambeau de l'œil jusque là fermé, ou qu'on passe d'un endroit très-clair dans l'obscurité, son état change singulièrement. Mais ici le mode de mouvement est particulier : c'est en se dilatant que l'iris diminue la largeur de la pupille. Dans les ténèbres, et toutes les fois que la lumière est très-faible, il se contracte, et il en résulte l'agrandissement de cette même ouverture; en sorte qu'ici le stimulant produit l'allongement des fibres, et son absence leur contraction, ce qui est absolument l'inverse des muscles. J'ai fait remarquer ailleurs ce mode particulier de mouvement dont jouissent certains organes des animaux, et qui me paraît encore très-peu connu.

L'iris a des rapports sympathiques, assez multi-

M. Bauer, de sir Everard Home, de M. H. Cloquet paraissent s'accorder avec celles de M. Maunoir. — L'iris reçoit les dernières ramifications des nerfs ciliaires, qui gagnent en rayonnant sa petite circonférence ; ses artères proviennent des ciliaires longues ; ses veines s'ouvrent dans les veines ciliaires longues et dans les *vasa vorticosa*. *(Noté ajoutée.)*

pliés. Nous ignorons presque l'influence qu'il a sur
les autres organes; mais nous connaissons plusieurs
des influences qu'il reçoit. Dans la cécité par affection de la rétine, sa contraction et la dilatation de
la pupille sont habituelles, ce qui n'arrive point
dans plusieurs autres cécités : d'où l'on peut conclure qu'il se meut plutôt sympathiquement à l'occasion de l'impression faite sur la rétine par les
rayons lumineux qu'en vertu de l'impression qu'il
en reçoit lui-même primitivement. Cela prouve aussi
que le raccourcissement est vraiment l'état passif de
cette membrane, son état actif consistant dans l'allongement de ses fibres ; phénomène opposé à ceux
des muscles. L'hydrocéphale, l'apoplexie, les affections comateuses et ataxiques, la présence des vers
dans les intestins, les engorgemens abdominaux, etc.,
donnent aussi lieu sympathiquement à une plus
grande dilatation de la pupille.

Le mouvement de l'iris cesse à l'instant de la mort,
et ne peut plus être mis en action d'aucune manière
quelques instans après, comme l'irritabilité musculaire. Sur le cadavre, l'ouverture de la pupille se
trouve dans des dimensions très-variables et qui
dépendent de l'état de l'iris à l'instant de la mort.

e. *Membrane rétine.*

La rétine forme la troisième enveloppe membraneuse de l'œil. Sa forme est la même que celle de
la choroïde ; dont elle suit la disposition. Elle est
étendue depuis le nerf optique jusqu'au cristallin

Son origine a lieu au contour du nerf optique, immédiatement après l'entrée de celui-ci dans l'œil. N'en est-elle que l'épanouissement, comme le pensent presque tous les anatomistes? On ne sera pas porté à le croire si l'on observe que le nerf optique finit tout à coup après avoir traversé la choroïde, et offre un point blanchâtre assez large que circonscrit de tous côtés la rétine dont la couleur n'est nullement celle du nerf, qui a progressivement diminué. D'ailleurs, le nerf forme, dans sa terminaison, un petit bourrelet saillant au-delà de la rétine. Tout ceci s'aperçoit facilement lorsqu'après avoir ouvert circulairement l'œil, on enlève avec précaution le corps vitré. Au reste, ceci n'est que relatif à la conformation; car pour l'organisation intime, je suis très-persuadé que la rétine est de même nature que la substance médullaire du nerf.

Dans son trajet, la rétine embrasse le corps vitré jusqu'aux procès ciliaires, correspond en dehors à la choroïde, sur laquelle elle est appliquée sans aucun moyen d'union et sans en recevoir jamais de coloration, et recouvre en dedans le corps vitré également sans lui adhérer. Parvenue aux procès ciliaires, elle paraît s'y terminer par une portion circulaire un peu plus épaisse; mais cette disposition n'est qu'apparente. Une lame mince en part, se réfléchit sur les procès ciliaires, les tapisse en s'enfonçant dans leurs intervalles, et s'avance ainsi jusqu'au cristallin. Pour la voir dans cet endroit, il faut enlever avec précaution la choroïde et les procès ciliaires, en laissant la rétine appliquée sur le corps vitré. La ténuité de cette portion antérieure la dérobe alors à la vue; mais en plongeant le corps vitré dans l'eau, on la voit s'en détacher sans peine. Les intervalles des procès ciliaires sont donc le seul endroit où la rétine reçoive la teinte choroïdienne.

Cette membrane, quoique de même nature que la substance médullaire des nerfs, de l'optique en particulier, présente cependant quelques différences. Sa couleur grisâtre contraste avec la blancheur de la substance nerveuse. Sa densité est beaucoup moindre que celle de cette même substance; elle offre une matière pulpeuse sans aucune apparence de fibres. J'ai remarqué qu'elle ne se racornit presque point par le feu ni par les acides concentrés; phénomène qui la distingue essentiellement des organes solides et fibreux, et qui montre son analogie avec la substance médullaire des nerfs et du cerveau, qui offrent le même résultat. En effet, c'est le névrilème qui est le siége du racornissement considérable que présentent les nerfs : or, cette enveloppe particulière est absolument étrangère à la rétine, qui offre la substance médullaire à nu.

L'artère centrale fournit plusieurs rameaux à cette membrane avant de pénétrer dans le corps vitré. Elle est le seul moyen d'union entre elle et les autres parties de l'œil.

Sœmmering a découvert sur la rétine, en dehors et à deux lignes du nerf optique, une tache jaune plus foncée dans son milieu que dans son contour, large d'un peu plus d'une ligne. Elle se trouve dans la direction de l'axe de l'œil. Plusieurs plis vagues se voient aux environs. Ces plis paraissent être un effet de l'affaissement de l'humeur vitrée, dont le

corps devenu plus petit par la transsudation cadavérique, ne distend plus autant que pendant la vie
la rétine, qui se développe exactement lorsqu'on
plonge l'œil dans l'eau. Ces plis sont donc des choses
accidentelles et étrangères à la conformation de la
membrane; mais on en voit un parmi eux qui appartient spécialement à cette conformation, et qui ne
se détruit jamais, quelque distension que celle-ci
éprouve. Il est près de l'insertion du nerf optique,
et se prolonge à deux lignes au plus en dehors.
L'immersion dans l'eau ayant détruit les plis acci-
dentels, laisse voir un enfoncement irrégulier au
niveau de la tache jaune. Dans le milieu de cet
enfoncement, on découvre le trou central de la rétine, ouverture très-étroite qui correspond au milieu
de cette tache jaune et qui disparaît aussitôt que l'on
retire l'œil de l'eau. Tous ces objets paraissent constans dans la rétine de l'homme; on ne les trouve
point dans celle de beaucoup d'animaux. Pour les
bien voir, il faut examiner par derrière la rétine
plongée dans l'eau et mise à découvert par la soustraction de la partie postérieure de la sclérotique et
de la choroïde. On les voit aussi par-devant, en
enlevant l'humeur vitrée, où même au travers de
cette humeur, lorsque toute la partie antérieure
des membranes de l'œil a été emportée.

La rétine jouit d'une sensibilité animale très-marquée : c'est en vertu de cette propriété qu'elle est la
partie de l'œil essentielle à la vision. Elle n'a point de
contractilité animale. Les propriétés organiques n'y
sont prouvées que par sa nutrition.

§ III. *Des Humeurs de l'OEil.*

Il y en a trois principales; savoir, les humeurs vitrée, cristalline et aqueuse. Chacune a un petit appareil membraneux qui est destiné et à la fournir et à la contenir. Ce petit appareil doit être examiné conjointement avec elle; en sorte que ces trois humeurs offrent chacune l'idée d'un composé d'un organe solide et d'un fluide qu'il sépare : c'est ainsi que je les présenterai.

a. *Corps vitré.*

Le corps vitré occupe les trois quarts postérieurs de l'œil. Embrassé en arrière et sur les côtés par la rétine, il avoisine en devant le cristallin et les procès ciliaires. Sa forme est convexe en arrière, convexe encore sur la circonférence de sa partie antérieure, mais concave au milieu pour recevoir le cristallin. Contigu seulement aux organes voisins, il ne leur est fixé que par la branche moyenne envoyée au cristallin par l'artère centrale de la rétine. Ce corps, outre l'humeur qui en constitue la plus grande partie et qui offre une médiocre consistance, semble être environné d'un fluide particulier, intermédiaire à lui et à la rétine, et qui s'écoule toujours au moment où on ouvre l'œil. Mais ce fluide est-il naturellement séparé, ou n'est-il plutôt qu'une transsudation cadavérique de l'humeur vitrée elle-même? On sera porté à admettre cette dernière opinion, si l'on observe que le corps vitré, isolé de l'œil et abandonné à lui-même, fournit continuellement un fluide semblable, et diminue en raison de la perte de ce fluide.

Deux parties composent le corps qui nous occupe: la *membrane hyaloïde* et l'*humeur vitrée* que cette membrane contient. Réunies, ces deux parties offrent une égale transparence, et l'œil ne peut les distinguer dans leur état naturel. Mais plusieurs expériences prouvent évidemment l'existence isolée de chacune. 1°. Si on enlève le corps vitré avec une pince ou avec la pointe d'un scalpel, il demeure suspendu à l'instrument et s'allonge jusqu'à un certain point sans se rompre. 2°. Si on fait une légère incision à sa lame externe, le fluide contenu dans ses vésicules forme aussitôt une hernie sensible, le reste de la surface demeurant uni et lisse. 3°. J'ai remarqué que ce corps étant plongé dans une dissolution de potasse simple ou de pierre à cautère, la membrane acquiert une légère opacité grisâtre, et flotte dans la dissolution, tandis que l'humeur, qui s'est en partie écoulée, n'est point altérée dans sa portion restante. Les acides produisent un effet analogue; mais ils donnent à la membrane une teinte plus blanche, et agissent à peu près de même sur l'humeur, en sorte que la totalité du corps devient opaque, et qu'on distingue moins bien la membrane.

Membrane hyaloïde. Elle forme, d'après ce qui vient d'être dit, l'enveloppe extérieure du corps vitré, et de plus, envoie au-dedans de lui des prolongemens qui le divisent en cellules, dont il est difficile de déterminer la forme et la grandeur. On ne voit pas cette disposition celluleuse, à cause de la transparence générale ; mais j'ai observé que, quand on comprime légèrement entre les doigts le corps vitré en deux sens opposés, on sent plusieurs lobules inégaux séparés par des intervalles, et roulant les uns sur les autres. La congélation de ce corps y montre aussi, comme on sait, plusieurs glaçons naturellement distincts, et offrant des formes diverses. Soumis à l'ébullition, après qu'on a préliminairement divisé sa lame externe, le corps vitré se couvre de bosselures que l'œil aperçoit facilement et qui correspondent à chacune de ses portions. Tous ces phénomènes démontrent assez et l'existence de l'hyaloïde et sa disposition cellulaire dans toute l'étendue du corps vitré.

Lorsque cette membrane est parvenue au contour du cristallin, elle se divise en deux lames, dont l'une se porte au-devant de la capsule de ce corps, et l'autre derrière elle. L'espace triangulaire résultant de leur écartement est complété par le contour de cette capsule, et forme le *canal circulaire de Petit*, qui ne contient aucun fluide, et dont les deux lames, appliquées l'une contre l'autre, sont rendues sensibles avec assez de facilité par l'insufflation. Sur la lame antérieure se trouvent les striés qui reçoivent les procès ciliaires.

La structure de l'hyaloïde est peu connue. Cette membrane n'offre aucun caractère qui la rapproche des autres. Elle est parcourue par quelques vaisseaux sanguins, branches de l'artère centrale de la rétine. Les exhalans sont les seuls moyens par lesquels elle peut entretenir l'humeur qu'elle renferme, et qu'évidemment aucune glande ne fournit. L'absorption rapporte ensuite dans la circulation cette humeur, qui est ainsi habituellement renouvelée.

L'hyaloïde est susceptible d'une certaine extensibilité de tissu, comme le prouvent certaines hydrophthalmies dues uniquement à l'augmentation de volume du corps vitré. Elle se racornit jusqu'à un certain point par l'action de l'eau bouillante, par celle du calorique immédiatement appliqué, par celle des acides concentrés, etc. Mais ce racornissement n'est point comparable à celui dont les autres membranes de l'œil sont susceptibles. En effet, si l'on soumet, pour terme de comparaison, la sclérotique et la choroïde aux agens dont nous venons de parler, on les voit se resserrer sur elles-mêmes avec une extrême rapidité, et diminuer considérablement de volume : au contraire, le corps vitré diminue peu dans les mêmes circonstances. Les propriétés animales de l'hyaloïde sont ignorées; elle jouit des organiques, qui sont nécessaires à son exhalation et à son absorption alternatives, et à sa nutrition.

Humeur vitrée. On la sépare de la membrane hyaloïde, soit en donnant lieu à son écoulement spontané par plusieurs incisions faites au corps vitré, soit, comme je le fais ordinairement, en comprimant doucement ce corps entier dans un linge : le fluide sort, et des stries membraneuses restent enduisant le linge.

Cette humeur présente à peu près la consistance de la gomme délayée dans une petite quantité d'eau. Elle est miscible à ce fluide, parfaitement incolore et transparente. Soumise à l'action du calorique sur un fer chaud sans incandescence, et dans la membrane hyaloïde, ce qui forme le corps vitré en totalité; elle se boursoufle légèrement, et il s'en dégage beaucoup de gaz qui commence à s'échapper par sa surface qui est en contact avec le fer chaud. L'endroit même du contact devient opaque, et se coagule un peu, de manière à offrir une fausse membrane mince, blanchâtre, qui s'enlève facilement ensuite, et au-dessus de laquelle l'humeur a conservé sa fluidité et sa transparence. Lorsqu'on enlève cette fausse membrane, et qu'on replace le corps vitré sur le fer chaud, une nouvelle couche se forme, et ainsi de suite successivement jusqu'à ce que, évaporée presque entièrement, cette humeur ne laisse qu'un résidu membraneux presque nul.

L'eau bouillante trouble très-légèrement l'humeur vitrée, mais sans la coaguler aucunement, comme elle le fait pour le cristallin : aussi, lorsque l'œil entier, plongé dans l'eau bouillante, s'est fortement racorni sur lui-même, phénomène qui est dû surtout à la sclérotique, si on y fait en arrière une piqûre, l'humeur vitrée, restée fluide comme auparavant, s'échappe avec impétuosité, et s'élance à une grande distance, pressée par l'enveloppe extérieure, qui n'a pu, vu le peu de compressibilité de cette humeur, obéir entièrement à sa tendance au racornissement, à laquelle elle cède alors. Parmi les expériences qui peuvent servir à démontrer la susceptibilité des membranes fibreuses pour le racornissement, celle-ci me paraît une des plus curieuses. Je l'emploie souvent dans cette vue.

L'humeur vitrée exposée à l'air se putréfie au bout

de peu de jours; elle se dissipe progressivement, et il reste un résidu membraneux opaque. Les acides et l'alcool lui donnent, comme l'eau bouillante, une légère blancheur, mais sans coagulation. Les alcalis ne l'altèrent point, tandis qu'ils ont une certaine action sur l'hyaloïde, comme nous l'avons dit plus haut.

Voilà ce que j'ai observé dans mes expériences sur le corps vitré, qui n'était encore que très-peu connu, sur lequel on n'avait que quelques essais incomplets, et qui mérite encore de fixer d'une manière particulière l'attention des chimistes, pour suppléer à ce que je n'ai point fait.

b. *Du Cristallin et de sa Membrane.*

Le cristallin, corps transparent, de forme lenti-culaire, est situé entre le tiers antérieur et les deux tiers postérieurs de l'œil. Enchâssé en arrière dans le corps vitré par la moitié de son épaisseur, il cor-respond à ce corps par une surface convexe qui s'en sépare facilement. En devant, il fait une saillie con-sidérable derrière la pupille, et offre également une convexité qui représente la portion d'une sphère beaucoup plus petite que celle du corps vitré. L'hu-meur aqueuse le baigne dans cet endroit. Sa circon-férence est fixée au corps vitré d'une manière plus solide que sa partie postérieure; les procès ciliaires la recouvrent un peu en devant. Le cristallin, un peu plus rapproché de l'angle interne de l'œil que de l'angle externe, a un axe différent de celui de l'œil entier. Deux parties distinctes en composent l'ensemble : une capsule membraneuse, et une humeur contenue dans cette capsule.

Membrane cristalline. Sa forme est indiquée par celle du corps entier qu'elle concourt à former. Elle est composée de deux portions : l'une propre qui la forme essentiellement ; l'autre qui dépend de l'hyaloïde et qui lui est ajoutée. La première enveloppe le cristallin de toutes parts, en lui formant un sac sans ouverture, qui n'envoie aucun prolongement dans son intérieur. En devant, cette capsule propre est recouverte par une lame que l'hyaloïde lui envoie, et avec laquelle elle se confond dans le milieu, de manière à ne pouvoir presque jamais en être séparée, tandis qu'elle s'en isole facilement quand on se rapproche de la circonférence. En arrière, une seconde lame de l'hyaloïde recouvre cette capsule, et s'en sépare aisément dans toute son étendue. Il résulte de là que la capsule cristalline propre n'est distincte de celle de l'hyaloïde qu'en arrière et dans son contour, où elle complète le canal de Petit, qui est formé en partie par les deux feuillets écartés de cette même capsule hyaloïdienne. En incisant et en soulevant le feuillet antérieur, on reconnaît sans peine le canal dont nous parlons.

La capsule cristalline a beaucoup plus d'épaisseur et de densité que l'hyaloïde ; on peut s'en convaincre en l'examinant en arrière, où elle peut s'isoler. Enlevée en entier de dessus le cristallin lui-même, elle conserve une certaine solidité, et résiste assez pour pouvoir être comparée à la cornée, dont elle paraît avoir la structure, comme l'observe Haller.

Cette analogie me semble confirmée par l'observation des cataractes membraneuses, comparables aux taies dont la cornée est si souvent le siége. Exposée à l'action du calorique immédiat et à celle de l'eau bouillante, la capsule cristalline se racornit, devient opaque et légèrement blanchâtre; le même effet résulte de l'action des acides: les alcalis ne l'altèrent point; le contact de l'air lui donne une teinte jaunâtre.

Entre la capsule et le cristallin proprement dit, on trouve un fluide particulier, nommé *humeur de Morgagni*. Ce fluide s'écoule aussitôt que l'on ouvre la capsule, et son défaut de consistance le distingue suffisamment du cristallin, qui en est environné. Rarement il augmente contre nature. Transparent dans l'état ordinaire, il acquiert quelquefois une blancheur et une consistance lactescentes qui forment en grande partie ce qu'on nomme les *cataractes laiteuses*. L'exhalation est la seule manière dont il puisse être fourni. Se fait-elle par une membrane séreuse propre, tapissant l'intérieur de la capsule? On l'ignore absolument, aussi bien que la nature de ce même fluide. Haller pense qu'il est souvent peu abondant dans l'état de vie; qu'il augmente après la mort; qu'il paraît être fourni principalement par la transsudation du cristallin lui-même, et avoir pour usage d'empêcher l'adhérence de celui-ci avec sa capsule.

Cristallin. Ce corps, entièrement isolé de sa membrane, offre une transparence parfaite. Deux couches fort différentes le constituent. L'une, extérieure, assez épaisse, n'est nullement lamelleuse, mais

molle, collante et facile à enlever. L'autre, profonde,
plus solide, forme le noyau de la première et se divise en un grand nombre de lames juxta-posées les
unes aux autres. Le plus simple examen suffit pour
reconnaître cette distinction, que j'ai rendue beaucoup plus sensible dans plusieurs des expériences
suivantes. 1°. Si l'on expose le cristallin à l'action du
calorique sur un fer chaud sans incandescence, la
couche superficielle brûle avec un boursouflement
léger; tandis que le noyau ne se boursoufle point,
mais se change en une masse blanche opaque, sensiblement lamelleuse et friable, qui donne une odeur
assez analogue à celle de la corne brûlée. 2°. Par
l'eau bouillante, la couche extérieure acquiert une
blancheur de lait, une consistance un peu plus marquée et comme pâteuse. On la détache facilement.
Quand elle a été enlevée, on trouve le centre beaucoup plus solide, ayant une couleur de nacre de
perle, reluisant et resplendissant; inaltérable par de
nouvelles immersions dans la même eau bouillante.
3°. L'alcool produit les mêmes effets, mais d'une
manière beaucoup moins sensible. 4°. Les acides
étendus d'eau ont sur le cristallin la même action
que l'eau bouillante : il n'en est pas de même des
acides concentrés. 5°. L'acide sulfurique concentré
lui donne une apparence comme gélatineuse, une
couleur brune obscure, et le réduit tout entier à cet
état pulpeux et charbonné commun à toutes les
substances animales traitées par lui. 6°. L'acide nitrique concentré le jaunit et le durcit : mais, tandis
que l'extérieur devient d'un jaune opaque et foncé,
le centre conserve, avec sa couleur jaune, cet éclat

remarquable; cette teinte resplendissante qui le distinguent dans la blancheur: 7°. L'acide muriatique concentré lui donne beaucoup de dureté; mais il ne prend point alors la couleur blanche observée par l'effet des premiers réactifs. 8°. Par la macération long-temps continuée, le cristallin se putréfie et se change en une masse pulpeuse. 9°. Exposé à l'air, il se dessèche, devient solide, friable, même dans sa couche extérieure; il jaunit un peu, mais conserve sa transparence et sa forme primitive. Il se conserve très-long-temps dans cet état de dessiccation; on le prendrait quelquefois alors pour une de ces pierres arrondies et jaunâtres qui servent à nos bijoux : on dirait même que plus il est gardé, plus il devient inaltérable. 10°. Mis en contact avec un sel neutre en poudre bien sec, avec l'alun spécialement, il prend une dureté plus grande encore qu'à l'air, jaunit aussi un peu, et ensuite se conserve sans subir aucune altération. 11°. Si, dans cet état de dessiccation, on l'expose à la flamme d'une bougie, il brûle en pétillant, et en exhalant une odeur qui a quelque analogie avec celle de la corne soumise à la combustion.

Voilà les faits principaux qui peuvent servir à éclaircir la composition du cristallin. La plupart me sont propres; d'autres avaient été établis avant moi. On a demandé depuis long-temps si le cristallin était organisé. Beaucoup de recherches ont été faites pour s'en assurer, et il résulte de toutes qu'aucun vaisseau sanguin ne se répand dans la substance cristalline propre, mais seulement que sa capsule en reçoit un ou deux dépendant de l'artère centrale.

de la rétine. Aucun nerf ne pénètre le cristallin ni sa membrane. A ces premières données, peu favorables à l'organisation du cristallin, il faut comparer le résultat des expériences précédentes. Dans ces expériences, si l'on fait abstraction de l'action destructive qu'exercent sur le cristallin, comme sur toute substance animale, le calorique immédiatement appliqué, l'acide sulfurique très-concentré et la macération dans l'eau, si on modère l'action de ces réactifs, tous nous montrent dans le cristallin deux parties entièrement distinctes et extrêmement remarquables dans leur disposition. L'une, qui forme la couche extérieure, épaisse de deux ou trois lignes, offre une substance molle, mucilagineuse, facile à enlever et s'attachant aux doigts, sans aucune régularité dans l'arrangement de ses molécules, parfaitement transparente et incolore dans l'état naturel, mais susceptible de perdre sa fluidité et sa transparence par tous les réactifs, et d'acquérir une couleur blanche opaque, pour passer ensuite à un état de friabilité pulvérulente par la dessiccation. Ces phénomènes éloignent évidemment toute idée d'organisation de la première couche, et ne nous permettent d'y voir qu'un fluide un peu condensé, environnant l'extérieur du cristallin, intermédiaire à lui et à la capsule, dont les sépare seulement l'humeur de Morgagni, qui est plus fluide que lui, mais qui peut lui être identique quant à sa nature essentielle.

Mais quand on a enlevé ce fluide, on trouve un corps plus solide, offrant essentiellement la forme lenticulaire que présente le cristallin entier, d'une

transparence parfaite dans l'état naturel ; ce qui empêche de le distinguer de la couche extérieure ; mais
beaucoup moins altérable qu'elle, et conservant au
milieu de toutes les épreuves qu'on lui fait subir
sans le détruire, avec les acides, le feu, l'eau bouillante, cette demi-transparence qui appartient à la
nacre de perle. Ce corps, examiné dans l'état naturel, résiste au doigt qui le comprime, et ne cède
que difficilement en s'étendant plutôt qu'il ne se
divise. Solidifié par l'eau bouillante et par les acides,
il présente au scalpel qui l'entame une multitude de
lames distinctes, concentriques, qui le composent
entièrement, qui s'enlèvent sans peine, et qui sont
absolument semblables sous ce point de vue aux
couches multipliées des racines bulbeuses. Ces lames, ultérieurement divisées, offrent dans leur tissu
des fibres très-distinctes, disposées parallèlement
entre elles, et dans la direction des lames elles-
mêmes. Quelques-unes de ces fibres se détachent
d'une lame pour aller à la lame subjacente, et sont
entre elles deux le seul moyen d'union qu'on observe : aucun intermède celluleux ne concourt à
cette union, quoique quelques anatomistes l'aient
supposé. La disposition lamelleuse et fibreuse dont
nous parlons se remarque jusqu'au centre du cristallin. Quelques auteurs ont compté un nombre
prodigieux de lames. Peut-être ce nombre est-il
plutôt le résultat d'un isolement artificiel que d'une
disposition naturelle. Mais si le nombre des lames
est indéterminé, leur existence est certaine, et leur
distinction naturelle se montre évidemment quand
on coupe suivant son épaisseur cette portion du

cristallin soumis à la dessiccation. On voit alors leur juxta-position d'une manière sensible. Quant à leur texture fibreuse, elle se manifeste dans toutes les circonstances avec une évidence égale.

c. De l'Humeur aqueuse et de sa Membrane.

L'humeur aqueuse occupe toute la partie de l'œil qui s'étend depuis la cornée jusqu'au cristallin. Cet intervalle est séparé par l'iris en deux espaces inégaux, dont l'ouverture permet une libre communication entre l'une et l'autre. L'espace postérieur, fort étroit, n'existe proprement que vers le contour du cristallin qui le borne en arrière, tandis que l'iris en avant, et en dehors les procès ciliaires qui sont appliqués immédiatement sur le corps vitré, le circonscrivent. Cet espace est triangulaire, ce qui dépend de la forme convexe du cristallin et de la forme plane et perpendiculaire de l'iris. Deux choses sont à considérer dans l'humeur aqueuse, sa capsule et l'humeur elle-même.

Membrane de l'humeur aqueuse. Elle tapisse d'abord la surface postérieure de la cornée, puis, parvenue à la grande circonférence de l'iris, se réfléchit sur cette cloison, qu'elle recouvre en devant, et sur laquelle elle paraît finir insensiblement : du moins on ne peut la suivre jusqu'à la pupille. Il n'est pas probable qu'elle dépasse cette ouverture pour recouvrir l'iris en arrière : l'humeur noirâtre que l'on trouve sur cette dernière partie y indique même évidemment une disposition toute différente.

Diverses expériences rendent sensible la membrane de l'humeur aqueuse. Lorsque l'on a soumis la cornée à l'ébullition, et qu'elle a pris une épaisseur considérable en se racornissant, on peut quelquefois la détacher en entier, et l'on voit derrière elle la membrane mince et transparente dont il s'agit occuper seule l'ouverture de la sclérotique. Mais ce procédé est difficile à exécuter; un moyen plus simple est celui-ci : examinez en arrière la cornée qui a bouilli après avoir ouvert l'œil, vous verrez souvent que l'ébullition a détaché en partie cette membrane d'avec la cornée, sur laquelle elle forme une vésicule semblable à celle que les vésicatoires déterminent sur la peau. Ce moyen de voir la membrane est en même temps le meilleur pour reconnaître la sérosité qui lubrifie les lames de la cornée, et on pourrait en profiter pour analyser cette sérosité accumulée ici avec assez d'abondance. Je ne crois pas qu'aucun procédé puisse rendre cette membrane sensible sur l'iris. Elle n'est nullement connue quant à sa nature et à ses propriétés. Sans doute elle fournit l'humeur aqueuse par exhalation; mais on ne lui trouve point la disposition des membranes séreuses, avec lesquelles elle n'a de commun que la transparence et la ténuité.

Humeur aqueuse. Transparente dans l'état naturel, elle varie pour la quantité, que l'on estime ordinairement à quatre ou cinq grains. Quoique susceptible d'être entièrement évaporée par le feu, elle a cependant une légère viscosité. Les acides et l'alcool ne la coagulent point; elle se trouble un peu par les acides nitrique, nitro-muriatique, et muriatique oxygéné. Abandonnée à elle-même, elle se

putréfie promptement, et donne une odeur fétide.
Elle augmente beaucoup dans l'hydrophthalmie,
diminue et disparaît dans l'atrophie de l'œil. Exhalée continuellement par sa membrane, elle est ré-
parée en vingt-quatre ou trente-six heures, lorsque
l'opération de la cataracte a donné lieu à son écoulement. D'autres preuves de son exhalation se tirent
des injections avec l'huile de térébenthine, qui s'est
quelquefois mêlée à elle, de son mélange avec le
mercure dans les frictions faites sur la peau avec les
préparations de ce métal, etc.

ARTICLE QUATRIÈME.

DÉVELOPPEMENT DE L'OEIL.

§ Ier. *État de l'OEil dans le premier âge.*

Chez le fœtus, les yeux son extrêmement développés en proportion des autres organes. Toutes
leurs parties sont très-prononcées et faciles à reconnaître. Cet état de développement précoce mérite une attention particulière, d'autant plus qu'il se
retrouve au même degré dans les organes de l'ouïe
et dans le cerveau. Si l'on compare cet état avec celui
que présentent à la même époque les organes de
l'odorat, resserrés sur eux-mêmes et incapables
d'exercer leurs fonctions ; si l'on observe aussi que
ceux du goût, quoique plus développés que ceux
de l'odorat, le sont moins cependant que ces deux
premiers, on trouvera bientôt la raison de cette
différence dans la diversité des fonctions auxquelles,

ces sens sont destinés. La vue et l'ouïe, organes des sensations purement intellectuelles, et uniquement du ressort de la vie animale, devaient se trouver, dans leur développement, en rapport exact avec le cerveau, centre essentiel de l'intelligence et de cette vie animale. En effet, c'est aux fonctions cérébrales que les leurs sont exclusivement liées ; elles sont in- dépendantes de la vie organique : tandis que les sens de l'odorat et du goût, quoique sous l'influence du cerveau, tiennent aussi aux fonctions intérieures ; et peuvent ne point être dans un rapport aussi exact de développement avec cet organe. C'est un phéno- mène qui m'a toujours frappé, que cette uniformité entre le cerveau, l'œil et l'oreille, sous le rapport de leur accroissement dans le premier âge : il y a entr'eux une proportion rigoureuse.

Développement des Paupières. Toutes les parties dépendant de l'œil offrent le même développement prématuré. Les cavités orbitaires, très-étendues, donnent à la partie de la face qu'elles occupent une expression toute particulière, et une forme diffé- rente de celle qu'elle aura lorsque les fosses nasales et les sinus devenus plus vastes augmenteront infé- rieurement la hauteur et la largeur de celle-ci.

Les paupières sont entièrement fermées chez le fœtus. Cette occlusion naturelle, à une époque où les sensations de la vue lui sont inutiles, ressemble parfaitement à celle du sommeil ordinaire, et recon- naît les mêmes causes. En effet, il n'y a point ici contraction du muscle orbiculaire ; il n'y a qu'abais- sement de la paupière supérieure, dû uniquement au défaut d'action de son releveur, qui est dans

l'inertie comme la plupart des autres muscles.
L'organisation des paupières du fœtus offre aussi
quelques différences : la peau en est plus mince et
plus ténue, le muscle orbiculaire plus pâle, et la
conjonctive palpébrale moins foncée en couleur.

Développement des Membranes de l'OEil. Quant à
l'œil lui-même, ses différences doivent être examinées dans ses membranes et dans ses humeurs.

La sclérotique, comme toutes les parties du système fibreux, a fort peu d'épaisseur chez le fœtus :
aussi sa couleur est moins prononcée, et sa demi-
transparence permet de distinguer un peu au travers la couleur de la choroïde. C'est surtout en
arrière que la sclérotique offre un aspect bleuâtre
dû à la cause dont nous parlons : en devant cet aspect est moins sensible, la membrane y étant fortifiée par les tendons des muscles droits, qui la rendent
plus opaque.

La cornée, un peu plus saillante que chez l'adulte,
doit cet état à la plus grande quantité d'humeur
aqueuse qui lui est subjacente. Son épaisseur est à
peu près la même que dans la suite. Elle est beaucoup moins perméable, ce qui fait que l'œil paraît
moins affaissé chez le fœtus au moment de la mort.
On n'y observe presque jamais non plus cette couleur terne, et cet enduit particulier qui paraît constamment sur l'œil de l'adulte à la suite d'une maladie
un peu longue, et que nous avons rapporté à la
transsudation du fluide propre de la cornée. Ce n'est
point là, au reste, un phénomène particulier à l'œil:
ce reste de tonicité, qui empêche encore quelque
temps après la mort la perméabilité des organes, se

remarque aussi ailleurs chez le fœtus, et notamment à la vésicule du fiel ; car le duodénum paraît rarement, comme chez l'adulte, coloré par la bile, dont cependant cette vésicule est également remplie. Le volume de l'œil et son brillant sont donc, chez le fœtus et même chez l'enfant mort, presque les mêmes que pendant la vie. La peau n'éprouve point non plus cette flaccidité particulière, cet affaissement caractéristique de la mort chez l'adulte : aussi l'expression de la face a-t-elle peu changé et semble-t-elle souvent ne différer que très-peu de celle du sommeil. De là encore, comme je l'ai remarqué plusieurs fois en faisant pratiquer aux élèves les opérations chirurgicales, la facilité plus grande de s'exercer à celle de la cataracte sur les petits cadavres, à cause de la saillie de la cornée.

La choroïde, déjà très-prononcée, se détache facilement de la sclérotique et de la rétine. Elle laisse sur la première une légère teinte rougeâtre. Sa surface extérieure paraît d'une couleur aussi foncée que dans les autres âges. En dedans, l'enduit qui la recouvre est noirâtre au lieu d'être brun ; il a moins de fluidité et lui adhère plus fortement. Quand on l'a enlevé, la choroïde conserve une couleur rougeâtre très-sensible et qui tient à son organisation elle-même. Cette couleur est toute différente de celle de l'adulte, quand on a enlevé chez lui l'enduit noirâtre. Cet enduit est, comme par la suite, d'autant plus prononcé qu'on approche davantage des procès ciliaires, et d'autant plus rare qu'on l'examine plus du côté du nerf optique : aussi c'est en arrière que la rougeur propre de la choroïde se remarque le mieux.

Lorsqu'on enlève la sclérotique et la cornée, on ne trouve pas le cercle ciliaire aussi prononcé que chez l'adulte. Il représente une ligne blanchâtre analogue à celle qui se voit chez le bœuf, mais qui adhère fort peu à la sclérotique. C'est au défaut de développement de ce cercle ciliaire qu'est due la saillie plus grande que forment en devant les procès de même nom, qui sont alors plus développés à proportion. On les voit d'une manière très-distincte, et autour d'eux on observe un léger enfoncement circulaire à la place que le cercle ciliaire plus développé occupera par la suite.

Les procès ciliaires, sur lesquels, comme nous l'avons dit plus haut, l'enduit noirâtre est très-abondant, offrent alors, aussi bien que la choroïde, une couleur rougeâtre dans leur tissu propre ; mais cette couleur y est moins prononcée que dans la partie postérieure de cette membrane. Il y a donc un rapport inverse entre l'intensité de cette rougeur et la quantité de l'enduit noirâtre. Celui-ci, peu abondant sur la choroïde, augmente sur les procès ciliaires et sur l'iris. La rougeur, au contraire, peu prononcée sur l'iris en arrière, augmente sur les procès ciliaires et augmente encore davantage sur la choroïde.

L'iris de l'enfant n'a rien de remarquable en devant. En arrière, l'enduit noirâtre et la couleur rouge propre le distinguent de ce qu'il sera par la suite. Sa grande circonférence ne paraît pas enchâssée dans le cercle ciliaire comme chez l'adulte, ce corps étant peu développé. La petite circonférence qui correspond à la pupille n'a rien de particulier depuis le septième mois ; mais auparavant on la trouve garnie d'une membrane beaucoup plus mince que l'iris, d'une couleur grisâtre et dépourvue de vaisseaux sanguins. Cette membrane, que l'on nomme *pupillaire*, ferme entièrement l'ouverture, mais disparaît au septième mois. On ignore de quelle manière a lieu sa destruction : seulement on peut assurer qu'elle ne ressemble nullement à la rupture de l'hymen, car on ne trouve dans la suite aucune trace de la membrane pupillaire ancienne (1). Son existence plus prolongée peut-elle causer la cécité de naissance ? On le croit communément. Haller n'ose pas le décider (2). L'iris jouit chez l'enfant

---

(1) La membrane pupillaire, découverte par Wachendorf, en 1738, est beaucoup mieux connue, depuis les intéressantes recherches de M. Jules Cloquet, qu'elle ne l'était du temps de Bichat. Il résulte des observations de cet anatomiste qu'elle est formée de deux feuillets adossés, contenant, dans leur intervalle, des vaisseaux sanguins très-nombreux, provenant des artères ciliaires longues, dont les rameaux se prolongent au-delà de l'ouverture de l'iris pour former des arcades flexueuses, dans l'intervalle de ces deux lames ; que ces anses vasculaires ne s'anastomosent pas avec celles qui leur sont diamétralement opposées, mais laissent entre elles, vers le centre de la pupille, un espace dans lequel la membrane est dépourvue de vaisseaux, et, par cela même, plus faible que dans le reste de son étendue. La rupture de cette membrane, vers le septième mois de la conception, paraît être l'effet de la rétraction des anses vasculaires, qui se retirent vers la circonférence de l'ouverture pupillaire, en s'éloignant les unes des autres.

(2) Cette cause de cécité est généralement reconnue aujourd'hui. *(Note ajoutée.)*

d'une dilatabilité plus prononcée que dans les autres âges. La pupille est, en général, plus rétrécie chez lui à proportion de la largeur de l'iris.

La rétine est beaucoup plus développée proportionnellement chez le fœtus que chez l'adulte; disposition inverse de la sclérotique, qui, comme nous l'avons dit, a beaucoup plus de ténuité. Ses vaisseaux sont plus nombreux et plus apparens. On en conçoit facilement la raison. Le développement précoce de l'organe visuel, en totalité, ayant pour but le prompt exercice dont il doit être susceptible à la naissance, devait principalement porter sur la membrane qui sert le plus essentiellement à ces phénomènes. On ne peut point, à cette époque, découvrir la lame mince qui part de la rétine pour tapisser postérieurement les procès ciliaires, tant sa ténuité est grande. Quant aux plis que présente cette membrane, nous avons vu que chez l'adulte, après avoir enlevé la sclérotique, on en découvre plusieurs qui, disposés en forme de rayons, partent de l'endroit où finit le nerf optique, et se prolongent jusque vers les procès ciliaires; que leur existence accidentelle dépend uniquement de l'état de laxité où se trouve la rétine, à cause de la transsudation qu'ont éprouvée les humeurs aqueuse et vitrée : aussi tous, excepté un seul qui est à côté et en dehors du nerf, disparaissent quand on étend la membrane. Chez le fœtus, où très-peu de transsudation arrive dans l'œil, où l'humeur vitrée ne diminue point de volume par conséquent, et où le rapport reste le même que pendant la vie, entre elle et la rétine, aucun de ces plis ne s'observe, excepté le seul qui est inhérent à l'organisation de cette membrane. Ce pli est assez sensible; la tache jaune et le trou le sont très-peu : le plus souvent je n'ai pu les découvrir chez le fœtus.

Développement des humeurs de l'œil. L'humeur vitrée est très-volumineuse; sa transparence est parfaite chez le fœtus; sa capsule paraît plus mince. On n'y voit point en devant des stries noirâtres aussi prononcées, et il est plus facile de les enlever que chez l'adulte; ce qui tient au défaut de fluidité de l'humeur choroïdienne, moins facilement déposée alors sur l'hyaloïde.

Le volume du cristallin est à peu près dans la même proportion qu'il doit être dans les âges suivans.

Quant à l'humeur aqueuse, elle est en plus grande quantité : aussi la cornée fait-elle plus de saillie en devant; aussi la myopie est-elle plutôt l'attribut de l'enfance et de la jeunesse que des âges suivans, à cause de la convexité plus grande de cette partie.

Avant la naissance, la membrane pupillaire rompue a déjà laissé le passage libre pour les rayons lumineux; mais c'est seulement au moment où l'enfant voit le jour que les paupières s'ouvrent. La lumière, fluide nouveau pour l'œil, comme l'air est nouveau pour l'organe cutané et pour la membrane pituitaire, produit alors sur cet organe une vive excitation, qui concourt à l'excitation généralement déterminée dans tout le corps, excitation qui met en jeu diverses fonctions et active les autres. L'œil croit et se développe d'abord comme tous les autres organes; mais bientôt son accroissement, comme celui de l'oreille et du cerveau, se fait en proportion moindre,

parce qu'il était primitivement plus avancé dans sa
formation. Aussi remarque-t-on que c'est surtout le
bas de la face sur lequel la croissance est sensible :
cette partie s'allonge et s'élargit beaucoup, tandis
que la moitié supérieure augmente moins dans un
temps donné. L'époque à laquelle le corps cesse de
croître en hauteur est aussi celle à laquelle l'œil a
acquis tout le volume qu'il doit avoir.

§ II. *État de l'OEil dans les âges suivans.*

Chez l'adulte l'organe de la vision offre peu d'objets à remarquer, après la description que nous en
avons faite. Il y a seulement quelques variétés de
conformation chez certains individus. Les uns ont
le cristallin plus saillant, ou les autres humeurs
plus abondantes; ce qui donne à l'œil plus de convexité. D'autres ont l'œil sensiblement aplati, par
une raison contraire. Tout ceci tient à la conformation primitive et à la constitution du sujet.

Chez le vieillard, la cornée devient rarement osseuse; et ne présente aucun changement sensible.
L'iris perd en partie sa dilatabilité, et la pupille est
habituellement plus large. La choroïde a moins d'enduit noirâtre. J'ai trouvé deux fois cette membrane
ossifiée; mais c'était dans des yeux perdus depuis
long-temps et où toutes les humeurs avaient disparu.
Dans l'un de ces deux cas, le nerf optique avait diminué de moitié du côté malade. Son enveloppe fibreuse ayant resté la même, il était comme flottant
au dedans. Souvent la rétine se paralyse chez le

vieillard, et il en résulte une amaurose naturelle, cause très-fréquente de la cécité sénile.

Les humeurs diminuent en quantité à cet âge, ce qui produit, dans un œil auparavant bien conformé, la presbytie, et quelquefois une vision plus facile si l'œil avait été myope.

Les humeurs peuvent aussi s'altérer. Presque toujours le cristallin prend une couleur jaunâtre, qui, quand elle est un peu foncée, détermine la cataracte. D'autres fois l'humeur vitrée perd sa transparence et acquiert une teinte verdâtre, d'où résulte le glaucome, autre cause de cécité sénile, moins fréquente cependant que celle résultant des altérations du cristallin.

DE L'OREILLE

ET

DE SES DÉPENDANCES.

L'OREILLE est le second des deux sens exclusivement du ressort de la vie animale. Elle se compose d'une suite de cavités où les sons successivement reçus et réfléchis vont en dernière analyse frapper une membrane mince qui tapisse sa partie la plus reculée, ou plutôt ébranler le nerf auditif qui se termine à cette partie. On ne peut point présenter ici, comme à l'œil, des considérations générales sur l'ensemble de l'organe, qui ne forme pas un tout isolé, mais qui se prolonge en divers endroits, tient à plusieurs autres organes, fait corps avec eux, ne présente point, à cause de cela, de conformation générale à proprement parler, et doit tout de suite par conséquent être examiné dans ses diverses portions. Or, en examinant l'oreille sous ce point de vue, on voit qu'elle offre trois divisions bien distinctes : savoir, 1° l'*oreille externe*, qui comprènd le pavillon et le conduit auditif; 2° l'*oreille moyenne*, formée par la cavité du tympan et par ses nombreuses dépendances; 3° enfin l'*oreille interne*, qui comprend l'ensemble des cavités communément désignées sous le nom de *labyrinthe*.

ARTICLE PREMIER.

DE L'OREILLE EXTERNE.

Il y a en dehors de l'oreille un appareil organique étranger à la perception des sons, mais nécessaire pour les rassembler et les réfléchir vers un canal qui les transmet à la membrane du tympan, d'où ils passent dans le labyrinthe. Cette partie extérieure de l'oreille, diversement recourbée, est ce qu'on nomme le *pavillon*.

§ Ier. *Du Pavillon de l'Oreille.*

Il occupe les parties latérales de la tête, derrière la joue, au-dessous des tempes, au-devant de la région mastoïdienne; il forme en partie la limite extérieure du crâne et de la face.

a. *Conformation du Pavillon.*

Sa forme est irrégulière : il est plus large en haut qu'en bas, recourbé en divers sens opposés, exactement isolé en arrière, en haut et en bas, continu en devant avec les parties voisines. On y voit deux surfaces et une circonférence.

La surface externe présente plusieurs saillies et enfoncemens remarquables. En la considérant de haut en bas, on y trouve, 1° *L'hélix*, éminence à peu près demi-circulaire qui commence dans le milieu de la conque, au-dessus du conduit auditif, se prolonge d'abord obliquement en avant, puis directement en haut, se recourbe ensuite en arrière pour finir dans ce sens et en bas, par une extrémité bifurquée qui se continue en avant avec l'anthélix, en arrière et en bas avec le lobule. 2°. Au-dessous se voit un enfoncement de même forme qui commence dans la conque, se continue jusqu'à la première branche de la bifurcation inférieure et se nomme la *rainure de l'hélix ;* celle-ci la forme spécialement en se recourbant du côté de la face que nous décrivons. 3°. L'*anthélix*, seconde éminence du pavillon, commence antérieurement dans la rainure de l'hélix, par deux portions, dont la supérieure est large, obtuse et oblique, l'inférieure étroite, plus saillante et horizontale. Toutes deux se réunissent bientôt en une seule, d'abord très-épaisse, qui se recourbe en arrière et en bas, pour se terminer en s'amincissant au-dessus de l'anti-tragus. 4°. Entre ces deux portions supérieures, on voit un enfoncement digital et superficiel, nommé par les auteurs *fosse naviculaire*. Deux éminences se remarquent au-dessous de ces replis : 5° l'une, antérieure, ou le *tragus*, plus volumineuse, continue en haut et en bas au pavillon, libre et saillante en arrière, cache immédiatement le conduit auditif et le garantit; 6° l'autre, postérieure, plus petite, placée vis-à-vis de celle-ci, et au-dessous de l'extrémité inférieure de l'anthélix, se nomme *anti-tragus*, et en est séparée par une échancrure légère. 7°. Au milieu de toutes ces diverses éminences, on voit une cavité profonde, bornée en devant par le commencement de l'hélix et par le tragus, en arrière par l'anthélix et l'anti-tragus : c'est

ce qu'on nomme la *conque*. Une éminence transversale, peu saillante, qui commence l'hélix, sépare
cette cavité en deux parties, dont l'une, supérieure,
plus étroite et allongée transversalement, se continue avec la rainure de l'hélix; l'autre, inférieure,
plus large, comme triangulaire, ayant la base du
triangle en devant et le sommet en arrière, semble
commencer, dans le premier sens, le conduit auditif.
8°. Au bas de la conque et de l'anti-tragus est une
surface lisse non concave qui correspond au lobule.

La surface interne du pavillon offre des éminences
et cavités correspondant en sens inverse à celles de
la surface externe, et qu'il est inutile à cause de cela
de décrire. Je remarquerai seulement que le tragus
et l'anti-tragus n'ont rien qui leur réponde dans ce
sens. La convexité qui y est produite par la concavité
de la fosse naviculaire, ne se voit que lorsque les
tégumens ont été enlevés. Libre dans une grande
partie de son étendue, cette surface interne tient à
la région temporale par les ligamens et les muscles
qui environnent le conduit auditif, et par le repli
de la peau. Il s'en détache un prolongement fibro-
cartilagineux en forme de demi-conduit, prolongement qui commence le conduit auditif et va se fixer
aux parois osseuses de celui-ci.

La circonférence du pavillon, formée uniquement
dans sa moitié supérieure par l'hélix, continue
en devant avec la joue, offre en bas une éminence
molle, arrondie, qu'on nomme le *lobule*.

b. *Organisation du Pavillon.*

L'organisation du pavillon offre différens tissus combinés les uns avec les autres, et que nous allons successivement examiner : ce sont les tissus der-moïde, fibro-cartilagineux, musculaire, ligamen-teux, etc.

Couche dermoïde. On y observe un peu plus de ténuité que dans les autres parties de la peau, surtout à l'endroit des replis. On voit aussi que le fluide sébacé y est fourni en beaucoup plus grande quantité qu'ailleurs, et forme souvent des amas assez volumineux. Cette disposition de la peau, qu'on regarde comme dépendant d'une plus grande quantité de follicules sébacés, est cause probable-ment de la fréquence des écoulemens purulens der-rière l'oreille, surtout chez les enfans, écoulemens que précède une légère inflammation, et qui ne s'accompagnent d'aucune érosion, d'aucune perte de substance, comme cela arrive dans l'ulcère suite de l'érysipèle, ce qui me porte à les regarder comme une vraie exhalation. C'est la peau seule qui forme le lobule, lequel est complété d'ailleurs par un amas de graisse très-fine renfermée dans un tissu cellulaire à cellules très-serrées; ce qui donne à cette graisse beaucoup de consistance. La plupart des peuples sont dans l'usage de percer cette partie de l'oreille pour y suspendre des bijoux. On sait qu'il n'en ré-sulte aucun inconvénient, qu'il n'y a même presque jamais ce suintement purulent et habituel si fréquent dans les ouvertures tégumenteuses entretenues par un corps étranger. La surface interne du tragus est le seul endroit où la peau de l'oreille donne naissance à quelques poils.

Fibro-cartilage. On le trouve au-dessous de la peau. Il constitue essentiellement le pavillon de l'oreille. Sa forme est à peu près la même que celle qu'on observe lorsque la peau le recouvre. Seulement on voit qu'il est interrompu : 1° entre le tragus et la portion correspondante de l'hélix, par un intervalle qu'occupe un ligament; 2° entre l'anti-tragus et les extrémités réunies de l'hélix et de l'anthélix, qui forment en cet endroit une espèce d'appendice isolé qui se prolonge assez bas. L'intervalle que borne cet appendice est rempli par un autre ligament assez fort en dehors, et dégénérant en dedans en une toile aponévrotique. En bas, le fibro-cartilage de l'oreille n'a rien qui corresponde au lobule. C'est lui, du reste, qui détermine uniquement les formes et la disposition du pavillon. Il envoie, comme je viens de le dire, un prolongement remarquable au conduit du temporal, prolongement qui concourt avec lui à former le conduit auditif. Nous allons bientôt parler de ce prolongement. La nature de cette partie de l'oreille, qui l'assimile aux fibro-cartilages du nez, de la trachée, etc., a l'avantage, par son élasticité, d'abord d'entretenir l'oreille constamment ouverte, puis de favoriser la réflexion des rayons sonores.

Ligamens. Le pavillon est uni aux parties latérales de la tête par trois ligamens, dont l'un, supérieur, naît de l'aponévrose épicrânienne, l'autre, antérieur, de la racine de l'arcade zygomatique, le troisième, postérieur, de la base de l'apophyse mastoïde. Tous vont se terminer à la convexité de la conque, et n'offrent qu'une structure celluleuse, peu dense, entremêlée de quelques fibres charnues qui concourent à former les trois muscles auriculaires dont nous avons parlé ailleurs, et qui sont destinés aux mouvemens de totalité de l'oreille.

Muscles. Quelques petits muscles placés en divers points du pavillon paraissent avoir pour fonctions de déterminer ses mouvemens partiels et de favoriser la réflexion des sons en rapprochant ou en éloignant les unes des autres ses éminences diverses. Ces muscles sont les suivans.

Muscle du tragus. Il est situé en dehors sur le tragus, et a une forme triangulaire. Plus large à la base de cette éminence, où il prend naissance, il se rétrécit en avançant près de son sommet, sur lequel il se termine.

Muscle de l'anti-tragus. Plus marqué et toujours apparent, il occupe l'intervalle qui sépare l'anti-tragus de l'anthélix, commence à la première de ces éminences, et se termine à la seconde par des fibres obliques. Le ligament dont nous avons parlé le recouvre en dehors. En dedans, il est contigu à la peau.

Grand muscle de l'hélix. Long et grêle, situé au-dessus du tragus, il recouvre l'origine de l'hélix, dans l'espace de quelques lignes, et n'a de rapport qu'avec lui et avec la peau.

Petit muscle de l'hélix. Encore plus mince et peu constant, il se trouve sur la saillie transversale qui sépare en deux la cavité de la conque.

Muscle transversal. Enfin un cinquième, nommé *transversal de l'oreille*, situé seul derrière le pavillon, naît en dehors de la convexité de la conque, et va se perdre sur la saillie postérieure qui forme la rainure de l'hélix. Il est aussi très-peu apparent.

De tous ces muscles celui du tragus et celui de l'antitragus sont les plus constans et les plus manifestes.

c. *Mouvemens du Pavillon.*

Ces mouvemens sont généraux où partiels.

J'ai fait connaître les mouvemens généraux dans l'histoire des muscles. Par eux le pavillon est élevé et porté en devant ou en arrière dans sa totalité, qui peut aussi se mouvoir dans des sens moyens à ceux-là. Les auriculaires sont les agens de ces mouvemens, qui ne se communiquent que faiblement à la portion fibro-cartilagineuse du conduit auditif, quoiqu'elle fasse corps avec le pavillon.

Ce dernier n'a, dans ses diverses parties, que des mouvemens très-obscurs. Ses éminences peuvent seulement se rapprocher ou s'écarter un peu les unes des autres : encore ce phénomène est-il à peine apparent sur le plus grand nombre de sujets : ce qui dépend de ce que, les portions cartilagineuses sur lesquelles ces petits muscles sont couchés n'offrant point d'articulations mobiles, il faut que la contraction musculaire surmonte l'élasticité du fibro-cartilage, qui est partout continu et très-résistant en comparaison de ces petites puissances. D'un autre côté, quoique la société exerce habituellement l'organe de l'ouïe plus qu'il ne l'est chez les animaux, cependant elle met rarement l'homme dans le cas de ramasser une grande quantité de sons, comme la plupart des animaux, qui sont sans cesse aux aguets, soit pour attraper leur proie, soit pour se soustraire à ceux qui les attaquent pour en faire la leur. Or, tous les petits mouvemens du pavillon paraissent spécialement destinés à lui donner la forme la plus avantageuse pour recevoir les sons, et surtout pour les réfléchir vers le conduit auditif. Je ne vois guère que la conque qui soit propre à cette réflexion, tout le reste du pavillon est presque nul pour elle. Aussi remarquez que les petits muscles de l'oreille ont spécialement rapport à cette cavité; celui du tragus, de l'anti-tragus, le grand muscle de l'hélix, sont situés sur ses bords, qu'ils peuvent un peu rétrécir. Le petit muscle de l'hélix et le trans-verse occupent son milieu, l'un en dehors, l'autre en dedans : ils peuvent agir sur son milieu comme les précédens sur son contour. Les mouvemens par-tiels de la portion fibro-cartilagineuse du conduit auditif sont nuls, quoique ses incisures représen-tent des espèces d'articulations mobiles : le défaut d'agens musculaires est cause de ce phénomène.

§ II. Conduit auditif externe.

a. Conformation du conduit auditif externe.

Le conduit auditif forme la seconde partie de l'o-reille externe. Placé entre l'apophyse mastoïde et la cavité glénoïdale, il s'étend depuis la convexité de la conque jusqu'à la membrane du tympan. Sa forme est ovale dans sa coupe perpendiculaire. Sa longueur, différente suivant l'âge et les individus, est à peu près de dix à douze lignes chez l'adulte. Toujours elle est un peu plus grande inférieurement, vu l'obliquité des parties latérales de la tête, auxquelles il appartient, et surtout de la membrane du tympan. Il est assez évasé à ses deux extrémités, et se rétrécit un peu dans le milieu. Dirigé d'abord un peu obliquement en avant et en haut, il se recourbe ensuite légèrement en arrière et en bas, de manière que sa totalité offre une convexité assez prononcée supérieurement, et une concavité inférieure. Chez l'adulte et chez le vieillard, son orifice externe est le plus souvent garni de poils qui empêchent l'introduction des corpuscules voltigeans dans l'air.

b. *Organisation du conduit auditif.*

L'organisation du conduit auditif, assez analogue à celle du nez, nous présente une portion solide ou osseuse, une portion fibro-cartilagineuse, une portion fibreuse qui complète celle-ci, et de plus une membrane commune de nature dermoïde.

Portion osseuse. Formée en haut et en arrière par le corps même du temporal, à l'endroit où la base de l'apophyse mastoïde se réunit à la racine de la zygomatique, cette portion résulte, en avant et en bas, d'une lame qui lui est propre, assez épaisse, prolongée surtout inférieurement, et concourant d'un autre côté à compléter la cavité glénoïde.

Fibro-cartilage. Il est, comme je l'ai dit, un prolongement du fibro-cartilage du pavillon. Il com-

mence par une lame assez large, recourbée sur elle-
même d'une manière irrégulière, et qui se continue
avec l'éminence tragus et avec le bas du pavillon.
Cette lame se rétrécit bientôt et se contourne pour
former une portion de conduit que complète le tissu
fibreux dont nous allons parler, et qui, le plus souvent, se termine à la portion osseuse sans s'y attacher
immédiatement, mais en y tenant seulement par un
prolongement fibreux plus ou moins serré. Considérée dans sa forme générale, et lorsque la membrane qui la complète en haut a été fendue longitudinalement de manière à ce qu'elle puisse être
étendue, cette portion du conduit auditif offre une
lame triangulaire qui, en se recourbant, forme
principalement l'excavation de la partie correspondante du conduit. Cette lame offre, près du tragus,
une fente assez sensible, que remplit une substance
fibreuse. Plus loin, elle est encore divisée en deux portions par une seconde fente non moins remarquable,
qui ne se prolonge pas dans toute son étendue et
qui présente beaucoup de variétés dans sa disposition. Ces deux fentes, auxquelles s'en ajoute quelquefois une troisième, qui cependant est assez rare,
se nomment *incisures*. Quelques fibres charnues
s'aperçoivent à leur niveau chez certains sujets.
Santorini a spécialement décrit ces fibres charnues,
qui ne sont rien moins que constantes et que je n'ai
jamais vues.

Le fibro-cartilage du conduit est, en général,
libre du côté qui répond à la portion osseuse, dont
il est séparé, comme je l'ai dit, par un tissu fibreux.
Quelquefois cependant il y est comme engrené en

bas; mais toujours il est étranger à sa partie supérieure.

Portion fibreuse. Elle existe seule avec la membrane dermoïde en haut et en arrière, où elle réunit les deux bords du fibro-cartilage, occupe leur intervalle, et complète le conduit dans cet endroit. Elle consiste en un faisceau fibreux plus ou moins apparent, quelquefois à peine sensible, qui s'attache à ces deux bords, et qu'il faut distinguer de la membrane dermoïde qui tapisse tout le conduit. Un autre faisceau fibreux achève aussi ce conduit entre le fibro-cartilage et l'os temporal. Ce faisceau paraît formé de quelques fibres ligamenteuses qui partent de l'os pour se rendre au fibro-cartilage; mais ces fibres sont peu multipliées. Au-dessous d'elles, on ne trouve qu'un tissu cellulaire peu dense, parsemé de beaucoup de vaisseaux sanguins, et appliqué sur la portion de tégumens qui tapisse l'intérieur du conduit auditif jusqu'à la membrane du tympan. Les fibres des incisures sont encore de même nature que celle-ci.

Membrane dermoïde. La peau, après avoir tapissé le pavillon de l'oreille, s'enfonce dans le conduit auditif, qu'elle revêt en totalité jusqu'au tympan. Sa disposition extérieure et sa structure méritent une attention particulière, parce que d'une part elle présente beaucoup de différences de tissu d'avec la peau des autres parties, et qu'on ne peut point d'une autre part la rapprocher, par ses caractères, des membranes muqueuses qui tapissent ailleurs les ouvertures naturelles. Considérée dans ce conduit, la peau offre d'abord la même couleur que celle qu'on lui trouve sur le pavillon; puis sa blancheur diminue un peu à mesure qu'on approche de la membrane du tympan. Recouverte ordinairement d'un duvet très-prononcé, elle l'est souvent aussi par des poils d'une longueur variable, qui viennent faire au dehors plus ou moins de saillie. Plusieurs petits pores se remarquent à sa surface libre, et appartiennent aux glandes cérumineuses. Sa surface adhérente se comporte différemment dans les diverses parties du conduit. Elle adhère faiblement à la portion fibrocartilagineuse. Quand on l'en détache, on la trouve blanche et sans aucune apparence de glandes. Il n'en est pas de même en haut et en arrière, dans l'écartement des bords de cette portion, endroit où elle répond à la portion fibreuse, qui, étant peu apparente, s'enlève facilement et la laisse voir offrant des aréoles analogues à celles de la peau des autres parties, mais plus prononcées, et garnies de petits corps rougeâtres, d'une forme ovale en général : ce sont les glandes cérumineuses.

Parvenue à la portion osseuse du conduit, cette couche dermoïde devient beaucoup plus adhérente, excepté à la partie supérieure de l'ouverture, où elle est séparée de l'os par un tissu cellulaire assez abondant qui permet de la détacher sans peine. En bas et dans le milieu du conduit, elle est intimement unie à l'os sans aucun intermède cellulaire, et se confond tellement avec le périoste qu'on ne peut l'en distinguer. L'adhérence devient un peu moindre vers la fin du conduit ; elle est presque nulle sur la membrane du tympan, dont la couche extérieure qu'elle compose se détache au moindre effort. Elle forme, en se repliant sur cette membrane, un cul-de-sac qui ferme entièrement le conduit auditif, et qui, en supposant que le tympan fût ouvert, ne permettrait de dedans au dehors aucune communication.

Cette couche dermoïde, assez épaisse à l'entrée du conduit et sur la portion cartilagineuse, devient progressivement plus ténue sur la portion osseuse. Enfin, sur la membrane du tympan, elle se réduit à une lame mince, transparente, qui augmente peu l'épaisseur de cette membrane. Le tissu dermoïde a-t-il cessé d'exister alors, et l'épiderme seul forme-t-il cette lame? On serait tenté de le croire; mais il est difficile de s'en assurer exactement.

Glandes cérumineuses. Elles n'existent, au moins sensiblement, comme nous avons dit, qu'en haut et en arrière, dans l'endroit où le fibro-cartilage laisse entre ses bords un intervalle qu'occupe la portion fibreuse. Elles sont logées dans les aréoles de la couche dermoïde, aréoles qui, par leur disposition, forment un réseau fort compliqué. Chacune s'ouvre par un excréteur particulier dans le conduit auditif. Les orifices de ces excréteurs forment cette multitude de petites ouvertures ou porosités qu'on y observe.

Le *cérumen* fourni par ces glandes est un fluide jaunâtre, épais et consistant, susceptible d'acquérir une assez grande dureté par son accumulation et son séjour dans le conduit auditif. Il tache le papier à la manière des huiles. Le calorique le ramollit, le boursoufle et le réduit en un charbon peu volumineux, après en avoir dégagé une fumée épaisse et fétide, fort différente pour l'odeur de celle de la corne. L'eau le dissout en partie, et en forme une espèce d'émulsion jaunâtre. L'air l'altère fort peu, car il se conserve pendant plusieurs années sans putréfaction. L'alcool a peu d'action sur lui.

ARTICLE DEUXIÈME.

DE L'OREILLE MOYENNE.

§ Ier. *De la Cavité du Tympan en général.*

La cavité du tympan avec ses dépendances compose l'oreille moyenne. Elle succède au conduit auditif, dont la sépare la membrane de son nom, et se trouve située à la base du rocher, dans l'endroit où les trois portions de l'os temporal se réunissent. Elle répond en haut à la portion écailleuse, en bas à la cavité glénoïde, en devant à la région gutturale de la tête, en dedans au labyrinthe, en dehors au conduit auditif.

Sa forme irrégulière est presque impossible à déterminer. Sa largeur, peu marquée, est susceptible de quelques variations, à cause des mouvemens en dedans ou en dehors de la membrane du tympan. Habituellement humectée de muscosités, cette cavité en est quelquefois remplie dans les catarrhes de sa membrane propre. L'air s'y introduit aussi par le conduit d'Eustache, et paraît y être continuellement en stagnation. Cependant, en ouvrant dans l'eau la membrane du tympan, j'ai vu que le plus souvent aucune bulle ne s'échappe sur le cadavre.

On observe, dans la cavité qui nous occupe, un grand nombre d'objets différens : en dehors, la membrane du tympan; en dedans, le trou ovale; le trou rond, le promontoire et la pyramide; en avant, le canal du muscle interne du marteau, le conduit d'Eustache et la lame osseuse qui les sépare; en arrière, les cellules mastoïdienne; en haut, plusieurs ouvertures vasculaires; en bas, la fente glénoïdale; dans l'intérieur même, les osselets, etc. De plus, une membrane de nature muqueuse, se déployant sur toutes ces parties qu'elle tapisse, sert à unir les osselets entr'eux et aux parties voisines.

Nous allons successivement examiner ces différens objets.

§ II. *Des Objets situés à la paroi externe du Tympan.*

Le tympan est presque tout formé en dehors par la membrane qui le sépare du conduit auditif et qui porte le même nom que lui.

Membrane du tympan. Cette membrane, distincte de celle du conduit et de celle de la cavité du tympan, reçoit de l'une et de l'autre deux prolongemens qui la font paraître composée de trois feuillets; mais le moyen seul lui est propre. Pour voir sa disposition avec exactitude, il faut enlever la lame osseuse qui forme la paroi inférieure du conduit auditif, laquelle est plus saillante en dehors que la paroi supérieure. On soulève ensuite la membrane qui revêt le conduit, et qui se détache facilement dans toute son étendue, particulièrement dans l'endroit où elle se réfléchit sur celle du tympan. Celle-ci, restée à nu par ce moyen, présente une direction très-oblique en bas et en dedans, en sorte

que, paraissant continue et parallèle à la paroi supérieure du conduit, elle forme avec l'inférieure un
angle rentrant très-aigu. Il résulte de cette direction que ce conduit a plus de longueur en bas qu'en
haut, la membrane étant envisagée comme sa terminaison. La largeur de cette membrane est un peu
plus grande que ne l'exige l'ouverture à laquelle
elle appartient: de là la facilité de son relâchement
et de sa tension alternative, qui offrent, au lieu de
deux surfaces planes, une convexité d'un côté et
une concavité de l'autre. Le plus souvent la concavité regarde le conduit auditif où cette membrane est
libre, la convexité répondant à la cavité du tympan,
où elle adhère au marteau, qui l'entraîne dans ses
mouvemens.

La membrane du tympan adhère dans tout son
contour à la portion osseuse du conduit. Les deux
lames qu'elle reçoit en dehors et en dedans viennent
se prolonger sur elle en se réfléchissant et sans contracter aucune adhérence.

Les anatomistes ont beaucoup disputé sur l'ouverture de cette membrane. Les uns ont admis un
intervalle entr'elle et l'os, dans une partie de sa
circonférence; d'autres ont nié cette disposition.
Ce qu'il y a de certain, c'est que, quand on soulève le repli en forme de cul-de-sac que la membrane du conduit forme sur celle du tympan, on
ne voit aucune ouverture sur ce repli : l'expérience
est aisée à faire. En supposant donc que la membrane elle-même fût ouverte, ce repli fermerait absolument l'ouverture, comme je l'ai dit, et ne permettrait aucune communication entre le conduit et

le tympan. Il en est de même pour le repli de la membrane de cette cavité qui se réfléchit aussi sur celle-ci, laquelle, du reste, ne présente aucune ouverture sensible à l'œil.

La membrane du tympan est remarquable par sa sécheresse, qui la distingue de toutes les autres, et qui paraît nécessaire pour l'entretenir dans une espèce de rigidité propre à favoriser ses vibrations. Absolument transparente quand elle a été bien isolée des deux couches qui la revêtent, elle n'offre aucune trace de vaisseaux sanguins dans l'état naturel ; mais lorsque l'inflammation s'est emparée soit de la membrane du conduit, soit de celle de la cavité du tympan, ces vaisseaux y deviennent apparens, et cette membrane offre dans toute son étendue un aspect rougeâtre très-prononcé, qui lui appartient comme à ces couches, ainsi que je m'en suis assuré. Quelquefois cependant, comme je l'ai vu aussi, dans l'inflammation de la membrane de la cavité du tympan, celle-ci reste intacte, ainsi que le repli que lui forme celle du conduit. C'est dans ces cas qu'il est facile de distinguer le feuillet formé par la première ; tandis que, dans l'état ordinaire, ce feuillet paraît se confondre avec cette membrane elle-même. Le feuillet formé par la membrane du conduit se distingue toujours aisément par la facilité avec laquelle on le soulève.

Exposée à l'air, la membrane du tympan se dessèche plus complètement encore qu'elle ne l'est dans l'état naturel, et paraît s'amincir un peu en conservant sa transparence. Aucune autre altération ne s'y observe par la suite du temps, et jamais la putréfaction ne s'en empare, comme je m'en suis souvent assuré dans les cadavres complètement pourris. Le calorique, appliqué soit à nu, soit par le moyen de l'eau bouillante, la racornit promptement, et la resserre de manière qu'elle devient plane, au lieu de présenter ce relâchement qui lui permettait de devenir convexe et concave alternativement ; souvent même elle se détache dans sa circonférence. L'acide sulfurique concentré la dissout entièrement ; l'acide nitrique la jaunit et ensuite la réduit en pulpe.

§ III. *Des Objets situés à la paroi interne du Tympan.*

Les plus remarquables de ces objets sont deux ouvertures que l'on nomme *trou ovale* et *trou rond*, et le *promontoire*, qui les sépare.

Trou ovale. Il correspond à la partie supérieure et interne du tympan. Son plus grand diamètre est dirigé horizontalement ; le plus petit l'est de haut en bas. Il communique dans le vestibule, et se trouve bouché en grande partie par la base de l'étrier, laquelle n'étant pas assez large pour l'oblitérer entièrement, est suppléée par une membrane fine qui répond à sa circonférence et sert en même temps de moyen mobile d'union. Le trou ovale est borné en haut par une saillie osseuse arrondie, et allongée un peu obliquement en arrière et en bas. Cette saillie est formée par l'aqueduc de Fallope.

Promontoire. En bas, il est borné par une autre éminence tuberculeuse assez large, de forme très-variable, remarquable surtout en devant, et qui est formée par la saillie que font dans le tympan le côté externe du vestibule et un peu le limaçon. Au-devant et au-dessus du promontoire, on voit l'extrémité de cette lame osseuse mince qui sépare le conduit d'Eustache d'avec le muscle interne du marteau, muscle dont on trouve l'extrémité tendineuse au même endroit. Derrière le promontoire est une excavation oblique plus ou moins remarquable, excavation qui n'a rien d'ailleurs de particulier.

Trou rond. Inférieur au trou ovale, et plus petit que lui, il se trouve sur le derrière et au-dessous du promontoire, qui, par sa saillie, forme à ce trou une espèce de cavité ou plutôt de canal antécédent assez sensible, de forme irrégulière, et qui a une direction un peu oblique en arrière et en dehors. Au fond de ce canal antécédent est le trou rond, qui n'a pas exactement la forme indiquée par son nom, mais qui est plutôt un peu triangulaire, comme l'a remarqué Scarpa. Ce trou est fermé par une membrane particulière, qui l'empêche, comme je le dirai, de communiquer dans le limaçon. Cette membrane n'est point parallèle, mais oblique à la direction de celle du tympan.

§ IV. *Des Objets situés aux parois supérieure et inférieure du Tympan.*

En haut, le tympan n'offre à remarquer qu'un certain nombre de petites ouvertures qui donnent passage à des vaisseaux sanguins partant des artères de la dure-mère et allant se rendre dans son intérieur. On a cru que, dans les plaies de tête, ces petits trous transmettaient, du cerveau dans le tympan, le sang qui sort quelquefois de celui-ci ; mais outre qu'ils ne sont libres que sur le squelette, la rupture de ceux de la membrane muqueuse de cette cavité, rupture déterminée par la secousse générale, suffit pour expliquer ce fait.

En bas et un peu en devant, on trouve la fente glénoïdale, par laquelle entrent le muscle antérieur du marteau et quelques vaisseaux sanguins, et par laquelle sortent l'apophyse grêle du marteau et le nerf du tympan, dont la membrane bouche cette fente en passant sur elle.

§ V. *Des objets situés à la paroi antérieure du Tympan.*

Conduit d'Eustache. Il occupe la partie externe de la voûte du pharynx. Dirigé très-obliquement en dedans, depuis la paroi antérieure de la cavité du tympan jusqu'à la paroi supérieure et postérieure des cavités nasales, il a une longueur plus considérable que celle du conduit auditif, et qu'on peut estimer à deux pouces à peu près. Assez étroit et arrondi à son origine dans le tympan, il devient progressivement plus large, plus aplati, et présente enfin une extrémité libre, très-évasée, très-renflée, dont les parois, appliquées l'une contre l'autre, offrent une ouverture en forme de fente. Ces parois peuvent s'écarter un peu par l'action des péristaphylins, de l'externe surtout, qui s'insère sur la partie membraneuse et mobile du conduit.

Il y a deux parties dans ce conduit : une osseuse,

qui est postérieure, une cartilagineuse et membraneuse, qui est antérieure. La première est une dépendance du temporal ; la seconde, qui se voit surtout au-dessus du pharynx, est entourée dans sa
surface externe par les péristaphylins et par du
tissu cellulaire, et embrassée vers son extrémité
par la surface muqueuse pharyngienne.

La portion osseuse forme le tiers postérieur du
conduit. Elle est plus large à ses extrémités qu'à son
milieu. Très-mince en haut, elle y est formée par
une lame osseuse qui la sépare du conduit du muscle
interne du marteau. En bas, elle est plus épaisse,
et résulte d'une autre lame qui concourt à la formation de la cavité glénoïdale. En dehors, son épaisseur
augmente encore ; la portion écailleuse concourt à
la former en cet endroit. En dedans, elle est très-
mince, et séparée de la partie horizontale du canal
carotidien par une lame presque transparente. J'ai
vu cette lame fine percée dans deux individus.

Les deux tiers extérieurs du conduit d'Eustache
sont formés par la portion cartilagineuse et membraneuse. Le cartilage, placé en dedans, aplati dans
la plus grande partie de son étendue, de figure triangulaire, forme d'abord toute la paroi interne du
conduit, et de plus, en se recourbant, la partie
supérieure de la paroi externe ; en sorte qu'il paraît résulter de deux lames unies angulairement suivant leur longueur, et dont l'externe, très-étroite,
est supléée, dans l'espace qu'elle n'occupe pas, par
la portion membraneuse, tandis que l'interne forme
la totalité du conduit de son côté : disposition avantageuse, en ce qu'elle donne à ce conduit sa princi-

pâle résistance du côté du pharynx, où il peut être exposé à diverses pressions dans le passage des alimens, dans l'élévation du voile du palais, etc. Au reste, très-souvent la lame externe n'existe presque pas, et l'on ne trouve en dehors que la portion membraneuse, qui, dans tous les cas, occupe la plus grande partie de la paroi externe.

Le cartilage du conduit d'Eustache naît du contour de la portion osseuse, en s'engrenant dans ses inégalités, et non en y tenant par une simple membrane fibreuse, comme le cartilage du conduit auditif est fixé le plus souvent à la lame osseuse correspondante. De cette origine, il se dirige obliquement en devant sur l'apophyse épineuse du sphénoïde, en dehors du trou déchiré antérieur, auquel il correspond un peu en s'identifiant avec le cartilage qui l'oblitère presque entièrement, ce qui concourt singulièrement à augmenter sa fixité. Parvenu sur le milieu de l'aile interne de l'apophyse ptérygoïde, il s'y élargit, y adhère par une substance fibreuse, et s'y termine. C'est lui seul qui donne une certaine solidité au conduit dans ses deux tiers antérieurs, et qui, par l'écartement léger de ses deux lames, permet un certain degré d'ouverture habituelle.

La portion membraneuse, dont beaucoup d'anatomistes n'ont pas parlé, forme presque seule la moitié externe du conduit qui nous occupe; elle est au-dessous de la petite lame qui, comme nous l'avons dit, commence en haut cette moitié. Elle dépend essentiellement de la membrane muqueuse du conduit, qui est seulement fortifiée par diverses fibres naissant de l'apophyse épineuse sphénoïdale, de la base et de l'aile de l'apophyse ptérygoïde, et formant en dehors de cette membrane un plan qui s'unit intimement à elle et qui en compose une membrane fibro-muqueuse, jusqu'à la portion osseuse où il s'arrête. Cette dernière portion est tapissée seulement par la membrane muqueuse et par un périoste extrêmement mince, et totalement distinct de ce plan fibreux, quoique de même nature. C'est aussi de cette partie membraneuse que naissent spécialement les fibres charnues du péristaphylin externe, l'interne se fixant au cartilage.

L'intérieur du conduit d'Eustache est entièrement revêtu par la membrane muqueuse du pharynx, qui, après en avoir tapissé l'extérieur vers son extrémité renflée, s'enfonce par son ouverture, en formant un repli sensible et très-saillant, surtout en dedans, puis se prolonge jusque dans la cavité du tympan. Elle offre, dans ce conduit, un aspect blanchâtre qu'elle n'avait point au pharynx. Sa ténuité y est aussi bien plus grande.

Conduit du muscle interne du Marteau. Au-dessus du conduit d'Eustache est une lame osseuse, mince, qui le sépare de celui du muscle interne du marteau, qui est convexe en bas, concave en haut, et qui, terminée d'une part dans le tympan, commence d'autre part dans l'angle rentrant des portions écailleuse et pierreuse du temporal. Le conduit du muscle interne du marteau est arrondi, obliquement situé comme celui d'Eustache, et revêtu d'un périoste fin sur lequel glisse le muscle.

§ VI. Des Objets situés à la paroi postérieure du Tympan.

La paroi postérieure et supérieure du tympan présente un canal très-court, raboteux, non tapissé d'une couche de substance compacte, comme le sont la plupart de ceux qu'on remarque dans l'intérieur des os, placé au-dessus de la courte branche de l'enclume, obliquement dirigé en arrière et en bas, et qu'aucune membrane ne ferme.

Cellules mastoïdiennes. Ce canal mène dans un amas de cellules qui remplissent l'apophyse mastoïde, qui n'offrent d'abord que le volume ordinaire des diploïques, avec lesquelles elles se confondent, mais qui augmentent de largeur au centre de l'apophyse, et en présentent une considérable dans certains sujets. Souvent on en trouve une plus étendue que toutes les autres adjacentes; d'autres fois, ce qui est plus rare, une seule occupe toute l'apophyse. Rien n'est plus variable que leur disposition, leur nombre et leur grandeur : mais ce qui est constant, c'est qu'elles communiquent toutes ensemble, ainsi qu'avec les cellules diploïques du temporal; ce qui permettrait à l'air du tympan de pénétrer dans le diploé, si la substance médullaire ne remplissait celui-ci, et si la membrane de la cavité du tympan en se réfléchissant dans ces cellules, où elle est très-mince, n'empêchait leur communication avec cette substance médullaire. On peut, en déchirant les replis de cette membrane, qui est peu sensible au premier coup d'œil, faire passer le mercure des cellules mastoïdiennes dans le diploé de l'os, et réciproquement.

Pyramide. Près et au-dessus de l'ouverture des cellules mastoïdiennes se voit une petite saillie osseuse, plus ou moins proéminente dans le tympan. Cette saillie est creusée d'un canal qui s'enfonce un peu dans l'os au-delà de sa base et contient la portion charnue d'un petit muscle dont le tendon sort par l'ouverture de ce canal et va se fixer à l'étrier. Près la base de cette saillie osseuse est un trou qui transmet le nerf du tympan dans cette cavité qu'il traverse pour sortir par la fente glénoïdale.

§ VII. *Osselets de l'Ouïe.*

La cavité du tympan renferme un petit appareil particulier à mouvemens, composé de quatre osselets et de quelques muscles qui leur appartiennent. Ces osselets sont le marteau, l'enclume, l'os lenticulaire et l'étrier. Les deux premiers occupent le côté externe de la cavité; les deux derniers, continus et articulés avec eux, se trouvent du côté interne.

Du Marteau. Il est placé sur la partie interne et supérieure de la membrane du tympan, et dirigé presque perpendiculairement en bas, de manière à former un des rayons de cette membrane. On lui distingue trois parties, une supérieure, volumineuse, arrondie, que l'on nomme la *tête* ; une moyenne, plus étroite, qui présente une éminence mince et allongée, et qu'on nomme le *col* ; enfin, une inférieure, très-étroite, qui forme le *manche*. 1°. La tête, lisse dans toute son étendue, correspond en dehors à la portion osseuse du temporal; en arrière s'articule avec l'enclume, en dedans et en avant est entièrement libre. 2°. Le col, plus étroit, répond en dehors à la partie supérieure de la membrane. En arrière et en dedans il est libre. En avant, il donne naissance à une apophyse grêle, très-allongée, reconnue long-temps avant Raw, qui lui a donné son nom: Cette apophyse s'engage dans la scissure glénoïdale et passe par là au dehors, où elle donne attache au muscle antérieur du marteau. Sa ténuité extrême permet difficilement de la conserver, surtout chez l'adulte, où les portions osseuses entre lesquelles elle est logée ont une épaisseur considérable. 3°. Le manche, beaucoup plus étroit que le col, se dirige plus en dedans, et forme avec lui un angle obtus assez prononcé, qui offre une petite éminence pour l'attache du muscle interne. Adhérent en dehors à la membrane, il est libre dans tout le reste de son étendue. Son extrémité se recourbe un peu en avant.

De l'Enclume. Elle est placée à côté du marteau et plus en arrière que lui, et répond un peu à la membrane, mais spécialement à la portion osseuse du tympan, vers les cellules mastoïdiennes. Elle offre un corps et deux branches à direction différente. 1°. Le corps, dirigé en avant et en haut, est divisé très-sensiblement en deux tubercules inégaux, dont le supérieur est le plus allongé. L'enfoncement qui les sépare reçoit la tête du marteau, qui s'articule ainsi avec le corps de l'enclume. 2°. La supérieure des deux branches, courte, épaisse, conoïde et aplatie, est terminée en pointe, se dirige horizonta-

lement en arrière, et s'appuie sur une des premières cellules mastoïdiennes. 3°. La branche inférieure,
plus longue, plus grêle, dirigée presque perpendiculairement en bas, est parallèle au manche du marteau, et très-sensiblement écartée de la membrane du
tympan. Vers son extrémité, elle se recourbe en dedans, et offre, sur cette extrémité même, une cavité
légère qui reçoit l'os lenticulaire par lequel l'enclume
s'articule avec l'étrier.

De l'Étrier. Il est plus rapproché du labyrinthe
que les précédens, horizontalement dirigé dans le
milieu du tympan, qu'il traverse. Son nom indique
une comparaison assez exacte. On y distingue une
tête, deux branches et une base. 1°. La tête, très-
petite, située en dehors, légèrement excavée à son
sommet, reçoit l'os lenticulaire par lequel celui-ci
communique avec la longue branche de l'enclume.
Elle est soutenue par un col court et arrondi. 2°. Les
deux branches partent de ce col en s'écartant d'a-
bord, et en se recourbant ensuite de manière à laisser entre elles un espace parabolique. La postérieure est un peu plus courbe et plus longue; l'antérieure plus droite et plus courte. Toutes deux
offrent, sur le côté par lequel elles se regardent, une
rainure prononcée, donnant attache à une membrane qui ferme leur intervalle. Du côté opposé,
elles sont libres dans l'intérieur du tympan. 3°. La
base, allongée d'avant en arrière, plus étroite de
haut en bas, continue aux deux branches par ses extrémités, correspond en dedans, par une surface
convexe, au trou ovale qu'elle ferme incomplétement,
et dont l'oblitération est suppléée par la membrane

du tympan; en dehors, à l'intervalle des branches, par une surface concave.

De l'Os lenticulaire. C'est le plus petit de ceux de l'oreille. Arrondi, interposé entre la longue branche de l'enclume et la tête de l'étrier, il s'articule avec tous deux, et s'en trouve toujours distinct, quoique son extrême ténuité permette souvent de le confondre avec l'un ou l'autre, surtout dans l'état sec.

Les osselets de l'oreille, presque tous formés de tissu compacte., ne présentent qu'une portion à peine sensible de tissu spongieux, qui existe dans le marteau, l'enclume et l'étrier. Leur densité est très-grande et leur résistance très-marquée, comparativement à leur volume. Leur périoste, très-mince, se confond avec la membrane muqueuse.

Les anatomistes ont admis plusieurs ligamens destinés aux osselets de l'oreille; mais il est facile de voir qu'ils sont entièrement membraneux. Ce ne sont réellement que des replis de la membrane du tympan, replis qui d'un os se portent à l'autre. Nous décrirons ces replis en traitant de cette membrane.

§ VIII. *Des Muscles des Osselets de l'oreille.*

Deux muscles appartiennent au marteau; l'un interne, l'autre antérieur. L'étrier en a un.

Muscle interne du Marteau. Il naît en partie de la portion cartilagineuse du conduit d'Eustache, et en partie de la surface raboteuse que présente inférieurement le rocher, au-delà de l'orifice du canal carotidien. De là, il se porte en arrière et en dehors dans le canal osseux particulier que la lame dont nous avons parlé sépare du conduit d'Eustache. Parvenu dans le tympan, il se termine par un tendon qui se réfléchit sur l'extrémité de la lame précédente, et vient s'implanter à l'angle que forme le manche du marteau avec le col de cet os, angle où se trouve parfois une petite apophyse qui le reçoit.

Muscle antérieur du Marteau. Il naît de l'apophyse épineuse du sphénoïde et du conduit d'Eustache, se dirige de là en arrière et en dehors vers la fente glénoïdale, et vient, par un tendon court, s'implanter à l'apophyse grêle qui naît du col du marteau.

Muscle de l'Étrier. C'est le plus petit de tous. Sa portion charnue est renfermée entièrement dans la cavité de la pyramide, éminence osseuse qui occupe la partie postérieure et supérieure du tympan. Son tendon, très-court, sort par le sommet de cette éminence, et vient s'attacher horizontalement en arrière du col de l'étrier, au-dessous de son articulation avec l'enclume.

§ IX. *Des Mouvemens qui ont lieu dans le Tympan.*

Les mouvemens des osselets de l'ouïe, ceux du marteau spécialement, ne se séparent point de ceux de la membrane du tympan.

Cette membrane se tend et se relâche. Sa tension paraît surtout avoir lieu lorsque nous prêtons l'oreille avec attention, et que nous voulons tirer le plus de parti possible des sons dirigés dans le conduit auditif; ce qui arrive quand ces sons sont faibles et incapables de produire une vive sensation. Sous ce rapport, cette tension est à l'oreille ce que l'agrandissement de la pupille, par la dilatation active de l'iris, est à l'œil. Elle coïncide avec le redressement du pavillon et les mouvemens de ses petits muscles. L'agent de cette tension est spécialement le muscle interne du marteau, qui tire en dedans cet os et en même temps la membrane. L'effet de ce mouvement ne peut que très-peu influencer l'enclume, le lenticulaire et l'étrier, malgré la continuité générale des osselets.

Le relâchement de la membrane du tympan a lieu quand les sons ont une force suffisante, quand on n'a pas besoin d'en ramasser un grand nombre. Il est au plus haut degré lorsqu'ils sont trop forts, qu'ils pourraient heurter péniblement l'oreille. Le muscle antérieur du marteau est l'agent de ce relâchement, en tirant en devant ce petit os, dont le mouvement ne peut non plus alors se communiquer que très-peu aux autres, et se trouve d'ailleurs toujours peu marqué, par l'enclavement de l'apophyse grêle. On ne saurait guère douter que la tension ou le relâchement de la membrane du tympan n'aient rapport, comme je viens de le dire, à la force ou à la faiblesse des sons, qu'ils ne s'y accommodent. Se prêtent-ils aussi aux gradations harmoniques ? C'est ce qu'il me paraît bien difficile de déterminer.

Dans la propagation des sons, les osselets, successivement articulés, paraissent être un des moyens de communication par lesquels ceux-ci passent de la membrane du tympan dans le vestibule. Mais leurs mouvemens sont presque nuls dans ce cas ; ils n'éprouvent qu'un ébranlement, une vibration. Le muscle de l'étrier, par les mouvemens qu'il imprime à cet os, et par conséquent à la membrane qui bouche le trou ovale, paraît avoir le même usage que les muscles du marteau, savoir, d'accommoder la tension ou le relâchement de cette membrane à la force ou à la faiblesse des sons.

§ X. *Membrane muqueuse du Tympan.*

Cette membrane, inexactement appelée par tous les anatomistes *périoste* du tympan, est de nature essentiellement muqueuse. Elle s'introduit par le conduit d'Eustache, qu'elle tapisse dans toute son étendue. Parvenue dans le tympan, elle en revêt toute la cavité, en se comportant de la manière suivante : 1º. En dedans, elle passe sur le promontoire, sur le trou ovale, où elle fixe la base de l'étrier et dont elle complète l'oblitération, et sur le trou rond, dont elle intercepte ainsi la communication avec le limaçon. 2º. En dehors, elle s'applique contre la membrane du tympan, dont elle forme le feuillet interne ; de telle manière cependant que le manche du marteau se trouve intermédiaire, et par là même fixé à cette membrane du tympan qu'il doit faire mouvoir : il n'a pas d'autre moyen d'adhérence avec elle. 3º. En arrière, elle assujettit l'enclume à la portion osseuse adjacente, embrasse la pyramide sans s'introduire dedans, et se perd autour du tendon, qui en sort, ainsi qu'autour du nerf du tympan, qui

s'échappe près de cet endroit pour traverser cette
cavité. Puis s'introduisant dans les cellules mastoïdiennes, elle les tapisse exactement en formant des
culs-de-sac au niveau de leurs communications avec
le diploé, et en empêchant ainsi que la moelle ne
pénètre dans ces cellules. 4°. En devant, après avoir
tapissé le conduit d'Eustache, elle se réfléchit sur la
lame qui le borne en haut, embrasse à sa sortie le
tendon du muscle antérieur du marteau, et se perd
sur lui. 5°. En haut, elle bouche les orifices vasculaires qui se trouvent en cet endroit. 6°. En bas, elle
passe sur la scissure glénoïdale, la bouche, embrasse l'apophyse grêle du marteau et le nerf du
tympan, sur lesquels on la distingue difficilement.
7°. Au milieu du tympan, elle se déploie sur les osselets, sur lesquels elle se prolonge des parties voisines, en formant d'abord dans les espaces qui les en
séparent, puis entr'eux, différens replis que les auteurs ont faussement pris pour des ligamens, et en
les assujettissant ainsi par son passage de l'un sur
l'autre. J'ai douté quelque temps qu'il y eût sur ces
osselets autre chose que le périoste; mais si on
examine le tympan devenu le siége d'un catarrhe,
ou encore chez les enfans, chez lesquels cette
membrane est très-vasculeuse, on voit que son
apparence et sa texture sont les mêmes sur les osselets qu'ailleurs.

La membrane de la cavité du tympan paraît être
un peu fibreuse à l'extérieur, comme, au reste,
toutes les membranes analogues qui tapissent les
os immédiatement; mais du côté de la cavité, elle
est bien évidemment de nature muqueuse: sous ce

rapport, elle est fibro-muqueuse. Chez l'adulte, elle paraît fine, résistante, peu vasculaire, blanchâtre, et très-analogue à la membrane des sinus; mais quand elle est enflammée, ce que j'ai déjà eu souvent occasion d'observer sur les cadavres, elle devient d'un beau rouge, et représente exactement les surfaces muqueuses. Il s'y sépare habituellement une certaine quantité de mucosités que le conduit d'Eustache transmet dans le pharynx. Plus abondamment fournies que de coutume, ces mucosités offrent un catarrhe dont le produit est souvent tellement abondant qu'il remplit la totalité du tympan. Si la membrane extérieure vient alors à se rompre, l'écoulement se fait par l'oreille : phénomène qu'on croyait jusqu'ici être le produit d'un dépôt dans le tympan, comme si un foyer purulent, tel que ceux que nous voyons à l'extérieur, pouvait se faire sans tissu cellulaire. D'ailleurs, j'ai trouvé toujours la membrane muqueuse intacte quand le tympan était rempli de ces humeurs muqueuses blanchâtres qu'on prend pour du pus, et qui, comme je le ferai voir plus bas, sont très-susceptibles de se séparer en abondance chez les enfans.

On ne voit point de glandes sous la membrane de la cavité du tympan, point de villosités dessus; ces objets seraient trop petits pour être aperçus, en supposant qu'ils existassent. Dans certains cas de catarrhe chronique, j'ai vu son épaisseur sensiblement augmentée. La sensibilité animale de cette membrane est très-vive. Celle du tympan étant percée, un corps porté dans la cavité occasione les plus vives douleurs. C'est là un caractère étranger aux surfaces fibreuses, auxquelles cette membrane appartiendrait si elle n'était qu'un simple périoste.

L'usage qu'elle remplit est évidemment de garantir du contact de l'air contenu dans le tympan les parties adjacentes, ce qui la rapproche encore des surfaces muqueuses, qui se rencontrent toujours exclusivement là où des corps étrangers au nôtre existent au milieu de nos organes.

ARTICLE TROISIÈME.

DE L'OREILLE INTERNE OU LABYRINTHE.

Toute la partie de l'oreille qui se trouve au-delà du tympan et plus en dedans que lui consiste dans un assemblage de cavités diversement configurées, dont l'ensemble se nomme le *labyrinthe*, et qui peuvent se rapporter à trois portions principales, l'une, antérieure, qui compose le *limaçon*; l'autre, postérieure, formée par les trois *canaux demi-circulaires*; une moyenne ou le *vestibule*, qui communique avec les précédentes, et qui est comme le centre des cavités diverses qui composent le labyrinthe. Le vestibule et le limaçon embrassent exactement, l'un en devant, l'autre en arrière, le conduit auditif interne, qui leur transmet les nerfs destinés à l'ouïe, en sorte que le tronc commun de ces nerfs est entouré des organes immédiats de ce sens, avant de pénétrer ces mêmes organes. Je ne décrirai point ici ce conduit, ni ceux plus grêles qui transmettent les divisions du nerf auditif : je renvoie cet article à celui où je traiterai de ce nerf.

§ Ier. *Du Vestibule.*

Lorsqu'on a enlevé l'étrier, et mis à découvert le trou ovale, on parvient par celui-ci dans le *vestibule*. Cette cavité est bornée en dehors par le tympan, dans lequel sa partie inférieure fait une saillie assez considérable qui, avec celle du limaçon, constitue le *promontoire*; en dedans, par le conduit auditif interne; en avant, par le limaçon; en arrière, par les canaux demi-circulaires; en haut et en bas, par le tissu compacte du rocher. Elle a une forme très-irrégulière et qu'il est même impossible de déterminer. Tapissée, dans toute son étendue, par une membrane commune à tout le labyrinthe, et distincte de celle de la cavité du tympan, elle offre diverses ouvertures qui la rendent remarquable et qui établissent les communications dont nous avons parlé. Ces ouvertures sont : 1° en dehors, le trou ovale que bouche la base de l'étrier, laquelle, tapissée du côté du tympan par la membrane de cette cavité qui complette l'oblitération, l'est de ce côté par celle du vestibule, en sorte que cette base est disposée ici comme le manche du marteau l'est entre la membrane du tympan et le repli muqueux venant de cette cavité; 2° en haut, les deux ouvertures antérieures des canaux vertical supérieur et horizontal; 3° en arrière, les deux ouvertures propres des canaux vertical postérieur et horizontal, et l'ouverture commune des deux canaux verticaux; 4° en avant et en bas, l'orifice de la rampe externe du limaçon. A chacune de ces ouvertures correspond ordinairement, dans le vestibule, un petit enfoncement qui la précède. Celui qui est avant l'orifice commun des deux canaux verticaux représente une espèce de sillon plus ou moins prononcé. Celui qui correspond à l'orifice propre du canal vertical supérieur est aussi très-marqué, mais arrondi, et comme demi-elliptique. Il est séparé d'une autre excavation qui correspond près de l'orifice interne du trou ovale et qui est de forme sphérique, par une crête osseuse plus ou moins saillante, terminée au-devant et au-dessous du trou ovale par une petite saillie inégale qu'on nomme la *pyramide*. Ces deux dernières cavités, ainsi que la crête moyenne qui les sépare, sont très-apparens en ouvrant le vestibule. Plusieurs autres petits trous remarquables spécialement du côté du conduit auditif interne, donnent passage à des vaisseaux sanguins et surtout à des nerfs qui viennent de l'auditif. Je parlerai ailleurs de ces petits trous.

Aqueduc du Vestibule. Outre ces diverses ouvertures, il en est une presque imperceptible sur plusieurs sujets, un peu plus apparente sur d'autres, qui commence un conduit que l'on nomme l'*aqueduc du vestibule*. Cet orifice est près de celui qui est commun aux deux canaux verticaux. De là, l'aqueduc se dirige en haut d'abord, puis en arrière et en bas, pour venir s'ouvrir, en s'élargissant, à l'orifice que nous avons indiqué sur la face postérieure du rocher. Cet aqueduc est extrêmement étroit : à peine peut-on y introduire une soie de cochon. Il se termine dans un petit écartement des lames de la dure-mère, écartement que tapisse un prolongement de la membrane du labyrinthe, qui le revêt aussi. C'est Cotunni qui l'a découvert. On a souvent une extrême difficulté à en faire la préparation. Plusieurs fois je n'ai pu en suivre le trajet, quelques précautions que j'aie prises.

§ II. *Canaux demi-circulaires.*

Derrière le vestibule, on trouve les *canaux demi-circulaires*, dont le nom indique la forme. Placés dans l'épaisseur du rocher, ils répondent en arrière et en bas aux cellules mastoïdiennes. Leur direction est différente. Dans la position naturelle, l'un, supérieur et vertical, forme une courbe qui coupe transversalement l'épaisseur du rocher ; l'autre, postérieur, vertical aussi, mais inférieur au précédent, représente une courbe dirigée suivant la longueur du rocher ; le troisième, horizontal, le plus court de tous, et placé entre les deux autres, forme une courbe dirigée aussi suivant la longueur du rocher. Leur position respective laisse entre eux un espace pyramidal dont la base est en dehors et le sommet en dedans et en arrière. Cet espace qui, chez le fœtus, offre, comme je le dirai, dans sa plus grande partie, un vide que remplit un prolongement de la dure-mère, est entièrement occupé chez l'adulte par le tissu spongieux de l'os.

Le canal vertical supérieur commence par une ouverture assez large qui se voit à la partie supérieure et antérieure du vestibule, et qui est voisine d'une de celles du canal horizontal. Le canal vertical postérieur commence aussi par une ouverture iso-

lée, qui est large, et qui répond à la partie postérieure et inférieure du vestibule. Tous deux se rapprochent, après un certain trajet, en suivant dans
leur courbe la direction que j'ai indiquée, puis se
réunissent en arrière et en dedans, et se confondent,
après s'être rétrécis d'une manière sensible comparativement à leur origine, en un seul conduit qui,
long de quelques lignes, s'ouvre dans le vestibule
par un seul orifice. J'ai vu dans deux sujets ce conduit commun, dont la capacité ordinaire n'est pas
plus grande que celle de l'un des deux dont il résulte, être complétement oblitéré et changé en une
tige osseuse, solide dans sa totalité. J'ignore si
quelques vices dans l'ouïe en étaient résultés pendant la vie.

Le canal horizontal commence en devant par
une ouverture assez large voisine de celle du vertical supérieur, et se termine en arrière par une
autre plus rétrécie, surtout dans certains sujets, et
placée entre l'ouverture propre du vertical postérieur, et l'ouverture commune des deux verticaux.
D'où l'on voit que, comme divers anatomistes l'ont
remarqué, les deux orifices de chaque canal demi-
circulaire sont inégaux, ce qui dépend de ce que
chaque canal n'est point uniforme dans sa capacité.

Ces canaux, tapissés par la membrane commune
du labyrinthe, sont formés uniquement de tissu
compacte dans tous les âges. C'est ce qui permet
de les distinguer facilement au dehors du rocher
chez le fœtus. En effet, à cette époque, leur volume,
égal à celui qu'ils auront dans la suite, se trouve
disproportionné avec le volume total du rocher

sur lequel ils font beaucoup de saillie. La blancheur et la solidité qu'ils présentent, comparées à la rougeur et au peu de résistance du tissu osseux environnant, encore spongieux à cette époque, les font reconnaître, et on les prépare sans aucune difficulté; tandis que, dans la suite, l'enveloppe osseuse qui les entoure devenant plus épaisse et entièrement compacte, leur préparation est très-difficile. On ne trouve aucune espèce de lames osseuses à leurs orifices : aussi du mercure versé dans le vestibule passe avec facilité par leur conduit, qu'il traverse pour revenir dans ce vestibule. Leur paroi interne est sans inégalités.

§ III. *Du Limaçon.*

Le *limaçon*, cavité osseuse dont la figure en spirale lui a fait donner son nom, forme la partie antérieure du labyrinthe. Situé plus en dedans que le vestibule, au-devant du conduit auditif interne, il est obliquement dirigé en bas et en dehors. C'est un canal entièrement compacte dans ses parois extérieures, continu en dehors et en arrière avec les autres parties du labyrinthe, environné dans tout son contour osseux du tissu du rocher, dans lequel il est comme plongé. Il est disposé en sens inverse de l'un et l'autre côté, par rapport aux deux spirales qu'il représente. Ce canal commence à la partie inférieure et interne du vestibule, par une ouverture évasée qui se trouve au-dessous et au devant du trou ovale, et qui répond à la saillie du promontoire. Dirigé ensuite en avant et en bas, il se recourbe bientôt en

haut, et fait sur lui-même une spirale de deux tours et
demi, pour se terminer sur un noyau osseux conique qui forme le centre et l'axe de sa cavité tout
entière. Ce noyau osseux, dont la direction presque
horizontale coupe obliquement l'axe du rocher,
correspond par sa base, qui est un peu excavée,
au fond du conduit auditif interne. Divers petits
trous s'y observent pour des passages nerveux;
nous reviendrons sur ces ouvertures. Son sommet
se termine dans le milieu du limaçon, par une espèce de cavité évasée que l'on nomme l'*entonnoir*.

La cavité du limaçon est divisée suivant sa longueur, par une lame moitié osseuse et moitié membraneuse, qui commence à la base de cette cavité,
qu'elle partage dans son trajet en deux parties isolées, l'une supérieure, qui communique dans le
vestibule, l'autre inférieure, qui aboutit au trou
rond, et qui communiquerait dans la cavité du tympan si ce trou n'était fermé par une membrane.
Cette lame, après avoir suivi la spirale du limaçon,
dont elle forme deux cavités nommées *rampes*,
qu'on distingue en celle du vestibule plus étroite
et plus longue, et en celle du tympan plus large et
plus courte, se termine au sommet du noyau osseux, en offrant une ouverture qui permet une communication libre entre ces deux rampes. Celles-ci
vont toujours en se rétrécissant depuis leur origine
jusqu'à leur point commun de communication. Elles
ont une forme difficile à bien déterminer : la coupe
perpendiculaire de chacune offre à peu près un
segment de demi-cercle.

La structure générale du limaçon présente un

tissu compacte dans toute l'étendue de ses parois; plongé comme les canaux demi-circulaires dans un tissu très-spongieux, rougeâtre et facile à enlever chez le fœtus, mais plus dense et compacte aussi chez l'adulte. Des deux parties distinctes, l'une osseuse et l'autre membraneuse, qui forment la lame servant à le diviser intérieurement en deux rampes, la première se continue dans tout son rebord concave avec le contour du noyau osseux qui, comme nous l'avons dit, forme l'axe de cette cavité; la seconde monte en se fixant au milieu de la paroi opposée, paroi qui, en se contournant en spirale, forme le limaçon. Vers le sommet, endroit où se trouve l'ouverture de communication entre les deux rampes, cette portion membraneuse existe seule. Elle est, dans l'état naturel, sèche, cassante, blanchâtre, d'une apparence que je ne puis mieux comparer qu'à celle de la membrane du tympan, dont elle ne paraît différer que par sa ténuité; elle est du reste entièrement ignorée comme celle-ci dans sa nature. La sécheresse particulière qui la caractérise paraît, comme dans la membrane du tympan, très-propre aux vibrations nécessaires à la perception des sons.

Il suit de ce que nous venons de dire, que pour avoir une idée exacte du limaçon, il faut concevoir une lame osseuse se contournant deux fois sur elle-même, en spirale autour d'un noyau également osseux, confondue par une de ses faces avec le tissu compacte du rocher, et libre par l'autre face, dans le premier tour qu'elle fait et qui est le plus grand, libre ensuite par ses deux faces dans le second tour qui est le plus petit, formant dans ces deux tours une cavité spirale, qu'une lame moitié osseuse et moitié membraneuse sépare en deux rampes, lesquelles communiquent vers l'entonnoir et sont isolées en bas ; de telle manière que si, la membrane du trou rond étant brisée, on versait du mercure dans cette ouverture, il traverserait la rampe du tympan, reviendrait par l'entonnoir dans celle du vestibule, et retomberait dans cette cavité.

Aqueduc du limaçon. C'est un conduit extrêmement étroit qui commence dans la rampe du tympan près le trou rond; monte ensuite en s'élargissant; et va s'ouvrir par un orifice assez évasé sur le bord postérieur du rocher. Il m'a paru, comme celui du vestibule, souvent très-peu apparent et très-difficile à préparer.

§ IV. *De la Membrane du Labyrinthe, et du fluide qu'elle sépare.*

Toutes les cavités dont nous venons de parler sont tapissées d'une membrane extrêmement fine et délicate, de nature différente de celle qui revêt l'intérieur du tympan. Pour bien voir cette membrane, il faut commencer à la prendre dans le vestibule, et choisir un fœtus, parce que les vaisseaux très-nombreux qui la parcourent alors lui donnent en plusieurs points une apparence rougeâtre qui la rend très-sensible. Or, la meilleure manière d'ouvrir le vestibule est de fendre perpendiculairement le rocher avec un ciseau bien tranchant, entre le trou auditif interne de cette excavation particulière et profonde dont je parlerai bientôt, et qui reste à cet âge sous le canal vertical supérieur, quand on a enlevé le prolongement de la dure-mère qui vient s'y fixer. Alors le vestibule se trouve partagé par son milieu; le fluide qu'il contient s'échappe, et l'on voit la membrane qui le revêt. Cette membrane s'enfonce dans les canaux demi-circulaires qu'elle tapisse, se prolonge dans la rampe vestibulaire du limaçon, puis par l'ouverture de l'entonnoir dans la rampe du tympan, où elle vient se terminer en cul-de-sac au trou rond. Un prolongement en part vers cet endroit, tapisse l'aqueduc du limaçon, et se termine aussi en cul-de-sac dans un petit écartement de la dure-mère. Un prolongement semblable revêt l'aqueduc du vestibule et se comporte de même vers son extrémité.

Outre cette membrane, on rencontre, dans les canaux demi-circulaires, des prolongemens grisâtres ou blanchâtres qui, très-manifestes dans certains sujets, m'ont paru à peine sensibles dans d'autres. Ces prolongemens se terminent à l'extrémité de ces canaux par des renflemens particuliers, qui, dans la préparation que j'indique, marquent quelquefois leur orifice quand on examine le vestibule. Ces renflemens reçoivent des nerfs de l'auditif. Scarpa en a fait, ainsi que des prolongemens contenus dans les canaux demi-circulaires, l'objet spécial de ses recherches. Je renvoie à son ouvrage sur ce point, sur lequel je reviendrai cependant plus en détail en traitant du nerf auditif.

— Quelle est la nature de la membrane du labyrinthe? Elle est absolument ignorée. Très-sensiblement vasculeuse chez l'enfant, elle le devient beaucoup

moins chez l'adulte, où souvent on a bien de la peine
à l'apercevoir, tant sa ténuité est grande, et son
adhérence aux os marquée. Elle remplace à l'égard
de ceux-ci le périoste : aussi les anatomistes lui ont-
ils donné ce nom. Mais sa nature diffère essentiellement de celle du périoste fibreux. Elle en est distincte surtout par l'usage de séparer un fluide du
sang qui y aborde. En effet, partout où elle existe,
on trouve un fluide transparent, légèrement visqueux, qui remplit le vestibule, les canaux demi-
circulaires, les rampes du limaçon et les aqueducs,
et que j'y ai rencontré à des doses très-variables.
Quelquefois il coule sensiblement en ouvrant les
canaux; d'autres fois il n'offre qu'une humidité hu-
mectant leurs parois et celles des autres parties du
labyrinthe. La nature de ce fluide est ignorée : il est
en quantité trop petite pour qu'on puisse l'analyser.
Malgré les conjectures des physiologistes, je crois
que nous ne sommes guère avancés sur ses usages
particuliers.

ARTICLE QUATRIÈME.

DÉVELOPPEMENT DE L'OREILLE.

L'OREILLE est, comme l'œil, très-développée chez
le fœtus et l'enfant. Plusieurs de ses parties sont
même bien plus prononcées que celles de ce dernier
organe. Quelques-unes ont dès les premiers mois un
volume presque égal à celui qu'elles doivent toujours conserver. Ce développement précoce donne
au rocher un aspect particulier, une forme toute

différente de celle qu'il aura par la suite. En effet, ses portions qui sont étrangères à l'ouïe ne croissent point proportionnellement à celles qui composent cet organe : de là des saillies, des enfoncemens, des cavités, qui, très-marqués sur le rocher du fœtus, disparaissent dans celui de l'adulte. Nous allons successivement examiner comment chaque partie de l'oreille se développe, par quel mécanisme chacune se met au niveau des autres, et comment l'ensemble de l'organe atteint l'état où il restera toujours. Cet objet mérite d'autant plus d'importance qu'il est presque tout neuf.

§ Ier. *Développement de l'Oreille externe.*

Le pavillon, chez le fœtus, présente à l'extérieur les mêmes objets que chez l'adulte; mais son volume n'est point proportionné à celui des autres parties de l'oreille; c'est de toutes celle dont le développement est le moins précoce. Sa structure molle, peu consistante, est analogue à celle de tous les cartilages membraneux du fœtus.

Le conduit auditif ne diffère point de celui de l'adulte pour la longueur, qui est proportionnellement aussi considérable. Il n'a pas la même largeur dans toute son étendue. Evasé en dehors, il se rétrécit beaucoup dans son milieu. En dedans, son évasement augmente de nouveau; il devient même plus considérable qu'il n'était dans le premier sens. Il est mesuré, dans ce dernier, par la largeur du cercle de la membrane du tympan, autour duquel le conduit se termine. Cette disposition est le principe de celle qui a lieu par la suite, et que nous avons indiquée ; mais elle est beaucoup plus marquée à cet âge.

_ La structure du conduit auditif offre des différences remarquables. La portion fibro-cartilagineuse est dans le même état et dans la même proportion : seulement les incisures sont un peu plus larges et plus marquées. La membrane interne qui, comme nous l'avons vu, forme seule en haut et en arrière le conduit, avec quelques portions fibreuses, occupe un espace plus étendu, en sorte que les deux rebords supérieurs du fibro-cartilage sont plus écartés l'un de l'autre.

Quant à la portion osseuse, elle manque absolument, soit parce qu'en haut le corps du temporal est peu développé, soit parce qu'en bas la partie postérieure et non-articulaire de la cavité glénoïdale n'existe point encore. Il en résulte qu'en haut le conduit est formé, dans une plus grande longueur que dans la suite, par la membrane interne, qui reste à nu à cause du défaut de la portion osseuse qui doit, dans les âges suivans, être appliquée sur elle. En bas, outre cette membrane interne, il y a une portion membraneuse particulière, très-épaisse, formée de fibres parallèles les unes aux autres, très-distinctes et très-apparentes, qui naît du contour du tympan, et va se terminer en dehors au fibro-cartilage du conduit, avec lequel elle est unie. C'est cette membrane fibreuse propre qui remplace la portion osseuse de ce conduit, formée par le rebord postérieur de la cavité glénoïdale ; c'est elle qui, destinée par conséquent à s'ossifier dans la suite, donne au conduit auditif du fœtus la même longueur proportionnelle qu'il doit avoir chez l'adulte. Les auteurs n'ont point, je crois, décrit cette membrane particulière.

Le contour de la membrane du tympan est formé, chez le fœtus, par un cercle osseux dans lequel cette membrane se trouve comme enchâssée. Ce cercle a une direction très-oblique en bas et en dedans; il paraît même presque horizontal : d'où il résulte que la membrane du tympan est presque parallèle à la paroi supérieure du conduit auditif, avec laquelle elle se continue et qu'elle concourt à former; tandis que la paroi inférieure, membraneuse et fibro-cartilagineuse, forme avec la membrane du tympan un angle rentrant très-aigu qui répond à l'extrémité du conduit.

Le cercle du tympan est formé, dans les trois quarts de son étendue, par une portion osseuse distincte et entièrement isolée. En haut, ce cercle est complété par la racine de l'apophyse zygomatique. Son contour avoisine en devant la portion articulaire de la cavité glénoïdale déjà marquée, quoique peu profonde. En bas il est séparé, par une lame osseuse très-étroite, de l'ouverture inférieure du canal carotidien; en arrière, il répond à la région mastoïdienne du temporal, encore très-peu prononcée; et en même temps il a quelque rapport avec le bord inférieur correspondant de l'os occipital. Il est isolé des parties voisines dans toute cette étendue, excepté vers l'apophyse zygomatique, par une rainure très-marquée, qui, dans l'état sec, communique avec l'intérieur du tympan, mais qui, sur le cadavre, est bouchée par le repli de la membrane muqueuse de cette cavité. Aussi est-il facile de soulever ce cercle, en déchirant ce repli, de manière à voir l'intérieur du tympan, et sans intéresser aucune partie osseuse voisine. C'est surtout avant le cinquième ou sixième mois que le fœtus offre un isolement absolu de ce cercle osseux, qui, plus tard, se confond plus ou moins exactement, par les progrès de l'ossification, avec les parties correspondantes du temporal.

La membrane interne du conduit auditif, ou plutôt la portion des tégumens qui s'y prolonge, est remarquable chez le fœtus par sa ténuité. On y trouve un duvet plus prononcé qu'ailleurs, et qui paraît être le rudiment des poils dont cette partie sera garnie dans la suite. De plus, on remarque dans toute l'étendue de ce conduit un enduit blanchâtre qui recouvre constamment les tégumens, et qui semble n'être qu'une espèce particulière de cérumen, toute différente de celle qui doit être séparée par la suite. Cet enduit est uniformément répandu sur tout le conduit, qu'il tapisse en forme d'une membrane blanchâtre, organique au premier coup d'œil, mais sans organisation réelle. Moins épais sur les parois mêmes du conduit, cet enduit l'est beaucoup sur la membrane du tympan, à laquelle il ôte sa transparence, et dont il est facile de l'enlever sous une forme assez analogue aux fausses membranes que l'on trouve appliquées sur les surfaces séreuses. Privée de cet enduit, la membrane du tympan paraît rougeâtre, ce qui n'est dû qu'à sa transparence, qui permet de voir au travers d'elle l'intérieur du tympan, dont la surface muqueuse est alors rouge.

§ II. *Développement de l'Oreille moyenne.*

L'extrême ténuité de la membrane du tympan, à la même époque, permet difficilement de distinguer les trois feuillets qui la forment. On ne peut même qu'avec peine soulever le feuillet externe, qui dépend des tégumens du conduit, et qu'il ne faut point confondre avec cet enduit particulier, blanchâtre et encore inconnu, dont je parlais tout à l'heure. Au reste, différente par sa ténuité, cette membrane est presque la même que dans les âges suivans par sa largeur; ce qui est relatif à la capacité de la cavité du tympan : en effet, cette capacité est presque égale à celle qui s'observera chez l'adulte. C'est dans cette cavité et dans les parties qu'elle renferme, que nous commençons à observer la disproportion sensible de l'oreille interne avec l'état général des autres organes dans le premier âge.

Le volume des osselets est absolument le même que chez l'adulte le plus avancé en âge. La solidité de leur structure est la même aussi; leurs muscles sont également prononcés.

Le conduit d'Eustache, déjà considérable et assez évasé, l'est cependant bien moins à proportion que la cavité dont il est l'orifice antérieur et interne. Son cartilage est surtout bien inférieur en développement à ce qu'il sera dans les âges qui suivront. Ses deux parois, moins exactement appliquées l'une contre l'autre, laissent son canal un peu plus ouvert habituellement. Ce conduit a la même direction horizontale qu'il doit offrir dans la suite, et il se termine de même à la base de l'apophyse ptérygoïde correspondante : or, cette apophyse ayant alors non-seulement beaucoup moins de longueur, mais aussi une direction beaucoup plus oblique en devant que dans l'âge adulte, le conduit d'Eustache forme alors avec elle un angle très-obtus., au lieu de l'angle presque droit qu'il doit former lorsque le développement de la face sera achevé.

Il n'y a point encore de cellules mastoïdiennes chez le fœtus. L'apophyse mastoïde elle-même manque presque absolument. Vers l'endroit où elle naît, un tissu spongieux, rougeâtre, peu épais, borne le tympan en arrière. Cependant l'ouverture qui de cette cavité conduit dans les cellules est déjà extrêmement large, et toute la différence, c'est qu'elle aboutit dans un cul-de-sac qui reçoit la courte branche de l'enclume.

En dedans, le trou ovale est aussi large que chez l'adulte. On le concevrait facilement par la seule inspection de l'étrier, dont la base, aussi étendue que dans la suite, ne peut être disproportionnée à l'ouverture qu'elle sert à fermer.

La disposition du trou rond chez le fœtus a été observée scrupuleusement par Scarpa, qui a remarqué que dans les premiers mois cette ouverture est dirigée presque antérieurement; qu'à des époques plus avancées de la grossesse elle se dirige successivement plus en bas et en arrière; qu'enfin au temps de la naissance elle est obliquement tournée en arrière; et qu'elle s'incline de plus en plus jusqu'à une certaine époque où elle redevient plus antérieure où plutôt latérale, et où elle regarde de nouveau la

membrane du tympan. La première direction tient
à ce que le promontoire n'étant pas encore très-
développé dans les premiers mois, laisse le trou
rond à découvert. A mesure que son développement
a lieu, vers le quatrième ou cinquième mois, il cache
ce trou et le dirige en arrière. Lorsqu'ensuite, au-delà
de la naissance, l'apophyse mastoïde vient à se développer, elle occasione une nouvelle direction
dans le tympan, qui change en partie celle du trou
rond.

J'ai répété avec soin les recherches de Scarpa sur
des fœtus de divers âges comparés à des adultes.
Le résultat de mes observations, faites avec Buisson,
a confirmé en partie celles de cet illustre anatomiste; mais elles nous ont montré beaucoup de
variétés par rapport à la disposition du trou rond.
L'on peut, je crois, difficilement déterminer d'une
manière générale la direction qui appartient à chaque âge. Ce qui est certain, c'est que le promontoire forme toujours plus de saillie proportionnellement chez le fœtus que chez l'adulte; et que c'est
à la disposition de ce promontoire que tient surtout
la direction du trou rond. S'il commence principalement à se développer dans sa portion antérieure,
il laisse ce trou plus libre et plus dirigé contre la
membrane du tympan. Si la saillie qu'il forme appartient surtout à sa portion postérieure dans le
premier temps de son développement, il se prolonge au-devant du trou rond, et le force de s'incliner en arrière. Or, son développement n'est point
uniforme et constant; c'est tantôt d'un côté, tantôt
d'un autre, qu'il fait surtout saillie. La disposition

des cellules mastoïdiennes mérite la même observation.

J'ai mis plusieurs tympans d'enfans morts-nés à côté de ceux d'adultes : la différence de direction m'a paru nulle souvent, tandis que dans d'autres cas elle était analogue à ce que dit Scarpa.

La membrane qui tapisse la cavité du tympan est parsemée chez le fœtus de beaucoup de vaisseaux sanguins; de là son apparence rougeâtre. Cette couleur et la mollesse de son tissu la rapprochent de la pituitaire plus que de la membrane buccale, et l'on peut dire qu'elle tient alors le milieu entre l'une et l'autre pour la structure. En ouvrant un grand nombre de fœtus, pour examiner le développement de l'oreille, j'ai été frappé de la grande quantité de mucus qui remplit le tympan à cet âge, comparativement aux âges suivans. Souvent ce mucus est si abondant qu'il cache entièrement les osselets : on dirait que c'est un dépôt qui remplit la cavité du tympan; mais en injectant avec force un filet d'eau par une petite seringue, on nettoie cette cavité, dont les objets deviennent apparens. Dans presque tous les fœtus morts-nés, cette disposition se rencontre; elle coïncide avec la rougeur plus grande qu'a la membrane à cet âge, rougeur qui indique la plus grande quantité de sang abordant à cette membrane pour fournir le mucus.

§ III. *Développement de l'Oreille interne.*

Deux choses rendent le labyrinthe fort remarquable chez le fœtus: son développement précoce, et la solidité de sa structure déjà toute compacte. C'est de son développement que dépend le volume très-marqué du rocher, tandis que le reste du temporal est encore peu avancé. Sa structure compacte permet de l'isoler facilement, comme je l'ai dit plus haut, d'avec les parties voisines encore toutes spongieuses.

Le vestibule, première cavité du labyrinthe, est très-volumineux et presque aussi large que chez l'adulte. C'est de lui et du limaçon que dépend la saillie, plus grande proportionnellement, que fait le promontoire dans le premier âge. En effet, cette éminence n'est que l'extérieur du vestibule et d'une des rampes du limaçon. Les progrès de l'ossification ne font qu'augmenter l'épaisseur des parois de cette cavité, sans guère ajouter à son étendue.

Il en est de même pour les canaux demi-circulaires. Leur volume et leur structure toute compacte donnent à la partie postérieure du rocher une épaisseur et une saillie particulière. Environnés de tous côtés d'un tissu spongieux et rougeâtre, ils sont faciles à distinguer, même en dehors, par la couleur blanche qui les caractérise. C'est surtout le vertical supérieur qui est apparent, même sans préparation, en raison de la tubérosité qu'il forme, et qui répond alors au bord supérieur du rocher. Ses parois, assez épaisses dans la plus grande partie de leur étendue, deviennent minces et transparentes à sa convexité, de manière à laisser voir le trajet de la cavité qui lui appartient. Au-dessous de lui, on trouve un enfoncement très-profond auquel les auteurs n'ont point fait attention, et dont ce conduit est comme la voûte. Cet enfoncement, situé sur le bord supérieur du rocher, se dirige en arrière, et se termine par un cul-de-sac dans lequel un repli de la dure-mère s'engage et va se terminer en se fixant au crâne par une extrémité rougeâtre et dense. Cette cavité diminue avec l'âge, et dégénère en une dépression inégale.

Les autres canaux demi-circulaires, cachés plus profondément dans l'épaisseur du rocher, ne se présentent pas d'une manière aussi sensible, et offrent seulement une masse blanchâtre et compacte, plus ou moins apparente à l'extérieur, et environnée d'un peu de tissu spongieux et rougeâtre.

Le limaçon, très-prononcé, l'est moins cependant que les canaux demi-circulaires, proportionnellement au reste du labyrinthe.

Le conduit auditif interne est presque égal en largeur à celui de l'adulte. Son évasement est surtout remarquable dans son fond, et plus que dans son orifice extérieur; sa longueur est beaucoup moindre, quoique cependant elle soit déjà très-prononcée.

§. IV. *Changemens des trois parties de l'Oreille dans les âges qui suivent la naissance.*

Au-delà de la naissance, l'oreille éprouve beaucoup de changemens. Ses parties essentielles et fondamentales, telles que les osselets, le vestibule, les canaux demi-circulaires, le limaçon, etc., restent bien à peu près les mêmes; mais autour de ces parties d'autres se prononcent davantage, en sorte que les rapports changent en partie.

Le pavillon n'éprouve aucun changement bien marqué.

Dans le conduit auditif, la portion osseuse se forme en haut par le développement du bas de la portion écailleuse et de la racine de l'apophyse zygomatique, qui se déjettent plus en dehors, ce qui dépend beaucoup de l'amplitude que donnent à l'os en cet endroit les cellules mastoïdiennes. En bas, la membrane provisoire qui est enchâssée dans la partie externe du cercle osseux, et qui tient à la portion fibro-cartilagineuse, se change en os, ce qui donne naissance à la lame osseuse inférieure du conduit auditif. Souvent cette lame reste pendant les premières années percée dans son milieu d'un trou qui dépend de sa non-ossification en cet endroit; mais ce trou s'efface bientôt. La portion fibro-cartilagineuse du conduit auditif éprouve peu de changement; elle croît seulement en largeur et en épaisseur. L'enduit blanchâtre qui recouvrait la portion de tégumens tapissant le conduit disparaît; je n'en ai plus retrouvé de trace au-delà de la première année. C'est sur la membrane du tympan qu'on le voit en dernier lieu; c'était aussi sur celle-ci qu'il était le plus apparent chez le fœtus. Le cercle osseux de la membrane du tympan, d'abord isolé par une fente d'avec le rocher, auquel l'unissait seulement un repli membraneux, et ne faisant réellement corps qu'avec la portion écailleuse, se soude peu à peu avec le premier, et finit par s'identifier avec lui.

Dans le tympan, la membrane de ce nom devient un peu moins oblique; elle s'épaissit aussi, mais reste transparente. Elle s'écarte peu à peu de la paroi interne de cette cavité, surtout en arrière, à cause du développement des cellules mastoïdiennes, qui se prononcent peu à peu, à mesure que l'apophyse qui les contient vient à croître; mais ce n'est que dans un âge très-avancé qu'elles acquièrent leur plus grande amplitude. Plus elles s'élargissent et plus l'apophyse grossit, plus leur ouverture de communication avec le tympan, ouverture qui n'était chez le fœtus qu'un véritable cul-de-sac, devient grande; ce qui écarte de plus en plus en arrière la membrane du tympan de la paroi interne de cette cavité. En devant, le conduit d'Eustache, qui croît aussi, et qui devient plus large dans sa portion osseuse, concourt à produire le même effet, mais d'une manière beaucoup moins sensible. La portion cartilagineuse de ce conduit croît aussi peu à peu, mais ce n'est qu'au terme de l'accroissement général qu'il a pris le volume qu'il doit toujours conserver. Le trou ovale change peu; à peine s'agrandit-il. Il y a, comme je l'ai dit, plusieurs variétés dans le trou rond. En général, la paroi interne du tympan reste à peu près la même sous tous les rapports, surtout sous celui de la largeur, parce qu'elle répond au labyrinthe, qui est presque aussi développé chez l'enfant que chez l'adulte. Quant aux osselets, leur volume reste le même : seulement ils prennent plus de densité, et leurs muscles plus de force. D'où l'on voit que les principaux changemens opérés dans le tympan par l'accroissement portent plus sur sa cavité qui s'élargit, que sur les parties qui entrent dans la composition de cette cavité elle-même; car l'élargissement n'est point l'effet d'un accroissement général, mais bien de l'écartement de la membrane du tympan. Comment l'appareil des osselets, qui ne s'allonge point et qui traverse cependant la largeur de la cavité de même nom, s'accommode-t-il à cet écartement? Cela tient à ce que l'enclume, qui, chez le fœtus, est presque perpendiculaire, s'incline un peu du côté de la paroi interne du tympan, surtout par sa courte branche, qui par là reste est en rapport avec l'os lenticulaire et l'étrier, lesquels n'éprouvent aucun changement de position.

La membrane muqueuse du tympan devient de moins en moins humide par les progrès de l'âge. Jamais, au-delà de la deuxième année, je n'y ai trouvé ces mucosités blanchâtres et abondantes qui en remplissent presque toujours le sac chez le fœtus. Cette membrane perd aussi sa disposition vasculaire; elle devient plus blanche, plus serrée, moins spongieuse.

Le labyrinthe change peu intérieurement au-delà de la naissance. Le limaçon se prononce seulement un peu davantage, et la membrane commune devient moins vasculaire. Mais à l'extérieur, le rocher se développe, et sa conformation externe devient toute différente. Les canaux demi-circulaires, les deux verticaux surtout, jusque là apparens au dehors, sont cachés par le tissu compacte qui se développe autour d'eux et avec lequel le leur se confond pour ainsi dire. Chez le fœtus, ces canaux restent distincts, comme je l'ai dit, du tissu rou-

geâtre environnant, par leur blancheur et leur résistance. Tout est confondu chez l'adulte; on dirait
qu'ils ont été creusés dans le rocher précédemment
existant; au lieu qu'on dirait dans le fœtus qu'ils
existaient d'abord, et que le tissu spongieux a été
entassé autour d'eux. La grande excavation située
sous le canal vertical supérieur disparaît peu à peu :
cependant il en reste toujours, chez l'adulte, une
trace plus ou moins sensible, qui représente une
sorte d'inégalité sur le bord supérieur du rocher.

Au-delà de l'âge adulte, l'ouïe n'éprouve plus de
changemens ultérieurs bien notables : les cellules
mastoïdiennes vont seulement en se développant
toujours davantage, ce qui augmente la résonnance
des sons dans le tympan; résonnance qui leur donne
plus de force, laquelle est nécessaire à cet âge
pour suppléer à ce qui manque du côté de la sensibilité.

DES NARINES

ET

DE LEURS DÉPENDANCES.

———

L'organe de l'odorat est composé, comme celui de l'ouïe, d'abord d'un appareil extérieur qui sert à recevoir et à transmettre les substances propres à produire la sensation, ensuite de l'organe immédiat de cette sensation. L'appareil extérieur est formé par le *nez*; l'organe immédiat est la *pituitaire*, qui tapisse les narines. Voilà le sujet de deux articles. Un troisième sera consacré au développement de ces deux parties.

ARTICLE PREMIER.

DU NEZ.

§ Ier. *Conformation générale.*

Le *nez* est une éminence plus ou moins considérable qui surmonte en devant l'organe de l'odorat, et qui occupe la partie moyenne et supérieure de la face, bornée en haut par le front, en bas par la lèvre supérieure, sur les côtés par les orbites et les joues. Sa grandeur offre des variations multipliées sur lesquelles nous reviendrons. Sa forme, également variable, représente en général une pyramide triangulaire ayant sa base en bas, son sommet en haut, une surface postérieure qui se confond avec les narines, et deux latérales.

Chacune de ces deux dernières, offre inférieurement et en arrière, vers l'aile du nez, un sillon demi-circulaire qui, après avoir séparé le nez de la joue, s'avance antérieurement plus ou moins sur cette surface, qu'elle partage chez certains sujets en deux portions, tandis qu'elle est bien moins marquée chez d'autres. Ces deux surfaces se réunissent en devant, en formant un bord obliquement dirigé en avant et en bas, qui est plus ou moins large, que l'on nomme le *dos du nez*, et qui se termine par une portion saillante appelée le *lobe*.

La base du nez offre deux ouvertures ovales séparées par une cloison continue à celle des narines. Ces ouvertures sont toujours libres, différence qui les distingue de la plupart des autres ouvertures extérieures, et qui tient à la nécessité continuelle de la respiration. Leurs côtés externes se nomment les *ailes du nez*.

Le sommet du nez se continue avec le front et les sourcils.

En arrière, le nez est continu dans son milieu à la cloison des fosses nasales, et à la joue par ses parties latérales.

§ II. *Organisation.*

Le nez est recouvert en devant par deux couches, l'une dermoïde et l'autre musculaire, et tapissé en arrière par une surface muqueuse : ce sont ses parties communes. Il est essentiellement formé en haut par une portion osseuse, en bas par des fibro-cartilages membraneux, au milieu par des cartilages proprement dits. Il résulte de cette structure une solidité très-grande supérieurement, où elle était nécessaire pour que la partie supérieure des fosses nasales, qui est le siége spécial de l'odorat, soit plus sûrement à l'abri des lésions extérieures, tandis qu'inférieurement la mobilité doit l'emporter pour que les ouvertures puissent être, suivant les circonstances, diminuées, élargies ou même entièrement fermées pendant quelque temps. Les fibro-cartilages inférieurs, souples et peu solides, remplissent ce dernier but. La solidité augmente dans le milieu par la fixité plus grande des cartilages latéraux ; elle est intermédiaire à celle des deux extrémités du nez.

a. *Parties propres du nez.*

Portion fibro-cartilagineuse. Deux fibro-cartilages la forment essentiellement ; l'un en devant, l'autre en arrière.

L'antérieur se nomme *fibro-cartilage des ouvertures nasales*; il est le plus considérable. On peut difficilement en déterminer exactement la grandeur et la forme ; car c'est lui qui, par ses variations nombreuses, détermine principalement les différences du nez chez les divers individus. Il est, en général, recourbé sur lui-même, forme une espèce d'ellipse tronquée en arrière ; et environne les ouvertures nasales inférieures, qu'il sert à tenir toujours ouvertes dans l'état ordinaire.

Deux branches, dont l'une externe, l'autre interne,

composent la courbe que représente ce fibro-cartilage. Ces deux branches se réunissent en devant en
formant une saillie plus ou moins sensible. La première correspond à l'aile du nez; elle se dirige un
peu obliquement en haut et en arrière, pour se
terminer dans ce dernier sens par une extrémité
plus ou moins arrondie, quelquefois pointue, qui
se perd dans la partie membraneuse qui la réunit
au cartilage latéral. Elle est recouverte en dehors
par les tégumens et par le muscle transverse du nez;
en dedans par la membrane muqueuse. La seconde,
contiguë à la cloison, en forme en partie l'extrémité
inférieure, surtout antérieurement. Plus horizontale que l'autre, elle se trouve souvent un peu plus
inférieure. Elle est recouverte en dehors par la
membrane muqueuse; elle avoisine en dedans, postérieurement, le cartilage de la cloison; antérieurement et au-dessous de ce dernier, celle du côté
opposé. Un tissu cellulaire lâche, jamais graisseux,
rarement infiltré dans les hydropisies, est le seul
moyen de leur union; en sorte qu'on peut très-bien
diviser sur la ligne médiane l'extrémité et le bas du
nez, retrancher même, au moyen de cette division,
tout le devant du cartilage de la cloison, en supposant qu'il fût le siége d'une affection quelconque,
sans pénétrer aucunement dans les cavités nasales.
C'est la réunion des branches internes des deux fibro-
cartilages des ouvertures nasales qui donne en bas,
à la cloison du nez, l'épaisseur qu'elle y présente,
et qu'elle n'aurait point si le cartilage nasal seul la
formait en cet endroit. Cette branche interne, assez
large en devant, se termine en pointe en arrière. Sa

réunion avec la branche externe forme une saillie dont la convexité est très-variable, et qu'une rainure extérieure, plus ou moins apparente, sépare de la saillie semblable formée du côté opposé par la réunion des deux branches du fibro-cartilage de ce côté.

Le fibro-cartilage postérieur de la partie inférieure du nez se nomme *fibro-cartilage des ailes*. Il n'a pas, à beaucoup près, une disposition aussi régulière et aussi constante que le précédent, avec la branche externe duquel il se continue quelquefois ; ce qui a fait que les auteurs les ont décrits ensemble : mais il en est le plus souvent isolé par un espace membraneux. Il occupe la partie postérieure des ailes, vers l'endroit où celles-ci se continuent avec la joue. Son volume est toujours peu considérable. Sa forme varie beaucoup et ne peut être déterminée d'une manière générale. Souvent, au lieu d'un cartilage, on trouve plusieurs noyaux très-distincts et isolés. Entouré de tous côtés par des portions membraneuses, il est fixé par leur moyen, soit au précédent, soit au cartilage nasal et au rebord concave de l'os maxillaire.

Telle est la partie inférieure du nez, destinée spécialement à former les ouvertures des narines, et constituée de manière à présenter, comme je l'ai dit, un certain degré de mobilité, qu'elle doit surtout à la nature particulière de ses fibro-cartilages, qui sont de la classe des membraneux, et analogues par conséquent à ceux du pavillon de l'oreille, de la trachée-artère, de l'épiglotte, des paupières, etc. Je ne rappellerai pas leur structure, qui a été indi-

quée dans l'*Anatomie générale*. De plus, cette mobilité dépend encore des portions membraneuses
qui séparent ces fibro-cartilages, et dont je parlerai
plus bas.

Portion cartilagineuse. Un seul cartilage forme
le milieu du nez. Sa disposition et sa nature lui
donnent beaucoup plus de solidité que n'en ont
ceux de la région inférieure. Il se nomme le *cartilage nasal*. Il résulte de trois portions, deux extérieures et antérieures, placées sur les côtés du nez;
l'autre, moyenne et postérieure, concourant à former
la cloison des narines. Ces trois portions se réunissent en devant, sur le dos du nez, sous un angle aigu
qui est variable cependant. Cette union et l'identité
de nature entre les portions diverses du cartilage
nasal m'empêchent de les présenter isolément dans
la description, comme ont fait les auteurs, qui ont
nommé *cartilage de la cloison* la portion postérieure,
et *cartilage latéral* la portion antérieure.

La portion moyenne et postérieure du cartilage
nasal est la plus considérable : elle appartient aussi
aux narines. Placée sur la ligne médiane, elle a une
forme triangulaire. Sa direction, perpendiculaire
dans l'état naturel, est souvent changée vicieuse-
ment, de manière à offrir d'un côté ou de l'autre
une déviation sensible. Ses deux surfaces latérales,
qui correspondent aux narines, sont planes quand
la cloison est droite, convexes d'un côté et concaves
de l'autre quand cette cloison est divisée. On y observe plusieurs petits enfoncemens qui ressemblent
à des porosités un peu considérables, qui font paraître chaque surface comme chagrinée, et où s'in-

sèrent des prolongemens de la membrane fibro-muqueuse des narines, laquelle revêt entièrement ces deux faces. Le bord supérieur est très-oblique en arrière et en bas, inégal, et enchâssé souvent dans l'écartement de deux feuillets osseux que présente la lame perpendiculaire de l'ethmoïde : d'autres fois, cette lame n'étant pas aussi bifurquée, il se continue simplement avec elle. Le bord inférieur peut se distinguer en deux parties : l'une, postérieure, plus longue, un peu oblique en bas et en avant, se trouve enchâssée entre deux lames du vomer; l'autre, antérieure, plus courte, arrondie, libre et sans aucune adhérence avec les parties voisines, est placée entre les branches internes des fibro-cartilages des ouvertures nasales, auxquelles elle tient seulement par un tissu cellulaire lâche, et avec lesquelles elle concourt à former la cloison du nez. Le bord antérieur forme le milieu du dos du nez. Fort épais en haut, où il est sous-cutané et saillant, il s'amincit à mesure qu'on l'examine plus bas, où il se trouve entièrement caché par les branches internes des fibro-cartilages des ouvertures nasales, entre lesquelles il se termine par un angle obtus qui résulte de sa réunion avec le bord inférieur. Cette portion du cartilage nasal, poreuse et inégale, comme nous l'avons dit, est moins flexible et plus susceptible de se rompre que les deux autres. Sa structure est donc plus parfaitement cartilagineuse; et par conséquent plus convenable pour procurer la solidité nécessaire dans cet endroit du nez, qui ne devait exécuter aucun mouvement.

La moitié supérieure du bord antérieur de cette

portion du cartilage nasal donne naissance de chaque côté aux portions latérales. Celles-ci lui sont continues dans cet endroit; mais s'en trouvent séparées plus bas par une fente remplie de tissu cellulaire. Obliquement dirigées sur les côtés du nez, elles ont une forme triangulaire et une grandeur variable. En haut et en arrière, elles se trouvent fixées, par des fibres ligamenteuses et courtes, au rebord des os du nez et des apophyses nasales des os maxillaires. En bas, un tissu ligamenteux lâche les unit à la branche externe du fibro-cartilage des ouvertures nasales. Leur surface extérieure, plus ou moins convexe, est recouverte en partie par le muscle transverse et en partie par la peau; l'interne est tapissée par la pituitaire. La structure un peu plus souple, quoique toujours essentiellement cartilagineuse, de ces portions latérales, leur donne une légère flexibilité, et permet à la portion moyenne du nez quelques mouvemens, toujours moindres cependant que ceux de la portion inférieure. Lorsque les ouvertures nasales se dilatent beaucoup, on voit très-bien cette différence. En effet, l'aile se porte spécialement en dehors et dépasse de beaucoup son niveau naturel, tandis que la portion qui lui est supérieure reste presque dans le même état: aussi se forme-t-il alors entre elles une rainure très-sensible qui les sépare, et qui est probablement le principe du sillon transversal qu'on trouve souvent sur les côtés du nez, et dont j'ai parlé plus haut.

Portion osseuse. Elle est formée par les os du nez et par les apophyses nasales des os maxillaires. Les premiers, quadrilatères, juxta-posés suivant une

coupe oblique: d'où résulte la convexité qu'ils forment à l'endroit de leur union ; donnent en dehors
appui aux secondes, avec lesquelles ils s'articulent,
et qui se prolongent beaucoup plus bas qu'eux. Ces
diverses portions osseuses réunies en haut avec le
coronal représentent une espèce de voûte qui résiste
à l'action des corps extérieurs et garantit par là l'intérieur des narines.

Ligamens du nez. Entre les divers tissus qui constituent les trois parties du nez, on observe différens
liens qui sont évidemment fibreux et qui les assujettissent. Le plus large est celui qui remplit l'intervalle placé entre la portion osseuse, le cartilage
nasal et la branche externe des deux fibro-cartilages
des ouvertures nasales. Un autre très-court unit
ces derniers avec les fibro-cartilages des ailes, et se
continue avec le précédent, dont il ne doit être regardé que comme une suite. Celui-ci n'existe pas
quand le fibro-cartilage de l'ouverture se continue
avec celui de l'aile. Toutes ces parties fibreuses,
quoique solides et résistantes, offrent assez de ténuité; elles se confondent intimement en dedans
avec la pituitaire, dont elles représentent la portion
fibreuse, qui, au niveau des os, est formée par leur
périoste. Leur étendue varie singulièrement, selon
celle des cartilages.

b. *Parties communes du nez.*

Couche dermoïde. Elle est très-lâchement unie
aux parties subjacentes dans sa moitié supérieure;
mais elle devient très-adhérente en bas, au niveau

de la branche externe des fibro-cartilages des ouvertures nasales. Là, ainsi que dans la rainure par laquelle le nez est séparé de la joue, on remarque une foule de petits follicules, dont les orifices, souvent apparens à l'extérieur, versent un fluide épais, blanchâtre, qu'une pression légère fait sortir sous une forme vermiculaire, soit pendant la vie, soit après la mort.

Couche musculeuse. Formée en haut par les pyramidaux, en bas par les transverses, en arrière par les releveurs communs, elle est interrompue en divers points par des espaces cellulaires qui séparent ces muscles. Elle offre, dans le milieu et en devant, une aponévrose mobile, terminaison des transverses et des pyramidaux, et qui fortifie un peu cette portion du nez.

Couche muqueuse. Enfin l'intérieur du nez est occupé par la couche muqueuse, qui est le commencement de la pituitaire. Cette couche est remarquable par une rougeur moins sensible, par un plus ou moins grand nombre de poils, qui, souvent très-allongés, s'étendent au dehors à une assez grande distance ; par une ténuité beaucoup plus grande, par une résistance plus marquée, lorsqu'après l'avoir séparée on la tire en sens opposé ; par l'existence d'un épiderme très-apparent, qui se soulève dans diverses excoriations. Ces divers caractères la rapprochent pour la plupart de la peau qu'elle vient d'abandonner, et dont elle est l'intermédiaire dans sa continuité avec la pituitaire.

§ III. *Variétés de conformation et d'organisation du nez.*

On observe beaucoup de variétés dans l'appareil extérieur des sens. Les yeux, les oreilles, le nez et la bouche en présentent presque autant qu'il y a d'individus. La forme, la grandeur et la direction de ces appareils extérieurs y sont surtout soumises : il y a bien un type général de conformation, mais ce type est mille fois modifié. Ces variétés influent peu sur la perfection des fonctions que ces sens remplissent. Que la bouche soit plus ou moins grande, les paupières plus ou moins écartées, l'oreille plus ou moins large, le nez plus ou moins gros, cela est indifférent sous ce rapport ; mais les formes extérieures en éprouvent des modifications remarquables : c'est sous ce second rapport que ces variétés méritent surtout de fixer l'attention. D'où il suit d'abord que leur examen n'est pas partout d'un intérêt égal. En effet, celles des oreilles sont peu importantes, parce que ces ouvertures n'appartiennent pas à la face. Celles du nez, de la bouche, des yeux, méritent plus de nous occuper, parce que c'est à ces parties que tous les traits de la face viennent se rallier ; ce sont leurs différences qui font changer, par conséquent, l'expression générale de celle-ci ; c'est à elles que le peintre a surtout égard : elles lui offrent un triple centre auquel il doit rapporter presque toutes ses remarques sur cette portion si essentielle de notre habitude extérieure.

La bouche et le nez ont un rapport spécial avec

la conformation, et influent par leur disposition variable sur la beauté ou la laideur des formes extérieures. Les yeux, outre ce rapport qu'ils partagent avec les organes précédens, en ont un qui leur est propre dans l'expression de la face, et qui est relatif surtout à l'intelligence. C'est à eux que la face doit cet aspect particulier indépendant de toute organisation matérielle, et par lequel on juge, on mesure, pour ainsi dire, les facultés de l'être intelligent.

Les variétés du nez portent principalement sur son volume et sur sa forme, plus rarement sur sa direction.

Le volume du nez s'estime par sa grosseur et par sa longueur. La grosseur extrême et la petitesse excessive ne sont des défauts que par la disproportion qui en résulte entre le nez et les autres parties de la face. De même, l'excès de longueur ou de brièveté donne lieu à cette disproportion, cause principale de la laideur ; car si la face s'élargissait en raison exacte de la grosseur et de la longueur que le nez acquiert, ou se rétrécissait à mesure qu'il se rétrécit lui-même, l'agrément des formes serait moins altéré. Telle est, en effet, l'essence de la beauté, qu'elle consiste plus encore dans de justes proportions entre les parties qui composent la face, que dans la perfection des formes de chaque partie considérée isolément. Telle face peut nous plaire par son ensemble, quoique chacun de ses élémens nous déplaise; comme telle autre peut nous choquer par un ensemble dont les parties constituantes, prises isolément, nous semblent belles et le sont en effet.

La direction la plus naturelle du nez est celle de la ligne médiane. Elle dépend spécialement de la portion osseuse, aussi-bien que la déviation qu'elle offre dans certains individus dont le nez se porte à droite ou à gauche. Les parties molles y concourent aussi, et quelquefois elles sont déviées seules, la voûte osseuse conservant sa direction. Alors un angle rentrant, plus ou moins sensible, vers la réunion des parties supérieure et moyenne du nez, indique cette disposition.

La forme du nez présente de nombreuses différences. On les rapporte ordinairement à quatre types généraux, qui sont : 1° le nez aquilin, dans lequel toutes les proportions sont exactes, et où les deux lignes qui le bornent en avant et en bas se rencontrent sous un angle peu aigu ; 2° le nez épaté, c'est-à-dire fort écrasé dans l'endroit qui tient à la face ; 3° le nez camard, aplati et regardant en devant par ses ouvertures ; 4° le nez retroussé, dans lequel l'extrémité ou le globe se relève. Quelques auteurs ont pris ces quatre types généraux pour indiquer les variétés du nez ; mais ce n'est point sur l'ensemble de la conformation que portent ces variétés, c'est sur les diverses parties du nez, dont les formes isolées se marient à l'infini. Je crois qu'il est impossible d'établir des divisions générales dans lesquelles chaque espèce de nez puisse se classer : tel en bas est retroussé, qui en haut a la disposition que nous attribuons au nez aquilin ; à l'épatement, qui est inférieur, se joignent mille formes diverses de la partie supérieure et de l'antérieure, etc. C'est donc aux diverses parties du nez qu'il faut rapporter ces

variétés, en les considérant dans sa base, son sommet et son milieu. ..   \   '

, Dans la base, nous trouvons les ouvertures des
narines, variables en longueur et largeur. La longueur, excessive ou trop petite dépend surtout de
celle du fibro-cartilage des ouvertures nasales : mais
elle peut tenir aussi à l'étendue du fibro-cartilage
des ailes et de la membrane fibreuse qui les unit.
La largeur, également susceptible du plus ou du
moins, constitue, lorsqu'elle est excessive, le nez
épaté. Elle dépend aussi, tantôt des cartilages, tantôt
de la substance fibreuse. La base du nez varie beaucoup pour la direction, ce qui dépend toujours des
fibro-cartilages des ouvertures nasales. Elle est horizontale ou à peu près, lorsque ces fibro-cartilages
sont dirigés dans le même sens ; ce qui appartient
à la forme la plus régulière du nez. Quand cette
base est oblique en avant et en haut, ce qui constitue le nez camard, cette disposition tient à ce
que la partie antérieure de ces fibro-cartilages est
plus élevée, la postérieure ayant la même position
que dans le cas précédent : alors une plus grande
portion de l'extrémité de la partie moyenne du cartilage nasal se trouve cachée par cette élévation
antérieure des fibro-cartilages des ouvertures. La
différence est très-manifeste lorsqu'on compare un
nez camard à un nez aquilin ; où cette extrémité
n'est presque pas cachée. La base est oblique en
avant et en bas quand l'extrémité antérieure des
fibro-cartilages est abaissée, la postérieure demeurant aussi dans le même état : alors l'extrémité de la
partie moyenne du cartilage nasal n'est point em-

brassée par les deux fibro-cartilages des ouvertures de la base. Ainsi ces trois différentes directions ; horizontale, oblique en haut, et oblique en bas, ne supposent ni une différence de longueur dans les fibro-cartilages des ouvertures nasales ni une différence de forme et d'étendue dans la cloison. Tout tient à la position élevée, abaissée ou moyenne de l'extrémité antérieure des premiers, ce qui établit quelque différence dans la largeur des portions fibreuses qui les unissent.

Voilà les variétés générales de la base du nez. Il en est d'autres qui appartiennent à la pointe de cette base, à son milieu ou à sa partie postérieure. Quand l'extrémité antérieure des fibro-cartilages des ouvertures nasales est recourbée en haut, il en résulte le nez retroussé, ce qui est fort différent du nez camard, dans lequel cette même extrémité ne se recourbe point, mais se trouve plus haut, par l'inclinaison générale du cartilage. Quand les branches de chaque fibro-cartilage se réunissent à angle aigu, et que tous deux sont dans cet endroit parfaitement contigus l'un à l'autre, la pointe du nez est très-étroite, et il en résulte le nez effilé. Quand leurs branches se réunissent sous une forme convexe et qu'eux-mêmes sont fort écartés, le nez a un volume désagréable. Quand la rainure qui sépare les deux fibro-cartilages est profonde, une fente très-sensible se manifeste au milieu du nez.

Dans le milieu de la base du nez, on observe des rapports différens entre le bord de la cloison et celui des ailes : tantôt ils sont au même niveau, ce qui est la disposition la plus régulière ; souvent l'aile est plus élevée et la cloison plus basse. On voit alors paraître cette dernière, dont la couleur rougeâtre est très-sensible. Rarement la cloison est plus élevée que l'aile. Toutes ces différences dépendent absolument du rapport qu'ont entr'elles les deux branches des fibro-cartilages des ouvertures nasales; car ce sont elles qui forment, comme je l'ai dit, et l'aile du nez et le bas de la cloison.

En arrière, la base offre une épaisseur très-variable, ce qui tient surtout à la peau et au tissu cellulaire, et très-peu au fibro-cartilage des ailes.

La portion moyenne du nez varie surtout en direction et en largeur. La direction la plus régulière a lieu quand la ligne saillante antérieure, formée par la réunion des trois portions du cartilage nasal, est parfaitement droite dans son obliquité, et se continue, sans changer de direction, avec la ligne passant sur les os du nez. Souvent une saillie interrompt cette rectitude: elle a lieu tantôt au point de réunion des os et du cartilage, tantôt sur le cartilage lui-même. D'autres fois, au lieu de saillie, on trouve une dépression au point d'union des cartilages et des os, ou vers l'endroit où le cartilage nasal s'enfonce par son extrémité dans l'intervalle des fibro-cartilages des ouvertures, ou même encore deux dépressions aux deux endroits à la fois.

Les variétés de largeur du dos du nez dépendent surtout du bord antérieur du cartilage nasal, plus ou moins épais en devant, suivant la manière dont sa portion moyenne se réunit à ses portions latérales et antérieure.

La partie supérieure du nez est la moins variable

de toute, à cause de sa structure osseuse. La voûte
des os peut cependant offrir en cet endroit plus ou
moins de largeur, suivant la largeur particulière de
ceux-ci. Elle peut varier dans son articulation avec
le coronal, laquelle présente tantôt une continuité
parfaite de direction entre le front et le nez, tantôt
se fait à angle plus ou moins obtus. L'enfoncement
qui a lieu dans ce dernier cas dépend souvent beaucoup de la saillie plus ou moins grande que fait en
haut la bosse nasale.

ARTICLE DEUXIÈME.

DES NARINES ET DE LEUR MEMBRANE.

§ Ier. *Remarques générales sur ces cavités.*

Je renvoie à l'Ostéologie (tom. 1. pag. 105), pour
les détails particuliers sur la portion solide des
cavités nasales. Rappelons seulement ici quelques
considérations générales sur ces cavités.

Les narines ont une forme très-irrégulière. Divisées en deux moitiés égales par une cloison en partie
osseuse et en partie cartilagineuse, cloison que
forme en arrière la lame ethmoïdale jointe au vomer,
et en devant le cartilage nasal, elles présentent une
étendue différente suivant leurs diamètres. L'antéro-
postérieur paraît le plus considérable lorsqu'on
l'examine inférieurement; il se rétrécit en haut. Le
perdendiculaire, très-long dans le milieu, diminue
en avant et en arrière. Le transversal, beaucoup
plus étroit que tous les autres, offre, de bas en haut,

une largeur toujours décroissante et réduite enfin à quelques lignes, au niveau de la lame criblée de l'ethmoïde; ce qui tient à l'obliquité de la paroi externe des narines.

La direction des cavités nasales est légèrement oblique en arrière et en bas; ce qui dépend principalement de leur paroi inférieure, et un peu de l'inclinaison que présente le corps du sphénoïde.

En haut, les cavités nasales offrent une espèce de voûte formée dans le milieu par la lame criblée de l'ethmoïde, en devant par les os du nez, en arrière par le sphénoïde, sur lequel se voit l'ouverture des sinus qui appartiennent à cet os et qui sont creusés dans son corps. En bas, la portion horizontale des os maxillaires et palatins forme les mêmes cavités. En dedans, la cloison les sépare. En dehors, on trouve plusieurs anfractuosités dépendant de l'ethmoïde et du cornet inférieur. Ce sont, de haut en bas, la lame plane, et derrière elle le cornet supérieur, le méat supérieur, le cornet moyen; la lame oblique appartenant à l'ethmoïde, le méat moyen et le cornet inférieur, enfin le méat inférieur. On observe dans le méat supérieur l'ouverture des cellules ethmoïdales postérieures; dans le moyen, celle des cellules ethmoïdales antérieures, qui communiquent dans les sinus frontaux, et celle du sinus maxillaire; dans l'inférieur, celle du canal nasal.

§ II. *Membrane pituitaire.*

Une membrane muqueuse recouvre toutes ces parties. C'est elle qui constitue essentiellement l'organe de l'odorat. Etendue sur toutes les éminences des narines, elle s'enfonce dans leurs cavités les plus profondes. Elle naît, en devant, de la peau; et se continue, en arrière, avec la surface muqueuse du pharynx.

a. *Conformation de la pituitaire.*

Pour la bien concevoir, il faut la supposer partir d'un point, et la suivre dans son trajet. Prenons-la à la paroi inférieure des cavités nasales. Elle remonte de cet endroit sur la cloison jusqu'à la voûte supérieure, et ne forme aucun repli dans ce trajet, dans lequel on la détache avec facilité de dessus les os comme de dessus les cartilages.

Parvenue à la voûte, elle se réfléchit dans le milieu sur la lame criblée, la tapisse et en ferme tous les trous, en sorte que les nerfs olfactifs viennent se terminer à sa surface extérieure. En devant, elle revêt, dans la même réflexion, la surface postérieure des os du nez, passe sur les deux ou trois petits trous qui s'y trouvent, et y reçoit les vaisseaux qui les traversent. En arrière, elle se prolonge sur le corps du sphénoïde, s'enfonce dans les sinus de cet os, et les revêt en entier. A l'entrée de ces sinus, elle forme un repli qui rétrécit singulièrement cette entrée dans certains sujets, mais qui, dans d'autres, la laisse plus libre.

Elle se porte ensuite sur la région externe, tapisse en même temps la lame plane et le cornet supérieur, et se réfléchit au-dessous de ce dernier pour s'enfoncer dans le méat supérieur. Le repli qu'elle forme dans cet endroit est assez lâche, descend un peu plus bas que le bord du cornet, et rétrécit par conséquent l'entrée du méat. Ce repli se prolonge aussi plus en arrière que le cornet, qu'il remplace jusqu'au corps du sphénoïde; en sorte que les deux feuillets qu'il forme se correspondent, sans aucun intermède osseux, dans cette partie postérieure. Ils s'y trouvent appliqués sur le trou sphéno-palatin qu'ils bouchent, et par lequel la pituitaire reçoit des vaisseaux et des nerfs. Un prolongement du périoste de la fosse sphéno-maxillaire passe par ce trou, et vient se confondre avec la lame fibreuse de la pituitaire. Parvenue dans le méat supérieur, cette dernière le revêt et s'enfonce dans les cellules ethmoïdales postérieures, qu'elle tapisse également. Sortie de ce méat, elle s'étend sur la surface convexe du cornet moyen, se réfléchit sur son bord libre en formant un repli également assez lâche, mais qui n'augmente pas sensiblement l'étendue du cornet en arrière, où il se termine par une pointe qui se confond avec le reste de la pituitaire. Cette membrane se porte de là dans le méat moyen. En le tapissant, elle se prolonge, par une ouverture souvent très-étroite, dans le sinus maxillaire, qu'elle revêt en entier. Le repli qu'elle forme autour de cette ouverture concourt singulièrement à la rétrécir. Cette ouverture est plus près de la partie antérieure que de la postérieure du méat. Ordinairement on ne la voit point en enlevant le cornet moyen; il faut détruire encore une espèce de lame osseuse placée antérieurement, et que revêt aussi la pituitaire. Cette lame, cachée par le cornet moyen, cache elle-même l'ouverture, qui se trouve au bas d'une espèce d'enfoncement qu'elle concourt à former. La large ouverture qu'on voit sur l'os maxillaire isolé est bouchée en partie par les os voisins; mais elle reste encore très-sensible sur une tête articulée et sèche. La pituitaire la bouche en passant sur elle, en sorte qu'en cet endroit il n'y a point d'intermédiaire osseux entre le nez et les sinus, et que deux feuillets de la pituitaire y sont seulement appliqués l'un contre l'autre : l'externe appartient au sinus, l'interne aux narines. C'est au-devant de cette portion d'ouverture bouchée par la pituitaire qu'est le trou dont nous avons parlé. Au-dessus, on en voit un autre plus ou moins évasé, et par lequel la pituitaire s'engage d'abord dans les cellules ethmoïdales antérieures, puis dans les sinus frontaux : elle ne forme aucun repli autour de cette ouverture. Sortie du méat moyen, cette membrane va revêtir le cornet inférieur, sur lequel elle est plus lâche que sur le précédent, et au bas duquel elle forme, surtout en arrière, un repli qui descend plus que lui, et qui l'élargit par conséquent. Ce repli est très-disposé à s'engorger. Il se perd en arrière sur la pituitaire, et finit la saillie du cornet. Il est beaucoup plus écarté en cet endroit du repli appartenant au cornet moyen, que celui-ci ne l'est du repli du cornet supérieur; ce qui donne beaucoup plus de largeur en arrière au méat moyen qu'au supérieur. Du cornet inférieur, la pituitaire se réfléchit dans le méat inférieur, et le revêt, en se continuant par le canal nasal avec la conjonctive. Quelquefois un repli très-marqué et circulaire rétrécit singulièrement en cet endroit l'orifice du canal nasal membraneux : d'autres fois ce repli est moins marqué; j'ai vu varier beaucoup sa disposition.

Du méat inférieur, la pituitaire se réfléchit sur la paroi inférieure des cavités nasales, d'où nous l'avons supposée partir.

En devant, cette membrane tapisse le nez. En arrière, elle sort par les ouvertures nasales postérieures, pour aller se continuer avec la membrane pharyngienne, en passant supérieurement sous le corps du sphénoïde, inférieurement sur le voile du palais. En dedans de ces ouvertures, les deux membranes pituitaires se réunissent sur le bord postérieur de la cloison. En dehors, elles forment, avant de quitter l'ouverture nasale, un repli perpendiculaire libre, plus ou moins saillant. C'est derrière ce repli, et à l'union de la voûte du pharynx avec la paroi externe des cavités nasales, que la pituitaire tapisse la portion cartilagineuse de la trompe d'Eustache, en formant au-dessus d'elle un enfoncement ou cul-de-sac assez profond.

b. *Organisation de la Pituitaire.*

La pituitaire, analogue aux autres membranes muqueuses par le fluide qu'elle fournit, par le corion qui la constitue, en diffère pour l'épaisseur, qui est beaucoup plus grande chez elle. Sa couleur varie dans divers points de son étendue : tantôt elle est blanche, tantôt elle paraît rouge. Mais la rougeur est son attribut le plus constant dans les cavités nasales; il la distingue de presque toutes les autres, où cette couleur est moins habituelle et moins intense. Sous, le rapport de cette couleur, elle tient le premier rang dans le système muqueux, avec la membrane de l'estomac, avec celle des intestins grêles, etc. Son épaisseur, peu marquée dans le nez, augmente beaucoup dans les cavités nasales, et diminue de nouveau dans les sinus.

Un feuillet fibreux, qui n'est que le périoste ou le périchondre des cavités nasales, se joint au feuillet muqueux pour former la membrane pituitaire, qu'il faut ranger par conséquent dans la classe des fibro-muqueuses, au moins si l'on a égard à sa disposition la plus générale. Cette composition, que les anatomistes ont négligée, se voit très-facilement sur les cornets et surtout sur la cloison. On peut facilement briser cette cloison, et l'enlever par parties, sans intéresser la portion fibreuse qui lui appartient, parce que cette portion adhère beaucoup plus fortement au feuillet muqueux qu'à l'os; ce qui est l'inverse des autres portions du périoste, qui sont très-unies à l'os et très-peu aux parties voisines.

La pituitaire étant ainsi enlevée, on a une membrane très-épaisse, blanchâtre, solide, dense et résistante du côté des os, spongieuse, molle et rouge du côté des cavités. Malgré cette différence dans l'apparence extérieure et dans la nature des deux feuillets de la pituitaire, il est presque impossible de les séparer, tant leur union est grande.

Le feuillet muqueux, épais, spongieux et mou, est formé d'un corion très-prononcé qui lui donne cette épaisseur. L'état spongieux et comme fongueux s'observe surtout sur les cornets, et particulièrement à leur bord libre.

La plupart des anatomistes ont admis des glandes dans la membrane pituitaire, ne pouvant expliquer autrement la sécrétion qui s'y opère. Je les
admets aussi avec eux, principalement fondé sur
l'analogie, puisque partout où un fluide semblable
à celui de cette membrane est séparé, ce sont des
glandes qui le fournissent. Mais presque jamais
ces organes ne peuvent être découverts ici, tant
leur petitesse est grande. Quelquefois cependant,
la couche fibreuse étant enlevée, on voit dans le
tissu de la pituitaire de petites granulations, mais
tellement serrées les unes contre les autres, qu'il est
difficile de bien les distinguer. On dirait que, dans
cette membrane, les glandes muqueuses, qui ailleurs
sont plus ou moins écartées, se réunissent au point
de former une véritable couche glanduleuse, iden-
tifiée avec son tissu qu'elle épaissit sensiblement. On
ne saurait révoquer en doute l'existence d'une membrane semblable, mais plus marquée, au voile du
palais, à la voûte palatine, etc. D'ailleurs, on trouve
de petites ouvertures très-sensibles sur toute la surface libre de la pituitaire. Irrégulièrement disposées, elles ont un aspect semblable à celui de piqûres
d'épingles, et sont probablement les orifices des
follicules glanduleux contenus dans l'épaisseur de
la membrane.

Il n'y a point de papilles bien sensibles sur la
pituitaire, dans quelque endroit qu'on l'examine.
Elle diffère sous ce rapport d'une grande partie des
membranes muqueuses. Son tissu fongueux n'est
inégal à sa surface libre qu'à cause des petites ouvertures dont j'ai parlé.

Le système capillaire de cette membrane est très-prononcé et très-superficiel; ce qui, aux moindres secousses, l'expose aux hémorrhagies par rupture. Souvent il s'engorge par plus de sang : cet engorgement précède les hémorrhagies actives par exhalation. En effet, de nombreux exhalans s'ouvrent à la surface de la pituitaire, et versent très-souvent du sang sans aucune solution de continuité antécédente, soit que ces hémorrhagies aient un caractère actif, soit que ce caractère soit purement passif. En général, excepté dans les sinus, le système capillaire de la pituitaire, d'où naissent ces exhalans, contient habituellement une assez grande quantité de sang.

c. *Variétés d'organisation de la Pituitaire dans ses.*
diverses parties.

Outre la structure générale que je viens d'indiquer, la pituitaire offre des différences remarquables dans ses diverses parties. On ne peut guère penser que cette membrane soit la même dans sa région supérieure ou ethmoïdale, et dans sa région inférieure, puisque c'est spécialement en haut qu'elle est sensible à l'impression des odeurs. Mais l'inspection anatomique ne démontre aucune différence dans ces deux endroits. Je remarque seulement que, sous le rapport de la sensation, il y a une disposition différente entre la langue, organe du goût, et les cavités nasales, siége de l'odorat. A la langue, les papilles antérieures sont très-différentes de celles de la base, ce qui correspond à la plus grande susceptibilité de la pointe pour les saveurs.

Dans les cavités nasales, aucune disposition anatomique ne répond à la différence très-marquée de
susceptibilité entre la région supérieure et l'inférieure.

À l'ouverture antérieure, la différence de structure est très-réelle. La pituitaire est moins constamment rouge dans le nez que dans les cavités nasales,
ainsi que je l'ai dit. Elle ne présente pas d'apparence
fougueuse. Sa ténuité est beaucoup plus grande, et
cependant sa densité plus marquée ; souvent des
poils en naissent.

A l'ouverture postérieure, la pituitaire n'offre
rien qui la distingue du reste de son étendue.

Dans les sinus, elle perd beaucoup de sa couleur
rouge ; son système capillaire semble n'y contenir
presque point de sang dans l'état naturel ; tandis
que dans le coryza il s'en charge d'une quantité telle,
que la surface des sinus ressemble à celle de l'intérieur des cavités nasales. Son épaisseur augmente
aussi dans ce cas ; mais dans l'état ordinaire elle est
si peu marquée, surtout dans les sinus sphénoïdaux
et dans les cellules ethmoïdales, qu'on la prendrait,
dans ces endroits, pour une portion de l'arachnoïde.
Cette membrane est aussi, dans les sinus, plus lisse,
et moins fongueuse sur sa surface libre. Lorsqu'on
la soulève, on ne trouve point, sur la face adhérente, le tissu fibreux et dense dépendant du périoste, que nous avons indiqué sur cette face dans
les cavités nasales ; ou du moins, si ce tissu existe,
il n'est pas sensible. Du reste, l'adhérence de la pituitaire aux os est très-peu marquée dans les sinus.
Le maxillaire ou tout autre étant à découvert en de-

hors ; cette membrane se détache avec une extrême facilité ; on dirait qu'elle n'est qu'appliquée sur leurs parois : cependant, en l'enlevant, on voit quelques prolongemens se rompre.

La membrane des sinus paraît jouir d'une sensibilité animale moindre que celle des narines : aussi concourt-elle moins à l'odorat. Ces cavités sont des réservoirs que l'air remplit, et où, chargé des particules odorantes, il sert à prolonger les sensations, qui fuiraient trop vite si l'air de l'inspiration et de l'expiration en était l'unique agent à son passage par les narines.

d. Propriétés de la Pituitaire.

La pituitaire jouit d'une vive sensibilité animale ; propriété qu'il faut ici, comme en bien d'autres parties, considérer sous deux rapports. En effet, elle a d'abord un mode particulier, mode qui est lié à la distribution du nerf olfactif, et en vertu duquel cette membrane est le siége de l'odorat. Mais outre ce mode particulier de sentir, la pituitaire jouit encore du sentiment général commun à toutes les parties douées de sensibilité animale. Cette distinction devient manifeste dans la paralysie de l'odorat ; où la sensibilité animale propre est seule détruite ; et où, tandis que les odeurs ne font aucune impression les corps étrangers introduits dans les narines chatouillent péniblement par leur contact mécanique.

La pituitaire ne jouit d'aucune contractilité animale. Elle n'a non plus aucune espèce de contractilité organique sensible. Comment se fait-il donc que le mucus amassé dans les sinus se vide si facilement dans les cavités nasales? Certainement dans une foule d'attitudes, dans la station, par exemple, pour le sinus maxillaire, ce mucus est obligé de remonter contre sa gravité; et cependant les parois membraneuses des sinus n'abandonnent point leurs surfaces osseuses respectives pour comprimer ces fluides. Le mouvement du mucus dans les sinus me paraît un phénomène très-difficile à concevoir, et se rapproche de celui que nous offrent certains animaux où des fluides circulent, sans agens d'impulsion, dans des vaisseaux osseux.

La sensibilité organique de la pituitaire est très-marquée : c'est elle, ainsi que la contractilité organique insensible, qui préside à la sécrétion du mucus. Ce fluide épais, visqueux et blanchâtre, portant le type général des fluides muqueux, mais ayant cependant un caractère particulier, paraît se séparer en plus grande quantité sur la pituitaire des narines que sur celle des sinus, où cependant on en trouve habituellement. Exposé au contact d'un air humide, il se putréfie moins facilement que la plupart des autres fluides animaux. L'air sec le dessèche, et le réduit à l'état d'une croûte jaunâtre, plus ou moins consistante. Cette action de l'air, poussée moins loin que la dessiccation, l'épaissit, et augmente de beaucoup sa viscosité. Ce phénomène y est remarquable après un séjour un peu prolongé dans les narines. L'eau ne le dissout qu'avec une extrême difficulté; le plus souvent il y est indissoluble, lors même qu'elle est très-chaude. L'action d'un feu modéré le dessèche comme celle de l'air : à un feu plus ardent, il brûle en se boursouflant un peu, et il reste un résidu noirâtre; les acides agissent diversement sur lui, l'alcali fixe le décompose. Je renvoie, du reste, sur ce point aux ouvrages des chimistes modernes qui se sont spécialement occupés de ce mucus.

Les propriétés, soit animales, soit organiques de la pituitaire, sont fréquemment mises en jeu sympathiquement. Mises en action directement, elles exercent de puissantes influences sympathiques sur les autres parties. L'éternument et la toux dépendant des irritations de la pituitaire en sont une preuve. Dans les syncopes, peu de parties sont plus favorables pour réveiller, par l'excitation partielle qu'on dirige sur elles, l'action générale des autres organes qui était engourdie : une odeur forte fait pleurer; une odeur nauséabonde excite l'action de l'estomac, et détermine le vomissement, etc., etc.

ARTICLE TROISIÈME.

DÉVELOPPEMENT DES ORGANES DE L'ODORAT.

Il est peu de parties aussi différentes dans le premier âge de ce qu'elles seront par la suite, que les organes de l'odorat.

§ Ier. *État de ces organes dans le premier âge.*

Nous avons vu combien il y avait de variétés dans le nez des adultes; au contraire, le nez du fœtus et de l'enfant a presque partout la même forme, les

mêmes caractères et la même étendue; en sorte
qu'il serait impossible de juger par comparaison ce
que sera le nez dans la suite par ce qu'il est chez
l'enfant. A cet âge, il est toujours remarquable par
son aplatissement, qui lui donne, jusqu'à un certain
point, le caractère de ce qu'on nomme chez l'adulte
nez épaté. Cet aplatissement donne lieu à plus de
saillie dans ses parties latérales. L'uniformité du nez
et sa différence de forme d'avec ce qu'il sera par la
suite coïncident et avec l'uniformité générale de
la face à cet âge, et avec la différence qui la distingue de la face de l'adulte; en sorte que jamais on ne
peut, dans un homme fait, reconnaître les traits qui
nous ont frappés dans cet homme lorsqu'il était
dans la première enfance.

A la base, la rainure qui sépare le fibro-cartilage
des ailes d'avec le fibro-cartilage des ouvertures, est
plus profonde, parce que la saillie qui répond au
premier est beaucoup plus marquée. Le second est
encore très-peu prononcé, et comme membraneux.
Leur réunion forme antérieurement une saillie plus
volumineuse et plus arrondie, ce qui dépend aussi
du tissu cellulaire. Les ouvertures antérieures sont
fort étroites en proportion du volume des parties
molles, soit parce que la peau est plus épaisse, soit
parce que le tissu cellulaire plus dense est aussi plus
abondant proportionnellement que par la suite. Ce
rétrécissement, qui fait que moins d'air est admis,
coïncide avec celui des narines, que cet air doit
traverser.

Le milieu du nez offre rarement ces saillies et ces
enfoncemens qui se manifesteront dans la suite. Sa

partie supérieure, remarquable par son aplatissement, l'est aussi par l'enfoncement constant qui le sépare du coronal; ce qui tient beaucoup au défaut de développement des sinus. La voûte que forment les os du nez est extrêmement évasée transversalement, et son bord inférieur forme une saillie qui dépasse sensiblement le niveau du cartilage nasal. Cet évasement transversal de la voûte correspond à la largeur générale du nez, et la cause en partie.

Les muscles du nez sont peu développés, aussi bien que tous ceux de la face.

L'ouverture postérieure des cavités nasales est remarquable chez le fœtus par son peu d'étendue et par sa direction. On est frappé, au premier coup d'œil, du peu de hauteur qu'elle présente, et de sa disproportion manifeste avec le voile du palais, qui la dépasse de près d'un tiers en arrière, lorsqu'il se relève pour s'appliquer sur la voûte du pharynx. D'un autre côté, l'inclinaison des apophyses ptérygoïdes en avant détermine une grande obliquité, dans ce sens, de ces mêmes ouvertures.

Les cavités nasales elles-mêmes sont remarquables, en général, chez le fœtus, par leur peu de développement. On a vu, dans l'*Ostéologie* (tom. 1er, pag. 114) la démonstration de cette vérité pour les parties osseuses : j'ai observé que le diamètre perpendiculaire est alors le plus petit de tous, par le défaut de sinus; que c'est uniquement par comparaison avec celui-ci que le diamètre longitudinal paraît avoir beaucoup de longueur, quoiqu'il soit réellement plus court proportionnellement à cause de la direction oblique des apophyses ptérygoïdes;

enfin, que le diamètre transverse offre à peu près la même étendue, relativement à l'âge, qu'il doit avoir dans la suite, parce que c'est moins en largeur qu'en hauteur que les sinus maxillaires se développent. A ces premières notions générales nous allons ajouter quelques détails particuliers.

Dans la cloison, la lame ethmoïdale, encore cartilagineuse, est confondue avec le milieu du cartilage nasal, et paraît former avec lui un corps continu. Le vomer est déjà très-prononcé, et présente le structure osseuse.

Dans le côté externe, les cornets ont une disposition particulière, dépendant du peu de hauteur générale des cavités. On ne leur trouve point la largeur considérable qu'ils ont chez l'adulte, mais la longueur prédomine sensiblement chez eux; ce qui répond aussi à l'étendue du diamètre longitudinal. Cet excès de longueur proportionnelle est frappant en ouvrant les narines. Les cellules ethmoïdales n'existent pas encore, l'os étant presque tout cartilagineux; mais on en trouve déjà les traces et les premiers rudimens. Les sinus maxillaires, sphénoïdaux et frontaux ne sont pas encore prononcés.

Quant à la membrane pituitaire, elle a moins de densité, parce que le système fibreux, qui concourt principalement à la lui donner, est peu marqué dans le jeune âge. Sa délicatesse, sa ténuité, l'abondance de son système vasculaire, la distinguent alors. En général, toutes les parties supérieures du corps ont beaucoup de vaisseaux chez l'enfant : aussi cette membrane est-elle chez lui le siége de fréquentes hémorrhagies. Les affections catarrhales y sont prédominantes.

La région supérieure des fosses nasales, formée par la lame criblée de l'ethmoïde, est assez prononcée chez le fœtus, mais beaucoup moins que le plancher ou la partie inférieure de ces cavités. Cependant l'état des nerfs olfactifs forme un contraste frappant avec cette disposition générale. Ces nerfs ont un volume souvent proportionnellement plus grand que les optiques, ou toujours au moins égal; ce qui ne se trouve nullement en rapport avec l'état des organes auxquels ils vont se rendre, et des fonctions auxquelles ils concourent. Pourquoi ces nerfs ne suivent-ils pas, comme les artères de la partie, la proportion du développement? pourquoi l'olfactif n'est-il pas plus petit que l'optique, comme les narines sont moins développées que l'œil? Je l'ignore, mais j'observe seulement que partout le système nerveux de la vie animale nous offre la même disposition. Il est indépendant, par son volume, de l'accroissement des parties où il se rend; tandis que les artères sont constamment, par le leur, dans la dépendance des organes qu'elles arrosent.

D'après l'état des organes de l'odorat chez le fœtus, on voit que cette fonction est peu développée au moment de la naissance, et pendant long-temps peu exercée. L'expression de la face propre à l'enfance dépend surtout du défaut des sinus. C'est aussi principalement le développement de ces cavités qui doit être remarqué après la naissance. Elles ne sont pas toutes alors dans le même état : déjà l'on trouve quelques traces du sinus maxillaire et des cellules ethmoïdales, qu'on n'en rencontre aucune des sinus frontaux et sphénoïdaux. Le maxillaire n'augmente point d'une manière sensible avant l'éruption des dents. Son développement coïncide avec le leur; mais celui de ce sinus se fait très-lentement, tandis que celui des dents est rapide. De là la lenteur avec laquelle l'expression générale de la face change; tandis que ce changement serait très-prompt s'il suivait exactement l'éruption des dents.

Les sinus frontaux et les sphénoïdaux ne paraissent qu'après les maxillaires, et lorsque les dents sont sorties. On n'en trouve aucun vestige jusqu'à une époque assez éloignée de la naissance.

En comparant la marche toujours lente et graduée du développement des sinus, avec le changement souvent brusque et rapide de la voix à l'époque de la puberté; en remarquant surtout que ces sinus restent chez les eunuques comme chez les autres individus, tandis que leur voix devient très-différente à l'époque de la castration, on se convaincra que l'absence de ces cavités a peu d'influence sur le timbre vocal particulier à l'enfance, que leur développement ne concourt que peu à celui que prend la voix de l'adulte, et qu'elles ne jouent, sous ce double rapport, qu'un rôle très-secondaire.

Tant que les sinus n'existent pas, il n'y a aucun vestige de la portion membraneuse qui doit les tapisser. On conçoit assez bien comment la nutrition produit la formation de leur cavité, par l'absorption de la substance osseuse qui en occupait la place. Mais comment une membrane qui n'existait pas et dont il n'y avait aucun rudiment dans l'os se forme-t-elle en même temps que la cavité se creuse? C'est ce qu'il est impossible d'expliquer; car ce phénomène se rallie peu à la plupart de ceux que nous montre la nutrition. Dans ceux-ci, nous voyons partout l'accroissement d'un organe déjà existant, mais non la formation d'un organe nouveau.

§ II. *État des organes de l'Odorat dans les âges suivans.*

L'âge adulte n'apporte aucun changement remarquable dans les cavités nasales. Les sinus vont toujours en s'agrandissant à mesure que l'on avance en âge. Chez le vieillard, leur amplitude est considérable. La pituitaire perd à cet âge sa rougeur et augmente en densité ; elle devient moins sensible, soit que l'action du nerf olfactif diminue, soit que l'habitude ait usé sa sensibilité. Cependant je ferai ici une remarque qui me paraît de quelque importance : c'est que, tandis que les surdités et les cécités séniles sont très-fréquentes, la perte du goût et celle de l'odorat sont très-rares chez le vieillard. Pourquoi ? Sans doute parce que ces deux sens sont spécialement liés à la vie organique, indépendamment de leur connexion avec la vie animale : or, la première est, comme je l'ai montré ailleurs, presque la seule qui reste au vieillard. Quand ses rapports avec ce qui l'entoure sont déjà détruits, il digère encore, et trouve du plaisir à pourvoir aux besoins de cette fonction : elle est, ainsi que les autres fonctions organiques, une des dernières qui l'abandonnent. Or, les sens qui lui sont spécialement relatifs devaient suivre la même loi.

DE LA BOUCHE

ET

DE SES DÉPENDANCES.

———

Le goût commence les fonctions digestives, et il est en même temps un de nos moyens de communication avec les corps extérieurs. Son organe spécial est la langue; mais il paraît que diverses parties de la bouche peuvent aussi y concourir un peu. Cette considération, les rapports nombreux de fonctions que la langue entretient avec les divers organes de cette cavité, la place qu'elle y occupe, tout m'engage, en exposant les agens du goût, à décrire la bouche en totalité, quoiqu'en bien des endroits elle soit étrangère à ce sens : car, comme je l'ai observé, la nature ne s'astreint à aucune division rigoureuse; elle réunit différentes fonctions sur le même organe, et il faut presque toujours, en adoptant une classification quelconque, y rencontrer quelques exceptions.

ARTICLE PREMIER.

DE LA BOUCHE CONSIDÉRÉE EN GÉNÉRAL.

§ Ier. *Conformation générale.*

La bouche occupe le bas de la face. Elle est circonscrite en devant par les lèvres, en arrière par le voile du palais et par le pharynx, en haut par la voûte palatine, en bas par la langue et par la membrane de la bouche, sur les côtés par les joues. Sa direction horizontale se rapporte chez l'homme à la station bipède, et prouve, comme tant d'autres parties de sa disposition organique, sa destination pour cette attitude. En effet, dans la station quadrupède, la bouche serait perpendiculaire au sol, et y répondrait par son ouverture faciale, ce qui gênerait ses fonctions ; tandis que chez l'animal à qui cette position est naturelle, la même cavité a une direction oblique, à cause de l'inclinaison générale de la tête, inclinaison dépendant des condyles de l'occipital.

La grandeur de la bouche doit être considérée suivant ses divers diamètres. Le perpendiculaire est impossible à estimer. Presque nul dans l'état d'occlusion complète, où la cavité est à peu près remplie par la langue, il augmente plus ou moins suivant le degré d'ouverture. Celui d'avant en arrière est plus fixe ; il a une étendue en partie constante, et déterminée par la longueur de la voûte palatine, mais qui cependant peut être augmentée par les mouvemens dont les lèvres et le voile du palais sont susceptibles. Le transversé, mesuré par l'écartement des joues, peut varier selon les degrés de cet écartement ; mais il est toujours déterminé dans une partie de son étendue par la largeur de la voûte palatine. Ces deux derniers diamètres sont peu différens l'un de l'autre pour l'étendue ; ce qui concourt beaucoup à donner à la face l'expression qui la caractérise chez l'homme. Chez la plupart des animaux, au contraire, le dia-

mètre d'avant en arrière prédomine toujours, ce
qui tient à la longueur de la voûte palatine, déterminée elle-même par l'étendue plus grande des cavités nasales, et correspondant à celle de la mâchoire
inférieure. Tous ces diamètres varient chez les divers
individus. Souvent la constitution organique cause
ces variétés : ainsi la face est tantôt aplatie, tantôt
allongée en devant ou transversalement, ce qui dépend beaucoup de l'état des portions osseuses qui
entourent la bouche, quoique l'état des parties
molles, et surtout le volume des lèvres et des joues,
y concoure sensiblement. On n'aperçoit entre la stature et la bouche aucun rapport direct de grandeur;
rien n'est même plus fréquent que d'observer une
face et une bouche très-grandes chez un sujet de fort
petite taille : la plupart des nains en sont la preuve.
Mais, d'un autre côté, cette raison inverse est loin
d'être constante. Les variétés de la bouche dépendant de la disposition des parties osseuses restent
toujours les mêmes; celles qui tiennent à l'état des
parties molles peuvent changer suivant l'embonpoint, la maigreur, ou d'autres causes analogues.
Une remarque bien importante, au sujet des premières, c'est que l'étendue des cavités osseuses qui
logent, chez l'homme, les organes de l'odorat et du
goût, est toujours en rapport inverse avec l'étendue
de la cavité du crâne, et par conséquent avec le volume du cerveau. Au contraire, dans les variétés qui
nous occupent, la grandeur du cerveau et du crâne
est en rapport direct avec celle des cavités et des
organes de la vue et de l'ouïe, qui sont les sens de
l'intelligence. Quand les cavités nasales et orale

s'allongent, la cérébrale se rétrécit : c'est l'angle facial qui, comme je l'ai dit ailleurs, mesure ce rapport inverse. Cette observation mérite d'être placée à côté d'une autre que j'ai faite plus haut, et où j'ai montré que le développement des organes de ces deux derniers sens suit toujours la même proportion que celui du cerveau, tandis que celui des organes du goût et de l'odorat n'est point dans le même rapport.

La forme de la bouche est à peu près ovale. Elle est déterminée en devant par la mâchoire inférieure, dont le milieu est arrondi; en arrière, par le voile du palais, qui, vu antérieurement, paraît aussi un peu arrondi et concave, à cause de la fixité que lui donnent latéralement ses piliers, tandis que son milieu, très - mobile, se déjette un peu postérieurement.

Des parties communes et des parties propres entrent dans la structure de la bouche. Une membrane muqueuse forme la partie commune. Les lèvres, la langue, le voile du palais, etc., etc., forment les parties propres.

§ II. *De la Membrane muqueuse de la Bouche en général.*

Cette membrane, considérée dans sa disposition extérieure, recouvre les diverses parties de la bouche à la manière des membranes séreuses, sauf la différence de sa continuité avec la peau, et par conséquent de son ouverture antérieure. Il faut donc pour la décrire la prendre à un point déterminé, et la suivre dans son trajet. En la supposant partir du rebord libre de la lèvre inférieure, on voit qu'elle tapisse d'abord cette lèvre en arrière; qu'elle se réfléchit ensuite sur le corps de la mâchoire; et y forme à l'endroit de la symphyse un petit repli plus marqué en bas qu'en haut où il se perd insensiblement sur la lèvre, repli qu'on nomme le *frein*. Elle remonte ensuite jusqu'au niveau des dents; et parvenue auprès de leurs alvéoles, elle envoie dans chacune un prolongement qui la recouvre et affermit l'implantation des racines dentaires; ou plutôt elle se continue avec la membrane du follicule alvéolaire dont la lame interne reste interposée à la dent et aux parois de l'alvéole, comme je l'ai démontré dans l'*Anatomie générale*. Dans les espaces interalvéolaires, cette membrane recouvre simplement le rebord de la mâchoire. Prolongée sur la surface postérieure du corps de cet os, elle y forme, au niveau de la symphyse, un second repli plus ou moins étendu, en recouvrant l'attache des génioglosses. Ce repli se nomme le *frein de la langue*, parce qu'il appartient à cet organe et borne ses mouvemens; quelquefois même il les gêne assez pour empêcher la prononciation et la succion (1);

---

(1) Le frein de la langue est accompagné, de chaque côté, par un repli de la membrane muqueuse, en forme de frange denticulée, au niveau duquel est une ligne bleuâtre, qui indique le trajet de la veine canine. Derrière chacune de ces franges, on trouve une masse glanduleuse, amygdaloïde, granuleuse, d'un gris rougeâtre, parcourue par de nombreux vaisseaux sanguins et par des filets du nerf lingual. (*Note ajoutée.*)

Fixé assez solidement à l'os ainsi que le précédent, il se prolonge sur la surface inférieure de la langue jusque près de sa pointe. Sur les côtés, cette membrane muqueuse tapisse deux saillies plus ou moins considérables, que forment au-dessous de la partie antérieure de la langue les glandes sublinguales, avec les conduits excréteurs desquelles elle se continue ; ensuite elle se déploie sur le devant de la surface inférieure de la langue, et remonte sur ses bords pour s'étendre sur sa surface supérieure jusqu'à sa base, où elle se continue au milieu avec celle qui revêt l'épiglotte, en formant les trois replis dont j'ai parlé en traitant de ce fibro-cartilage, sur les côtés avec celle du pharynx. . . . .

. . . Tel est en bas le trajet de la membrane de la bouche ; voici celui qu'elle parcourt en haut : si on la reprend au bord libre de la lèvre supérieure, on voit qu'en recouvrant cette lèvre en arrière, elle forme entr'elle et l'union des os maxillaires un repli ou frein qui, assez adhérent à ces os par sa partie supérieure qui est très-sensible, se prolonge ensuite en se perdant insensiblement sur la lèvre supérieure. De là cette membrane se réfléchit sur ces os jusqu'au rebord alvéolaire supérieur, sur lequel elle se comporte comme sur l'inférieur, pour aller recouvrir la voûte palatine, dont elle bouche le trou antérieur et les deux trous postérieurs, qui transmettent à sa surface externe des vaisseaux et des nerfs, et plus en arrière la surface antérieure du voile du palais, sur le bord libre duquel elle se continue avec la pituitaire. . . . .

. Enfin la même membrane, reprise à la commis-

sure ou à la réunion des lèvres, va tapisser les
joues, au milieu desquelles elle s'enfonce dans le
conduit de Sténon, qu'elle revêt dans toute son
étendue, ou plutôt avec la membrane duquel elle
se continue. Ensuite elle se porte sur les branches
de la mâchoire, en formant un repli perpendiculaire
au niveau de leur bord antérieur ; et parvenue sur
les côtés du voile du palais, elle se replie de nouveau deux fois presque perpendiculairement, pour
former par ces deux replis les piliers de ce voile, et
se continuer ensuite avec la membrane pharyngienne.

En haut et en bas, cette membrane forme, en se
réfléchissant des lèvres sur les gencives, deux espèces de culs-de-sac, coupés chacun au milieu par
le frein de la lèvre correspondante, et embrassant
le contour des deux mâchoires.

La structure de la membrane muqueuse de la
bouche est analogue à celle des autres membranes
de même genre qui tapissent les cavités intérieures;
mais elle offre plusieurs variétés suivant chacun des
organes de la bouche sur lesquels elle se déploie.
Ces variétés seront indiquées quand nous traiterons
de chaque organe en particulier. Je remarquerai
seulement ici qu'un caractère général d'organisation de cette membrane est de présenter presque
partout une grande quantité de glandes muqueuses, lesquelles sont très-grosses et tellement rapprochées en certains endroits, qu'elles forment véritablement une couche distincte, comme au voile du
palais, à la voûte palatine, etc. Cette disposition
générale, sur laquelle je reviendrai en détail, est

d'autant plus frappante pour le médecin, que la membrane de la bouche est moins sujette aux catarrhes que bien d'autres où ces glandes muqueuses sont à peine sensibles, comme la pituitaire, la bronchiale, etc. Outre ce caractère général d'organisation, la membrane de la bouche en offre un autre qui du reste est commun à presque toutes les origines du système muqueux : c'est d'avoir un épiderme extrêmement distinct. Les excoriations des lèvres, de la langue, des joues, du palais, etc., l'immersion dans l'eau bouillante, l'approche d'un feu vif et la macération prouvent incontestablement ce caractère organique, qui s'affaiblit peu à peu et disparaît à mesure qu'on s'enfonce dans la profondeur des surfaces muqueuses.

ARTICLE DEUXIÈME.

DES LÈVRES ET DE L'OUVERTURE FACIALE DE LA BOUCHE.

On peut considérer dans la bouche six régions ou parois, l'une antérieure, l'autre postérieure; deux latérales, une supérieure et une inférieure. A chacune de ces régions se rapportent différens objets, qui sont : 1º en devant, l'ouverture antérieure de la bouche, et les lèvres qui la bornent; 2º en arrière, son ouverture postérieure, surmontée par le voile du palais; 3º sur les côtés, les joues; 4º en haut, le palais; 5º en bas, la langue, organe spécial du goût.

§ Ier. Des Lèvres.

a. Conformation.

Deux voiles mobiles terminent la bouche en devant : ce sont les lèvres ; organes destinés non-seulement à former la face, mais encore à concourir utilement, par leurs mouvemens, soit à la préhension des alimens, soit à la prononciation des sons, soit enfin à l'expression générale de la face. Placées au-devant de l'une et l'autre mâchoires, elles ont une épaisseur fort variable suivant les peuples et les individus. Très-volumineuses chez les nègres, surtout près de leur bord libre, elles forment deux plans obliques qui, se réunissant à l'ouverture de la bouche, se trouvent là presque au niveau avec le sommet du nez. Chez les blancs, elles sont beaucoup plus minces et leur direction est plus droite ; mais il est impossible de fixer toutes les nuances de conformation qu'elles présentent dans les divers sujets. Le peintre s'attache spécialement à les remarquer, parce qu'elles influent beaucoup sur les traits de la physionomie.

La lèvre supérieure, un peu plus saillante que l'autre pour l'ordinaire, soit par sa structure propre, soit par la conformation des os maxillaires plus saillans eux-mêmes, offre en devant et au milieu une rainure qui répond à la ligne médiane. Cette rainure, ou dépression, assez large et variable en étendue, dépend de l'adhérence plus forte que la peau contracte dans cet endroit avec les muscles auxquels un tissu cellulaire dense l'unit. En arrière, cette lèvre est recouverte par la membrane muqueuse, qui y forme au milieu le repli triangulaire dont nous avons parlé.

La lèvre inférieure présente, en devant et sur la ligne médiane, une légère saillie disposée verticalement comme la dépression de l'autre. Un enfoncement transversal assez étendu la sépare d'avec le menton. En arrière, cette lèvre est recouverte par la membrane muqueuse, qui lui forme aussi un frein triangulaire comme je l'ai dit, et qui est beaucoup plus court que l'autre. On voit, par l'endroit où la membrane la quitte pour se porter sur la mâchoire, que cette lèvre, plus courte que la précédente, monte bien moins haut que celle-ci ne descend bas : cependant la différence n'est pas si sensible, qu'entre les deux paupières.

Les lèvres se réunissent de chaque côté par deux angles aigus que l'on nomme *commissures*. Une dépression légère marque ce point de réunion. Aucun tissu fibreux ne fortifie ces commissures, qui sont entièrement musculeuses, de là la facilité de leur élargissement ; tandis qu'aux commissures palpébrales une substance cartilagineuse d'un côté, un tissu fibreux de l'autre, empêchent toute dilatation, au moins subite, comme celle qui arrive à la bouche. Les usages respectifs des deux ouvertures indiquent la raison de cette différence. C'est sans doute à cause d'elle qu'il existe aux lèvres des muscles dilatateurs, tandis qu'aux paupières on n'en trouve point.

Le rebord libre des lèvres, qui est le point de

continuité entre la peau et la membrane muqueuse, est plus ou moins épais, plus ou moins saillant et renversé en dehors : d'où il résulte que tantôt cette membrane y est fort apparente dans l'occlusion la plus complète, tantôt elle ne présente qu'une ligne rouge dans la même circonstance. Plusieurs rides dirigées selon l'épaisseur de la lèvre paraissent ici sur cette membrane; elles sont l'effet naturel du resserrement dont l'ouverture de la bouche est le siége fréquent. L'épiderme est très-prononcé sur cette partie membraneuse, et souvent l'action du froid ou toute autre cause le fait soulever par desquammation : aucune des origines du système muqueux ne présente ce fait d'une manière aussi marquée. C'est toujours le rebord libre de la lèvre inférieure qui fait le plus de saillie en dehors, ce qui tient à la dépression transversale très-marquée qu'on trouve entre cette lèvre et le menton.

b. *Organisation des Lèvres.*

Couche dermoïde. La structure des lèvres présente plusieurs couches distinctes. La première, dermoïde, remarquable par sa ténuité, l'est aussi par les poils qui la recouvrent en plus ou moins grande quantité, et qui y forment la barbe. Ces poils multipliés, surtout à la lèvre supérieure qu'ils recouvrent en entier, y composent deux rangées obliques réunies à angle au-dessous du nez, et prolongées jusqu'aux commissures. Peu nombreux à la lèvre inférieure, ils en occupent principalement la partie moyenne. J'ai fait remarquer, dans l'*Anatomie gé-*

nérale, que la barbe est, dans l'espèce humaine, l'attribut caractéristique du mâle ; et que, sous ce rapport, elle mérite plus que toutes les autres parties du système pileux l'attention des physiologistes.

Couche musculaire. Au-dessous de la couche dermoïde on trouve la musculaire, réunie à la première par un tissu cellulaire dans lequel peu de graisse s'amasse. Formée en grande partie par le muscle orbiculaire, elle l'est encore en haut par les releveurs communs, les releveurs propres, les petits zygomatiques et les abaisseurs des ailes du nez ; en bas par les deux abaisseurs de la lèvre inférieure. Aux commissures cette couche, plus épaisse, se compose spécialement des buccinateurs, des triangulaires, des canins et des grands zygomatiques.

Couche muqueuse. Subjacente à la musculaire, celle-ci en est séparée par une multitude de glandes muqueuses très-volumineuses, arrondies, et saillantes le plus souvent au travers de la membrane, sur laquelle s'ouvrent les orifices de leurs conduits excréteurs. Cette portion de membrane de la bouche est remarquable par sa rougeur, moindre cependant que celle de la pituitaire, par le petit nombre de papilles qu'on y voit, par l'épiderme qui y reste encore très-distinct, par le peu d'épaisseur de son corion, etc. Le défaut ou la petite quantité de graisse du tissu cellulaire sous-cutané des lèvres détermine l'uniformité d'épaisseur qu'on trouve presque toujours aux lèvres, lesquelles ne changent presque pas, quel que soit l'embonpoint ou la maigreur du sujet.

§. II. De l'Ouverture faciale de la Bouche.

L'ouverture faciale de la bouche résulte de l'intervalle qui sépare les deux lèvres. Sa direction est transversale. Elle varie en grandeur dans ses mouvemens, en sorte qu'il peut y avoir une différence de plus du double depuis son état ordinaire jusqu'à sa plus grande dilatation. Latéralement, elle s'agrandit des deux côtés; dans le sens perpendiculaire, ce n'est que par l'abaissement de la mâchoire inférieure. La mastication et la production des sons sont les causes principales de son élargissement. Elle peut se rétrécir au point de n'offrir qu'une petite saillie ovalaire dont les bords sont alors ridés et déjetés en devant. Aucune ouverture extérieure n'est susceptible d'un plus grand nombre de mouvemens : aussi aucune n'a un aussi grand nombre de muscles qui viennent s'y rendre, de ceux surtout qui peuvent se dilater.

Indépendamment de ces variétés, qui tiennent aux mouvemens, il en est d'autres qui dépendent de la conformation. L'ouverture de la bouche est naturellement plus ou moins rétrécie. La différence peut être, dans les divers individus, de plus d'un tiers. L'écartement transversal ou perpendiculaire qu'elle est susceptible d'acquérir est subordonné à cette disposition primitive.

Nous attachons beaucoup de prix à une petite bouche, comme à un petit pied, tandis qu'une large ouverture des paupières, propre à faire ressortir les yeux, nous flatte. Mais ici il y a plus un goût de convention et d'usage qu'un goût fondé sur le beau absolu. Ce qui le prouve, c'est qu'il varie chez les divers peuples, et que, dans les ouvertures ou dans les parties extérieures saillantes, telle disposition plaît aux uns qui est choquante pour les autres. Le beau absolu est loin de tous les extrêmes; d'ailleurs, comme je l'ai dit en parlant du nez, ce n'est point dans une partie isolée qu'il réside, c'est dans l'ensemble, c'est dans la justesse des proportions: il est telle figure où une petite bouche serait déplacée. La mode a étendu son empire de nos costumes à notre habitude extérieure elle-même. Nous nous sommes créé, sous ce rapport, un beau relatif. Qui ne sait qu'indépendamment du goût personnel, telle coupe de physionomie plaît généralement à une époque, et ne pique plus à une autre : c'est comme la teinte des cheveux. Or, parmi ces variétés sans nombre du beau relatif, variétés qui portent sur le nez, la bouche, les yeux, les mains, les pieds, les oreilles, etc., dans les divers peuples et dans les divers âges, le beau absolu reste invariable; il nous frappe partout où nous le trouvons. Chez tous les peuples, dans tous les âges, quelle que soit l'influence de l'opinion dominante sur le beau relatif, l'Apollon, la Vénus, etc., seront toujours indépendans de cette opinion.

ARTICLE TROISIÈME.

DU VOILE DU PALAIS, ET DE L'OUVERTURE PHARYNGIENNE DE LA BOUCHE.

La bouche est bornée postérieurement par le voile du palais, organe presque analogue aux lèvres pour la structure, de forme à peu près quadrilatère, et étendu depuis la voûte palatine jusqu'au-dessus de l'ouverture pharyngienne de la bouche, qui le sépare de la base de la langue.

§ Ier. Du Voile du Palais.

a. Conformation.

Ce voile offre deux surfaces, l'une antérieure, l'autre postérieure; quatre bords, deux latéraux, l'un supérieur, l'autre inférieur. En devant, on voit, sur la ligne médiane, une saillie longitudinale dépendant du releveur de la luette. En arrière, sa surface n'en présente aucune sensible, et n'a rien de remarquable. En haut, il est fixé au bord de la voûte palatine, et présente beaucoup d'épaisseur. En bas, il est libre et flottant dans l'ouverture du pharynx. Une saillie moyenne, que l'on nomme la *luette*, divise ce bord libre sur la ligne médiane. Elle est à peu près conique, plus ou moins allongée, suivant les contractions de son releveur, et quelquefois d'un volume très-considérable dans ses engorgemens. Sur ses côtés, le bord inférieur du voile du palais formé deux espèces d'échancrures qui dépendent surtout de sa présence. Les bords latéraux de ce voile se continuent avec la langue et avec le pharynx par deux replis membraneux et musculeux que l'on nomme ses *piliers*. Tous deux sont réunis à leur origine; mais ils s'écartent en descendant; en sorte que l'antérieur, obliquement dirigé, vient se terminer sur les côtés de la base de la langue, et que le postérieur, presque perpendiculaire, va se perdre sur les côtés du pharynx. Un espace triangulaire résulte de leur éloignement, et contient la glande amygdale.

b. *Organisation du Voile du Palais.*

Couche muqueuse. Une double surface muqueuse enveloppe le voile du palais. Elle est formée en devant par la membrane palatine, en arrière par la pituitaire. Toutes deux se réunissent sur son bord inférieur et sur la luette; mais chacune conserve encore son caractère propre. La portion palatine offre une rougeur moins marquée: ce qui dépend du moindre développement de son système capillaire, ou plutôt de la moindre quantité de sang qui y stagne habituellement; car, dans certaines angines, cette rougeur devient très-grande. Des glandes multipliées sont subjacentes à cette portion, et forment réellement une couche particulière entre elle et les muscles. Cette couche est remarquable par son épaisseur, qui est plus grande que celle de la couche glanduleuse de la surface interne des joues, avec laquelle elle se continue, et qui concourt beaucoup à donner de l'épaisseur au voile du palais. Cette épaisseur est double, au moins, de celle de la surface muqueuse : elle égale celle de la couche musculaire. Quand on la met à découvert, les grains glanduleux deviennent très-apparens; de petits intervalles cellulaires les séparent; ils sont jaunâtres; leurs orifices excréteurs sont peu sensibles; et, à cet égard, je remarque que ce peu d'apparence contraste avec l'apparence des excréteurs de la pituitaire, dont les glandes sont à peine sensibles.

La portion pituitaire de la membrane muqueuse du voile du palais est plus rouge : le système capillaire y est très-prononcé; elle est plus sujette aux hémorrhagies; on y voit beaucoup moins de glandes muqueuses qu'en devant. Dans plusieurs angines, où le devant du voile du palais était très-enflammé, j'ai trouvé sa partie postérieure intacte : l'inflammation se bornait au bord inférieur. On doit remarquer que la disposition des glandes muqueuses sur le voile du palais se trouve en rapport avec la déglutition. C'est, en effet, la portion palatine que les alimens touchent toujours lorsqu'ils soulèvent le voile pour traverser l'isthme du gosier. Une plus grande quantité de fluide muqueux était donc nécessaire dans ce sens pour favoriser leur passage. La luette est entourée de ces glandes. La surface muqueuse du voile du palais est une des parties de la bouche qui jouissent de la sensibilité la plus marquée. Cette propriété est encore plus apparente à la luette, destinée pour ainsi dire à reconnaître la nature des alimens avant que la déglutition s'en opère, et à exciter, par ses rapports sympathiques, un

soulèvement des organes gastriques, quand ces alimens ne sont point suffisamment imprégnés de salive.

Couche musculaire. Au-dessous de l'enveloppe
muqueuse, on trouve la couche musculaire, formée
dans le milieu par le releveur de la luette, sur les
côtés par les deux péristaphylins internes, qui s'épanouissent dans le voile. Dans l'épaisseur du pilier
antérieur se trouve le glosso-staphylin; le pharyngo-
staphylin occupe le pilier postérieur; tous les deux,
en s'épanouissant dans le voile, augmentent la couche musculaire.

Couche fibreuse. Les péristaphylins internes immédiatement subjacens à la portion pituitaire de la
couche muqueuse, sont séparés de la portion palatine, par une couche fibreuse, résultant de l'épanouissement aponévrotique que les deux péristaphylins externes forment après leur réflexion. Cette
couche fibreuse, peu dense, mais à fibres distinctes, se fixe au bord de la voûte palatine, et forme la
portion fixe du voile du palais, dans lequel elle est
remarquable jusqu'à la moitié de son étendue de
haut en bas. C'est par conséquent dans le premier sens
que le voile du palais a la structure la plus solide.

§. II. *Ouverture pharyngienne de la Bouche.*

L'ouverture pharyngienne de la bouche a une
forme à peu près quadrilatère. Bornée en haut par
la voûte palatine durant la déglutition, elle l'est par
le voile lorsque celui-ci est abaissé. Sur les côtés, les
piliers de ce voile et la glande amygdale la terminent.
En bas, la base de la langue lui correspond; mais

comme cet organe peut se porter plus ou moins en
arrière, souvent c'est son milieu qui se trouve au-
dessous de l'ouverture. La grandeur de celle-ci n'est
jamais comparable à celle de l'ouverture faciale, et
aucun mouvement ne peut la porter au même degré
de dilatation, surtout sur les côtés, où les apophyses
ptérygoïdes forment deux barrières immobiles, qui
contrastent avec la dilatabilité des commissures de
l'ouverture faciale. L'étendue de haut en bas est plus
sujette à varier, soit à cause du voile, soit à cause de
la base de la langue. J'observe cependant que l'augmentation que peut acquérir dans ce sens l'ouverture
pharyngienne est moindre qu'il ne le semble d'abord:
car il est rare que le voile s'élève pendant que la
base s'abaisse; l'un et l'autre descendent ou montent presque toujours en même temps, en sorte
que l'ouverture reste à peu près la même. Le vomissement est peut-être le cas où la dilatation est la
plus grande. Il résulte de ce que je viens de dire, que
les alimens, susceptibles d'être introduits sous une
masse assez considérable par l'ouverture faciale, ne
peuvent être que graduellement transmis par la
pharyngienne. Le rétrécissement de cette ouverture
se fait, de haut en bas, par l'élévation de la base de
la langue ou par l'abaissement du voile du palais, et
transversalement par la contraction verticale des
piliers quand ils élèvent la base de la langue. Il y a
cette différence entre le mode d'action qui augmente
verticalement l'ouverture faciale, et celui qui agrandit la pharyngienne, qu'ici les bords supérieurs et
inférieurs de l'ouverture concourent activement à
cet agrandissement; tandis que dans l'autre c'est

seulement la partie inférieure qui se meut pour le procurer, la partie supérieure restant immobile.

§ III. *Des Glandes Amygdales.*

Les amygdales occupent l'intervalle des deux piliers du voile du palais, bornées en haut par la réunion de ces piliers, en bas par la base de la langue, où elles paraissent continues avec les glandes muqueuses de cet organe, en devant par le glosso-staphylin, en arrière par le pharyngo-staphylin. Leur figure, très-variable, présente un corps plus étendu suivant son diamètre vertical que dans tout autre sens; ce qui les a fait comparer à une amande. On trouve ces glandes divisées en plusieurs lobes, qui sont tantôt continus, tantôt séparés les uns des autres. Leur couleur est grisâtre, leur tissu pulpeux, mou et analogue à celui des glandes muqueuses de la langue. Leur disposition extérieure et intérieure mérite une attention particulière : en effet, aucune glande n'en présente de semblable (1). Les auteurs n'ont point exactement indiqué cette disposition. En examinant ces glandes, du côté de l'ouverture pharyngienne de la bouche, on voit sur leur surface externe diverses petites ouvertures qui conduisent dans de petites cavités, disposées en forme de cellules, et qui occupent l'épaisseur de la glande du côté interne. Ces cellules,

---

(1) On ne considère plus aujourd'hui les amygdales comme des organes glanduleux recouverts par la membrane muqueuse buccale, mais comme un amas de replis ou de lacunes de cette membrane elle-même.　　　　　　　(*Note ajoutée.*)

sont plus marquées supérieurement, et varient pour
la forme et pour la disposition. Tantôt elles sont entièrement isolées, tantôt et le plus souvent elles
communiquent par divêrses ouvertures, en sorte
qu'en cet endroit la glande paraît être comme aréolaire. La membrane de la bouche tapisse ces cellules ainsi que les prolongemens qui les séparent, lesquels appartiennent au tissu même de la glande.
Elle s'y introduit par les orifices extérieurs dont
nous parlions tout à l'heure. Ces cellules doivent
être considérées comme des réservoirs où le fluide
de l'amygdale séjourne quelque temps avant de s'é-
couler dans le pharynx. Dans leur fond s'ouvrent les
conduits excréteurs, tandis que, d'un autre côté, elles
communiquent avec la bouche par les orifices extérieurs. Pour les bien voir, il faut porter dans ces
orifices une soude à panaris, et inciser dessus avec
le scalpel. Quand on est arrivé dans l'une, on cherche un orifice qui mène dans la voisine, et ainsi
successivement. Dans certains sujets, elles sont extrêmement apparentes ; dans d'autres, on les distingue moins bien, vu leur affaissement sur elles-
mêmes ; mais elles n'en existent pas moins. On peut
habituellement en faire sortir le fluide par pression.
Dans les angines tonsillaires, ce fluide s'épaississant
souvent beaucoup reste dans ces cellules, y forme
une fausse membrane, qui paraît à l'extérieur par
les orifices dont j'ai parlé, et dont les prolongemens
font paraître la glande plus ou moins blanche. Cette
fausse membrane ne s'enlève qu'avec difficulté et successivement, parce que ses diverses parties, se tenant
toutes dans ces cellules, n'en sortent qu'avec peine.

On ignore la nature du fluide fourni par l'amygdale. Il paraît être très-analogue et même identique aux fluides muqueux. Il se sépare en plus grande quantité à l'instant du passage des alimens par l'isthme du gosier.

ARTICLE QUATRIÈME.

DES JOUES.

§ Ier. *Conformation et Organisation.*

Les joues, situées sur les côtés de la face, irrégulières dans leur forme, variables en grandeur suivant les individus, ne forment point un organe particulier et distinct, mais résultent de la réunion de plusieurs tissus qui se trouvent appliqués les uns sur les autres. En dehors, elles n'ont point de limites précises. Celles qu'on leur assigne ordinairement dans ce sens sont en haut la pommette, en bas la base de la mâchoire inférieure, en avant la commissure des lèvres, en arrière la saillie du masséter. Du côté de la bouche, au contraire, elles sont bornées exactement en haut et en bas par le repli de la membrane muqueuse, qui les abandonne pour se porter sur les os maxillaires, en arrière par les piliers du voile du palais, en devant par la partie interne de la commissure.

L'épaisseur des joues, très-variable, comme l'on sait, dépend presque entièrement de la graisse qui y est accumulée, et qui, plus ou moins abondante, sépare, par un plus ou moins grand intervalle, la bouche de l'extérieur de la face.

L'organisation des joues nous offre une couche dermoïde, une musculaire et une muqueuse.

Couche dermoïde. Elle est plus fine dans sa structure que la plupart des autres parties de la peau. Peu recouverte de poils, dont elle est même totalement dépourvue dans son milieu, elle est remarquable en cet endroit par son système capillaire, qui est plus prononcé que dans les autres parties de la face, et où dans l'état de santé et dans la jeunesse, il y a habituellement une assez grande quantité de sang. Ce fluide est susceptible d'être augmenté ou diminué accidentellement, en sorte que par là le système capillaire facial devient un moyen involontaire d'expression pour les affections de l'âme, soit que, comme dans les passions gaies, comme encore dans la colère, la fureur, etc., son engorgement momentané produise la rougeur vive par laquelle les joues se distinguent alors des autres régions de la face, qui cependant acquièrent aussi un peu cette couleur, soit que, comme dans les affections tristes, il survienne une pâleur plus ou moins subite. On sait que le système capillaire facial joue un grand rôle dans les maladies, soit en se pénétrant de plus de sang, soit en se vidant de ce fluide. Il est remarquable par l'extrême facilité avec laquelle les injections le pénètrent sur le cadavre : pour peu que nos injections grossières aient bien réussi chez les enfans, il noircit entièrement. Pourquoi ce système se remplit-il spécialement de sang dans les affections du poumon, comme on le voit dans la phthisie, dans la péripneumonie, etc., tandis que, dans les maladies du cœur, ce sont plutôt les capillaires des lèvres, du bout du nez, qui se colorent? Je l'ignore. Ce système capillaire est uniquement cutané; au-dessous les couches suivantes ne reçoivent pas plus de sang.

Couche musculaire. Au-dessous des tégumens, on trouve une couche musculaire externe, si l'on peut donner ce nom au grand zygomatique, seul muscle superficiel absolument propre à la joue, et au masseter, qui concourt un peu à la former en arrière. Beaucoup de graisse est subjacente au grand zygomatique. Cette graisse est d'autant plus abondante et plus molle qu'on approche davantage du buccinateur. Sa couleur est jaunâtre auprès de ce muscle. Un tissu cellulaire fort lâche la contient. Elle favorise beaucoup les mouvemens du buccinateur et des autres muscles voisins, et concourt à augmenter l'étendue du diamètre transversal de la face. Ce tissu cellulaire s'infiltre de sérosité moins souvent que celui des membres, quoique cela lui arrive quelquefois. L'extrême rapidité avec laquelle la graisse y est absorbée et exhalée, suivant les circonstances, est digne de remarque. L'absorption est l'effet assez prompt de beaucoup de maladies, et une exhalation nouvelle la répare en peu de temps dans la convalescence: aussi c'est toujours sur la face que les maladies portent leur influence principale. Très-souvent l'on ne peut guère juger par l'état de celle-ci de l'embonpoint général de l'individu; parce qu'en augmentant ou en diminuant dans cette partie, elle reste la même dans les autres, ou réciproquement. Cette grande quantité de graisse et de tissu cellulaire, qui se prolonge aussi un peu sur le grand zygomatique lui-même, fait que, moins ad-hérente aux muscles subjacens, la peau se ride moins par sa contraction, que celle des paupières par la contraction du palpébral.

Au-dessous de cette graisse, on trouve la couche musculaire profonde, formée en entier par le muscle buccinateur, qui, recouvert d'abord par la branche maxillaire, puis par la graisse, devient d'autant plus superficiel qu'on approche davantage de la commissure à laquelle il se termine.

Couche muqueuse. Plus mince que dans les autres parties de la bouche, elle est remarquable par la multitude de glandes placées entre elle et la bucci-nateur : on les nomme *glandes buccales*. On voit aussi sur cette membrane, près de la troisième dent molaire supérieure, l'orifice du conduit salivaire pa-rotidien, orifice marqué ordinairement par une saillie distincte, un peu blanchâtre, mais qui quel-quefois est peu apparente. Cette membrane ne se ride point autant par le mouvement des joues que par celui des lèvres, parce qu'elle adhère moins fortement au muscle buccinateur qu'aux labiaux.

ARTICLE CINQUIÈME.

DU PALAIS.

§. Iᵉʳ. *Conformation et Organisation.*

Le palais compose la paroi supérieure de la bou-che; sa forme est à peu près parabolique, un peu plus étendue en longueur qu'en largeur. La concavité qu'il présente dépend surtout de la saillie du rebord alvéolaire. Horizontal dans l'attitude directe de la tête, il s'incline un peu en arrière dans les cas les plus ordinaires, parce que la face se dirige presque toujours un peu en haut. Sa structure osseuse le rend absolument immobile par lui-même, ce qui est nécessaire pour offrir à la langue un point d'appui fixe dans les mouvemens de déglutition et d'articulation des sons. Le palais est composé essentiellement de deux parties, l'une osseuse et l'autre membraneuse.

Portion osseuse. C'est cette portion qui détermine sa forme. Il faut y distinguer le rebord dentaire et alvéolaire, et la voûte palatine proprement dite. Le rebord dentaire forme une saillie parabolique qui est la limite du palais. On y voit l'ouverture des alvéoles. Il appartient en entier aux os maxillaires supérieurs ; et surmonte la rangée des dents qui protège la voûte palatine. Celle-ci, formée par la portion horizontale des maxillaires et des palatins, inégale dans toute son étendue, a d'autant moins d'épaisseur et plus de largeur qu'on l'examine plus en arrière.

Membrane muqueuse. Elle a une structure différente sur le rebord dentaire et sur la voûte. Celle du rebord dentaire doit être examinée en devant et en arrière de ce rebord, et forme ce qu'on nomme les *gencives*. On ne peut bien en concevoir la structure si on ne remonte tout de suite à l'état du fœtus. Les auteurs n'ont point indiqué exactement cette structure. Chez le fœtus, et avant l'éruption des dents, on trouve le double rebord alvéolaire garni d'un tissu particulier, dense, fibreux, blanchâtre, très-épais et très-résistant. Ce tissu recouvre les alvéoles et les bouche exactement, ainsi que les germes dentaires qu'elles renferment. Il représente une espèce de couche parabolique, étendue sur chaque rebord, en ayant à peu près la largeur, et ne se prolongeant presque point, ni du côté de la région faciale des os maxillaires, ni du côté de la région palatine; en sorte qu'à cet âge le rebord alvéolaire est uniquement tapissé par la membrane de la bouche en devant et en arrière : il n'y a point de gencives dans ces deux sens; il n'en existe que sur les alvéoles. Mais lorsque les dents sortent, elles percent ce tissu qui s'oppose à elles, et le forcent de se déjeter antérieurement et postérieurement; en sorte que dès ce moment il forme devant et derrière les dents les deux bourrelets saillans que nous voyons chez l'adulte, et que nous y nommons les *gencives*. Quelquefois j'ai vu ce tissu se déjeter uniquement en arrière à l'époque de l'éruption, et alors un nouveau semble se former antérieurement: il paraît même se porter toujours plus dans le premier que dans le second sens. Dans tous les cas, c'est sa perforation par la dent, et non son déplacement, qui excite cette vive douleur qu'éprouvent alors les enfans; de là aussi les accidens qui surviennent à cette époque. Partout où nous voyons des tumeurs ou des excroissances soulever, distendre et rompre même le tissu muqueux, nous n'observons point ces phénomènes terribles qui accompagnent souvent l'éruption. Je suis persuadé que la nature particulière, l'organisation propre, le mode de vitalité distinct de ce tissu, y concourt beaucoup, et que si la seule surface muqueuse de la bouche tapissait les alvéoles, les enfans n'éprouveraient jamais ces accidens. Cependant, au delà de l'éruption, ce tissu est très-peu sensible : c'est lui qui forme les espèces de cloisons triangulaires qui séparent les dents à leur racine ; or, on sait que les dentistes coupent sans presque aucune douleur ces cloisons. Ce tissu, quoique dur et résistant, est très-susceptible de s'engorger, et même de devenir fongueux ; il présente surtout ce phénomène dans le scorbut. C'est en vertu de son organisation propre que cette portion de surface muqueuse de la bouche reçoit presque exclusivement l'influence de cette maladie, le reste demeurant intact. L'usage du mercure paraît aussi se porter sur elle. Elle adhère intimement à la surface muqueuse, au point de ne pouvoir en être séparée : mais on ne saurait douter qu'elle n'en soit distincte ; la simple inspection le prouve, chez le fœtus surtout. Elle fortifie les alvéoles, en augmente un peu l'épaisseur, et concourt à fixer les dents en les entourant. On ne trouve dans son tissu aucune glande. Peu de fluide paraît être rejeté en cet endroit par la surface muqueuse. On y rencontre des vaisseaux sanguins. Le sang se porte dans les capillaires en plus grande quantité dans certains cas, et alors ce tissu saigne avec une extrême facilité.

Sur la voûte palatine, on ne trouve que la membrane muqueuse, plus dense et moins rouge qu'ailleurs. Elle y offre une saillie moyenne plus marquée chez le fœtus que chez l'adulte, et qui est la trace de la ligne médiane. En cet endroit, elle a plus d'épaisseur en devant et près le rebord alvéolaire ;

Quelques saillies transversales se remarquent aussi souvent. Des glandes muqueuses très-prononcées se trouvent entre l'os et cette membrane muqueuse, qui se prolonge sur le tissu des gencives et le recouvre pour se porter ensuite du côté des lèvres. Ces glandes sont d'autant plus nombreuses qu'on les examine plus près du voile. Cette membrane se continue en arrière avec celle de ce repli. Elle présente sur le palais une adhérence remarquable avec le périoste; elle s'unit intimement avec lui, et forme par là une espèce de membrane fibro-muqueuse. C'est cette adhérence qui la rend immobile, incapable de glisser sur la surface à laquelle elle appartient; disposition avantageuse pour servir de point d'appui dans la pression exercée par la langue sur les alimens, lors de la déglutition. L'union de ces deux membranes se fait par des prolongemens détachés de l'une et de l'autre, et entre lesquels restent des intervalles pour recevoir les glandes muqueuses, qui sont très-apparentes, comme je l'ai dit. Dans ces intervalles rampent aussi des vaisseaux et des nerfs très-marqués.

ARTICLE SIXIÈME.

DE LA LANGUE ET DE SES DÉPENDANCES.

La langue, organe essentiel au goût, ne lui appartient pas en totalité; sa partie supérieure seule y concourt. Deux parties doivent être examinées dans cet organe: l'une, située au-dessous de lui, solide et résistante, est destinée à lui donner un point d'appui fixe, et à fournir des attaches à plusieurs des muscles qui la meuvent : cette partie solide est l'os hyoïde, qu'on ne peut évidemment isoler de la langue dans la description. L'autre partie, molle et presque entièrement musculaire, forme la *langue* proprement dite.

§ Iᵉʳ. *De l'Os Hyoïde.*

L'os hyoïde, situé entre la base de la langue et le larynx, offre une forme parabolique, une direction horizontale telle, que ses deux extrémités sont en arrière et sa convexité en avant. On le divise en corps et en branches.

Corps. Épais, transversalement aplati, et recourbé sur lui-même, il présente en devant une surface oblique, divisée plus ou moins régulièrement par une saillie cruciale, et donnant successivement attache de devant en arrière aux muscles digastriques, stylo-hyoïdiens, mylo-hyoïdiens, génio-hyoïdiens et hyo-glosses. En arrière, on y voit une surface concave, un peu inclinée en bas, séparée de l'épiglotte par un tissu jaunâtre et assez dense, et donnant attache, vers sa partie inférieure, à la membrane thyro-hyoïdienne qui embrasse la glande épiglottique. Des deux bords qui terminent ces surfaces, l'un, supérieur, épais, est le point principal d'attache des fibres de l'hyo-glosse qui se prolonge un peu sur les surfaces elles-mêmes ; l'autre, inférieur, plus mince, n'offre dans le milieu aucune insertion musculaire ; mais en dehors il fournit celle des sterno-hyoïdiens, omoplat-hyoïdiens et thyro-hyoïdiens.

Le corps de l'os hyoïde se termine de chaque côté par une facette qui s'unit avec une semblable qu'offre chaque extrémité, au moyen d'un cartilage intermédiaire. Ce cartilage ne disparaît que très-tard, et le plus souvent il reste toujours.

Branches. Les branches, ou encore les *grandes cornes* de l'os hyoïde, sont beaucoup plus longues que le corps. Aplaties en sens inverse, plus larges en devant qu'en arrière, un peu recourbées en dedans, elles donnent attache en haut à l'hyo-glosse et au constricteur moyen du pharynx ; en bas, à la membrane thyro-hyoïdienne, en dehors à une partie du thyro-hyoïdien et à l'anneau fibreux du digastrique, quand cet anneau existe. En dedans, la membrane pharyngienne recouvre ses branches.

De leurs deux extrémités, l'une antérieure, plus large, se continue avec le corps, et se trouve surmontée d'une éminence à peu près pyramidale, courte, inclinée en arrière et en haut, communément nommée *petite corne* de l'hyoïde. Recouverte en avant par l'hyo-glosse, cette éminence donne attache vers sa base à quelques fibres du génio-glosse, et se trouve en cet endroit unie à la portion cartilagineuse qui joint la branche avec le corps de l'os hyoïde, ce qui lui donne une espèce de mobilité. A son sommet, cette éminence est embrassée par le ligament stylo-hyoïdien, qui s'y termine. L'extrémité postérieure de l'os hyoïde est libre, et offre un tubercule arrondi auquel se fixe le ligament thyro-hyoïdien.

L'os hyoïde contient beaucoup de tissu spongieux, dans son corps, et moins dans ses branches ; une lame mince de tissu compacte recouvre ce tissu. Cet os se développe par cinq points : un pour le corps, un pour chaque branche, et un pour chacune des éminences qu'on nomme *petites cornes*. D'abord séparés par une portion cartilagineuse assez large, ces points osseux primitifs se rapprochent peu à peu de chaque côté, et il ne reste plus enfin entre eux que cette lame cartilagineuse mince, qui subsiste le plus communément pendant toute la vie, et qui permet aux trois parties latérales de l'hyoïde une certaine mobilité des unes sur les autres.

L'os hyoïde, indépendamment des muscles nombreux qui s'y attachent et qui le fixent, est retenu encore par divers liens ligamenteux. En bas, la membrane thyro-hyoïdienne et le ligament de même nom l'attachent au larynx, dont ils associent les mouvemens aux siens ; en sorte que cet os est tellement disposé, qu'intermédiaire par sa position à cette cavité et à la langue, il est un centre commun nécessaire aux mouvemens de totalité de tous deux. Il n'a point de fonctions qui lui soient propres, si je puis parler ainsi ; ce n'est point à lui que sont relatifs les mouvemens qu'il exécute ; il ne se meut que pour faire mouvoir le larynx ou la langue. Outre ces ligamens inférieurs que nous avons décrits en traitant du larynx, il en a un supérieur qui le fixe à la base du crâne. Il ne tient à la langue que par les fibres musculaires de cet organe, et par un tissu cellulaire particulier dont je vais parler bientôt.

Ligament stylo-hyoïdien. Ce ligament, que nous n'avons point encore décrit, part de l'apophyse styloïde, descend obliquement en avant et en dedans, et vient se fixer aux petites cornes de l'hyoïde. Il est plus ou moins apparent suivant les individus, et se trouve fréquemment parsemé de granulations osseuses plus ou moins considérables. Il joue un rôle important dans les mouvemens du larynx, qu'il empêche de trop se déprimer. En effet, cette cavité ne peut descendre sans entraîner l'os hyoïde : or, celui-ci ne pourrait être retenu par la langue, qui est mobile comme lui ; mais ce ligament, qui se fixe à la base du crâne, ne lui permet de céder que jusqu'à un certain point. On sait que le larynx est susceptible de descendre plus ou moins suivant les divers individus, et que ces variétés de mouvemens coïncident même avec les variétés de la voix. Or, il est probable que la longueur différente de ce ligament est une des causes essentielles qui influent sur ces différences de mouvemens.

§ II. *De la Langue.*

La langue occupe la partie inférieure de la bouche, bornée en devant par la mâchoire, en arrière par l'épiglotte, qui lui est continue, en haut par la cavité de la bouche, qui la sépare de la voûte palatine, en bas par l'os hyoïde et par le pharynx. Sa grandeur est extrêmement variable. Susceptible de s'allonger et de se resserrer beaucoup suivant l'action diverse de ses muscles, elle est plus étendue tantôt en longueur, tantôt en largeur, tantôt en épaisseur. Sa forme, toujours symétrique, plus ou moins arrondie en devant, où elle se termine en pointe mousse ;

large, et comme tronquée en arrière, varie également suivant les mêmes circonstances.

a. *Conformation générale de la Langue.*

Considérée en haut, la langue présente une surface libre recouverte par la membrane muqueuse de la bouche. Un sillon léger et superficiel, trace sensible de la ligne médiane qui partage tous les organes de la vie animale, la sépare en deux parties. Sur ce sillon se trouve, en arrière et près la base, un enfoncement de forme variable, toujours véritable cul-de-sac, où aboutissent divers follicules muqueux, et que l'on nomme le *trou borgne*. Ce trou manque dans plusieurs sujets; dans d'autres on le voit à peine. Toujours il n'est qu'une disposition de forme extérieure dans la langue, et il ne remplit aucun usage. De chaque côté de la ligne moyenne linguale part en arrière un sillon oblique et peu profond, qui forme sur cette ligne un angle avec le sillon opposé, puis se prolonge plus ou moins loin en avant, de manière à représenter avec lui un V dont l'écartement serait en devant. Ces deux sillons, variables dans leur forme et leur disposition, dépendent de la saillie que forment les glandes muqueuses qui occupent la base de la langue, et qui s'élèvent plus que les papilles placées au-devant. Le reste de la surface linguale supérieure offre un grand nombre d'inégalités, dont nous indiquerons la disposition en parlant de la structure de l'organe.

Inférieurement, la langue est fixée dans son milieu avec la mâchoire par les muscles génio-glosses;

et avec l'os hyoïde par les hyo-glosses. Ses côtés
sont libres et recouverts par la membrane muqueuse, qui se réfléchit sur eux après avoir abandonné le bord alvéolaire, et forme, comme je l'ai
dit, au-devant des génio-glosses, un repli plus ou
moins allongé que l'on nomme le *frein*. Toute cette
partie de la membrane est lisse et sans inégalités;
elle est presque entièrement étrangère au goût.

Les bords qui séparent les deux surfaces linguales
sont plus épais en arrière, très-minces en devant.
On y voit très-sensiblement, et sans enlever la surface muqueuse, la limite qui sépare l'organisation
de la portion supérieure d'avec celle de la portion
inférieure de cette surface. De petites saillies parallèles les unes aux autres et séparées par de petits
sillons s'élèvent de la portion inférieure, qui est lisse
et sans inégalités, montent perpendiculairement
sur le bord, et vont, arrivées à la face supérieure,
se continuer avec les papilles. Ces saillies, qui coupent ainsi les bords latéraux de la langue, sont plus
ou moins apparentes suivant les sujets : toujours
elles m'ont paru plus marquées en arrière qu'en
avant, où elles disparaissent presque en totalité.

La pointe ou le sommet de la langue est libre et
arrondi. Sa largeur varie suivant les divers individus, et surtout suivant les mouvemens de l'organe.

La base de la langue tient à l'épiglotte par trois
replis de la membrane de la bouche, dont un moyen
et deux latéraux, nommés improprement *ligamens
de l'épiglotte*, et dont nous avons parlé ailleurs
(tom. II, pag. 390). Très-épaisse au niveau du trou
borgne, cette base s'amincit ensuite peu à peu en

s'approchant de l'os hyoïde, et présente enfin, lorsqu'elle vient s'appuyer sur lui, un amincissement tel, qu'en aucun endroit la langue n'en offre un semblable. Cette disposition tient surtout aux muscles de cet organe, qui n'envoient à sa base qu'un très-petit nombre de fibres appartenant à l'hyo-glosse et qui vont s'attacher à l'hyoïde. Entre ces fibres et la surface muqueuse qui se réfléchit sur l'épiglotte, on trouve un tissu cellulaire dense, jamais graisseux, disposé en forme de membrane, et qui est intermédiaire à la langue, à laquelle il tient d'une part, et à l'hyoïde, sur la concavité duquel il se fixe d'autre part. Ce tissu cellulaire dense, qui mériterait autant le nom de *ligament* que plusieurs autres liens auxquels divers anatomistes ont donné ce nom, n'a réellement rien de fibreux. Il occupe souvent un espace d'un pouce. Les fibres du génio-glosse et de la base de la langue, qui ne vont pas jusqu'à l'hyoïde, s'y fixent en devant, et il sert ainsi à les attacher en arrière à cet os, comme je l'ai dit. Voici donc le rapport de la base de la langue avec ce dernier : il y a pour moyen d'union, en bas les fibres du génio-glosse, qui vont jusqu'à son corps, au milieu ce tissu cellulaire membraneux, en haut la surface muqueuse qui se réfléchit de cette base sur l'épiglotte. Ces trois couches étant minces, donnent à cet endroit de la langue la disposition indiquée plus haut.

b. *Organisation de la Langue.*

La langue est en partie musculaire et en partie

membraneuse. Sous le premier rapport, elle exécute divers mouvemens; sous le second seulement, elle sert aux sensations de saveur.

Portion musculaire. Les muscles de la langue sont extrinsèques ou intrinsèques. Les premiers sont les stylo-glosses, nés de l'apophyse styloïde, et terminés sur les bords de la langue; les hyo-glosses, étendus verticalement entre les branches de l'hyoïde et ces mêmes bords; les génio-glosses, qui, de l'apophyse géni, vont par des fibres divergentes se terminer sur tout le milieu de la surface inférieure.

Le muscle intrinsèque de la langue offre d'abord deux plans parallèles occupant chaque côté de sa surface inférieure, et que les anatomistes ont nommés seuls *muscles linguaux*; ensuite un amas de fibres charnues, irrégulièrement disposées, et entrecroisées en toute sorte de directions, à la manière des muscles organiques. Ce muscle forme essentiellement le corps de la langue, et se remarque surtout au niveau du trou borgne, endroit auquel il donne beaucoup d'épaisseur. J'ai parlé dans la *Myologie* (tom. II, pag. 46.) de la disposition de ces divers plans charnus (1).

---

(1) MM. Gerdy, Baur et Blandin ont démontré que ces fibres charnues n'ont point une disposition aussi irrégulière qu'il le semble au premier coup d'œil. Dirigées transversalement, elles sont moins nombreuses à la base de la langue que vers sa pointe, où leur resserrement transversal est aussi beaucoup plus prononcé. Quelquefois elles forment des couches croisées ou traversées par des plans longitudinaux et perpendiculaires. Le plus grand nombre de ces fibres transversales se porte des cô-

Membrane muqueuse. Après avoir tapissé les gencives de la mâchoire inférieure, la membrane générale de la bouche abandonne le bord alvéolaire, et se réfléchit sur la glande sublinguale, qu'elle recouvre immédiatement, et qui la sépare du stylo-hyoïdien; puis elle remonte sur les côtés du génio-glosse, et parvient ainsi à la surface inférieure de la langue, qu'elle tapisse de côté et en devant, et d'où elle se porte ensuite sur la surface supérieure. Dans le premier sens, elle n'a rien de particulier, et son organisation est la même que celle de la membrane du reste de la bouche (voy. précédemment, pag. 589); mais dans le second, elle mérite un examen spécial. J'ai indiqué la limite du changement de son organisation, qui présente ici les caractères suivans : 1° l'épiderme, quoique mince, y est cependant assez marqué, et se détache assez facilement dans plu-

---

tés de la langue à la cloison fibro-cartilagineuse, sur laquelle elles s'implantent, et n'a ainsi de longueur que la moitié de la largeur de la langue ; quelques-unes passent au-dessus de la cloison et s'étendent ainsi à toute la largeur de la langue, en s'implantant sur ses bords par leurs deux extrémités. — Les muscles linguaux, proprement dits, sont formés par un plan de fibres longitudinales un peu obliques. Elles naissent de différens points du tissu de la langue et surtout en arrière de la membrane fibro-cartilagineuse qui unit la langue aux corps de l'os hyoïde. Elles croisent la direction du plan transversal en se portant en devant, et se rassemblent en un faisceau situé entre le génio-glosse et l'hyoglosse, et qui se porte vers la pointe de la langue en se rapprochant de celui du côté opposé. Enfin, on trouve des fibres verticales qui s'étendent de la membrane linguale supérieure à l'inférieure et paraissent fournies par les muscles génio-glosses.

(Note ajoutée.)

sieurs circonstances, etc. 2°. Au-dessous on trouve, selon les auteurs, un corps muqueux ou réticulaire assez prononcé; mais quelque soin que l'on prenne, on ne découvre réellement autre chose qu'un entre-croisement vasculaire ramifié dans les intervalles des papilles, et donnant à la langue la couleur rouge qu'on lui observe. 3°. Le corion, très-mince dans la partie inférieure et sur les bords de la langue, présente sur cette surface supérieure une épaisseur qui se trouve dans peu de divisions du système muqueux : son adhérence avec le tissu charnu est extrême; ils sont vraiment identifiés l'un à l'autre. Je crois même qu'aucune membrane muqueuse ne présente ce phénomène d'une manière aussi marquée : car toutes s'enlèvent plus ou moins facilement de dessus leur tissu musculaire subjacent. 4°. A la surface de ce corion se voient des éminences multipliées, qui sont de forme et de nature diverses.

On distingue trois sortes d'éminences. Les unes occupent la base de la langue, se prolongent plus sur les côtés qu'en devant, et sont bornées par les deux sillons dont j'ai parlé, et qui représentent un V. Elles font une saillie plus ou moins considérable; ce qui fait paraître la surface de la langue extrêmement inégale à leur niveau. Leur forme est très-irrégulière. Arrondies en général, elles sont sphériques, ovales, etc., avec ou sans appendice; leur presque totalité fait saillie sur la surface muqueuse, le tissu charnu de la langue n'étant pas creusé pour les recevoir. On reconnaît facilement que ce sont des glandes muqueuses de même nature que celles du

voile du palais, de la voûte palatine, des lèvres, de
l'intérieur des joues, etc. Ces glandes s'ouvrent sur
la langue par des conduits excréteurs très-sensibles.
Quelques-unes ont autour d'elles un petit repli circulaire de la surface muqueuse, lequel leur forme
une espèce de cul-de-sac antécédent, au fond duquel
s'ouvre l'excréteur. On voit presque partout, avec le
secours de la loupe, l'orifice de celui-ci, qu'il s'ouvre
ou non dans un cul-de-sac. Les latérales et postérieures de ces glandes touchent en bas l'amygdale,
et, chez plusieurs sujets, continuent leur saillie
avec la sienne.

Les deux autres espèces d'éminences sont irrégulièrement entremêlées dans les deux tiers antérieurs
de la langue : on les nomme les *papilles*. Les unes,
tuberculeuses à leur sommet, soutenues par une
partie plus étroite, blanchâtres dans toute leur
étendue, sont plus volumineuses et plus rarement
disséminées. Les secondes, plus petites, sont coniques, très-pointues à leur sommet, et extrêmement
multipliées. Celles-ci forment vraiment sur les deux
tiers antérieurs de la langue une espèce de plan
terminé en arrière par l'espèce de V qui forme la
limite des glandes muqueuses. Dans ce plan, les papilles sont rangées avec plus de régularité en arrière
qu'en avant. Pressées les unes contre les autres,
elles laissent souvent entr'elles, d'espace en espace,
divers intervalles en s'écartant. Ces intervalles ne
paraissent pas tenir à l'organisation ; ils se forment
accidentellement, et disparaissent ensuite : ce sont
les crevasses qu'on voit sur la langue dans certaines
maladies. Leur fond est rouge parce que la membrane

muqueuse y est à nu ; les papilles en s'écartant en forment les bords, qui sont blanchâtres. Dans l'état de santé, on voit souvent de petites fentes analogues, mais moins sensibles. Ces fentes sont irrégulières, plus fréquentes en avant qu'en arrière ; quelquefois elles représentent des espèces de circonvolutions. Dans le plan que forment les papilles coniques, se trouvent disséminées celles à tubercules ; elles sont isolées par des espaces plus ou moins grands. Leur forme arrondie à leur sommet, leur volume un peu plus grand, servent à les distinguer. Sont-elles de nature différente des précédentes, ou n'y a-t-il entre elles que des différences de forme ? Je l'ignore.

Les auteurs représentent communément les papilles comme des terminaisons nerveuses. Je crois bien qu'elles jouent un rôle essentiel dans la perception des saveurs, puisque cette perception est bien plus parfaite à la pointe où elles sont plus nombreuses, qu'à la base où les glandes muqueuses existent presque seules ; mais je ne crois pas qu'on puisse jamais montrer les nerfs les formant par leur épanouissement. Cette opinion est un reste de cette anatomie des parties insensibles à laquelle on a fait jouer un si grand rôle, et que je voudrais proscrire entièrement, parce que là où les sens ne nous guident pas, là se trouve presque toujours l'erreur quand nous voulons prononcer. Contentons-nous d'observer ce qui nous frappe, sans vouloir deviner ce qui nous échappe. Or, en suivant cette marche, nous voyons cette partie de la langue douée d'une sensibilité animale propre, et qui est nécessaire pour la perception des saveurs. Cette sensibilité étant perdue, comme il arrive quelquefois, la sensibilité animale générale reste, et les excitans mécaniques, chimiques, irritent également la langue : c'est comme pour l'odorat.

Cette surface papillaire de la langue est spécialement le siége de cet enduit blanchâtre plus ou moins visqueux qui revêt la langue dans les embarras gastriques. En examinant alors attentivement cet organe, on voit que cet enduit est, en général, beaucoup moindre à la base, où il n'y a que des glandes muqueuses ; ce qui, au premier coup d'œil, paraît difficile à concevoir. Chaque papille est entourée de cet enduit ; elle est blanchâtre ; quand on le racle, elle se nettoie ; mais bientôt il se reproduit. Il fait à leur égard les fonctions d'un épiderme extrêmement épais, qui amortit leur sensibilité, et détermine par là la perte du goût, qu'il faut bien distinguer de la perte de l'appétit. C'est l'estomac qui appète les alimens, qui nous fait éprouver le besoin de les prendre ; c'est la langue qui nous donne le sentiment agréable de leur présence. Quoique distinctes l'une et l'autre, la perte de l'appétit et celle du goût coïncident presque toujours : c'est un effet de ce rapport immédiat qui unit l'estomac à la langue, et qui fait que, le premier étant affecté, l'autre s'en ressent aussitôt ; c'est une sympathie d'un genre particulier, que je compare à celle des mamelles avec la matrice, des testicules avec le larynx, etc. L'enduit blanchâtre dont se couvre la langue est un phénomène rarement essentiel, mais presque toujours sympathique et dépendant de l'état de l'estomac. Qu'est-ce qui forme cet enduit ? Sont-ce les glandes muqueuses de la base de la langue? Mais pourquoi alors ne se trouve-t-il pas spécialement à leur niveau? pourquoi les papilles en sont-elles toujours particulièrement entourées? Est-ce que ces papilles elles-mêmes le fournissent; ou bien vient-il des vaisseaux exhalans, naissant du réseau capillaire qui serpente entr'elles? Bien certainement les matières saburrales ne s'élèvent pas de l'estomac pour venir le former; car l'œsophage en est exempt. Dans les fièvres adynamiques, au lieu de cet enduit, c'est une croûte noirâtre que la langue présente. Eh bien, c'est surtout au niveau des papilles que cette croûte existe; l'œsophage ni l'estomac ne la présentent point; elle est moins sensible sur la base, vers l'épiglotte, dans un grand nombre de sujets. Si les fonctions les plus faciles à observer dans leur trouble morbifique offrent tant d'obstacles, que ne sont pas celles dont nous ne voyons jamais les organes en activité!

ARTICLE SEPTIÈME.

DÉVELOPPEMENT DE LA BOUCHE.

§ Ier. *État de la Bouche dans le premier âge.*

CHEZ le fœtus, la bouche est, en général, plus développée proportionnellement que les cavités nasales, mais bien moins que les yeux et les oreilles. Ce développement paraît surtout être relatif à celui de la langue. Il n'est pas le même dans tous les sens. Le diamètre transverse de la bouche est alors

fort étendu proportionnellement à l'antéro-postérieur, qui est fort court : on en trouve la raison
dans l'état des os qui forment en haut et en bas
cette cavité. En effet, la voûte palatine, assez large
transversalement, est peu étendue d'avant en arrière, vu la direction oblique des apophyses ptérygoïdes, direction causée elle-même par le défaut de
développement des sinus maxillaires. D'un autre
côté, la mâchoire inférieure, qui ne répond à ce
diamètre que par sa base, offre à la même époque
ses deux angles très-obtus et beaucoup plus antérieurs que dans les âges suivans, ce qui concourt à
diminuer le diamètre antéro-postérieur de la bouche, et par conséquent à faire paraître plus large le
transversal, qui est réellement proportionné à ce
qu'il sera par la suite. L'absence des dents diminue
beaucoup le diamètre vertical, quand les mâchoires
sont rapprochées; ce qui concourt spécialement à
cette expression particulière et caractéristique de
la face du fœtus, extrêmement rétrécie en bas,
tandis que les orbites lui donnent beaucoup d'étendue en haut. Cette expression ne permet point
d'établir de pronostic sur ce que sera la face de l'a-
dulte, d'après ce qu'elle est en sortant du sein de
la mère.

La membrane muqueuse de la bouche est beaucoup plus mince et plus fine que par la suite. Ses
vaisseaux sont multipliés. Sans doute elle fournit
moins de fluide; cependant celui qu'on y trouve au
moment de la naissance prouve qu'il s'en accumu-
lait une certaine quantité avant cette époque.

Le fœtus a les lèvres fort longues proportionnel-

lement aux mâchoires, qui sont peu formées encore, et surtout fort peu étendues en hauteur, parce
qu'aucune dent n'a poussé. On les trouve toujours
fermées et appliquées l'une contre l'autre avant la
naissance. Le rebord libre des lèvres est violet,
comme toutes les parties au travers desquelles on
peut voir alors la couleur du sang du fœtus. L'ouverture faciale est à peu près proportionnée à ce
qu'elle doit être dans la suite.

Le voile du palais et la luette, fort développés
chez le fœtus, correspondent à une ouverture nasale fort rétrécie par le défaut de développement des
sinus. Au lieu d'être perpendiculaire, cette ouverture, comme je l'ai dit plus haut, a une direction
oblique en avant et en bas, direction qui est due à
celle des apophyses ptérygoïdes sensiblement incli-
nées alors. Cette obliquité, jointe au défaut de
largeur dans l'ouverture et à l'étendue du voile du
palais, explique très-bien la facilité du mouvement
d'élévation de celui-ci chez l'enfant nouveau-né. En
effet, lorsque, par la suite, l'ouverture devient très-
évasée et en même temps verticale, il faut que le
voile du palais, vertical aussi en sens opposé lorsqu'il est abaissé, change deux fois de direction avant
de s'appliquer contre elle, c'est-à-dire, qu'il de-
vienne d'abord horizontal dans la moitié du trajet
qu'il parcourt, pour prendre ensuite dans l'autre
moitié la même direction que l'ouverture. Mais
quand celle-ci est étroite et en même temps très-
oblique et presque horizontale, le voile du palais
n'a guère que la moitié du trajet à faire pour l'oblitérer entièrement. De là plus de facilité dans la suc-

cion, à l'âge où elle est le seul moyen de préhension des alimens.

Les piliers du voile du palais sont très-développés ainsi que lui-même. Tout cela est en rapport soit avec la base de la langue, dont le volume est déjà considérable, soit avec la voûte palatine, beaucoup plus large alors qu'elle n'est longue. La base de la langue ne répond pas au voile du palais comme chez l'adulte; elle se trouve en partie au-delà de lui et dans le pharynx par conséquent. La raison en est que le bord postérieur de la voûte est, comme je l'ai dit, plus en devant, à cause de la direction oblique des apophyses ptérygoïdes : d'où il résulte que la langue, déjà volumineuse, disproportionnée par conséquent aux os, est forcée de se porter en arrière. Les amygdales sont alors assez prononcées, mais leur forme n'est pas la même. Elles font plus de saillie en dedans parce qu'elles sont plus arrondies; on n'y voit point aussi sensiblement ce réseau formé par l'entre-croisement des brides qui communiquent d'une cellule à l'autre. Ces cellules elles-mêmes, affaissées les unes sur les autres, sont très-peu apparentes, malgré la plus exacte dissection. Quoique ces glandes soient plus développées que les glandes muqueuses du reste de la bouche, et qu'elles soient en général très-sensibles, elles n'ont cependant pas un usage très-marqué pendant les premiers temps qui suivent la naissance, époque à laquelle l'aliment, fluide et toujours nécessairement le même, nécessite moins de sécrétion pour lubrifier les passages à l'instant de la déglutition.

La voûte palatine, plus large proportionnelle-

-ment que longue, est quelquefois accidentellement séparée sur la ligne médiane, ce qui augmente encore sa largeur; mais cette séparation qu'accompagne presque toujours le bec-de-lièvre disparaît peu à peu par la suite. J'ai observé plus haut que le tissu qui, après l'éruption dentaire, doit former les gencives, offre alors deux couches étendues sur chaque arcade alvéolaire, devant et derrière laquelle il doit se déjeter à la pousse des dents. Ce tissu, de nature particulière, blanchâtre, dur et résistant, est d'autant plus épais que l'on se rapproche plus des premiers mois; il s'amincit à mesure qu'on s'avance vers l'époque de l'éruption.

Les joues ainsi que les lèvres ont, chez le fœtus, plus de longueur que l'espace qu'elles occupent n'a d'étendue. Cela tient à l'absence des dents. De là en partie la saillie qu'elles forment en dehors chez l'enfant, saillie qui détermine un peu l'expression particulière qu'elle a à cette âge. Mais cette saillie est bien plutôt due à la grande quantité de graisse qu'elle renferme. On y trouve une partie de cette graisse accumulée en forme de boule très-arrondie, placée au milieu de la joue, isolée de toute la graisse environnante, et se trouvant comme enkystée. Cette portion globuleuse n'est presque que de la graisse seule sans tissu cellulaire; elle est ferme et solide. Son existence est constante. J'en ai parlé dans l'*Anatomie générale*.

La langue a un volume considérable proportionnellement aux os qui l'entourent. Ce développement précoce est en rapport avec celui des organes gastriques, avec celui de l'estomac spécialement.

On dirait qu'il y a la même proportion, sous ce rapport, entre ces deux parties, qu'entre le cerveau et
l'œil ou l'oreille. L'association de leurs fonctions
explique ce fait. On peut remarquer ce développement de la langue suivant ses deux diamètres transverse et longitudinal : celui-ci est le plus étendu,
en sorte que la langue dépasserait les mâchoires si
sa base ne se reportait pas en partie au-delà de
l'isthme du gosier. L'épaisseur de cet organe est alors
très-grande. Les papilles antérieures sont déjà développées en raison exacte de l'âge. Les muqueuses
le sont moins; et au lieu des saillies inégales et irrégulières qu'elles offriront dans la suite, on trouve
à leur place des lignes obliquement dirigées de dehors en dedans et en arrière, jusqu'aux environs
du trou borgne, où elles se réunissent sur la ligne
médiane en formant plusieurs V embrassés les uns
par les autres avec assez de régularité. Par la suite,
il n'en reste qu'un qui indique, comme je l'ai dit,
la limite des glandes muqueuses avec les papilles.
Quelquefois le frein de la langue est trop court, ce
qui gêne ou empêche la succion, et on est obligé
d'en couper une partie. Mais ce vice de conformation est beaucoup plus rare que beaucoup de gens
ne le pensent, et l'opération de sa section est rarement indiquée.

On voit, d'après ce qui vient d'être dit, que dans
la bouche du fœtus toutes les parties molles sont
plus développées proportionnellement que les os;
c'est même le défaut de développement de ceux-ci
qui fait ressortir celui des premières. Je remarque
que ce développement porte surtout sur les lèvres,

les joues, le voile du palais et la langue. La face ne commence à prendre l'expression qu'elle doit toujours conserver que quand l'équilibre est établi entre les os et les parties molles.

Au moment de la naissance, la bouche entre en mouvement comme les autres parties; mais ce mouvement, quoique dans la classe de ceux de la vie animale, n'a besoin d'aucune espèce d'éducation, comme ceux des muscles locomoteurs, par exemple, qui sont long-temps incertains et vacillans. Destinés à la succion, par laquelle l'enfant doit se nourrir tout de suite, ces mouvemens ont, dès cet instant, toute la perfection qu'ils doivent avoir; et l'enfant, conduit par un véritable instinct, tette aussi bien la première fois qu'après un long exercice. Ainsi les muscles inspirateurs exercent-ils tout de suite avec autant de précision leurs mouvemens qu'ils les exerceront toujours.

§ II. *État de la Bouche dans les âges suivans.*

La bouche conserve jusqu'à l'éruption des dents les principaux caractères qui la distinguent chez le fœtus. Ces caractères s'effacent ensuite peu à peu. L'accroissement de cette cavité porte principalement sur le diamètre longitudinal, qui augmente beaucoup par le développement de la voûte palatine, dû principalement à celui des sinus et des mâchoires. Le diamètre transversal augmente moins relativement. Les dents sorties de leurs alvéoles donnent plus d'étendue au diamètre vertical; ce qui

fait cesser la disproportion de longueur des joues.
En un mot le développement de la bouche consiste
principalement dans le rapport qui s'établit entre
les parties molles qui, plus prononcées antécédem-
ment, croissent alors moins vite proportionnellement, et les os qui, plus rétrécis jusque-là, augmentent plus précipitamment de volume.

La bouche de l'adulte nous offre l'état que j'ai
indiqué dans la description, laquelle porte toujours
sur cet âge.

Chez le vieillard, le rapport des parties molles
et des os de la bouche change en partie par la chute
des dents, ce qui rétrécit un peu le diamètre vertical, et donne lieu aux rides et à la flaccidité des
joues, dont la longueur excédente n'est point comme
chez l'enfant compensée par l'abondance de la
graisse. Cependant comme, d'un autre côté, les
sinus restent très-développés, et qu'ils semblent
même s'agrandir à mesure qu'on avance en âge, la
face s'éloigne moins de l'expression de celle de l'a-
dulte; jamais elle n'a d'analogie avec celle du fœtus.
Après la chute des dents, cette substance dure,
blanchâtre et résistante, qui recouvrait les alvéoles
avant l'éruption, qui à cette époque s'était déjetée
devant et surtout derrière elles pour former les gencives, se rapproche de nouveau. Chacun des trous
dont elle était percée pour les dents, s'efface par
l'effet de la contractilité du tissu : c'est comme
quand les artères s'oblitèrent parce que le sang n'y
coule plus. Cette oblitération des ouvertures dentaires ramène sur les alvéoles les deux portions antérieure et postérieure de cette substance. Celles-ci

se réunissent sur les alvéoles, dont les parois se rapprochent d'ailleurs peu à peu et disparaissent à la fin; elles y forment de nouveau un rebord plus ou moins épais, qui les boucherait entièrement si elles restaient ouvertes, et qui, augmentant de densité par l'effet de la mastication, finit par remplacer les dents. Sous le rapport de cette substance, les rebords alvéolaires du vieillard sont donc à peu près disposés comme ceux du fœtus.

DE L'ORGANE DU TOUCHER.

CONSIDÉRATIONS GÉNÉRALES.

JE viens d'exposer les organes sensitifs de la vue, de l'ouïe, du goût et de l'odorat. Quant à celui du toucher, c'est la peau qui lui est spécialement destinée; et cet organe ainsi que le système épidermoïde qui le recouvre ont été décrits avec assez de détail dans mon *Anatomie générale*, pour qu'il ne soit pas nécessaire d'y revenir ici. D'ailleurs remarquez que ce n'est pas par sa structure propre que la peau sert au toucher, comme, par exemple, l'œil, l'oreille, la pituitaire et la surface muqueuse de la langue servent, par leur organisation particulière, à leurs sens respectifs. La preuve en est que nous touchons avec tous les tissus doués de la sensibilité animale, avec la langue, avec la surface interne des lèvres, etc...... Nous toucherions avec tous les tissus sensibles du corps, s'ils revêtaient des parties propres, comme la main, à se mouler aux inégalités extérieures. On peut donc dire que le toucher n'a pas d'organe particulier qui lui soit affecté; qu'il y a seulement des formes mécaniques dans certaines parties qui sont destinées à son exercice. La main est, plus par sa forme que par la peau qui la revêt, l'organe de ce sens : une surface muqueuse la recouvrant, elle l'exercerait de même; ce sens cesserait si, la peau étant conservée, toutes les articulations devenaient immobiles. Sous ce rapport, je ne laisse point de lacune dans mon tableau général d'*Anatomie descriptive*, en ne plaçant point la peau à côté des organes des sens; tandis qu'il en resterait une dans un cadre physiologique, si on isolait le toucher des autres sens.

FIN DU DEUXIÈME VOLUME.

TABLE

DES MATIÈRES

CONTENUES

DANS CE VOLUME.

APPAREILS DES SENSATIONS.

DE L'OREILLE ET DE SES DÉPENDANCES.

ARTICLE PREMIER.

ARTICLE DEUXIÈME.

ARTICLE TROISIÈME.

FIN DE LA TABLE DU DEUXIÈME VOLUME.